U0079660

巴赫花精
情緒療癒聖經

解讀你的潛意識，選對花精，釋放情緒與痛苦

THE HEALING BOUQUET

Exploring Bach Flower Remedies

維登・麥凱博 Vinton McCabe ——著

張婉柔、歐秀文、劉宜萱、劉妍芬——譯

《巴赫花精情緒療癒聖經》好康活動

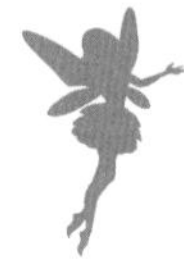

填線上回函抽急救花精

回函QR code

即日起到8月16日止，只要你填寫「巴赫花精情緒療癒聖經」的線上回函，即可參加抽獎。

活動名額：2名

參加資格：已購書的讀者

開獎日期：2019年8月16日（五）

活動獎品：急救花精Comforter Essence 10ml（市價280元）

參加辦法：用手機掃描QRCODE，填寫完整資料，即可參加抽獎。

備註：中獎者必須持有發票、收據或訂購憑證（訂單截圖），方能領獎。

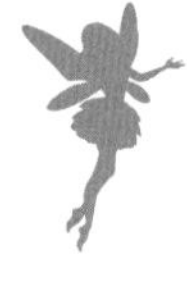

寫書評送巴赫花精

即日起到8月16日止，只要你幫「巴赫花精情緒療癒聖經」寫書評，並且在本書網路書店的頁面上發表，即有機會獲贈2款巴赫花精。

大樹林QR code

活動名額：由編輯部票選，最佳書評5名。

活動獎品：任選2種巴赫花精（市價560元），作為你的獎品。（不包含急救花精）

參加資格：已購書的讀者。

開獎日期：2019年8月16日（五）

參加辦法：

1. 請先把書評寫好，私訊至「大樹林出版社」臉書粉絲團，待編輯回覆內容OK後，再發表到網路書店網站上。
2. 網路書評操作參考：

   （1）請先登入博客來會員，並於本書網頁會員評鑑，按下「寫評鑑」。
   金石堂會員，並於本書網頁金石堂讀者好評，按下「寫書評」。
   讀冊會員，並於本書網頁發表評論，按下「我來寫評論」。

   （2）寫下50字以上書評。

   （3）發表後拍照或截圖證明皆可，以便確認書評為本人發布。

   （4）翻拍「書評頁面」或截圖，私訊至「大樹林出版社」臉書粉絲團。

   （5）並留下您的收件人／手機／地址／E-mail。

花　精　盲　測

請先在心中默念想要解決的煩惱，然後憑第一印象，選擇你最有感覺的三張圖片。
翻到背面，即可了解你需要的花精。

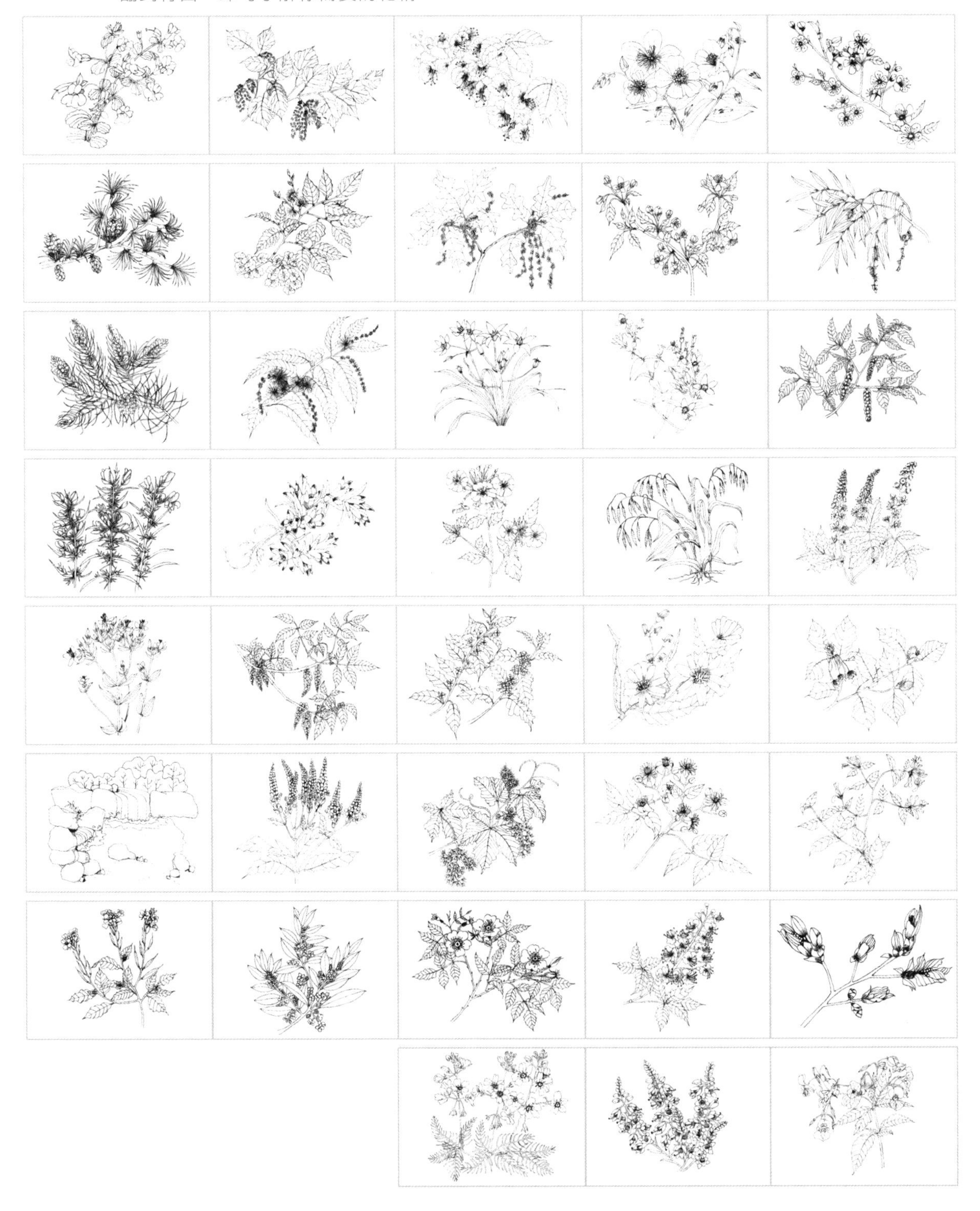

請參考選出的 3 種花精，細讀內文，選擇最符合你的心理狀態及行為模式的一種花精，當作你的第一處方。

- ❶ 溝酸漿 請看 p.61
- ❷ 白楊 請看 p.68
- ❸ 紅栗花 請看 p.75
- ❹ 岩薔薇 請看 p.81
- ❺ 櫻桃李 請看 p.88
- ❻ 落葉松 請看 p.98
- ❼ 榆樹 請看 p.104
- ❽ 橡樹 請看 p.109
- ❾ 野生酸蘋果 請看 p.116
- ❿ 楊柳 請看 p.122
- ⓫ 松樹 請看 p.128
- ⓬ 甜栗花 請看 p.134
- ⓭ 伯利恆之星 請看 p.139
- ⓮ 龍膽 請看 p.149
- ⓯ 角樹 請看 p.154
- ⓰ 荊豆 請看 p.160
- ⓱ 線球草 請看 p.166
- ⓲ 紫金蓮 請看 p.173
- ⓳ 野燕麥 請看 p.180
- ⓴ 龍芽草 請看 p.192
- ㉑ 矢車菊 請看 p.199
- ㉒ 胡桃 請看 p.206
- ㉓ 冬青 請看 p.214
- ㉔ 菊苣 請看 p.228
- ㉕ 山毛櫸 請看 p.235
- ㉖ 岩水 請看 p.242
- ㉗ 馬鞭草 請看 p.249
- ㉘ 葡萄藤 請看 p.256
- ㉙ 鐵線蓮 請看 p.268
- ㉚ 忍冬 請看 p.276
- ㉛ 芥末 請看 p.283
- ㉜ 橄欖 請看 p.290
- ㉝ 野玫瑰 請看 p.296
- ㉞ 白栗花 請看 p.303
- ㉟ 栗樹芽苞 請看 p.312
- ㊱ 水堇 請看 p.324
- ㊲ 帚石楠 請看 p.332
- ㊳ 鳳仙花 請看 p.339

★此花精盲測僅是出版社的中文版企畫，非出自原文書。請參考使用。仍建議從頭到尾仔細閱讀本書，能夠更精準選出你需要的花精。

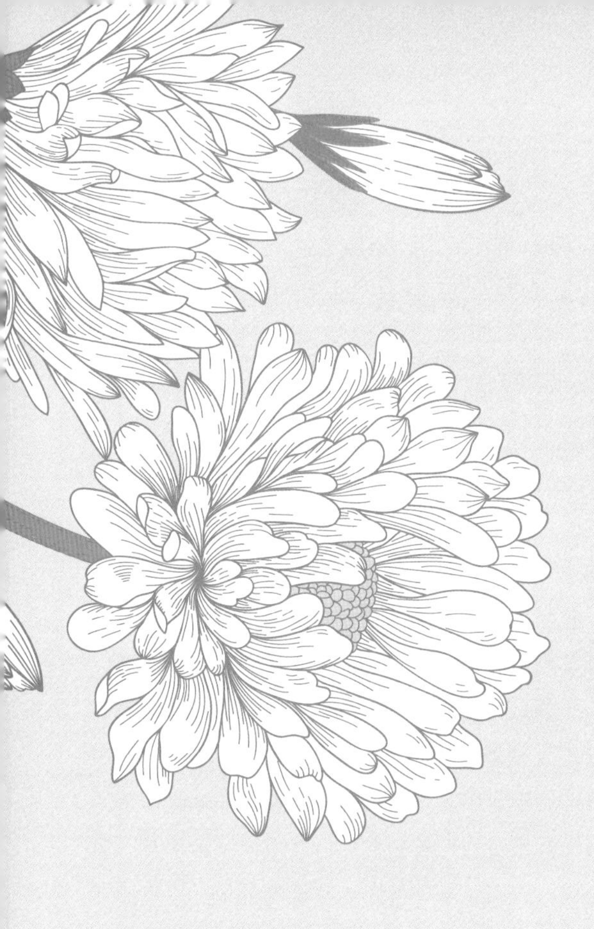

謝辭

我想要感謝「英國伊琳赫柏公司」(Healing Herbs, Ltd.) 的朱利安・巴納德先生 (Julian Barnard) 仁心允許我得以在此書前前後後引用巴赫醫生的話語。若非巴納德先生准許我引用巴赫醫生的話語來呈現他的核心思想，這本書將會遜色許多。我深深感激身為巴赫醫生著述刊物出版編輯者的巴納德先生，以及與他在「英國伊琳赫柏公司」共事的全體工作人員對我的不吝賜教。

本書引用的句子取自《愛德華・巴赫醫生文集》(The Collected Writings of Edward Bach)。更多巴赫醫生的出版著作以及在新世紀繼承巴赫醫生研究工作的伊琳赫柏公司執業人員資料，請參見本書末的〈資源統整〉。

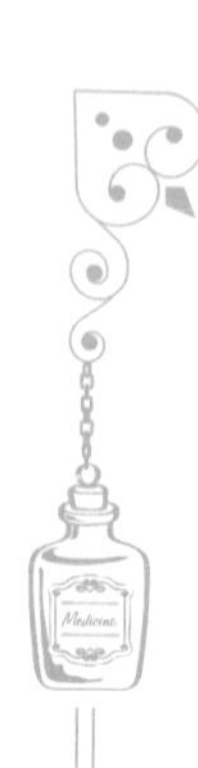

推薦序

一束花朵的祝福

當人們送上一束花作為禮物，我們會相當驚喜，覺得受到他人的關愛與祝福，也因為這份禮物，讓我們一整天都處在充滿愛的氛圍中。巴赫花精就如同上天給予的禮物，讓我們的身心得到療癒，心靈獲得滋養與提昇。我很喜歡這本書的英文名稱《The Healing Bouquet》，使用巴赫花精，就如同在每日的生活中，無時無刻接受花朵的賜福一樣快樂。

研究花精將近二十年，深深體會到花精療法是一種實證醫學，它已跳脱知識理論上的認知，也不只是探討某種疾病該使用哪種花精的簡單問題而已，更多的是要從日常生活中親身體驗，然後將花精的哲理成為自己生活的態度。

維登・麥凱博（Vinton McCabe）是一位相當有經驗的臨床醫師，他與巴赫醫師一樣，在同類療法的領域中已經有高深的造詣。在他幾十年的臨床經驗當中，發現巴赫花精與同類療法有許多相似之處，然而花精療法還有其獨特性，花精深入探討人性與身體健康的關聯性，貼近我們的日常生活。所以這本花精著作，作者除了分享他多年來療癒人類、動物的臨床經驗，比較花精與相對應同類療法藥物的異同，花精配對時的協同作用和特殊效果之外，同時還融入心理學、戲劇與人文科學等知識，內容相當豐富而精彩，是一本非常值得大家花時間研讀，並且細細品味的好書。

李穎哲（中醫師、IFEC國際花精研究推廣中心 創辦人／講師）

永恆療癒之光

首先，感謝大樹林出版社的信任與協助讓中文版問市，更要歸功於翻譯團隊的四位成員投入三十六萬字的翻譯工作，克服了生硬的醫學名詞。唯有熱愛花精才能達成不可能的任務，再次感謝各位的付出與辛勞。

翻譯此書的緣起，在某次拜訪李潁哲醫師時聊到了這本書《The Healing Bouquet》，他説這是一本實用的工具書。我閱讀後瞭解到作者的醫學背景及對花精的描述方式包含了人格及心理側寫、大人、小孩與寵物花精的應用，以及比較花精與順勢療法，可以説是一本花精愛用者不可或缺的聖經。

推廣花精是我個人長遠的使命，有時經過診所或醫院都不禁想，如果患者懂得從情緒與精神狀態解析自己的症狀，也許只需好好休息就能緩解部分情況。不同的治療體系都有存在的意義，必須找到兼顧自然與健康的方式。

衷心期盼此書能影響讀者，從依賴醫生治療疾病，轉換為由內心尋求答案的自我療癒。

就如同巴赫醫生在《自我療癒》所言：「完整的療癒，最終來自於內在來自於靈魂本身」以及在《人因自己而受苦》中也談到相同的觀點「真正的療癒必然在於內在，藉由認知並糾正自身的錯誤，重新獲得內心的寧靜。」最後，感謝巴赫醫生對世界的奉獻，留下花精療癒系統。

Adam 林建堂（巴赫教育學苑創辦人／講師）

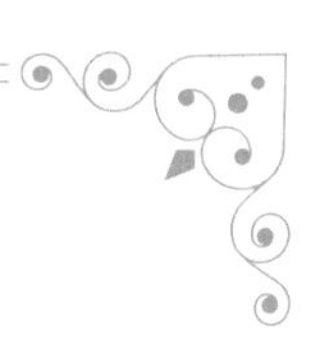

這是一本不可多得的好書。初學者在學習花精時，最困難之處，在於無法深入理解各花精的特性，很多時候只停留在片面的「關鍵字情緒」，雖說市面上已有眾多花精書對此有詳細介紹，但個人感覺沒有一本像本書作者一樣，從人性的角度、性格發展加以闡述，配上豐富的電影角色做例子，還有對不同年齡層的剖析，讓人更加容易理解每個花精的核心內容，並與自己的生活產生強烈聯想和覺察；此外，作者提出花精有速效、緩效的概念，對應人的暫時心情、長期情緒模式，協助我們在看待情緒上更有深度，也對花精的選擇、使用時的預期心態有了更明確的認識。

——張婉柔 譯者

三年前因我的旅繪，認識了情緒療癒師也是「巴赫花精學苑」創辦人Adam，從他口中認識了巴赫醫生，引發了對巴赫醫生高度的好奇心，這次翻譯讓我深入了花精世界，從38個花精中找到了自己、找到身邊的家人與朋友。兩年多前媽媽得了絕症，是花精讓媽媽平順安詳度過生命最後這兩年，是花精陪我走過與媽媽分離的傷心與難過！因為愛畫畫，在仔細研究與描繪38種花精的過程中，我發現植物真的比我們想的還神奇、還有人性！簡直不可言喻！本書可以讓你認識、進入、運用花精，找到屬於你身心靈的平衡，相信它會成為你生命中不可或缺的朋友！

——歐秀文 譯者

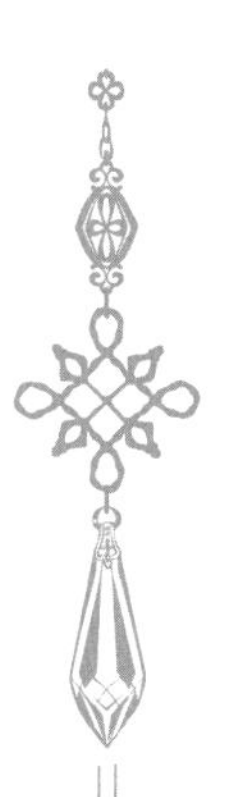

喜愛奇幻故事的讀者無不為哈利波特各種魔法深深著迷，在翻譯此書的當下真有一股研讀魔法書的氛圍，由作者系統式介紹花精的字裡行間，常常能發現既實用又神奇的配方，令人感到加倍的驚喜。 近年代購花精的服務，總能夠獲得意想不到的心得回饋，破碎、傷痛、沮喪、絕望的人生獲得大翻轉，這些真實的人生經歷，像是一則又一則的神奇故事。祝福擁有本書的讀者運用這珍貴的工具書，找到那奇妙的配方，並綻放更加美好的人生。

——劉妍芬 譯者

這本書對愛德華・巴赫醫生創立「巴赫花精」的始源歷程以及提供對症調理的脈絡相當詳細，具有深度內涵。建議讀者從上下文的來龍去脈來吸收，才能產生整體性的了解，也才是科學和人文兼備的療癒精神，是為應用花精的基礎，不致背離巴赫醫生的傳承和初心。本書主要是作者維登・麥凱博（Vinton McCabe），一位具備美國當代順勢療法專業身分的醫者暨教育者所分享的花精知識和臨床觀察，時有革命性見解之處，譯者謹以中立和開明的立場，如實呈現，讓讀者們共同來思量與探索。

——劉宜菁 譯者

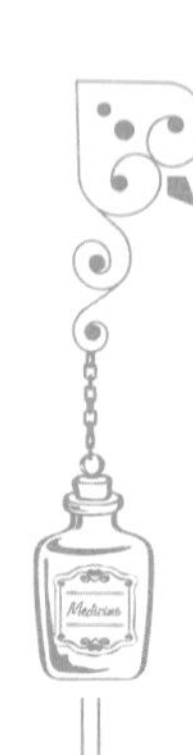

前言：情緒療癒

跟大多數人一樣，我第一次聽聞「巴赫花精」是從「急救花精」（Rescue Remedy）而來。大約在二十五年前，我剛開始認真學習原本同樣幾乎一無所知的順勢療法（homeopathy）。

那時我正站在一場戲劇排練的後台，志得意滿的告訴一位友人和她的表演搭檔，她應該去找我新發現的一位超厲害順勢療法醫生。旁邊另一位工作人員偶然間聽見我講的話，向我走過來說她已經使用順勢療法多年，接著她打開包包拿出一瓶「急救花精」。我之前從沒見過這樣的小瓶子，對瓶身上面貼著黃色標籤的奇異液體藥品感到陌生，如今這些年來卻已變成我再熟悉不過的東西了。

她對我說，若她發覺自己感冒了或是哪裡不舒服，或像目前正面對的情況——如果演出前會緊張，她總是會服用它。我看了一下這瓶子，搖一搖然後對她說：「我不知道這是什麼，但它不是順勢療法的東西。」此話一說出口，不僅讓人家知道我有多自不量力（這也不是第一次了），而且也暴露出我對順勢療法的瞭解是多麼微不足道。

然而我的判斷也算是部分的事實。你拿在手中的「急救花精」或其他的單方花精，說起來也算是順勢藥物；但同時，也可以不是。意即，就算你手上拿的是草本藥品，這表示它必定被視為某種的對抗式（allopathic）療法（註1）。

換句話說，巴赫花精對那些擁戴順勢療法和投效對抗式療法的執業人士而言，可

1.「對抗式」醫學之概念，便是西方文化所認知的「藥物」。對抗式的藥物為「物質」，意即它們是由具有作用劑量的物質或由擬物質所構成。所有你在藥局購買的藥品以及在健康食品店買到的藥草酊劑，對自然而言皆屬對抗式，原因在於兩者皆為實體物質，以及它們在你體內作用的方式。當你生病時，對抗式藥物作用在於產生與之相反的「人為症狀」。例如，如果你流鼻水，西醫就會開立止鼻水的藥。這種藥在健康的人身上會導致鼻腔乾燥，但因為你在流鼻水，這個使鼻腔變乾的藥物可以抵消流鼻水的症狀，進而使鼻子回到「健康」狀態。

順勢藥物和對抗式藥物有兩點不同的是：一、製造方式；二、對人體作用的方式。首先，你手上拿到的順勢藥物並不是物質的狀態，而是經過「強化」轉為能量的狀態；再者，順勢療法所給的藥物並不是為了對抗自然發生的病情，而是在你體內產生與該病相仿的症狀，症狀愈相近愈好。所以假如你流鼻水，順勢醫生就會給予促進流鼻水的藥物。

乍聽之下可能不怎麼合理，不過在本書開頭對這一點會有更多的說明，尤其是第1章。此刻你只需要先瞭解關於治療有「順勢」與「對抗式」兩種，以及它們在醫療取向上有如位於光譜相對的兩個極端便可。

然而，巴赫花精則隱約位於兩極端的中間某處。它既是對抗式也是順勢取向，抑或兩者皆非，我們會在第2章中說明。

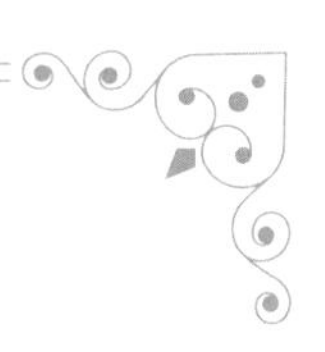

能是某種弔詭的東西。那些試圖忽視或排擠花精系統的對抗式醫療人士，帶著公開的蔑視，令人火大地就把這麼多的項目都稱「另類療法」(alternative medicine)（請問是對何者另類？對賦予這個定位的他們？給那些秉持更自然形式療法人士用「另類」的稱號，然後任對抗式療法醫生把他們自己的治療方式訂定為標準——他們的思維很可能有欠周全——而且把除了他們以外的每件事物都邊緣化了。永遠不要對我說「另類」這個詞）。情況真的是這樣，尤其是對正統(classical)順勢療法訓練出身的人，就像我。提到這個我也是一肚子氣——我真的對「正統」這個詞生厭，因為這個字詞預設了凡錯誤使用順勢藥物、未持守順勢療法施行原則都算是順勢療法，實際上那樣根本不算，也永遠不會是。療法就只有是順勢或非順勢兩種分別——當然花精不算在內。在執行得當的順勢醫學裡，你是不可能給出錯誤的藥物然後聲稱「發現」某些新式順勢療法做法。

我們所稱「赫氏順勢療法」(Hahnemannian)的強硬派順勢療法可能會對巴赫花精抱著相當持疑的態度，一如多年前我胸有成竹的說著否定花精的話。他們會強調，巴赫花精僅經稍微稀釋，而且從田野摘採到製成花精，基本上都還是同樣的物質成分，它們應該屬於草本藥方而非順勢藥物。更糟的是，順勢療法醫生對巴赫醫生的處治理論可能多有疑慮，因為巴赫醫生完全略過患者身體上的症狀處理，僅專注在其情緒上與精神上的失調。

重複提醒，這一點後面將會談得更詳盡。在此先特別說明的是——愛德華・巴赫醫生在創立花精以及創立構想的最初過程是有爭議的。巴赫醫生從醫生轉變到療癒者身分的個人歷程中，當他闡揚使命，為了將療癒帶進每位男人、女人和孩童的生命裡，他或多或少切斷了與西方「正統」醫學和順勢兩執業群體的聯繫；甚至更引起爭議的是，巴赫醫生將療癒的責任與掌控權交到患者的手上，而非醫者，沒有哪個級別的醫生能接受這一點。

誠如我們所見，巴赫醫生在健康與療癒這塊領域中，一直是一位真正的革新者。他的研究、成果以及極富說服力的著作，使他幾乎和其他的西醫同袍與眾不同，也令他鶴立雞群。

所以，我並不認為你會找到很多專門探討巴赫醫師研究的書籍。雖然他的主要著作少到根本可以集合成一本單冊出版，而且他用作藥物的花精——如果不算入「急救花精」，則全部只有38支——種類少到家家戶戶皆可全數擁有，且全都派得上用場，他的貢獻和發明所帶來的影響卻是如此驚人。一如在本書開頭幾頁我們將會瞭解，在他短暫的人生裡，從一位出身「正統」對抗式醫學體系的醫生，演變成為受順勢醫學薰陶的醫生，再變成靈性療癒者的歷程。如我們所見，當他歷經生命考驗的熱忱，加上奉獻所能臻至成就的地步，並且透過我們對花精的一番考察，將這個在眾多醫學之中以他為名的未知療法

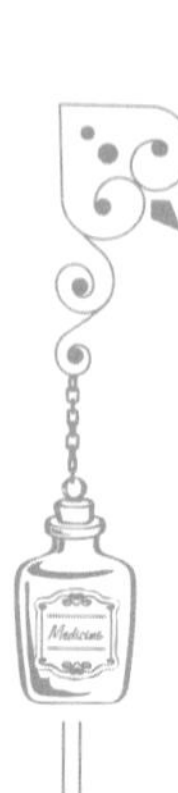

揭露於眾。他的花精是絕對安全，又有驚人效能。

假如我們能拋開幾乎所有人一面倒認為對抗式療法較受歡迎的成見——當我們向健康保險公司申請給付時，它不僅具有稱霸的地位，而只許其他療法被歸於「另類」——而漸漸能開始思考，凡作為藥性用途的東西便等於「醫藥」的可能性，我們始能解開現有醫療產業所導致的死結。並且我們可能發現自己和下一代從此以後變得更加健康。

> 假如我們能拋開幾乎所有人一面倒認為西醫與其相關的對抗式療法較受歡迎的成見，而漸漸能開始思考，凡作為藥性用途的東西便等於「醫藥」的可能性，我們始能解開現有醫療產業所導致的死結。

我決定寫下這本書，不只是因為我年復一年不斷發現巴赫花精提供這條通往療癒的大道，全然迥異於對抗式與順勢療法，也是因為我認為此時急需由順勢原理訓練出身的人來寫一本談巴赫花精的書。我看到的其他花精書籍往往由某些西醫背景人士、草藥醫生或是專門處理情緒困擾的治療師所寫。我想從順勢的思維架構來書寫，將能提供一些深入巴赫花精的見地，而這是至今尚無其他書籍能及，原因在於巴赫花精的位置座落於對抗式療法與順勢療法之間，以及巴赫醫生的研究深受赫尼曼醫生，即順勢療法之父影響的緣故。

因此我再度自告奮勇，不過我並不是指我本身擁有的順勢醫學或巴赫花精學識是其他人所沒有。我的意思是，若以順勢療法的邏輯及使用方式來認識巴赫醫生的畢生傑作和花精，那麼在花精的用法上，以及隨之獲得的結果，將會大為不同。

本書內容的用意在盡可能提供讀者完整而透徹的巴赫醫生花精知識。特別希望讀者們閱畢本書之後，能真正瞭解巴赫花精及它成為一種機動又連續性的治療系統之由來。此外，讓讀者們獲得巴赫花精的學問是我的願望，一如本書主旨致力於每種花精的介紹。我的經驗告訴我，尚無一本書為讀者帶來完整的花精知識。不過由於巴赫醫生針對各種花精寫下的資料甚少，而其治療哲學多過於個案的處理方式，所以我們必須仰賴其他人所寫的資料和研究來增進所知。我希望讀者盡可能鉅細靡遺閱讀每種花精。在每一本關於醫學治療的書裡，皆有來自作者本人的偏見視角，也會參雜作者自己的想法和主觀，基於這個原因，沒有一本花精書籍是金科玉律；並且就算是所有已出版的花精書籍，也無法道盡一切。

在本書前面幾頁，我們應先瞭解巴赫醫生的生平與花精的由來，還有其如何融合對抗式與順勢療法的原理，進而形成某種獨特的東西；然後我們將逐一瞭解每種

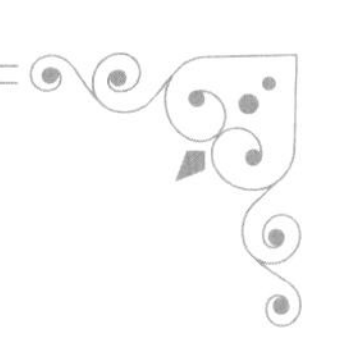

花精。若你已瀏覽目錄，你會注意到本書的花精分類和其他書籍不同。多數花精書籍僅以英文字母的排列順序來介紹花精，我則決定沿用巴赫醫生的情緒分類法來分組介紹。當巴赫醫生致力於這項新療癒系統時，他鑑定出人的七大類情緒——這些情緒狀態可能是正面或負面，屬突發急性或長期慢性（我們在順勢醫學的稱法為「體質」（constitutional）——而同組內的花精皆基於共同的情緒狀態。巴赫醫生以單一情緒狀態分組作為識別，例如：恐懼、孤單等。另外，他辨別出同一組的花精，彼此之間其情緒狀態亦有差異變化，所以我希望用情緒分類法來寫花精，這是最易於應用花精的方式。比方說，在這種方法下，讀者能夠先識別出當事人陳述的狀況屬於恐懼組，然後再從5種恐懼花精中找出所對應的是哪一型的恐懼——每一型恐懼的狀態都不同，原因也不同——如此找出最有益的單方或複方花精。在我看來，這當然比瀏覽英文字母排序的38種花精後，再找出需要的來得更有幫助。

逐一認識這些潛能無窮的花精之後，我們也要看看花精如何運用，以及單方或複方的花精如何有益我們情緒狀態的平衡調合，並為我們帶來精神、身體與心靈上的療癒。你或許會發現本書和其他花精書籍最大的不同之處，就在每支花精的最後段落，因為，我傾向將花精參照順勢醫學來應用（意思是，比大多數的花精師更保守謹慎一點），這是由於我在順勢療法方面的學習、寫作與教學背景的關係。

本書末附上的〈資源統整〉將提供各位我所找到最好最新的相關資料，包括：花精書籍、花精藥局、花精組織機構，以及花精專門網站。近年來也有越來越多其他體系的花精使用在地的植物花卉，並名聲遠播至世界其他區域，在附錄中也會附上相關資訊。最後，本書還提供一些應用花精治療動物的資訊。各種花精的特定運用方式亦列於本書中。

透過上述，我希望能呈現出好用又好讀的內容，安全又有效的指引讀者運用花精於自我調理、協助人群以及大家親愛的動物朋友們。

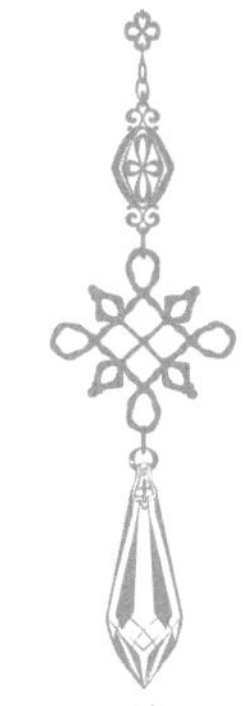

Vinton McCabe

維登・麥凱博

2007年9月

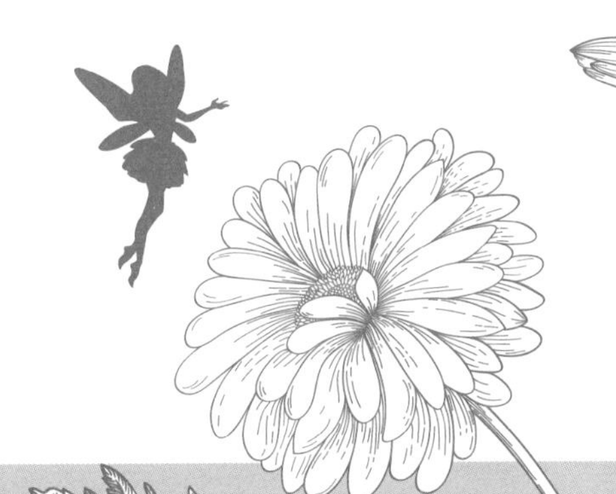

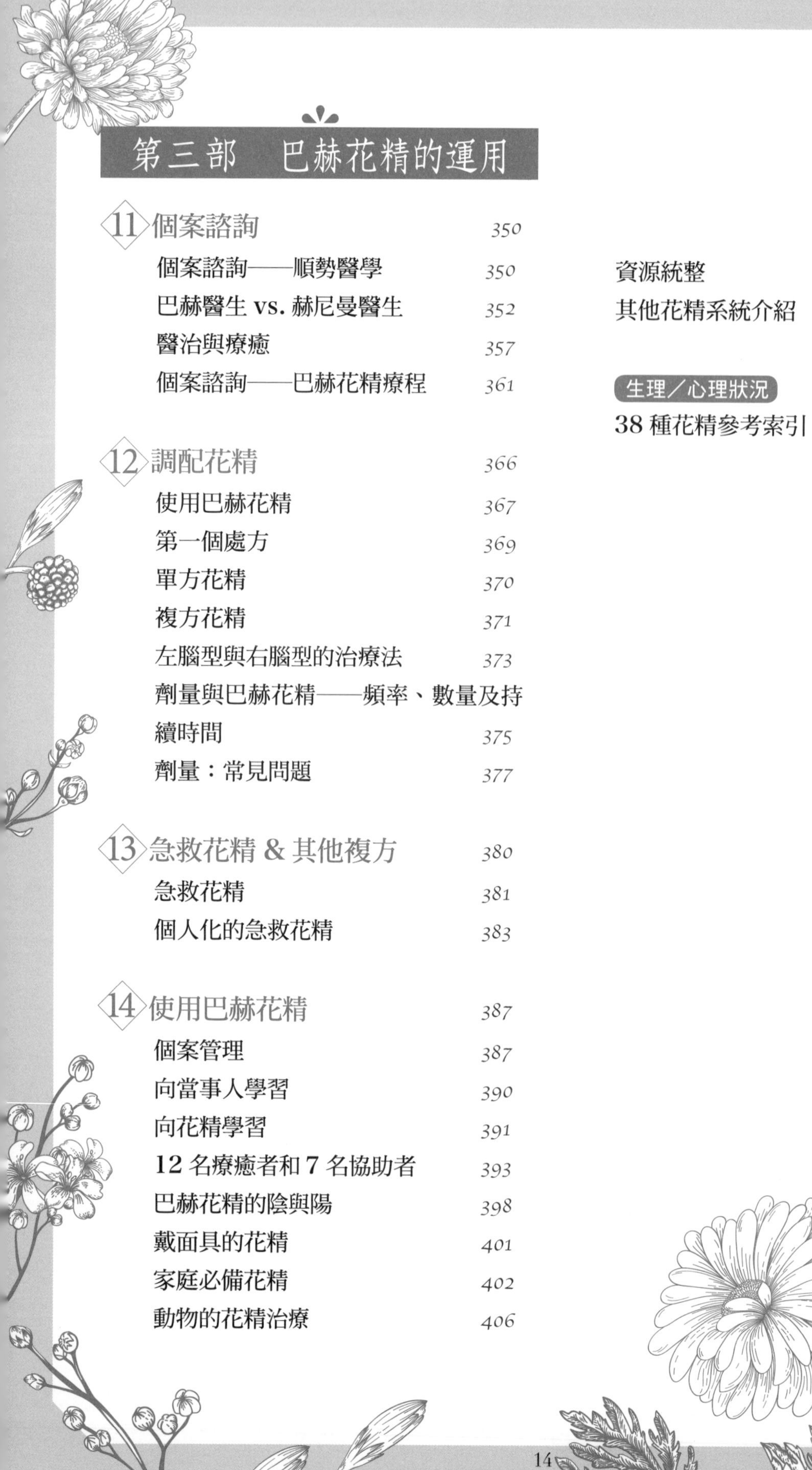
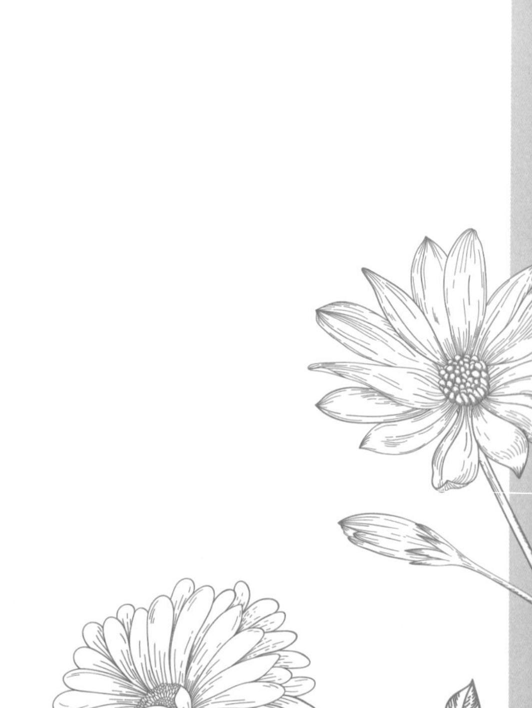

第三部　巴赫花精的運用

38個巴赫花精英文索引

（以英文字母 A → Z 順序排列）

第一部

巴赫花精大解密

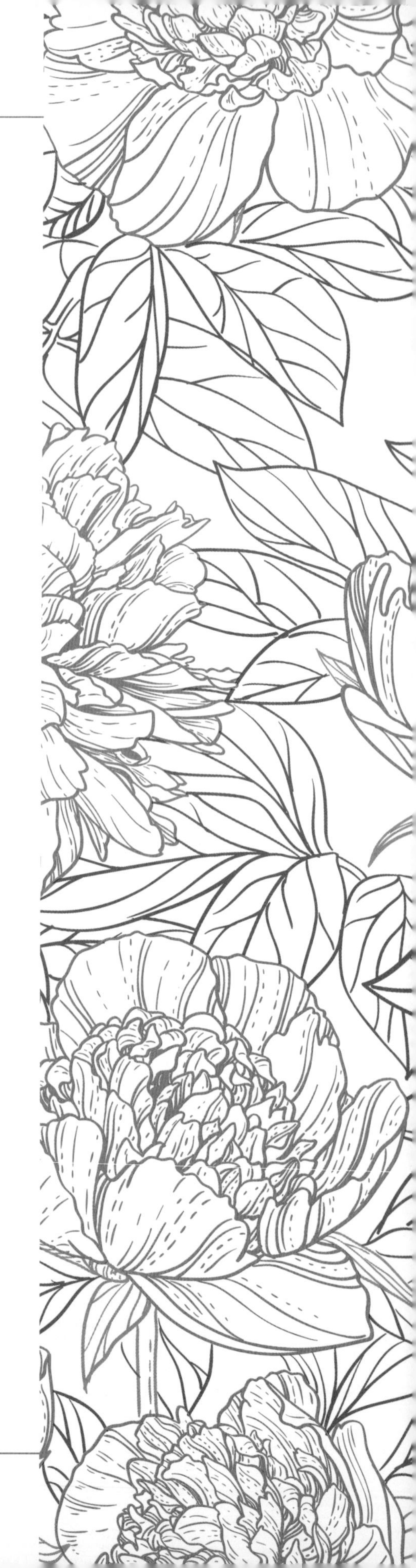

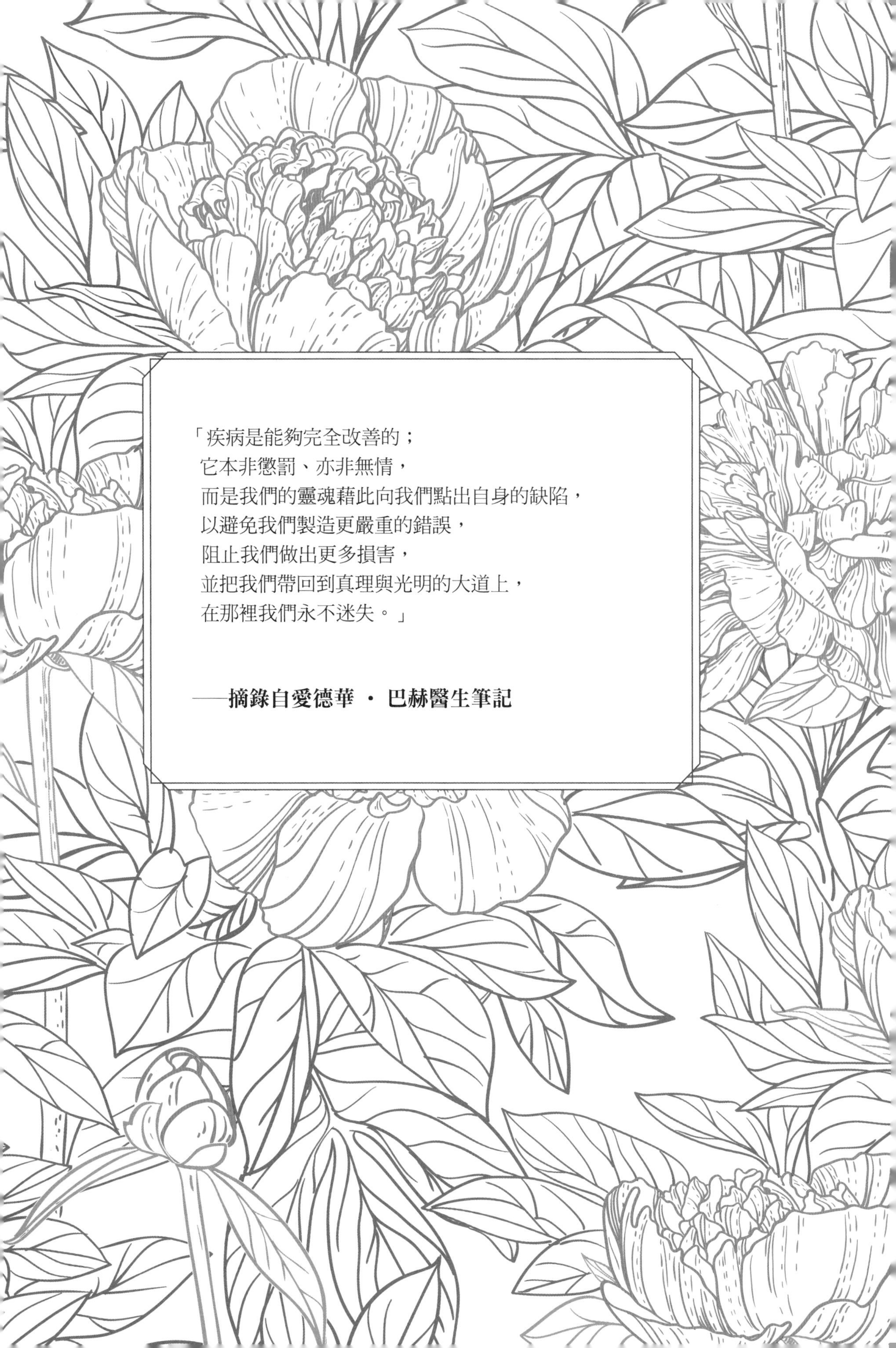

「疾病是能夠完全改善的；
它本非懲罰、亦非無情，
而是我們的靈魂藉此向我們點出自身的缺陷，
以避免我們製造更嚴重的錯誤，
阻止我們做出更多損害，
並把我們帶回到真理與光明的大道上，
在那裡我們永不迷失。」

——摘錄自愛德華・巴赫醫生筆記

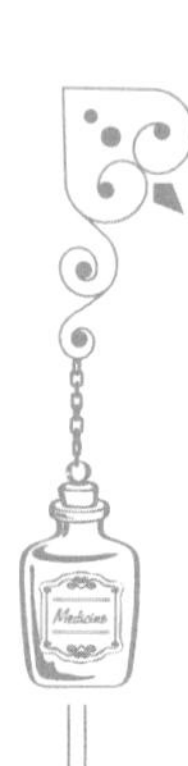

1 巴赫花精發展史:療癒系統的重要人物

「巴赫花精」(Bach Flower Remedies)發展成為一系列的療法，以及隨後的轉向——從對特定病症的處治到以激發真正的療癒為目標——皆為漫長而艱辛的歷程。這些歷程在愛德華・巴赫醫生(Edward Bach)的投入下達到最高峰，然而也是許多人數世紀以來的努力成果。

自希波克拉底(Hippocrates,醫學之父,西元前460年)時代以來,過往醫者們認為他們只能以二選一的方式去處理病人的症狀。一是他們開藥給病人以對抗病症,這些藥物可能會製造出一連串新症狀,與病人因病自然經歷到的症狀完全對立。例如給予失眠的患者安眠藥。這種治療方式並沒有處理失眠的肇因,只是抑制患者的身體系統而強勢地使人睡去。

或者他們採取另一種恰恰相反的做法:和患者的症狀合作。這種治療方式終於在1896年命名為「順勢療法」,此名稱由順勢療法之父山姆・赫尼曼醫生(Samuel Hahnemann)所定。

順勢療法之父:赫尼曼醫生

山姆・赫尼曼(Samuel Hahnemann;1755-1843)生於1755年4月10日,誕生在一個由克里斯欽・哥特弗瑞德・赫尼曼先生(Christian Gottfried Hahnemann)與第二任妻室、陸軍上尉之女喬安娜・克莉絲汀娜・史必斯小姐(Johanna Christina Spiess)共同組成的家庭裡。他的第一任妻子因難產已逝世多年。克里斯欽・赫尼曼是一位技藝精湛的藝術家,因擔任歐洲第一名瓷——德國麥森瓷器的畫師而備受敬重。晚年時,他更將其繪畫技巧出版成書。

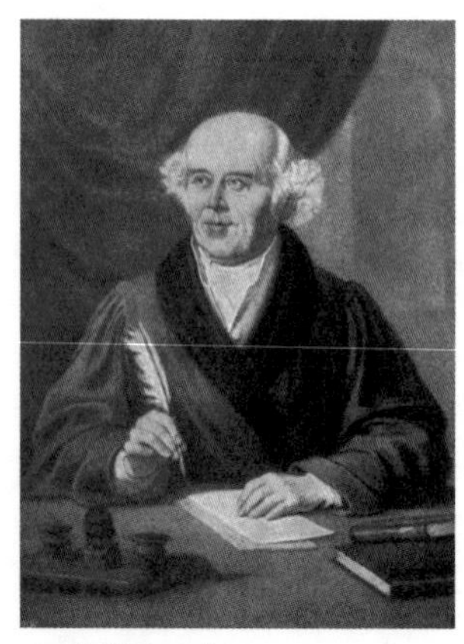

▲ ©Wikipedia

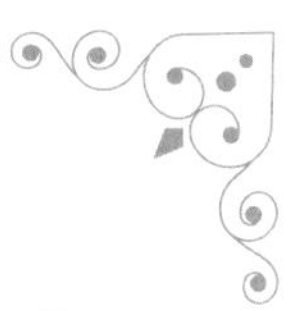

家族背景

山姆・赫尼曼的爺爺也是位頗有名望的畫家，使得赫尼曼家族家世顯赫，不過在「七年戰爭」的非常時期，家道中落。雖然那時人們已經看出年輕的山姆・赫尼曼展露出學者的資質，特別是外語天分，理應受最高等的教育栽培，但是他的家境卻苦無足夠的經費供他入學。

有一位對山姆・赫尼曼亦師亦友的夸林醫生（Dr. Quarin），將他引薦給外西凡尼亞大公國（Transylvania，今羅馬尼亞境內）的行政首長山繆・布魯肯陶爾男爵（Baron Samuelvon Brukenthal），這位男爵便成為赫尼曼的恩人，他提供這位年輕人在他的私人圖書室裡工作。這份工作是為了兩個目的：第一，它讓赫尼曼有了進維也納大學的資金；第二，它讓赫尼曼得以接觸圖書室裡成千上萬的書卷。赫尼曼邊打理圖書室邊博覽群籍，如此使他更精進多種外語能力。他精通六種語言，包括希臘文和拉丁文，於此同時他離開了男爵的聘僱。這項語言能力在現今所稱的「順勢療法」發展上，證明有極大重要性。

帕拉賽爾蘇斯醫生

山姆・赫尼曼在維也納大學接受當時最精良的醫學訓練。學習當代醫術的同時，他對過往大師所使用的技術也變得熟悉，包括系出同校的菲利普斯・德奧弗拉斯特斯・博姆巴斯茨・霍恩海姆醫生（Philippus Theophrastus Bombastusvon Hohenheim，或稱「帕拉賽爾蘇斯（Paracelsus）」——當他變得較為知名時的稱呼（帕拉賽爾蘇斯為中世紀時期的瑞士醫生、現代毒理學之父、化工之父，以及藥物化學奠基者）。

帕拉賽爾蘇斯，一位天賦異稟的醫生（以及在個人生活作風上像個狂人，毒癮、酗酒，還居無定所）[註2]，他的研究在16世紀對醫學界帶來很大的衝擊，比赫尼曼掀起的旋風早了兩個世紀。帕拉賽爾蘇斯的研究是個創舉，尤其他將自己熱衷的煉金術與化學銜接起來（他比喻前者如烘焙、後者如烹煮）。赫尼曼醫生必然讀過帕氏的研究，雖然他生前始終否認曾受其任何影響。

帕拉賽爾蘇斯的另一項成就——**稀釋的概念**，對順勢療法相當重要。他以瘟疫治療來測試他的論點：若將一種含有毒素的介質——以瘟疫病人的排泄物為實際樣本，予以系統性且足量的稀釋，所有毒性便會降低消解，這樣一來原本具毒性的物質都可能作為藥物之用。帕氏在斯特辛鎮（Sterzing，北義大利）試驗他的理論，藉此設法拯救小鎮免於疫情的侵襲，當時歐洲因此疾病而喪失了大半數的人口。

自從帕氏展開實驗那時起，這項理論使整個歐洲的人口有了成長。數世紀後，他的理論成為英國疫苗之父愛德華・詹納（Edward Jenner）的牛痘疫苗實驗基礎，他在一位年輕的牛乳女工身上接種稀釋的牛痘疫苗，並強化她的身體系統以抵抗天花。這種稀釋的概念便成為我們今日皆知的疫苗接種、以及現代過敏治療的基礎；當然，它也成為所有**順勢療法製劑**的生產基準。

2.帕拉賽爾蘇斯是一位極難相處的人物。在1532年，斯特辛的鎮民們因他阻止了瘟疫的擴散，剛開始幾週對他十分感激，後來人們對他酗酒的言行十分厭惡，甚至將他趕出小鎮。事實上，他浪跡整個歐洲的原因，除了人們很快地對他酒後鬧事產生反感，還有個原因是：周遊列國更能學到世界上各種醫療良方，特別是以本土植物為基礎的草藥療法。帕拉賽爾蘇斯醫生英年早逝，實因一次鬧事太兇。可能是他醉到不省人事從二樓的窗戶摔下來，頸部骨折而重傷不治，也可能是被人推下去，真實死因無人知曉。

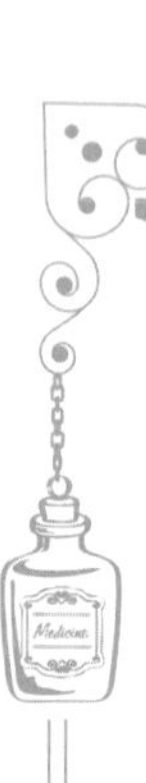

挫折與轉變

赫尼曼自維也納大學畢業修業後，在黑茨特克（Hettstedt）的一個小村莊開始行醫，那是一處生產銅礦的小鎮，位於德國中部哈茨山脈（Hartz Mountains）的山腳下。他還與當地一位藥劑師的女兒結婚，這似乎是一樁皆大歡喜的婚事，因為它將醫師的執業與完備的藥劑資源連結在一起。

然而赫尼曼在執業過程中，不安和挫折與日俱增。他對施行放血療法和水蛭療法感到很挫敗，這兩種方法當時十分普遍。甚至，他因為無法從中幫助這些病人，而下了結論：病人從那些治療方式所承受的痛苦，比患病的痛苦更有過之而無不及。

赫尼曼開始質疑他以往學習的醫術， 並對外發表自己的疑惑。 他印製許多小冊子，其中公開譴責當時的行醫方式以及施行那些方式的醫者。 他動機純良， 然而此舉實為不智， 赫尼曼發現他在執業上愈來愈難獲得足夠的收入以供家計。

當他尋求一個新的醫療途徑，一種能夠以溫和的方式為病人帶來健康的可能性時，赫尼曼面臨一個事實：曾經一度享有的尊榮現在都已失去；而且，他先前發行的小冊子招惹到許多其他在附近開業的醫生，他們讓赫尼曼的事業難以生存，甚至連在該地區生活都有困難。因此，赫尼曼醫生一家人在接下來幾年的時間裡總是在搬遷，尋找一處可能願意接受他新療法的所在。

諷刺的是，那些原本不想讓赫尼曼執業的醫生，為了借助赫尼曼的外語能力，他們還是十分樂於找他。因此在這段時期，赫尼曼擔任醫學書籍翻譯者的工作比當醫生還多。這份工作倒是能夠讓他養家活口，更重要的是，這項工作讓他汲取到世界各地的醫療哲理與方法。

當赫尼曼翻譯到蘇格蘭醫生威廉・卡倫（William Cullen）所寫的《藥物學論述 》（*Atreatiseon Materia Medica*）（註3）時，他的人生轉變了。在這本書裡，赫尼曼讀到關於一種特殊的樹皮，名為**金雞納**（Chinchona），原產於秘魯。當地的秘魯人都知道此樹皮可作為草藥，治療所謂的間歇熱（intermittent fever）。當年歐洲探險家們來到南美洲，每每受間歇熱所苦，直到使用了這種草藥療法才康復。卡倫醫生在書上寫道：此樹皮，人若嚼之，引發的症狀類似間歇熱——寒顫、疼痛，諸如此類。

這條小小的知識改變了山姆・赫尼曼的一生。

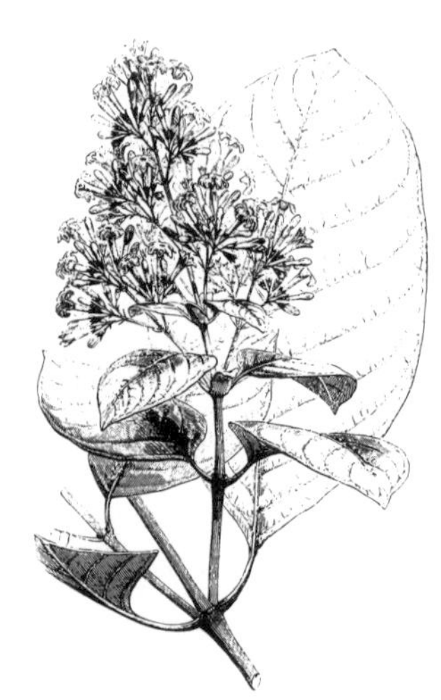

▲金雞納（Chinchona）

3.「藥物學」（Materia Medica）一詞指的是一本列出所有醫療用途藥物的書。此一名詞首次使用或許要追溯到一世紀時，當時有位自然主義者戴奧科里斯（Pedanius Dioscorides）追隨古羅馬帝國軍隊的軍旅，以便於蒐集各地資料納入他的《藥物》（De Materia Medica）中，裡面描述了歐洲和阿拉伯的藥用草本植物，並附有素描插圖。這份資料為今日眾所周知的「藥劑學（Material of Medicine）」奠下的醫學基礎超過16個世紀之久。

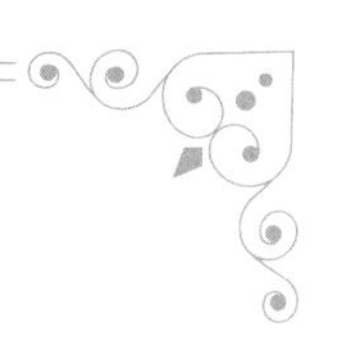

有沒有可能，金雞納樹皮解救了那些間歇熱患者的原因，就在於它能引起間歇熱的症狀呢？

隨即，赫尼曼親自進行金雞納樹皮的試驗，並下結論：「用來治療間歇熱的金雞納樹皮之所以發揮作用，原因就在於它能在健康的人身上引發類似間歇熱的症狀。」

治療三法則

這是全新的思維取向，亦是全新的醫療方式。事實上，這對西方文化下的傳統行醫態度是一大變革——對赫尼曼過去所受的醫學訓練法和那幾年的行醫方式也是。事實上，這和他一直以來遵循的治療態度完全相反。後來，赫尼曼以為期數年的研究和實驗，改變了醫學的本質，他稱之「同類法則」（Law of Similars）〔簡言之，即是「以類治類」（like cures like）〕。如此一來，他懂得以順應自然法則的方式去治病，而非與之對抗。赫尼曼醫生建立了一套既安全又有效的治療系統，藉此反應出患者正在經歷的症狀而非與之對抗，他應用稀釋法，以天然原料予以研磨，製成稀釋、無毒性的製劑，以及採取「同類法則」。進行幾年的實驗後，他的「醫治法則」（Law of Cure）又增加了兩條：一是：「單一藥方」（Simplex），堅持不將任何種類的製劑混合在一起，而且所有的製劑都必須一次一份，這樣才能測量和記錄它們的單一效果如何；再來，也是「醫治法則」的最後一條：「最低劑量」（Minimum），所有配給患者的製劑一定要是最低效價和最少的需求劑數。換句話說，患者的身體系統在康復過程中，受到的折磨應愈少愈好。

順勢療法的誕生

這時赫尼曼將這套治療系統定名為「順勢療法」，「homeopathy」是從兩個希臘字「homios（相似）」與「pathos（傷痛病苦）」組合而來。因此字面上的意義便是「與病苦相似」。此名重新確立了順勢療法的原理核心——以類治類為恆（同類療法，即順勢療法，以下統稱順勢療法）。

赫尼曼也把過去在維也納大學所學，至今仍主宰醫學界的治療系統命名為「對抗式療法」。「allopathy」同樣是從兩個希臘字組合而來：「allos（相異）」加上「pathos（傷痛）病苦」。於是，這些新名稱分別定義出兩種療法目的，並明示這兩種醫學系統彼此完全相反的事實。

赫尼曼視他的研發原理和療法執行方式為不可任意變更且不可分割，唯有完全遵照他的治療三法則之人才能執行順勢療法；並且唯有依循他嚴謹的稀釋法與振盪法（successio，一種將稀釋過的物質振盪搖晃，以更加激發出其效價活性的方法）步驟而配出充分效價之製劑者，才能稱之順勢療法。（註4）

4.此段簡短文字僅是針對這幾頁順勢療法的快速說明。欲知更多關於順勢療法的學理和治療方式，請看姐妹作《療癒之謎：揭開順勢療法的秘密》（The Healing Enigma: Demystifying Homeopathy），由Basic Health Publication 於2006年出版。

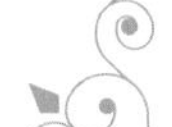

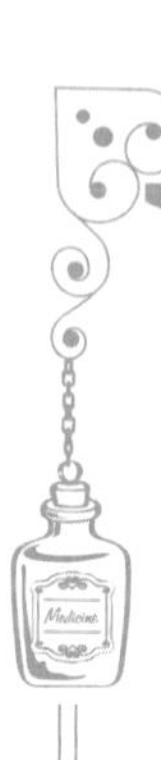

★ 順勢療法的治療三法則：

同類法則 Law of Similars	簡言之，即是「以類治類」(like cures like)。如此一來，以順應自然法則的方式去治病，而非與之對抗。
單一藥方 Simplex	堅持不將任何種類的製劑混合在一起，而且所有的製劑都必須一次一份，這樣才能測量和記錄它們的單一效果如何。
最低劑量 Minimum	所有配給患者的製劑一定要是最低效價和最少的需求劑數。換句話説，患者的身體系統在康復過程中，受到的折磨應愈少愈好。

赫尼曼將他的發現寫成更多小冊子。他的大作是《醫學推理》(The Organon of Medicine)，陳述他反對「對抗式療法」的論點，以及對新療法系統的贊同。這本書他寫了又重寫，歷時多年，出過六個不同版本，每個版本都是他對順勢療法日益繁複的見地。他也寫出一本自己的《順勢療法之藥物論》(Materia Medica of Homeopathic Remedies)。書中談及許多藥物是以順勢療法的形式製造，取用的原料和「對抗式療法藥物」一樣，但由於原料的本身已被稀釋達毫無毒素分子的程度，所以赫尼曼發明的製劑完全安全，當他用在協助患者康復時，效果依然絕佳。

晚年行醫奉獻

赫尼曼在其後半生的名聲增長，因為他的著作有了其他醫師及患者的讀者群。他活得很長壽，足以親見愈來愈多的醫生放棄對抗式療法而採用順勢療法。他見證自己的學理從故鄉德國散播到整個歐洲，特別在英國生根發芽；然後再從英國傳到今日十分盛行此法的印度；接著傳到三十年來沉浸於文藝復興氣息的美國。在他晚年，於第一任妻子逝世多年之後再度續絃，和第二任妻子梅蘭妮（Melanie）遷居法國巴黎，並在此向新生代的醫師教導他的治療方式。1843年7月2日清晨，赫尼曼醫生心臟衰竭驟逝，享年86歲。

雖然赫尼曼醫生因其創新的醫療方式而成為一位名醫，但離世時的他身無分文。梅蘭妮女士在他晚年的生活裡，不但給予支持和照料，還動用了她的財富好讓赫尼曼醫生能自由無礙地鑽研他的新療法。她為此用盡畢生積蓄，所以赫尼曼醫生的後事被安置於巴黎的蒙特瑪莉八號公墓。當美國的順勢療法醫師們獲悉他長眠之處，便籌措一筆錢作為其舉辦合宜的喪禮和墓地之用。

一如在他之前和之後的許多人士，赫尼曼的願景確實遠比生意人更為上乘。他樂於治療所有需要他幫助的患者，不管他們付不付得起費用，結果每天早上門外病人大排長龍，而只付給他一點點的診金。不過正是有這些患者和案例，赫尼曼醫生才得以把他的行醫經驗彙整成有系統的治療方式，因此才能夠在這過去兩百年來成功傳授給全球的順勢療法執業者。

巴赫花精之父：巴赫醫生

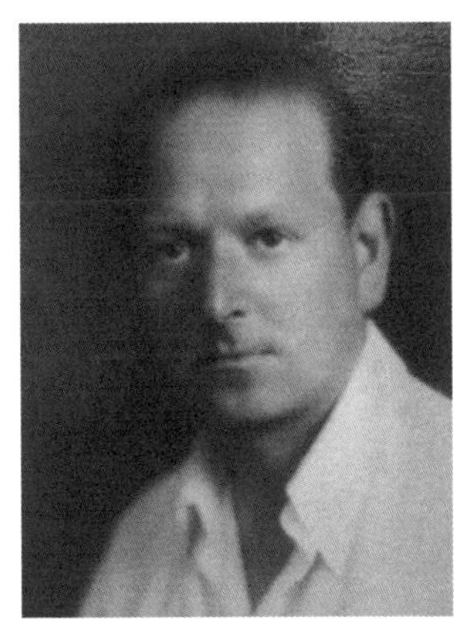
▲ ©Wikipedia

我總覺得納悶，愛德華·巴赫（Edward Bach；1886-1936）醫生出生在赫尼曼醫生逝世後還不到五十年之內；再者，他的生平直進入到二十世紀，卻絲毫不如赫尼曼廣為人知。這點在他們的私人生活方面尤為如此，我們知道赫尼曼醫生的兩位妻室和他所有孩子的名字，但是關於巴赫醫生的生平文獻或聽聞，卻只有一點點。

我們僅知巴赫醫生出生於1886年9月24日，在英國伯明罕幾哩外的一個小村莊，他是家裡長子，下面有一個弟弟、一個妹妹。大家都說巴赫醫生兒時健康狀況不太好，特別是在少年時期；還有一點，他和前輩赫尼曼醫生一樣，似乎天生就是當學生的料，據說只要他一心投入便能學會任何事物。

家族背景

巴赫醫生的家族擁有黃銅鑄造廠，身為長子的他曾一度參與家族事業，不過很快就確定那並不適合自己。巴赫注意到，廠裡似乎瀰漫著一片消沉、絕望的氣息，而且同事們的消極一直影響到他。他一輩子都記得他們愁容滿面的臉孔，而他之所以會發展出他的治療系統，絕大部分原因就是想幫助他們，以及其他像他們一樣的員工。

巴赫離開鑄銅廠，進入伯明罕大學主修醫學。他最後在倫敦大學醫學院完成修業，並於1912年正式成為一位合格的醫師。起初他對免疫學產生獨特的興趣，他成為倫敦一家醫院的細菌學研究員，並在那裡工作直到第一次世界大戰結束。

1919年，巴赫加入成為「倫敦順勢療法醫院」（London Homeopathic Hospital）的工作人員，持續在病理學、免疫學、細菌學方面作研究。那時他所見識到的，彷彿在醫學志業上前進的簡單一小步，在往後幾年成為誕生巴赫花精的關鍵。

啟蒙於《醫學推理》

諾拉·薇克（Nora Weeks，巴赫醫生生前得力助手和傳承人之一）在她所寫的《愛德華·巴赫醫生的醫學發現》（*The Medical Discoveries of Edward Bach, Physician*）一書中道出這些事蹟：

「有人給他一本名為《醫學推理》的書，作者是赫尼曼醫生，順勢醫學之父。」

「於是他帶著懷疑開始讀起這本書，然

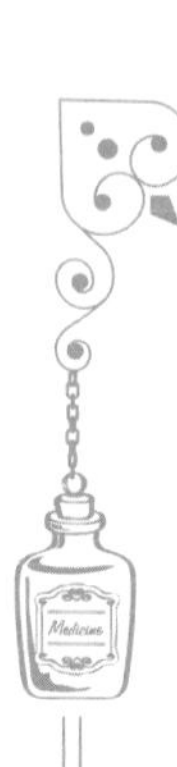

而讀完第一頁便顛覆他的主見，因為他認識到赫尼曼的高世之智，然後他連夜端坐案前，把書從頭讀到尾。」

「讀著赫尼曼醫生這本薄得令人驚訝的《醫學推理》，巴赫醫生步入了一個蛻變過程，那將改變他專業生涯的走向。」

一如諾拉・薇克女士的結語：「他愈讀愈有興趣，因為赫尼曼醫生的發現和他自己的發現有很大的相似之處。」

的確，巴赫提出的疑問和赫尼曼那麼多年前所提的一樣，皆是關於對抗式醫學的安全性與效果。當巴赫透過顯微鏡觀察，運用那對赫尼曼而言只能憑空猜想的科技作研究，他驚服於赫尼曼跳躍式的邏輯和識別治療原理的眼光，因為那些原理直到巴赫的年代，在新式科學設備的幫助下才甫獲證實（赫尼曼醫生的推論今日仍持續獲得證實，因為我們的研究方式更精細完善、科技更進步。現代科技並不貶抑順勢療法原理，事實上反而成為佐證）。

赫尼曼與巴赫皆獨立得出此結論：對抗式療法的重大缺陷出自於這樣的信念——認為醫生只需治療疾病而不需要醫治患者本身。

順勢療法與對抗式療法

赫尼曼醫生對順勢療法的見地，正是醫者行醫時所要實踐的概念。當巴赫醫生閱讀《醫學推理》時，或許就是這一點最令他印象深刻。赫尼曼與巴赫皆獨立得出此結論：對抗式療法的重大缺陷出自於這樣的信念——認為醫生只需治療疾病而不需醫治患者本身；對抗式療法認為毒性物質（藥物）可摧毀患者的病症，而不會傷害到患者的生命整體。相反地，順勢療法的信念，依赫尼曼醫生所言，醫者「醫的是人，而非病症」。順勢療法的目標是強化病人的身體系統，如此他本身自然就會脫離疾病，回歸健康。這種醫療方式強調醫者應視病人為身、心、靈一體的生命，以及永遠要覺知到，任何觸及這三位一體的治療方式，都會影響到整體，可能會變得更好也可能變得更糟。順勢療法的哲學更進一步要求醫者應視患者為完全獨一無二的生命，不應以雷不雷同於其他患者的概念來看待。每一位患者的治療都必須針對他本人，切合他的需要及生命歷程，而非專將某一症狀或多種症狀消除的思維。

這使得順勢療法在執行上比起對抗式療法更繁複。那是因為後者針對的是病症，而不是患病的人，所以可以診斷某一特定病症

	醫治對象	立場	治療方法
對抗式療法	只需治療疾病而不需醫治患者本身	對抗式醫學，也就是我們認為的西醫，採用物質作為藥物，用藥常是作為掩蓋或抑制患者症狀之用；然而真正產生作用的，事實上是當事人自己的免疫系統承擔起沉重的工作，帶來真正的療癒。	診斷某一特定病症便立即建議以特定的治療對抗，所配給的藥物目標鎖定在處理症狀上。
順勢療法	醫的是人，而非病症	順勢療法目標是強化病人的身體系統，自然就會脫離疾病，回歸健康。這種醫療方式強調醫者應視病人為身、心、靈一體的生命。確保患者的生命整體都會受到重視，以及在診治過程中，不會發生為了治療某一部分而損傷其他部分的情形。	醫者應視患者為完全獨一無二的生命，不應以雷不雷同於其他患者的概念來看待。每一位患者的治療都必須針對他本人，切合他的需要及生命歷程，而非專將某一症狀或多種症狀消除的思維。

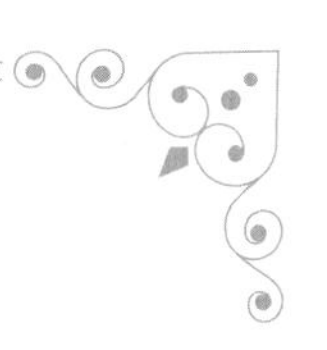

便立即建議以特定的治療對抗之。如此一來，所配給的藥物目標鎖定在處理症狀的需求上，而不是病人的需求了。那樣使藥物更有可能會傷害到病人，因為病人的需求在治療中被忽略了。

自赫尼曼以來的順勢療法醫師們，在醫人而非醫症的做法下，皆確保患者的生命整體都會受到重視，以及在診治過程中，不會發生為了治療某一部分而損傷其他部分的情形。由於尊重患者為獨一無二的個體，所以為他挑選出來的製劑，其效價及劑量數，將視個人情況而決定。

這點讓巴赫醫生印象非常深刻，因為那竟然和自己在研究上所發現到的如出一轍。《醫學推理》之開卷一覽，改變了他的人生方向，為他的研究工作重新下定義。

腸菌病理製劑的開發

巴赫醫生很快嘗試應用某些赫尼曼醫生的效價強度增加法在他的研究上。經過幾年的努力成果，他做出一組七種的「腸菌病理製劑」(bowel nosodes)。這些病理製劑——也就是用有毒或感染物質製成——原料取自患者腸道內毒素的順勢製劑。將這些毒素製成順勢製劑的形式，其作用跟其他較常用的製劑相仿；然而，同為病理製劑的順勢製劑，巴赫做的這組效力卻比取材自「健康」物質的製劑更強效(註5)。

儘管事情可能被渲染成巴赫為了順勢療法而放棄對抗式療法，但無庸置疑的是他在尋找自己的醫療之道時，大大採用了赫尼曼的治療原理。

不像赫尼曼當年為尋求更安全的治療方式所受的委屈，巴赫的新方法並沒有受到同業的怒意和批判。事實上，在腸菌病理製劑研發出來之後的那幾年，巴赫享受到些許身為一名醫生的成功。他在倫敦市中心的哈利街（因醫療院所密集而聞名）開業，當他的研究被收錄在幾份醫學期刊中，他感到自己有了某種聲望，甚至他還登上《英國皇家醫學學報》(*Proceedings of the Royal Society of Medicine*)。

巴赫研發的腸菌病理製劑獲得成功，而且立即被增列為正規的順勢療法製劑，使用至今(註6)。

對其他絕大多數醫師的生涯而言，這份如獲加冕的至高成就，對巴赫醫生來說卻只是墊腳石般的開端。就在此時，巴赫醫生將他的腸菌製劑研究轉交給實驗室的幕僚們，他關閉在哈利街的診所然後出發去旅行，腦海裡似乎還未有特定目的或地點，只知道想遊遍威爾斯和英國鄉間，尋訪以學習更多關於療癒本質和令他愈來愈著迷的草本藥方。

5.所有的病理製劑皆是如此，顯示出順勢療法原理所陳述的：「毒性愈強，治療效果愈強。」

6.巴赫醫生知悉順勢療法的連續稀釋法之前，他早已開始進行從腸道取出細菌來製作疫苗的構想。因為他認為赫尼曼醫生的方法會更安全，所以他採用赫尼曼的方法來活化他的腸菌製劑。這些用來製作腸菌製劑的細菌是以它們對四種糖的反應來分類。製劑名稱則是直接以其來源為定名，包括：變形桿菌(Proteus)、痢疾桿菌(Dysntery)、純摩根菌(Morgan Pure)、糞產鹼菌(Faecalis Alkaligenes)、突變型大腸桿菌(Coli Mutabile)、加特納氏桿菌(Gartner)、芽孢桿菌7號(Bacillus#7)。以上每一種腸菌製劑皆可與赫尼曼某些順勢製劑的效用相互對照，如已知的廣效劑(polycrests)，並且通常用於一或多種赫尼曼的廣效順勢製劑之後，更能完整痊癒。

研發花精

無人知曉巴赫醫生動身遠行的原因究竟為何。薇克女士在她的傳記中寫道，甚至早在巴赫醫生毅然決然離開倫敦之前，他就已偶爾撥些時間到處走走，並且早已展開花精的相關研發工作。那時他已研製出首批的三支花精：鳳仙花（Impatiens）、溝酸漿（Mimulus）、及鐵線蓮（Clematis），巴赫也早已經充分的將它們運用在行醫上，以確知自己的新製方——原料取自健康良性的植物，而非有毒的動物性物質——是否比先前所做的腸菌製劑更能帶來療癒。

一如薇克女士於書中所寫：「愛德華·巴赫醫生如此確信，他這才能夠以取材自他指定之地，純淨又簡單的草本製方來取代先前的腸菌製劑；到1929年底，他放棄其他所有治療方式，只運用這三種花精製方：**鳳仙花、溝酸漿和野生鐵線蓮**，採單方用法，同時一邊尋找其他植物種類來增加花精的數量。」

無人知道最初究竟是什麼啟發了巴赫決定開始研究花朵，並用它們來製作花精。不過在1929年，在他生命的最後七年，他做了與中世紀帕拉賽爾蘇斯醫生一樣的抉擇，以及與赫尼曼醫生一樣受逆境的驅使努力而為。他開始流浪，如同赫尼曼醫生當年在德國走過一鎮又一鎮，試著尋找一處可安然停靠的港；還有如同比赫尼曼更早的帕拉塞爾蘇斯醫生一樣，四處漂泊，盡其所能的向草藥大夫、巫醫、部落療癒師學習——亦如早在數世紀前便跟隨古羅馬大軍，於軍旅途中完成大業的戴奧科里斯醫生。巴赫醫生像他們一樣動身起程，一步一腳印踏遍鄉間，尋找那原野中被人忽視的花朵。

在往後的幾年內，巴赫醫生總共發掘出38支花精，於是他宣布那就是他的完整系列。自此他才開始進行複方花精的實驗。巴赫最著名的實驗成果是「急救花精」，它是5種花精的複方，適用於所有狀況，包括情緒創傷或驚嚇。

花精萃取過程

巴赫醫生也發明他獨有的花精萃取或「加強效能」(potentizing)的程序，他將此法寫於1932年出版的《讓自己自由》一書裡：

花精萃取程序

Step 1	取一個薄的玻璃碗，注滿水，最好是清淨的溪水或泉水，取份量足夠的花朵覆滿水面。
Step 2	再將碗置於陽光下充分照射，直到花朵開始凋萎。
Step 3	接著仔細挑出花朵，將水倒入瓶子並加入等量的白蘭地來防腐。
使用劑量	此液只需1滴即足以活化一瓶8盎司（226.8ml）的水，需要時取1茶匙的量為一劑。
使用方式	只要患者感覺有需要就應該服用：若是突發狀況，可每小時服用一次；若屬長期性的問題，則每日服用三到四次，直到症狀自然緩解、不再需要該花精。

12＋7種花精

到1932年為止，巴赫醫生發掘出他的第一批12種花精，他稱為「12名療癒者」(The Twelve Healers)。他發覺自己能以這些花精辨識出12種人類行為和負面思維模式的典型；隨即，他又發現了7種花精，稱之為「7名協助者」(Seven Helpers)，他察覺這7種花精能補充原先的12種，可單方或組合使用；如果第一批花精未能使患者完全康復，或可與第一批花精調製成複方。

19種新花精

巴赫醫生會在每年冬季提煉他的花精，並進行很多實驗，他使用花精治療病人但不收取費用。事實上，巴赫醫生在許多方面毫無商業頭腦的行為，和赫尼曼醫生不相上下。雖然他先前在倫敦一度事業成功，卻從未以獲取財富作為個人目標。在晚年的歲月裡，他經常身無分文，人們見到他衣衫襤褸、流落街頭，口袋裡裝的盡是免費提供給需要幫助之人的花精小玻璃瓶子。人們能接受他那樣的外表，很可能是醫生身分的關係。

1934年，巴赫醫生遷居到牛津郡的維農山莊（Mount Vernonin Oxfordshire)，成為他度過餘生的地方。巴赫醫生就是在這裡發掘出最後19種花精，使配方終告齊全。

像赫尼曼一樣，巴赫醫生也是一直重新修改自己的舊作，並更新舊作內容的新發現而不另闢新主題。例如1933年出版的《12種重要花精》(Twelve Great Remedies)，於1934年內容擴充為《12名療癒者和7名協助者》(*The Twelve Healersand Seven Helpers*)；1936年夏天再版時，書名不變，但內容已完整包含的38種巴赫花精了。

巴赫醫生的私人生活鮮為人知，部分原因是他在公眾場合作風相當低調，以致於還沒有人寫篇中立的新聞稿來介紹他；還有部分原因為屬於他個人和花精研究的資料，受今日承接其工作的基金會所謹慎保管[註7]。

一般所知的是，巴赫醫生在長期健康欠佳的情形下，於1936年11月27日的晚間英年早逝，享年五十歲。

7.更多巴赫花精基金會資訊、巴赫醫生著作書名列表，以及諾拉・薇克女士的傳記，請參見〈資源統整〉。

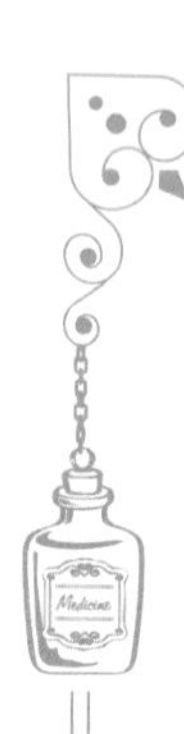

2
解開花精之謎：順勢療法・對抗式療法・巴赫花精

在本章我想盡量直接引用巴赫醫生的話來說明他的理念。那麼，就以最能代表他中心思想的手冊《自我療癒》(*Heal Thyself*)(註1)作為開頭。

「當代醫學挫敗的主因，在於它只治標而不治本。多少世紀以來，疾病的本質已被唯物主義（materialism）所蒙蔽，醫生無法對症下藥根治疾病，於是疾病便伺機擴散。這情形好比敵人盤踞在山林中，不時騷擾鄰國，而鄰國人民只忙著收拾殘局，卻不知道要強化國家軍隊。所以，這大抵就是當今醫療界的處境，認為修復才是首要之事，而不把根本的保壘顧好。」

「以當今唯物主義的方式作治療，疾病永遠無法根除。原因很簡單，疾病並非由物質因素所引發(註2)。我們所看到的，僅是疾病經過長期、深層的作用，最終表現在身體上的結果。雖然以唯物的方式治療看似成功，但也只是暫時性的緩解，而並未消除根本的原因。現代醫學的趨勢曲解了疾病的本質，只強調生理上的唯物論術語，使疾病得以增強威力：首先，它轉移人們的注意力，不去思考疾病的源頭，於是也就錯過了有效的治療方式；再者，把疾病的起因侷限於身體層面，因此使復原的希望渺茫，這也增加了患者的恐懼，使疾病變得更棘手。而這些情況，原本都是可以避免的。」

「疾病的本質，是靈魂（soul）與心神（mind）衝突的結果，除非對心靈與精神下功夫，否則永遠無法根除。如果按照這樣的理解，努力消除致病的根本原因，就能治療和預防疾病。針對身體層面的治療，除了表面上修補損傷之外，並無法使人體真正痊癒，因為疾病的根源依然潛伏著，且任何時刻都可能再度以其他症狀表現出來。事實上，許多案例顯示，表面的康復十分危險，因為那等同使患者無視生病的真正原因。當患者滿足於表面的健康狀態，忽略了真正的原因，可能會使疾病加劇。相對地，有些病人明白（或經由有智慧的醫者啟發）疾病的主因是由於精神運作的衝突，並選擇直接面對問題，使內在回歸平衡，就能同步改善健康，疾病也隨之消散。因此，直搗核心、深入引發痛苦的根本因素才是根本的療癒方法。」

在理解上述的引言時，務必要記得，巴赫醫生並非以宗教領袖或部落巫醫的身分來寫。寫下這些評論的他，在當時是名舉足輕重的細菌學專家以及倫敦的傑出醫師之一。他的觀察是以終生治療無數病人的經驗為基礎，而這些經驗有成功也有失敗。他的結論

1.這本手冊的書名也是瞭解巴赫醫生和花精的關鍵。在擺脫傳統順勢療法的過程中，他尋求某種比赫尼曼醫生的治療更簡單又安全有效的自我治療方式。

2.提到物質（material）一詞，巴赫醫生指的是，疾病並非單純由細菌所導致。毫無疑問地，許多與疾病關聯的病毒或細菌可能存在於健康強壯的人體系統，卻不會使人生病。巴赫醫生和赫尼曼醫生的信念一樣，所有不適的核心問題，皆為生命力（vital force）受到干擾的關係。生命力是無形的能量，賦予我們一切生命，讓我們能夠啟動身心內部的療癒過程。

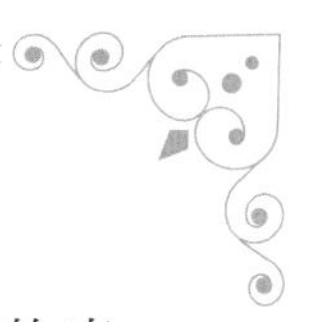

建立在他所彙集的臨床案例之上。因此，巴赫醫生的評論基礎得來不易，而且能經得起時間與經驗的考驗。

在有關病症本質及療癒遠景的結論中，巴赫醫生不完全同意赫尼曼醫生所提出的疾病性質和治療病者的正當途徑；而對赫尼曼醫生研製的順勢製劑及運用方式也是抱持相同的態度。

自我療癒：赫尼曼醫生與巴赫醫生

三位重要人物

在巴赫醫生1931年出版的手冊《自我療癒》中，提到三位對自己影響最大的人士。他寫道：「像懷抱宏大療癒理念的希波克拉底醫生、神乎其技的帕拉賽爾蘇斯醫生，以及發現疾病的源起超乎生理層面的赫尼曼醫生——三位前輩都相當明白疾病的本質與療癒痛苦的方法。」

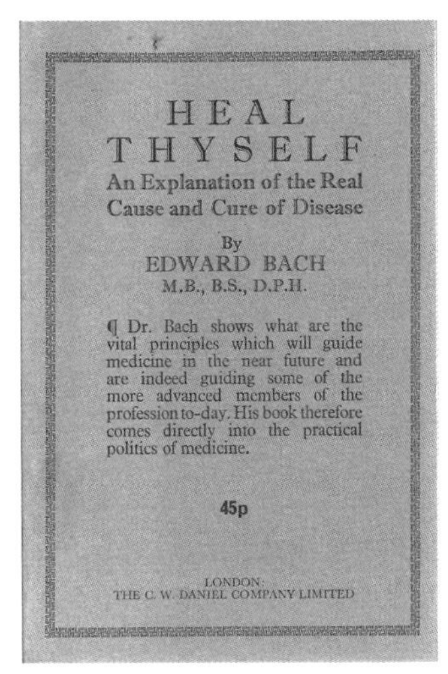

HEAL
THYSELF
An Explanation of the Real
Cause and Cure of Disease

By
EDWARD BACH
M.B., B.S., D.P.H.

¶ Dr. Bach shows what are the vital principles which will guide medicine in the near future and are indeed guiding some of the more advanced members of the profession to-day. His book therefore comes directly into the practical politics of medicine.

45p

LONDON:
THE C. W. DANIEL COMPANY LIMITED

▲ ©Amazon.com

希波克拉底醫生

從希波克拉底醫生身上，巴赫醫生得知人體的療癒潛能，以及治療效果可能的侷限；更重要的是，他學習到行醫的基本信念：「治療疾病要隨時注意兩件事——提供幫助，或至少不要造成傷害。」

帕拉賽爾蘇斯醫生

從帕拉賽爾蘇斯醫生身上，巴赫醫生明白所有的思想先鋒都得歷經漂泊。要實現自身的願景，就必須冒著隨時受冷嘲熱諷、陷入貧窮與失去地位的風險。他也學到稀釋的概念，以及自希波克拉底時代分化至今的一小派學說——「以類治類」的概念。一如希波克拉底醫生，帕拉賽爾蘇斯醫生也明白醫者只能順應病人的症狀下功夫；不然就是以藥物對抗症狀。赫尼曼醫生與帕拉賽爾蘇斯醫生都認定最佳、最安全也最有效的治療方式，便是順應病人的症狀。

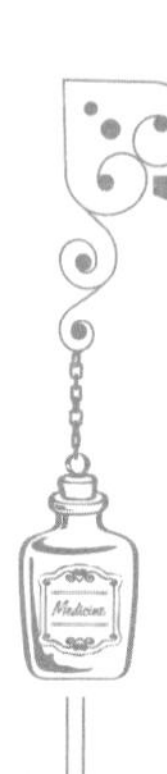

赫尼曼醫生

從赫尼曼醫生身上，巴赫學到要治療的對象永遠是人而非疾病，所以他絕不再只針對診斷症狀來治療，而是永遠視病人為整體且獨一無二的生命來對待。

巴赫醫生樂於接受赫尼曼、希波克拉底和帕拉賽爾蘇斯醫生的理念，並且將一切歸功於他們長達一生的探索與發現；而他也知道自己在改變和執行順勢療法上仍大有可為，以切合他自身的思考與方法。

在1931年，巴赫醫生針對醫學專家發表了一本名為《人因自己而受苦》（*Ye Suffer from Yourselves*）的書，書中寫道：

「赫尼曼醫生所得到的靈感，為處於唯物主義之下的黑暗人間（人們被迫接受疾病純為物質性的問題，且只能用物質性的方式來治療）帶來一道光明。」

「赫尼曼和帕拉賽爾蘇斯醫生一樣，他明白如果我們的靈性與精神是和諧的，疾病就不會存在。於是他便開始尋找能夠治療心靈的辦法，為我們帶來和平與健康。」

「赫尼曼醫生向前跨越了偉大的一步，帶我們走上一條漫長的路，但他也只有一生的時間可用，現在我們該繼續完成他留下來的研究；我們要在他的基礎上完成他的理論架構，以利後續建立更複雜的系統。」

「順勢療法已免除了大部分傳統醫學不必要與不重要的部分，但它還有一段路要走。我知道你們都盼望著未來的進步，因此，無論是過去或現在的知識都已不能滿足像你們這般追尋真理的人。」

言下之意就是，無論赫尼曼醫生的治療方法有多好，它都還不夠完善。

巴赫醫生認同「同類法則」的順勢觀點

巴赫醫生樂於接受赫尼曼、希波克拉底和帕拉賽爾蘇斯醫生的理念，並且將一切歸功於他們長達一生的探索與發現；而他也知道自己在改變和執行順勢療法上仍大有可為，一切合乎他自身的思考與方法。

巴赫醫生又寫道：「帕拉賽爾蘇斯與赫尼曼醫生教我們不要太執著於疾病的細節，而是要治療人格與內在，並明白只要心靈與精神和諧運作，疾病就會消失。他們信念的重要基石便是持續不斷的基礎教育。」

「赫尼曼醫生的下一步便是如何帶來內在的和諧。他發現舊派[註3]所使用的藥物和方劑，以及他親自選擇的元素和藥草當中，可以透過**稀釋振盪法**（potentization）逆轉它們

3.在巴赫醫生與赫尼曼醫生的著作中，皆以「舊派」（old school）一詞來稱呼對抗式醫學。

的作用，因此在他特殊的製程下，使用最少的量，就將會引發某症狀的毒物，轉變成能夠治療該症狀的藥物。」

「因此他制定了『同類法則』：另一項生命的重要原理。而他原本就希望，我們能繼續建構順勢醫學體系的殿堂。」

「而如果我們遵循這條思維，我們馬上會發現，疾病的產生本就是『以類治類』的概念。因為疾病起於錯誤的行為方式，是身體與靈魂之間失調而自然產生的後果。這就是『以類治類』，因為它的目的是要阻止和預防我們的行為誤入歧途；同時，它也教我們修正方向，使我們的生命與靈魂的秩序達到和諧。」

我們只能對赫尼曼醫生的成就嘆為觀止。要是赫尼曼醫生地下有知，他一定會允許巴赫醫生「繼續建構他的體系」。而事實上，他也確實留下一幢尚未竣工的殿堂。當巴赫醫生從百萬個可能性之中找齊了38支花精，他才認為他的療癒系統已經完善，所以我十分確定，赫尼曼醫生闔上雙眼時也相信自己已經充分完成順勢療法系統了。我懷疑他會認為有需要把使命交付給巴赫醫生，或舒思勒醫生（Schuessler，19世紀順勢療法博士），甚至，給混用了相當多赫氏原理而創造「精神的科學」（Science of the Mind）一詞的瑪麗・貝克・艾迪夫人（Mary Baker Eddy）。就像艾迪夫人將mind中的m用大寫標示以主張精神一樣，當巴赫醫生將soul中的s用大寫標示以主張靈魂，對當時的價值觀產生很大的衝擊。兩者皆汲取自赫氏教導的核心，並為了使他的體系更完善而將之稍微延伸擴展。

巴赫醫生得出結論：「疾病是起於錯誤的思想與行為，當行為與思想回歸秩序時，疾病自會停止。當我們學到這份痛苦、煎熬與災難帶來教訓後，疾病也就沒有存在的理由，便會自動消失。這就是赫尼曼醫生理論的未竟之處。」

保守的說，赫尼曼醫生可能不同意巴赫醫生的這一番話。至少我不認為赫尼曼醫生會覺得自己對疾病或同類法則「以類治類」的看法還不夠完整。

隨著本書於1931年出版，發表此番言論的巴赫醫生至此與赫尼曼醫生分道揚鑣。也就是在此時，順勢療法與巴赫醫生的療法在根本上的差異愈趨明顯。

巴赫醫生不認同的順勢觀點

雖然兩者都同意人是完整且獨一無二的存在，然而在看待疾病的觀點上卻不同。巴赫醫生認為：「疾病是因錯誤行為導致的後果」，赫尼曼醫生則認為：「沒錯，但那可能是特定案例，並非每個人都如此。」就赫尼曼醫生而言（他對疾病的看法十分接近於中醫師），疾病皆是由於生命力受到阻礙。所謂的生命力就是滲透我們本身的無形能

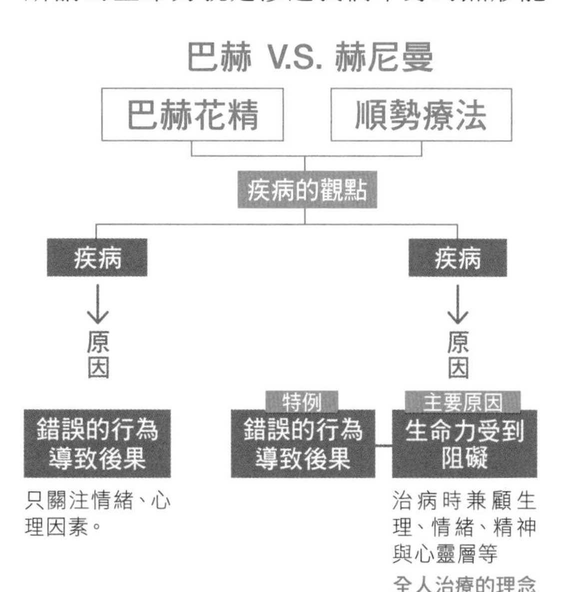

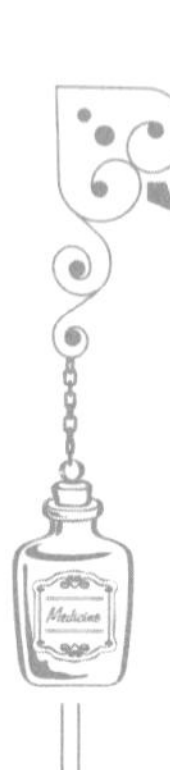

量，並且賦予所有人生命。生命力也讓我們得以再生和癒合。而生命力虛弱時，無論是本身的「錯誤行為」、環境毒素或暴露於充滿細菌與病毒的場所，皆會引發疾病。

對赫尼曼醫生而言，他相信他的病人是獨一無二完整的存在，這意味著他在治病時，必須兼顧患者的生理、情緒、精神與心靈層面，而每一生命層面的轉變皆關係到能否恢復健康。這並不是說他和巴赫醫生或艾迪夫人一樣不在乎病人的生理症狀，但他認為相較於精神或心靈上的問題，生理問題沒那麼重要。赫尼曼醫生相信的是全人治療的理念，他相信唯有視患者為整體且獨一無二的生命，才能使患者從根本改善健康，且每位患者都有權力接受快速、溫和及效果長遠的醫療方式。無論是在過去或今天，這都是相當崇高的目標。

巴赫花精的目的

巴赫醫生出書後不久，他邀請聽眾「前來瞭解更多」。他談及他的花精研究：

「花精的功能是為了提升我們的能量振動（vibrations），並打開我們接收靈性自我（Spiritual Self）的通道，讓我們所需的崇高美德充滿我們的本性，並洗滌導致我們受傷的錯誤。它們就好像美麗的樂音或榮光般，賦予我們靈性，提升我們本我，並帶領我們更靠近自己的靈魂：並以此為我們帶來平靜與釋放我們的痛苦。」

「它們並非攻擊疾病使人恢復健康，而是讓我們的身體充滿更崇高的美好能量振動；如此，疾病自然如雪消融在陽光下。」

所以，巴赫花精的目的，在於提供我們的思想與心靈改變的機會。它們可以讓我們改變自己負面的思想與轉為正面行為模式。它們強大的能量，用意無疑是為了健康。當患者的情緒變得較為陽光、積極正面時，他也必然會改變生活方式，才能維持更好的健康品質。

順勢療法與抑制治療的差異

對於這點，赫尼曼醫生和巴赫醫生都同意：順勢製劑能夠誘發生理變化，它們也能微調想法與情感。這也就是為什麼順勢醫生在治療個案時，要設法認識患者思想與心靈。然而，當巴赫醫生去除他療法中所有對生理問題的考量時，他便完全脫離了赫尼曼醫生的架構了（註4）。

他以這段話作為《人因自己而受苦》一書的結尾：

「如同赫尼曼醫生的記述，所有非內部自發的療癒方式，皆有其危害，而以唯物論的方法讓人體獲得表面上的治療，只能借助他人，而非自助。這樣也許真能解除生理上的痛苦，卻妨礙我們追求更崇高的本質，因為我們沒有學到教訓，仍然沒有根除錯誤。」

「一想到現今多數人透過金錢和錯誤的方式得到人為、表面的健康，我就感到恐懼；這種方法錯在它只是抑制症狀，提供表面的緩解，並沒有根除原因。」

在這簡短兩段內容中，巴赫醫生帶出兩

4.這不代表巴赫花精不照顧生理層面，之後於各種花精的介紹文中便列有許多生理症狀上的應用。也如巴赫醫生所言，隨著時間一切都會導向生理上的療癒。我親見巴赫花精治好了原本對抗式療法或順勢療法皆無法協助的患者。請記得，巴赫醫生在問診中不把注意力放在生理症狀，而是告訴我們在挑選花精時要一心關注患者的思想與心靈。他並沒有說花精無法作用於生理層次。不過巴赫醫生確實說過，應將生理問題置於次要，因為好幾個世紀以來，醫生只關注患者主訴的症狀，這導致藥物一直無法真正使患者痊癒。

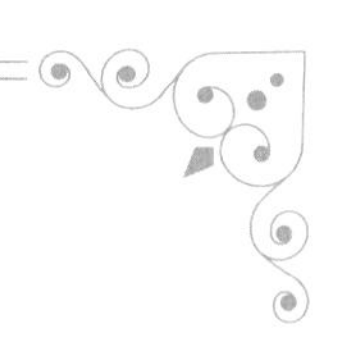

個非常重要的概念，其一顯示他與赫尼曼醫生於想法上的連結；另一個則可完全看出兩人於方法上的差異。

兩人皆確實認同（請銘記）沒有比抑制患者症狀更糟糕的事；然這卻是現代醫學的治療基礎，實在令人難過。長遠來看，這種治療方式除了讓病患繼續承受痛苦之外，並無幫助。想想看，當你服用感冒藥或止痛藥時，這些藥除了暫時性止痛、緩解症狀之外，還發揮更多的作用嗎？這些看似有效的藥物和醫生們形成一個產業集團，他們聯手合作，讓大眾以為自己藉由現行的治療方式獲得幫助，但事實上這些所謂的治療並沒有實質上的療癒，反而還會造成傷害。

抑制治療：醫生使用「抑制」這個字眼，似乎總是帶有正面的意涵。我則為之驚訝不已，想想看，當患者們的症狀被壓抑時，他們會感到更勇健、頭腦更清明嗎？不會，他們會覺得反應遲緩、了無生氣並頭腦呆滯。

順勢療法：醫生給予順勢製劑時，出發點是為了讓健康有所起色，期待藥物能增強元氣、提振心情、釐清思緒，並使人安然入眠，這些就是健康品質提升的徵兆；而懶洋洋、嗜睡，以及頭腦呆滯皆代表健康品質低落。

當醫生們抑制症狀時，並不視病患為一個整體；他們把症狀抑制在身體某一部位，不讓它出現在別的地方，可說是反其道而行。即使目前被抑制，也必定會在某一個時間點再度發作，不是原本的症狀復發，就是在其他部位產生新的症狀。對抗式醫學反對人體是一個完整的體系，把新出現的症狀視為與原本疾病無關而繼續有害的治療方式。

更糟糕的是，當醫生們抑制症狀時，全然未針對疾病的實際狀態進行治療（這就是為何巴赫醫生對於對抗式醫學不願從疾病中學習的態度感到憤怒，因為疾病應當是對我們錯誤行為的提醒）。這樣只不過能暫時免除痛苦，如果患者從治療中逐漸好轉（我是說「如果」），表示他本身自然就能好轉。事實上，抑制式的治療方式僅是依賴長期的療程，使患者自身的免疫系統自然發揮作用。若患者的免疫系統夠強的話，有時候真的能夠康復；但有時則未必。舊疾會一再復發，醫生只能再次抑制症狀，就像打地鼠遊戲般。而有時候症狀出現在身體其他部位，使得醫生又假定那是一個全新的疾病要抑制。

所以，赫尼曼醫生與巴赫醫生都認為，抑制式治療是有害的，也同意對抗式醫學的治療哲學不明智。然而對於巴赫醫生及其療法的重要主題：自我治療（self-treatment），兩位則完全沒有共識。

對巴赫醫生而言，整個療癒的過程就是一趟自我探索的旅程。無論是否生病，都必須學會的身心靈功課。赫尼曼醫生也同意這是生命的課題，改變想法和生活方式是療癒的關鍵，然而他可能不甚同意自我治療的主張。赫尼曼醫生對治療的醫病關係分明（在這個主題上他也確實有些創見，可見於他寫的《醫學推理》）；然而巴赫醫生不那麼執著於生理病症，也就相對弱化了醫師角色的重要性。

對巴赫醫生而言，患者必須自我參與醫療過程才能真正達到療效。對他來說，病患自身，雖是患者身分，但或許同時也是擔任醫生角色的最佳人選。這個概念立刻引發一場革命和爭議，不禁讓人好奇：巴赫花精究竟是什麼呢？

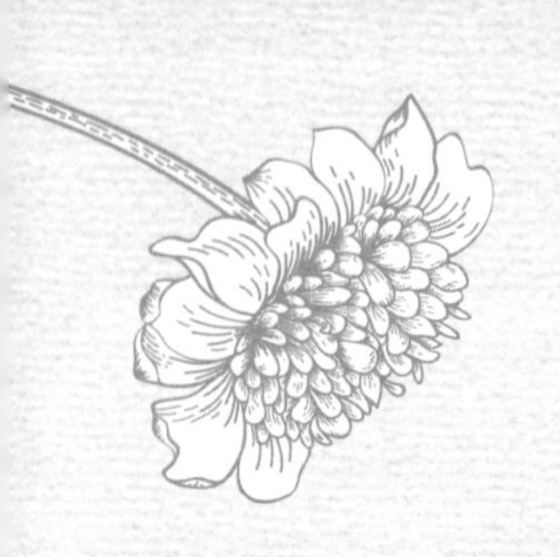
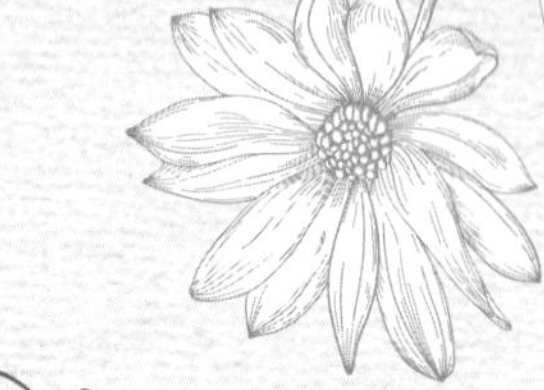

巴赫花精常見的Q&A

在我回答常見的問題之前，有幾件事須先暸解。有鑒於花精某種程度上來說是對抗式藥方，另一方面又可視為順勢藥方；而在某些特殊的情況下，對於正在考慮是否要採用花精療法的人來說，它們可能又如同謎題般難解，甚至在使用時，更是令人摸不著頭緒；某種程度上它們的使用方式與順勢療法相似，另一方面又好像被當作草本補充品。因此，以下為大家解說常見的問題。

Q1 什麼是巴赫花精？

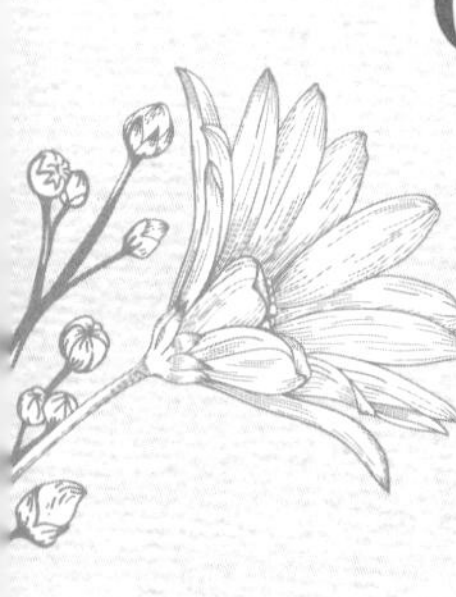

基本上，巴赫花精又被稱為「母酊劑」（Mother Tinctures）。這表示與順勢製劑的原理相似，如巴赫醫師在先前的章節所言，必須經水稀釋。與順勢製劑不同的是，巴赫花精沒有經過多重稀釋。因此，花精是零效價（potency）的順勢製劑；而母酊劑為液態物質，從中產生所有其它效力。

因此，巴赫花精在簡單稀釋的狀態中保存初始的原質。由於維持在初始原質的狀態，所以不能被視為真正的順勢製劑——所有的順勢製劑皆是經過不斷稀釋，直到初始原質被高度淡化或甚至沖淡到完全消失）。順勢製劑與巴赫花精畢竟皆經過稀釋，所以它們的性質也不同於真正的對抗式（一般而言，所有物質形式的藥物都是對抗式）或草本。

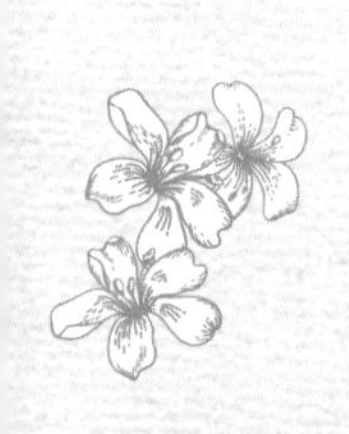

對我而言，巴赫花精代表著順勢療法與草本藥品的完美平衡。嚴格來說，花精是獨特的，以截然不同於藥物的形式存在，它既非對抗式也不是順勢製劑，但就某種層面來說，它又兼具兩者的特點。

因為在物質層面上，巴赫花精於有別於順勢與對抗式醫藥，不過它確實保存某種比例的原質。花精療法最大的成就在於，只取最溫和的物質作為原始材料。在毒物研究工作方面擁有廣博經驗的巴赫醫生（身為病理學家和細菌學家），必定會依其專業經驗研發全為最有益健康的治療系統。

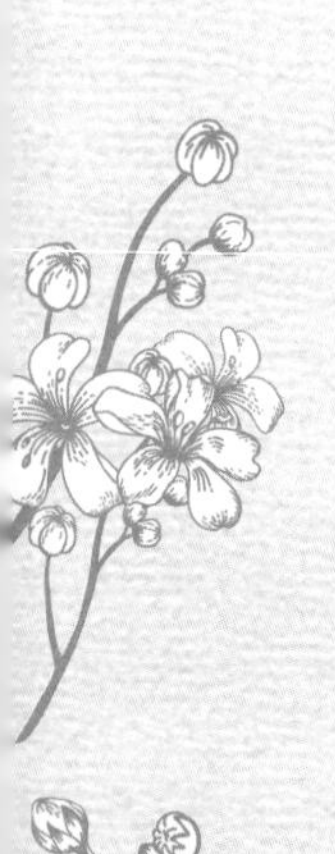

Q2 花精是怎麼發揮作用的？

這在化學上仍是個謎。以今日已知的醫學知識仍無法驗證巴赫花精醫療上的功效，就像還沒有儀器能證明為何順勢製劑在臨床經驗上能發揮效果。

然而，無論是單方或複方花精所帶來的影響，都已於上一個世紀被研究

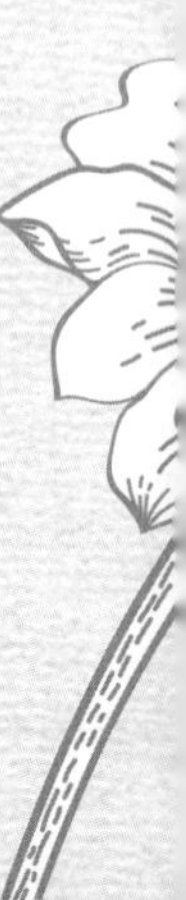

透徹且獲得證實了。例如：溝酸漿能夠幫助恐懼特定事物的人。許多個案已顯示溝酸漿可以幫助害怕坐電梯、開車過橋或進入黑暗房間的人克服恐懼。

巴赫醫生強調，盡量挑選植物的花朵作為花精原料；另一項同樣重要的，就是他所採集的花朵在之前未曾被用作藥物。不同於赫尼曼醫生，巴赫醫生不依賴當時的對抗式藥物作為花精的原料。他憑藉的是他的直覺與臨床經驗實證。因此，在我們自己親身體驗花精功效之前，得仰賴於巴赫醫生的花精使用說明了。

Q3 我可以用巴赫花精進行自我治療嗎？

花精本就是為療癒而研發的。請記得，巴赫醫生不僅認為患者能夠自我治療，更認為這才是最好的療法，因為只有患者才知道自己究竟要學習什麼樣的健康課題。

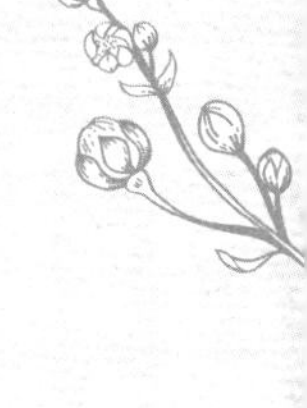

在《讓自己自由》一書中巴赫醫生說：「我們每個人都是療癒者，都有愛和悲天憫人的本性，因此也有能力去幫助任何渴望健康的人。」

也請記得，因為大家都是療癒者，當我們與疾病奮鬥時，他人也能提供很大的幫助。周遭的人，特別是我們的家人，像一面鏡子反映出我們的狀態。所以當我們進行療程時，我們才得以從周遭人的反應看出花精對我們產生的影響。

可信賴的朋友及家人，甚至是同事，能幫助我們瞭解自己的改變。更重要的是，那些不喜歡我們而且常常與我們作對的人，可能也如同各式各樣的鏡子。無需告訴他們你的努力，只要注意：當你改變你的行為舉止後，這些你生命中難以應付的人是如何開始改變對你的態度。這是很好的指標，顯示出你進步了多少。

Q4 我如何選擇正確的花精呢？

這個問題，在巴赫醫生的《自我療癒》裡有很好的答案。他寫道：「若你覺得在挑選花精上有困難，反問自己：你最羨慕別人身上的哪種美德？這會很有幫助；或是你最無法忍受別人身上的哪種缺點？因為任何自己極度想擺脫的缺陷，往往在其他人身上看見時也會覺得討厭。這正是

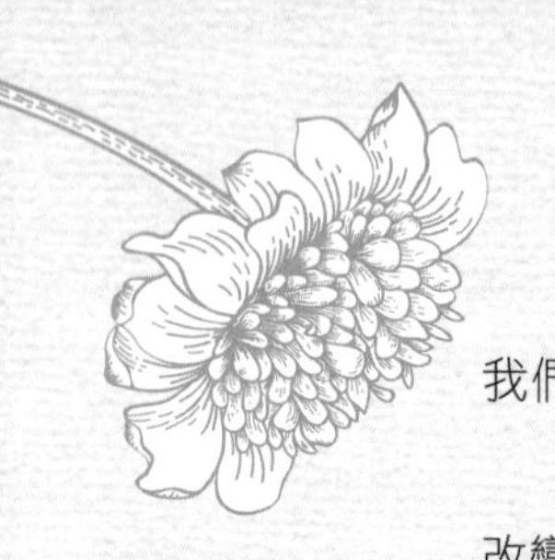

我們以他山之石來攻錯的機會。」

最重要的是，不論為自己或別人挑選花精，都需要誠實以對。必須願意改變，以及渴望健康。只要這樣想，挑選花精便容易許多。

巴赫醫生坦言，我們每個人的內在都有著與他詮釋的 38 種花精所相配的情緒狀態，其利與弊交織存在，並非所有的情緒狀態都是負面的。同一件事有的人害怕以對，有的人展現勇氣。然而在生活中的任何時刻，我們每個人對各種單方或複方花精都有「潛在的」需求。也就是說，不會真有選錯花精的情況。

在挑選單方或複方花精時，檢視自己、看看別人，可能很有幫助。例如，一提到某人你就覺得反感？那麼你可能也不自覺做出跟那個人一樣的行為。想想看，當你處在最大的壓力下，會有什麼反應？這也是告訴自己需要哪種花精的另一個有效指標。因為當我們在開心的狀態下，不太容易察覺自己有什麼問題。

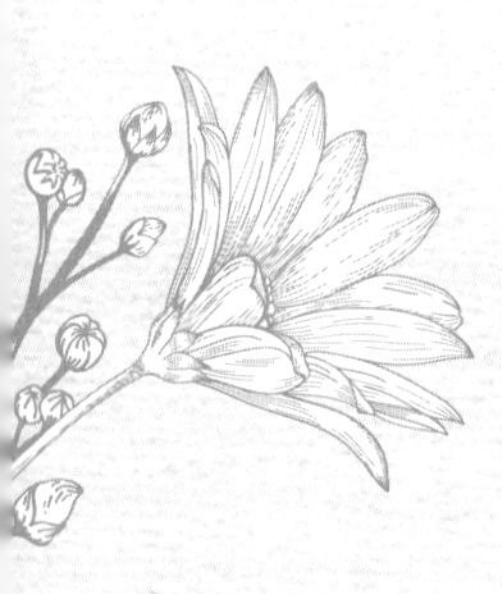

巴赫醫生下了結論：「找出當事人明顯的心靈衝突，給予能夠協助他克服障礙的花精，並提供鼓勵和希望，然後他內在的德性便會完成剩下的療癒工作。」

Q5 我應該使用多少種花精呢？

巴赫醫生告訴我們，他認為若當事人只有單一種負面情緒狀態或目的，就只需要單方花精來矯正這個狀態，使他自病態中獲得解脫。他更進一步說明，對於帶有一種以上負面情緒狀態的人，就需要不只一種花精。

為了讓我們更明白，巴赫醫生將 38 種花精依七大「情緒」分門別類。如此一來可讓花精師初步辨認當事人心情屬於哪一類負面情緒模式類型，然後由此找出哪一種（少數情況下可能會有數種）花精最符合他的行為模式，以便精確選出當事人需要的花精。

花精師無法判斷患者該用多少種花精時……

當情況不單純，以至於花精師無法判斷患者該用多少種花精時，有個簡單的經驗法則：用最少的花精產生最大的效果。若一種花精便足以派上用場，就應該先嘗試使用單方，若有需要則再添加其他花精。

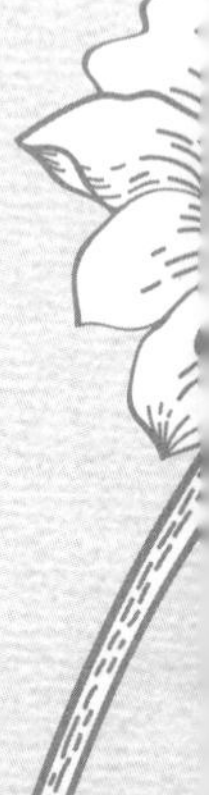

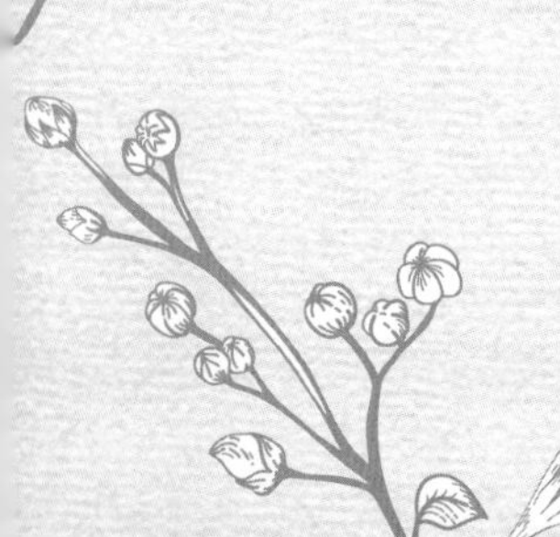

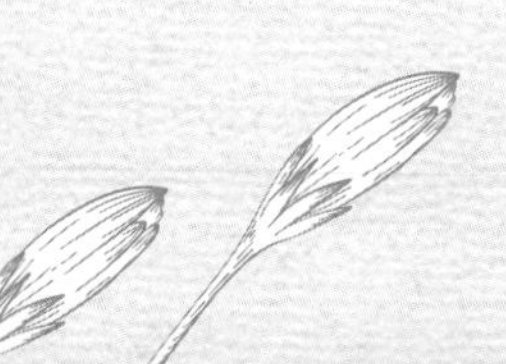

Q6 我應該如何服用花精？

巴赫醫生於 1934 年出版的《12 名療癒者和 7 名協助者》一書裡回答了這個問題：「使用時準備一杯水，然後從選好的花精原液瓶中，取 3 至 4 滴花精加入水中攪拌。如果產生質變，就要倒掉重做。如果想保存一段時間，可加入 2 茶匙白蘭地防腐。製程成功與否與調配時的精準度無關，因為花精不會對人體產生任何的傷害，即便大量使用也沒問題，但其實少量就已足夠，無須浪費。」

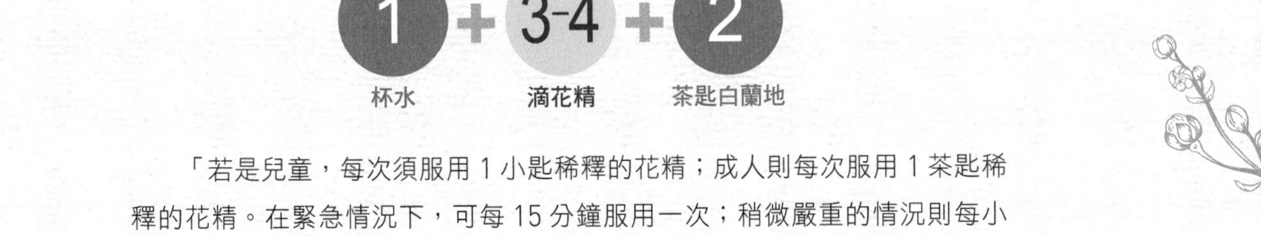

「若是兒童，每次須服用 1 小匙稀釋的花精；成人則每次服用 1 茶匙稀釋的花精。在緊急情況下，可每 15 分鐘服用一次；稍微嚴重的情況則每小時一次；而一般長期的不適，可 2 到 3 小時服用一次；若是患者覺得多次服用較有效的話，也可以提高頻率。當身心症狀好轉，也就不需要那麼頻繁地服用了。」

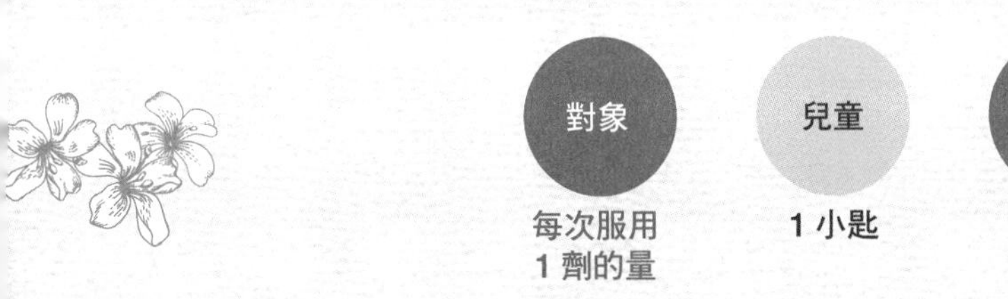

「假如患者失去意識，可以用花精充分濕潤嘴唇；臉色蒼白時，使用岩薔薇加鐵線蓮；若是臉色漲紅，則要用岩薔薇加葡萄藤。」

花精原則上是以液態形式給予，如同順勢製劑，「需要時」再使用即可。假如患者服完一劑後覺得還不夠，最多約再服用一劑就好。對於突發狀況，可依照病情（如感冒或流鼻水）可以更頻繁服用，大約 1 到 2 小時一次，直到患者的病情好轉。

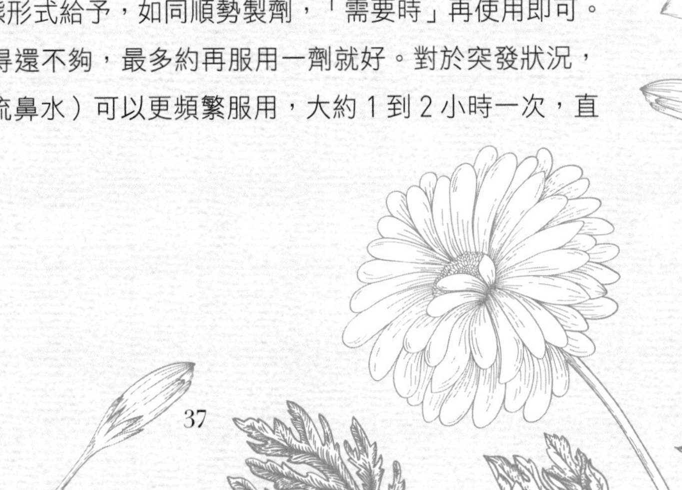

在慢性情況下，我發現每日服用固定的次數，大約 2 到 3 次，能讓花精發揮最大的效果，因為花精跟順勢製劑有類似的性質。許多用順勢製劑的個案之所以失敗，就是因為服用次數過多，這比不當的處置更糟。同樣的道理，我相信許多使用花精失敗的案例是由於太頻繁服用，或太頻繁更換花精（註5）。

面臨情況	緊急狀況	稍為嚴重	突發狀況	長期不適	長期體質調整
使用頻率	15 分鐘	1 小時	1~2 小時	2~3 小時	每日 2~3 次即可

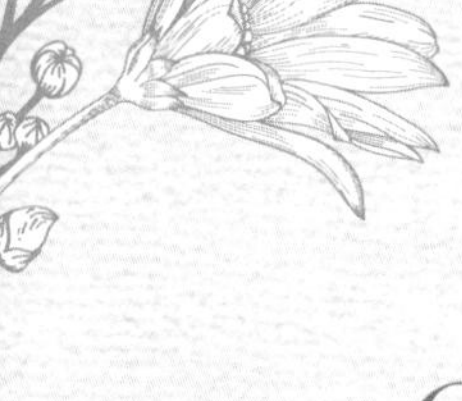

使用花精失敗的案例

是由於太頻繁服用，或太頻繁更換花精。

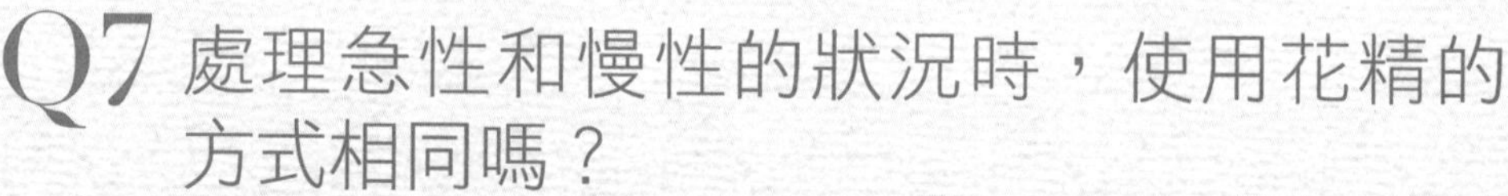

Q7 處理急性和慢性的狀況時，使用花精的方式相同嗎？

與順勢療法的觀點一樣，巴赫及赫尼曼醫生都認為急性與慢性狀況各有不同的治療方式；或借用赫尼曼醫生的說法，治療「體質」（也就是治療慢性症狀）通常比治療急性狀況更深入、所需的時程較長。它們也比較複雜，使用的花精種類較多（不論單方或複方），而長期下來用量也較大。

急性的情緒狀態基本上是短暫的，通常由單一原因（如壓力、創傷）引起，所以只需使用較少種類的花精來幫助患者平衡情緒；而使用的次數也會比治療慢性症狀來得少。如體質般根深蒂固的情緒失衡，表示已持續相當長的一段時間，以順勢療法或巴赫花精的術語來說，其型態有點像洋蔥。患者的內心可能有不同程度的失調狀況，通常是層層壓抑下所產生的結果，需要將這些緊繃的壓力剝除後，患者才能康復。

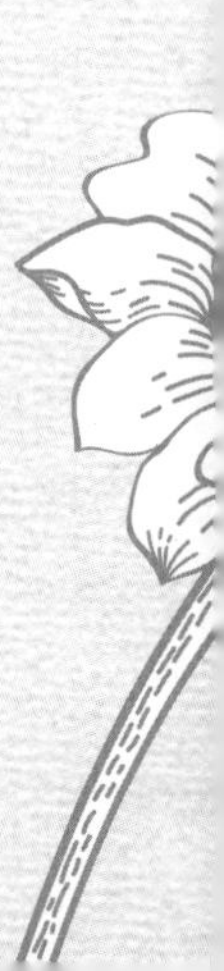

[5] 更多關於這點以及巴赫花精最有效的用法，詳情請見第12章〈劑量與巴赫花精——頻率、數量及持續時間〉、〈劑量：常見問題〉等。

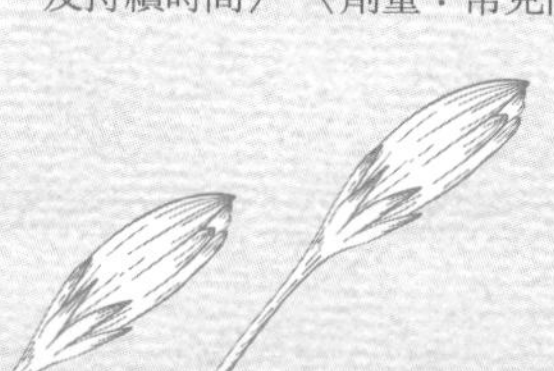

Q8 我服用花精後會有什麼感覺？

巴赫花精的效果細微且溫和。不同於對抗式藥物，它們不會影響服用者開車或操作重型機械。患者服用巴赫花精，應該感覺頭腦清晰冷靜，而不會頭腦昏沉或全身無力。

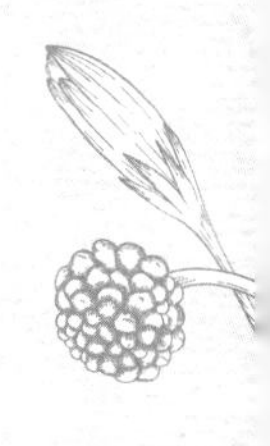

第一次服用花精的人：

有反應狀態

在情緒釋放方面，尤其是第一次服用花精的人，若出現笑和流淚的反應也都很正常。服用後可能會想打哈欠、安靜小歇幾分鐘，這代表你選對花精了。

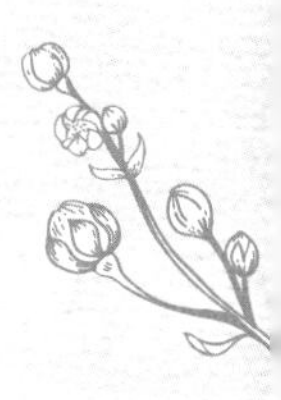

無反應狀態

不過，也有許多服用花精的人沒有感覺到任何變化。由於這樣的關係，有些人便認為花精一點用處都沒有。對於這樣的案例，重要的是保持耐心，並給花精一個發揮作用的機會。這種情形特別常見於情緒模式如體質般長期存在的案例，這些人可能需要服用花精一段時間直到效益變得明顯。情況可能會是患者身邊的人最先注意到花精帶給患者的變化，而不是他本人先注意到。

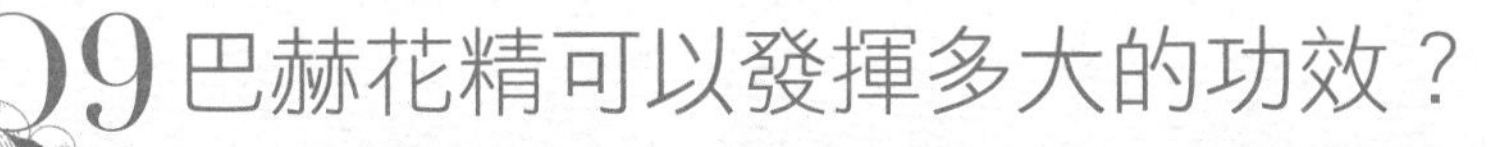

Q9 巴赫花精可以發揮多大的功效？

巴赫醫生在《人因自己而受苦》一書中告訴我們，以下四種不同跡象都顯示花精發揮作用：

- 內心和平
- 充滿希望
- 感到愉悅
- 富有信心

然而這也不是絕對的標準，只是提供我們作為參考。

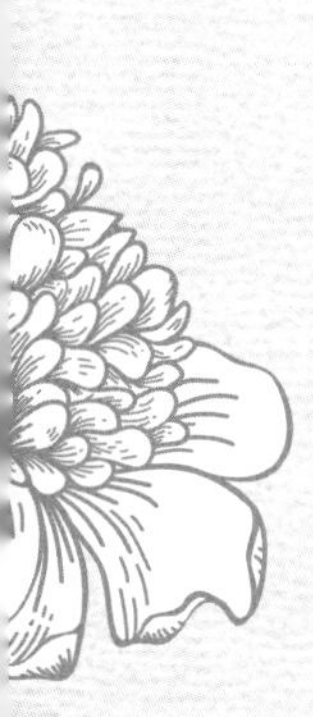

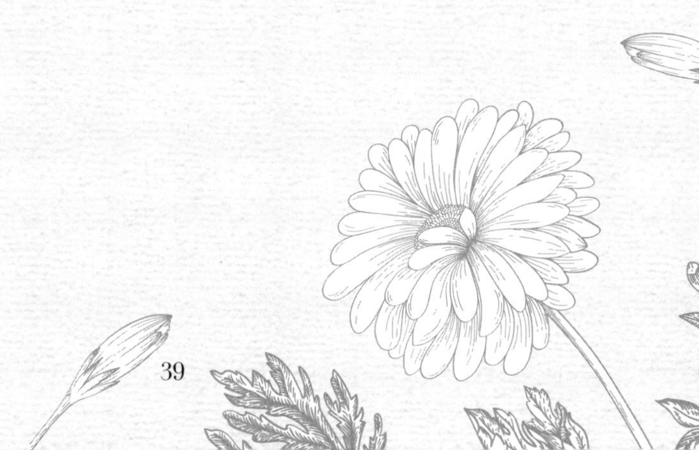

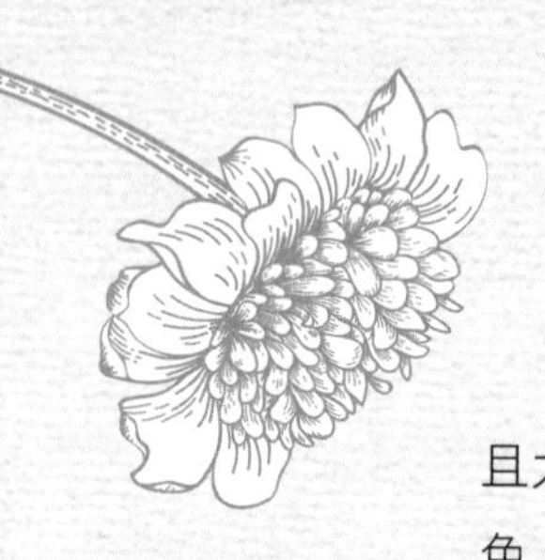

在我的經驗裡，看見許多人以錯誤的方式，或因不對的目的而使用花精；且大多的花精師比患者更求好心切，除了緊迫盯人，更甚至取代了患者的角色。

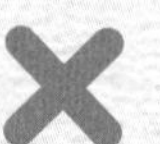

錯誤觀點

很多人會為了控制患者而替他們進行花精療法，特別可見於對另一半感到憤怒的配偶或擔憂子女的父母親，他們往往想藉由花精療法來改變對方。

當患者有明顯的缺點，身邊的人往往想自作主張採用花精療法，將患者的行為或思想「改造」成他們滿意的樣子，但這並不是巴赫醫生研發花精的目的。

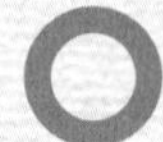

正確觀點

我認為自我治療是花精療法的最基本原則，而這點必須根植於整個巴赫花精療法裡；而倘若患者不想要改變他原本的狀態（實際上也就是他不願意治療他的問題），那麼就不該勉強他治療。我將於後面的章節詳盡說明這點。

所以最重要的就是，永遠不要期望花精可以糾正他人的思想、管控他人的行為。

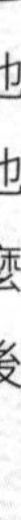

不可期待改變患者的人格特性

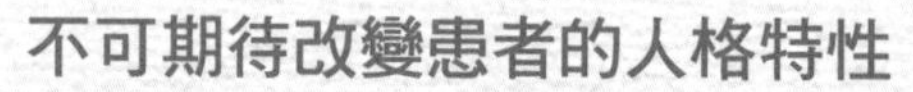

我們不可期待花精能改變患者的人格特性。這種期望與現實上的落差，在順勢療法上也同樣存在。就像用來長期調整體質的花精，順勢療法中的體質藥物也對應著人的各種特色（通常展現為個人的穿著與膚色等細節），順勢療法的學員們常常會想，例如治療一位硫磺型（Sulphur）的人，最後是否能夠使他成為磷型（Phosphorus）的人。同樣地，巴赫花精的學員也常會想，治療一位楊柳型（Willow）的人，是否最後他能變成鐵線蓮型（Clematis）的人。然而透過療法無法改變體質。

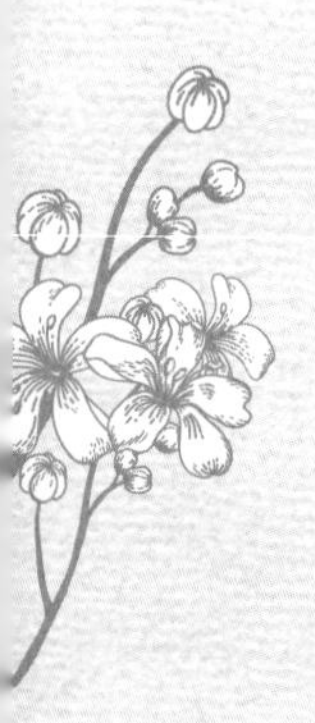

將負面轉成正面特質

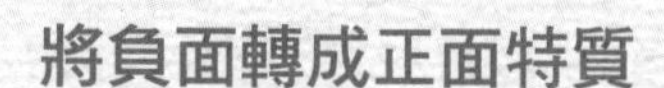

在順勢療法裡，如果你處理的是硫磺型個案，他最後就會成為健康的硫磺型體質；同樣地，在巴赫花精療法裡，負面的楊柳型終會變成健康正面的楊柳型體質。

無庸置疑的是，我們內在常有一種以上的情緒型態，因為我們是錯綜複雜的生命體。然而治療效果——尤其是有長期情緒問題的患者——不是那麼容易預測。

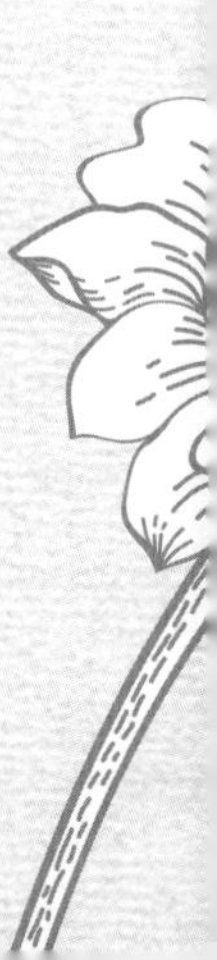

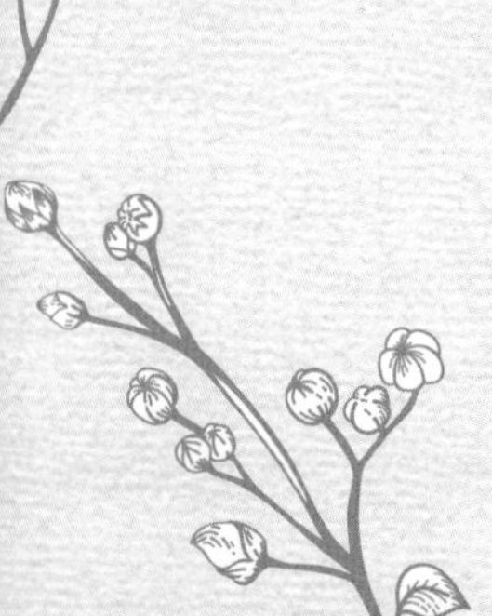

但我們或多或少可想見，如果選對花精的話，我們調製的複方花精便能逐步轉變患者的習慣；而如果他們所處的環境也有所改善，再加上他人對患者與療法的支持，那麼便會有奇蹟般的效果；若患者生活在有毒環境中且久未改善，成效則不如預期。

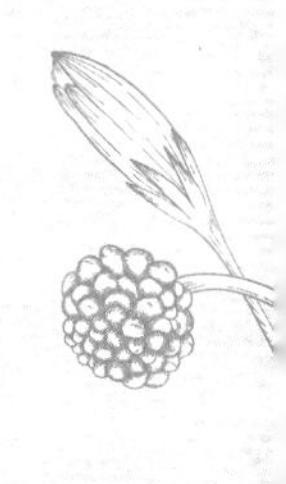

使用巴赫花精改變內心

如果我們正確使用巴赫花精的話，能使患者大幅度改善情緒嗎？答案幾乎是肯定的。花精可帶給使用者改變人生的契機，把過往因負面行為所造成的傷口，永永遠遠放下。

如果我們正確使用巴赫花精，也能夠徹底改善患者的生理狀態嗎？或許令人意外，這個答案也幾乎是肯定的。雖然花精療法基本上是為了療癒情緒而發展，但它本身依然有治療生理疾病的效果。看看那些由不良情緒導致的疾病就能明白，例如高血壓或頭痛。但我也常看見花精成功治療了似乎與情緒無關的生理症狀；最後我也見到花精對於患者的精神、生理、情緒和心靈，產生深遠的影響。

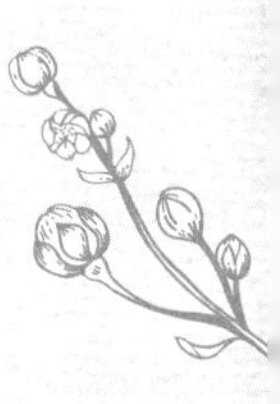

結論

本章或許最適合以巴赫醫生的話語作結。在《人因自己而受苦》一書中，他寫道：

「總而言之，現在我們就可以想見順勢療法將在日後征服疾病。」

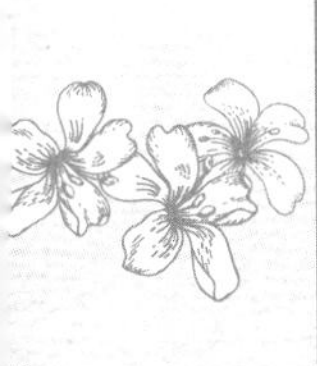

「如今我們已經理解疾病本身就依循『以類治類』法則而產生：我們正是自身病症的始作俑者。疾病的存在是為了讓我們修正自己、為了讓我們臻於至善。如果我們能從疾病中學到教訓，糾正了自己的錯誤，之後就不須再受更嚴重的疾病所苦。這自然延續了赫尼曼醫生偉大的創見；他提出這樣的想法，引領著我們更進一步認識疾病與健康的全貌。我的想法就像一座橋樑，連接著過去赫氏留下的紀錄與全體人類對「神聖療癒」（Divine Healing）到來的期望，那是如黎明般的榮光。」

「開明的醫生，能夠從有益健康的植物中挑選適合患者的花精。這份神聖的豐饒和祝福，能協助患者開啟靈魂與身體之間的溝通管道，也因此我們必須以自身的德性修正錯誤。這樣才能真正促進全人類的健康，包括精神與心靈層次的提升。」

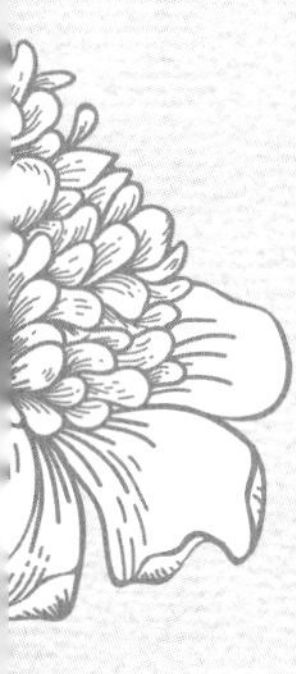

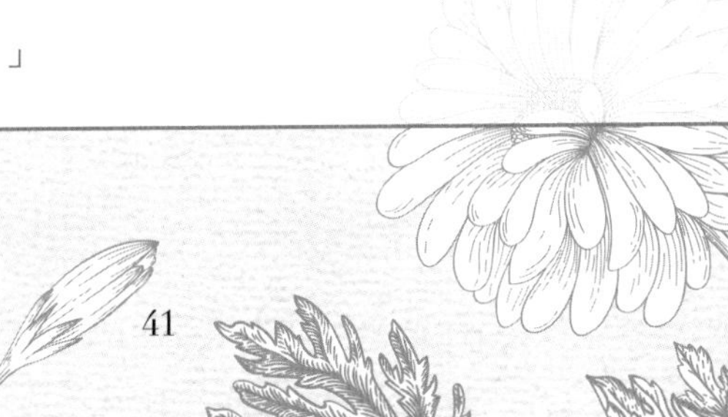

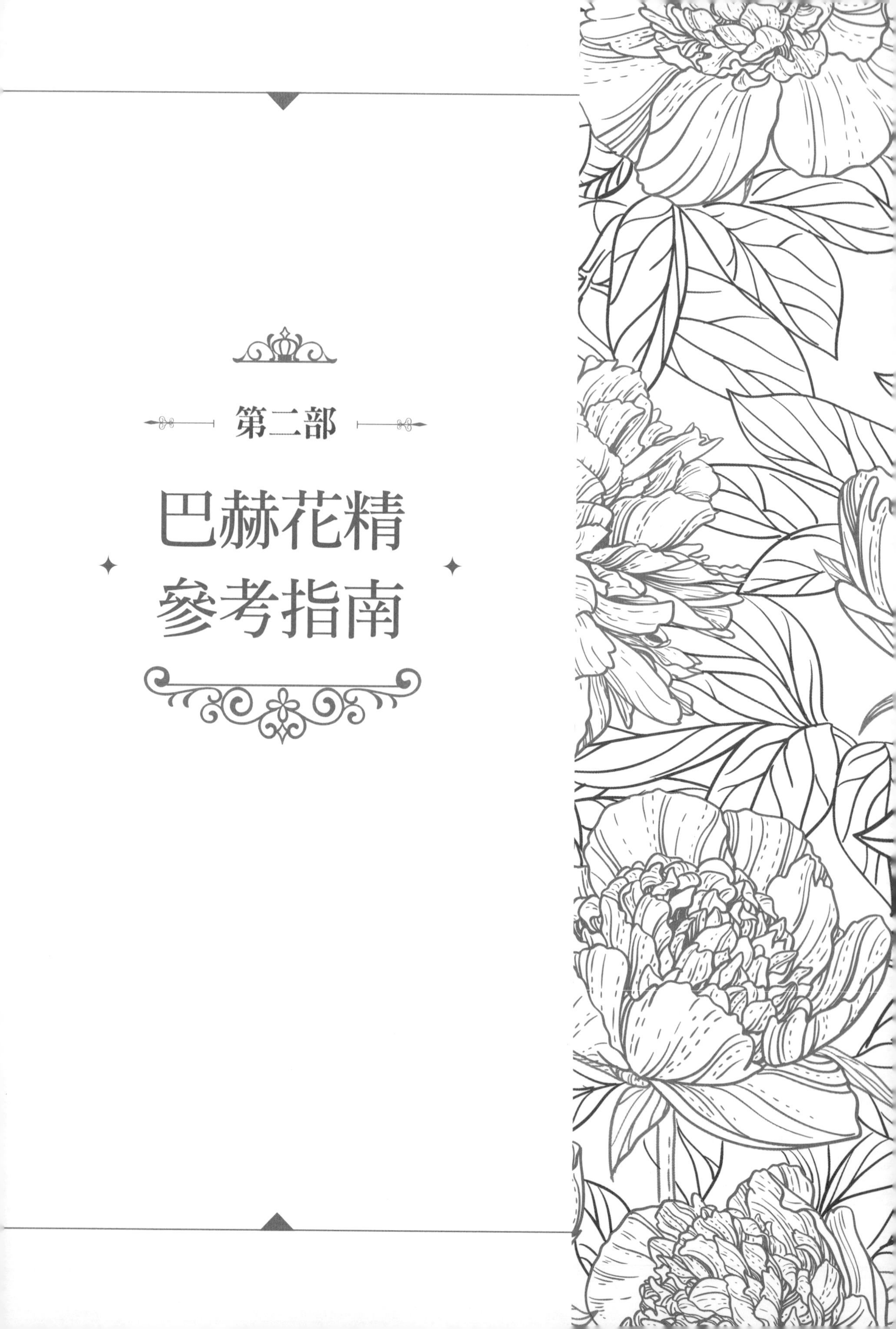

第二部

巴赫花精參考指南

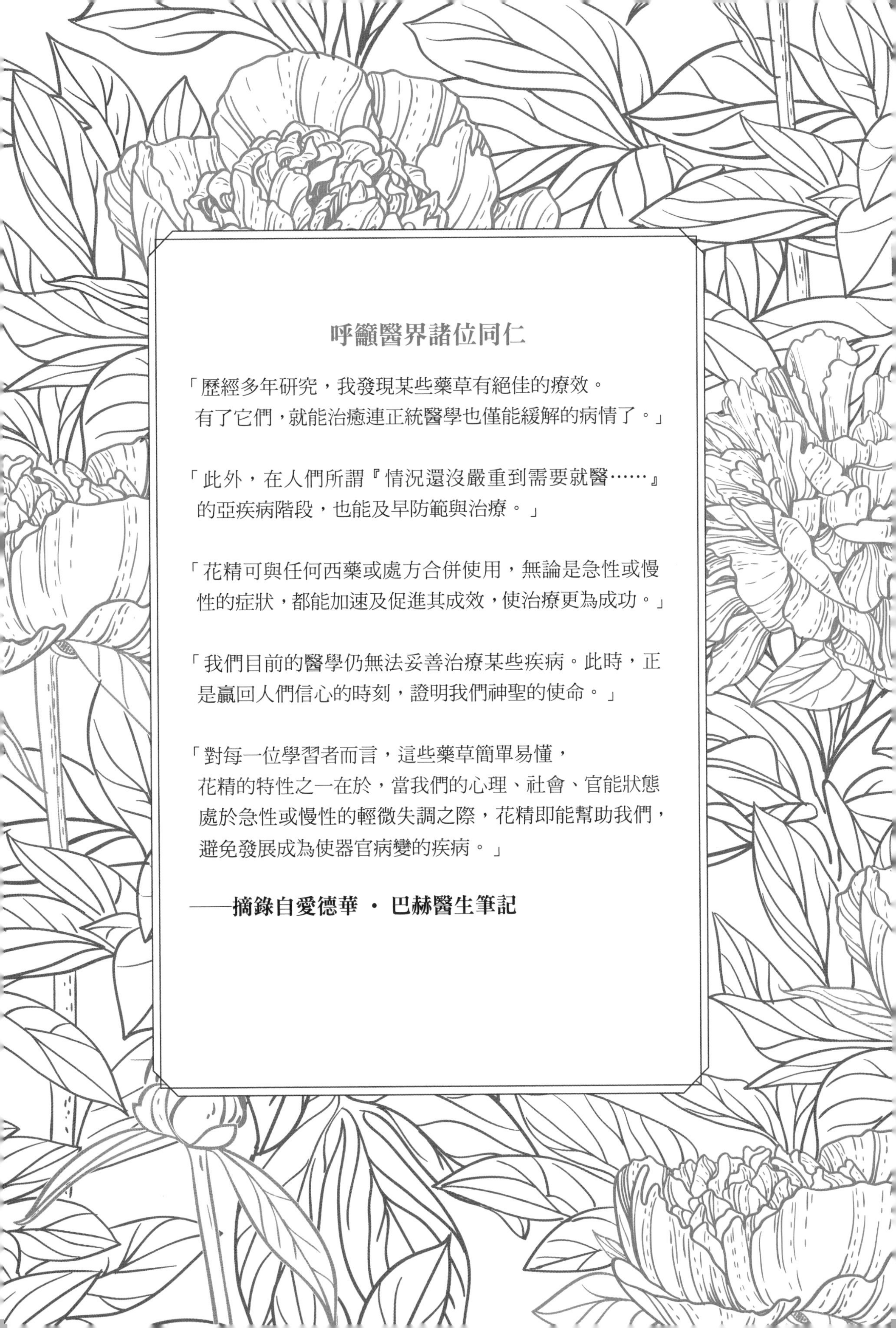

呼籲醫界諸位同仁

「歷經多年研究，我發現某些藥草有絕佳的療效。
有了它們，就能治癒連正統醫學也僅能緩解的病情了。」

「此外，在人們所謂『情況還沒嚴重到需要就醫……』
的亞疾病階段，也能及早防範與治療。」

「花精可與任何西藥或處方合併使用，無論是急性或慢
性的症狀，都能加速及促進其成效，使治療更為成功。」

「我們目前的醫學仍無法妥善治療某些疾病。此時，正
是贏回人們信心的時刻，證明我們神聖的使命。」

「對每一位學習者而言，這些藥草簡單易懂，
花精的特性之一在於，當我們的心理、社會、官能狀態
處於急性或慢性的輕微失調之際，花精即能幫助我們，
避免發展成為使器官病變的疾病。」

——摘錄自愛德華 · 巴赫醫生筆記

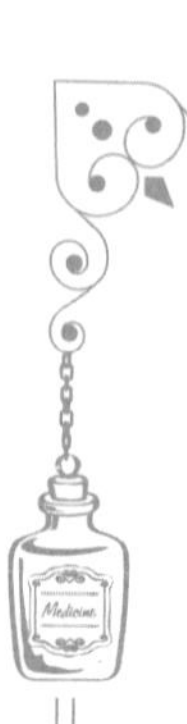

3
巴赫花精導讀

7大情緒分類

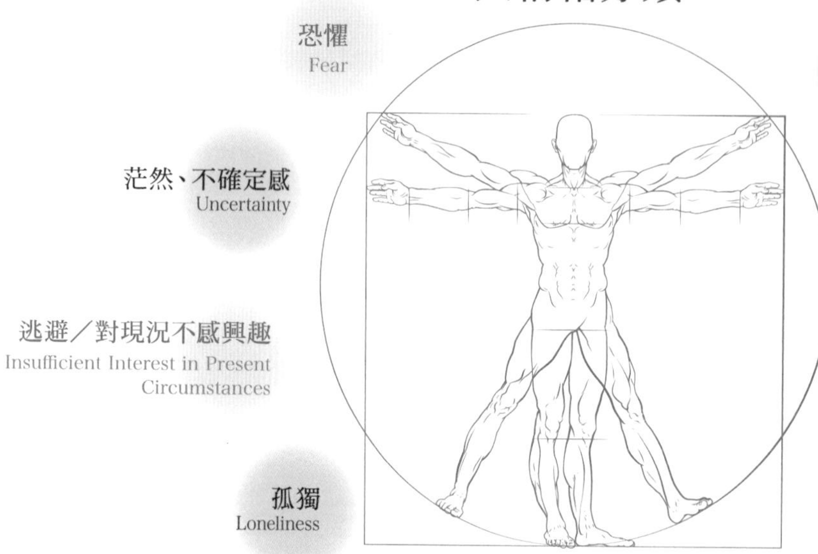

12名
療癒者

龍芽草 Agrimony
矢車菊 Centaury
紫金蓮 Cerato
菊苣 Chicory
鐵線蓮 Clematis
龍膽 Gentian
鳳仙花 Impatiens
溝酸漿 Mimulus
岩薔薇 Rock Rose
線球草 Scleranthus
馬鞭草 Vervain
水堇 Water Violet

▲疾病的原型

7大情緒分類

當我們逐一探討巴赫醫生的38支花精時，請注意，我是依照巴赫醫生所提的7大情緒（註1）將它們分類。根據他的分類，這些情緒類組有：恐懼（Fear）、茫然／不確定感（Uncertainty）、逃避／對現況不感興趣（Insufficient Interest in Present Circumstances）、孤獨（Loneliness）、對外在的影響與想法過度敏感（Oversensitivity to the Influences

1.我總是欣賞巴赫醫生使用「情緒」這個字眼，那表示我們的情緒會升起落下，一直不斷變化。某天愁雲慘霧會消融然後轉為寧靜。雖然某些「情緒」確實持續存在——憂鬱，通常是既深層又長期的狀態，以及恐懼通常使人終生都飽受困擾——用「情緒」一詞來指稱會提醒我們，你我都有能力擺脫這些使我們衰弱與受限的狀態，進而重建自我，活出更自由、健康的人生。

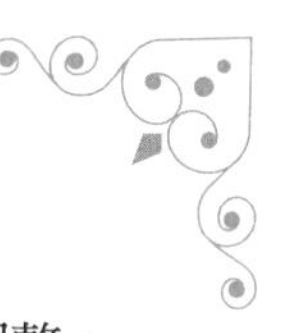

and the Ideas）、沮喪與意志消沉或絕望（Despondency or Despair）、對他人福祉過度關心（Over-Concern for the Welfare of Others）。請注意，以上的名稱在本書中稍有改變。我也將這幾個類組的次序稍作調整，讓它們更容易體會和瞭解，至少對我來說是如此。

12名療癒者

在花精個論的要點提示中，屬於巴赫醫生早期「12名療癒者」的花精，我都會特別註明。關於這12種花精，巴赫醫生視它們為發展成所有疾病的原型；同時，應用裡也有標明，該花精較常建議為長期或短期使用。這條使用指南，不僅可運用在為自己或他人調配複方花精，或作為花精師的指引，知道哪些花精較快發揮作用，哪些較慢才會看到效果，都相當重要。瞭解這個概念，在給予花精時會很有幫助，這與古典順勢醫學多少有些相似：知道哪些比較速效，哪些是廣效劑[註2]或用作長期調整體質。（請注意，雖然所有的巴赫花精皆能被應用在急性或慢性的狀態上，但有些花精較速效，而有些則較適合作為相當於順勢醫學的「長期性體質處方」，這種處方意味著當事人的問題是長期存在或情緒在日積月累下已然形成一種慣性模式，所以自然需要相對較長的時間才能徹底調整。如欲瞭解更多關於調配花精複方及劑量的相關資訊，請參閱〈第12章〉。）

舉例來說　岩薔薇和甜栗花都是最常用於緊急情況的花精——分別針對正處於極度震驚和覺得已被現況逼到極限的人；其他像是栗樹芽苞和芥末，在它們完全發揮效用之前，則可能需要持續每日規律服用達數月之久。那些需要栗樹芽苞的人，在他能夠重新建構思維方式、展開美好人生，以及停止重複犯同樣的錯誤之前，他可能需使用栗樹芽苞單方或複方（與野燕麥並用極佳）花精好一段時間；而有著芥末型憂鬱的人，在他們再度感到活力四射、生命多采多姿之前，可能需要一次又一次反覆使用芥末。

使用花精的優點

赫尼曼醫師的順勢製劑，依我所見，實為對抗式醫學的「新式及改良」版本。兩者皆取材自同樣的生原料（未經加工的藥草生原料，在兩百年前當赫尼曼醫師開始研發他的順勢製劑時，那個年代的藥房都還買得到；而現代的藥物，則取材自於環境中的人造產物，甚至來自對抗式藥物的再製。）以及十分相同的科學基礎，採取一樣的醫療主張與治病觀點；反觀巴赫醫生的花精，它真的相當不同，巴赫醫生幾乎摒棄前輩（及後進）醫師們認為的基礎醫療原則，當他說「每位當事人在生活中某種程度上都會需要38種花精的幫助」，他已排除出錯的可能性。在使用巴赫花精時，的確某個人在某種特定狀況下，使用某特定花精會達到最適當的效果，比其他花精來得更為適合，但即使用別種花精，也不可能因此產生某些新症狀或新疾病。

2.在順勢醫學中，廣效劑指的是該藥物作用涵蓋的範圍極為廣泛，它們能作用到個人各層面的失衡——包括生理、心理、靈性，並觸及到身體的每個細胞。基於這個理由，它們是順勢醫學處方中最重要的藥物。「廣效劑」與「體質製劑」略有不同，差別在於治療的方式，而與實際藥效較無關聯：「廣效劑」一詞著重在某一藥物所具有的藥效；而「體質」指的則是治療的哲學——意即治療患者，不僅只是終結他當下的病症，同時也提升患者本身的健康程度，使舊疾不再復發，也較不容易生病。因此，在順勢醫學中，廣效劑很常被使用在長期性的體質處方（constitutional treatment）裡。

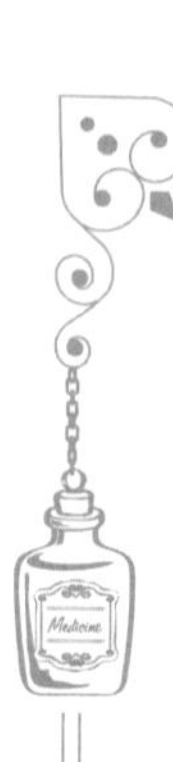

但上述的情況，在對抗式醫療裡倒是會發生的——醫界甚至為此創造一個專有詞彙「醫源性」(iatrogenic)，意指為了治療某疾病而使用的處方藥物，反而導致新病症的產生，這種因為用藥治療而產生的新疾病，即稱為醫源性疾病。

即便是通常被認為不可能造成傷害的順勢製劑，假如使用太頻繁或劑量太高，也可能使情況更為惡化，並造成危險。當然，相較於採取壓抑策略的對抗式醫學所衍生的問題，上述的狀況算是相當少見，也較不那麼嚴重。這些問題往往來自於多種用藥的層層堆疊，每一種抑制患者症狀的成分都會削弱他整體的系統強度，使得其面臨諸多危險的副作用之中。在順勢治療過程中可見的病況加重(homeopathic aggravationas)——指的是患者原先的症狀產生暫時性惡化，無論來自於給藥劑量太高或用藥太過頻繁——都會讓患者極為不舒服、非常難受。而且對於年長者或重病患者而言，病症惡化可能相當危險。

反觀巴赫醫生的花精，在作用上比赫尼曼醫生的順勢製劑更溫和，它比較不會讓症狀惡化，無論在情緒上或身體上皆然。不過，這並不是說每位使用者對每種花精的感覺都全然良好。根據我過去的經驗，有些花精——我立即想到的是野生酸蘋果，還有冬青——對當事人而言可能比起其他花精更難適應。雖然與赫尼曼醫生的順勢製劑比起來，巴赫花精比較少使症狀惡化，但也不是未曾聽聞過。經驗告訴我，花精不僅較少使得症狀加重，即使有，當事人的感受也比較輕，不至於痛苦到難以承受。但無可厚非，有些人非常敏感，這也沒什麼不對。他們會感覺到一些較強烈的花精深深觸及他們存在的核心，例如冬青或馬鞭草花精。請記得，人都會有情緒「堵塞」的時候，而花精則是處理這種堵塞的情緒狀態。有些情境會讓人產生出某種慣性模式——不論那是剛剛才發生，或二十年前發生——而當事人，在沒有某些形式的協助下，將會繼續重演這個慣性，直到他能夠咀嚼箇中意涵，明白了並放下，這個模式才會停止；否則，該情緒狀態將會進入身體層面，以疾病的樣貌表現出來。因此，各種花精是用來協助我們「暢通」身心，但這並非總是輕鬆簡單。某些花精會讓我們照見自己埋藏最深的情緒，例如：最深層的恐懼或強烈的憤怒，這的確有可能讓人無法感到自在。

至於若是恰好遇到上述情況，使用巴赫花精的人非常難受(註3)，針對此狀況該如何應變？我想，就交由身為花精「實踐者」的各位讀者自行斟酌吧——因為當我們把巴赫花精施予另一人，或即使只是用在自己身上時，我們就相當於成為一位花精師／花精實踐者。我自己的原則是，我從不強迫我的個案繼續使用那些讓他狀態變嚴重的花精；反而我會另找其他同樣能協助當事人有所進展、更自在、更強壯的單方或複方花精，並且他同時能學習到自己人生課題以達到療癒狀態。我樂於聽到在花精處方的協助下使個案更快樂、更光明，當事人能夠更清晰思考，以及更坦然自在的生活。如果能達到這樣的狀態，對我而言，就是一次成功的治療。我認為，拿巴赫花精在使用者負荷已經超載的生命中再製造額外的負擔，是多餘且魯莽之計。

3.讓我講得更清楚明白些——在極為罕見的案例中，使用巴赫花精所引起的症狀惡化除了表現在情緒以外，也可能顯現在生理層面。某些惡化在初期會導致頭痛，有些則引起消化不良或莫名欲振乏力。但症狀惡化最常見的表現還是在情緒層面，當事人很可能因為發現自己的情緒改變而不安或震驚。

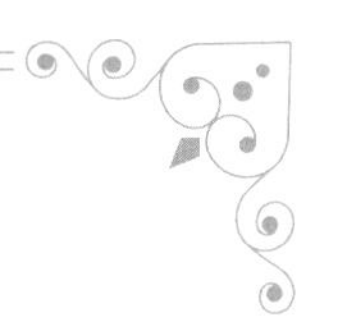

學習巴赫花精

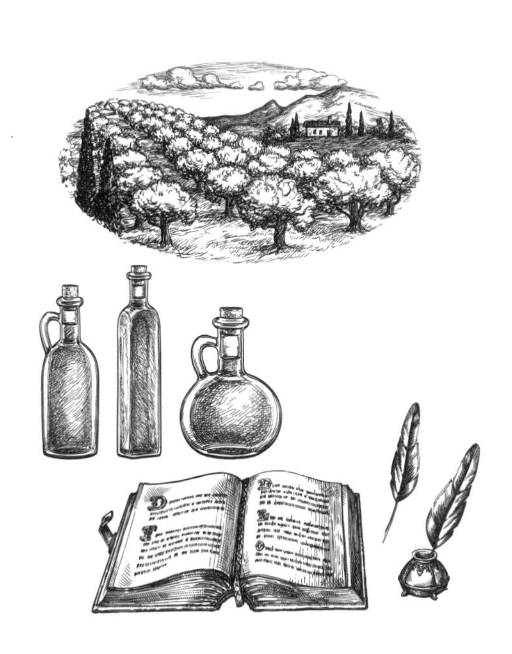

巴赫醫生創造的花精，不只是一種創新，更像是一場徹底改革。正如宗教改革家馬丁・路德（Martin Luther），當他宣示「信徒皆祭司」時，他從相當於「專業人士」的神職人員手中取回聖經的解釋權；而巴赫醫生，同樣也是從身為專業人士的醫師手上拿回療癒的責任，然後牢牢地、完完全全地交到當事人手上。巴赫醫生借重植物最本然的天性，致力找出一套簡單易懂、以最少藥方數量就足以對治所有問題的醫藥形式，讓任何人都有能力運用它，並藉此帶來療癒的結果。只須詢問順勢醫學的初學者，一次要掌握數以千計的順勢製劑有多困難，他們就會讓你明白我此刻想表達的意思了。

正如當宗教改革家馬丁・路德，當宣示「信徒皆祭司」時，他從相當於「專業人士」的神職人員手中取回聖經的解釋權；而巴赫醫生，同樣也是從身為專業人士的醫師手上拿回療癒的責任，然後牢牢的、完完全全的交到當事人手上。

不過，為了達到療癒的實現，我們仍然必須具備足夠的花精知識，才能選出最適合的單方或複方花精。請仔細想想：既然巴赫醫生研發這38種花精是如此史無前例的創新，再加上他也已經排除使用者出錯的可能性，所以我們應該要用一種嶄新的方式來思考學習，以真正理解、認識花精。如你所見，相較於對抗式、順勢醫學，理解巴赫花精反而較為困難（其他種類的花精亦然），因為前者用來治病的藥物單純就是該成分，作用也是固定的；但巴赫花精的獨特之處在於——它的能耐並非只侷限在成分，也不是只有狹隘的特定作用。

當巴赫醫生把疾病本身與其生理症狀兩者的連結斷開後，這是非常、非常重要的。這使得理解和應用花精變得更為簡單，但同時，相較於對抗式或順勢醫學，這樣新穎的概念卻也讓人難以瞭解。

原因在於，當巴赫醫師不把疾病狀態視為血肉之軀的問題時，同樣的概念，他也不著重在花精的物理性質和物理療效。簡而言之，巴赫花精根本就不是藥物，而是一種「象徵」。我們務必以瞭解象徵的方式來學習和研究花精。

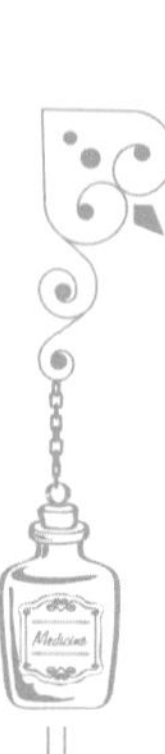

如果你能夠瞭解這些花精所代表的隱喻——它們映照出什麼、隱藏了什麼——你自會對花精感到十分驚豔，且找到應用各種花精的方式。花精的使用並不受限，不像施予順勢製劑時需考量其主要及次要的作用，也不像投予對抗性藥物時需要權衡其作用及副作用；實際上，花精完全不因其在生理層面的作用而有所侷限，因為它們並沒有所謂的生理活動，一點也沒有。它們有的只是意圖（intent）而已——醫者欲引導當事人步上通往療癒之徑，及當事人本身想要踏上這條道路的自主意願。

意思是，如果巴赫花精不受限於活動（它就是如此），那麼它就擁有無限的可能性。我們在認識花精的時候，不僅需要理解各種花精所代表的隱喻，同時也需要看到該隱喻是如何在當事人生命當中以其獨特的方式發生和展現，這需要帶有一顆開放的心才能做到。

這是相當不一樣的思維方式；自然地，學習它的方法就會不同。

正如同，當我們在開立處方的時候，我們需要改變思維方式，才能從對抗式醫學跳躍到順勢醫學的邏輯；同樣地，當我們欲躍進到巴赫花精的領域時，無論是從對抗式或順勢醫學，亦需大步一跨，躍過這條可能是既寬且深的鴻溝——請記得，花精母酊劑具有的物理性質，既是對抗式醫學（草藥）亦符合順勢醫學的概念；然而在用法上，卻完全不涉及兩者的邏輯。

對抗式醫學帶來的是一種機械式的療癒觀點，它看待疾病的方式是身體哪個部分受影響就處理哪邊，並沒有從整體的角度來考量，它總是採用物質作為藥物，總是與現有的症狀站在對立面；順勢醫學則給予人們整體觀（wholeness），總是以有如能量的「魔法火花」來改變身、心、靈層面，也總是在處理症狀，當事人正經歷何種症狀，即投予在一個健康的人身上能產生相同症狀的製劑。

然而，巴赫醫生不著重疾病的物理表象，而完完全全視疾病為靈性層面的問題，於是，他研發出一系列為數不多、能讓人照見自我的花精。為了學會這些花精、理解使用它們之後能帶來的好處，我們必須先學習認識自己：我們是如何活出自己、如何掩蓋了一部分真實的自己，以及別人眼中的我又是什麼樣子。越是自在、真實的活出自己，就正是通往療癒的途徑。

所以，在學習花精時，我們必須準備好躍出極大的一步——這一步指的是，為療癒，必須不聚焦在疼痛的耳朵本身；為跨出這一步，我們開始花心思琢磨巴赫醫生所提出的新穎理念：被大眾認知為疾病的那些身體症狀從來不是疾病本身，身體症狀其實來自於某種更深層的因素——那個因素才是真正的疾病。而那個「因素」存在於當事人無形的天性裡，是在他的心態和靈魂裡。

在《自我療癒》一書中，巴赫醫生寫道：「疾病的本質是靈魂與心智衝突的結果，除非付諸靈性和意識的努力，否則它絕對不會根絕……單獨對身體所下的功夫只能在表面上修復損傷，但這並沒有真正治癒，因為肇因還在繼續運作，任何時候都可能換個模式再展現出來。」

帶著完全不同的觀點來看待疾病與療癒的本質，巴赫醫生創造一套需要以不同方式去理解和學習的治療系統。而在超過二十年的花精研究與應用之後，我真的相信要能充分且完整的掌握要領，需要終身學習。

本書描述花精的寫法

請注意我在以下的花精說明中，描寫各種情緒狀態的特定寫法。尤其在描述花精適用對象的副標題中可以發現，我如此強調這些用字遣詞，不僅因為詞彙本來就會帶給讀者意象——無論出於有意或無意，我們潛意識裡其實都傾向完整呈現出自己的本意——此外，我是刻意要明確表達出我個人特有的見解。事實上，這 38 種情緒中的任何一種都是有損無益，不論是臨時且短暫出現，或是人生的長期狀態皆然。

描述用語	釋義
帶著 (with)	大部分情況下，我用「帶著」，表示需要該花精的當事人是「攜帶」某種特定情緒狀態。在描述花精適用對象的副標題中，含有「帶著」，是因為我認為需要該型花精的人，他的情緒狀態與他本身或多或少有所分離，持續與自己的情緒在拉扯奮戰。
是 (are)	有些情況下，我進一步使用「是」，表示當事人「本身即為」該狀態。在描述花精適用對象的副標題採用「是」，則表示這類型人更常是已經完全內化了該種情緒狀態，並且作為自己的人生準則，有時候他們認為該情緒就是自己的一部分。這些採「是」字眼，是比較難釋放掉的情緒，畢竟那些情緒是深深烙印在人性中，甚至成為自我認同的一部分。
處於 (in)	有些花精我用「處於」來描述處在某些特定狀態裡。同樣地，我是刻意選用這個詞，因為我覺得這些花精型的當事人往往能意識到自己正處於該情緒狀態中。根據他們的經驗描述，他們覺得那樣的情緒大到完全籠罩住自己，因而被困在裡面走不出去。
強迫 (obsessive)	有 3 種花精的副標題採用「強迫」（obsessive）。這類「強迫症式」的概念與栗類花精有關，我發現我們之中需要此類花精的人（我承認自己是持續需要白栗花花精的人）要能學會放下自己這些強迫症式的習慣，這或許最不容易達成的。

巴赫花精38種情緒用語

下面的列表中，我將用語相同的花精歸納在一組，除了因為它們有共同用語涵義，也是因為這些花精類型的行為型態很相近，無論其行為反應是激進或退縮，是強而有力或游移不定。這些歸納將能幫助讀者作花精的比較和對照，以及為所遇到的狀況或當事人選擇出最合適的花精。

帶著

適用 與特定情緒狀態拉扯的人

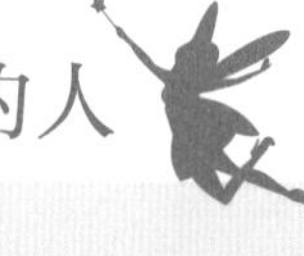

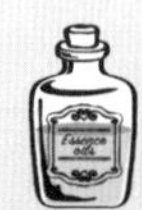

龍芽草 Agrimony
幫助帶著偽裝的人

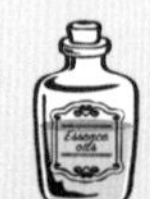

溝酸漿 Mimulus
幫助帶著恐懼的人

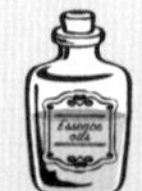

岩薔薇 Rock Rose
幫助帶著恐慌的人

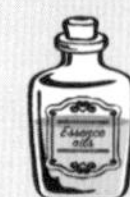

紫金蓮 Cerato
幫助帶著自我懷疑的人

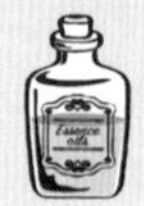

冬青 Holly
幫助帶著憤怒、仇恨、嫉妒的人

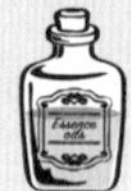

櫻桃李 Cherry Plum
幫助帶著歇斯底里的人

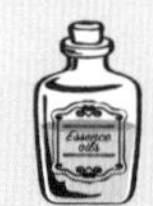

松樹 Pine
幫助帶著罪惡感的人

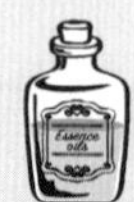

白楊 Aspen
幫助帶著焦慮的人

是

適用 內化特定情緒狀態的人

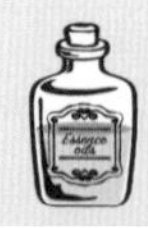

野燕麥 Wild Oat
幫助不滿足的人

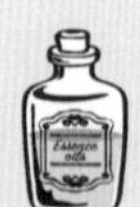

線球草 Scleranthus
幫助優柔寡斷的人

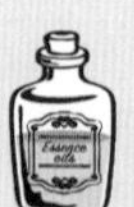

水堇 Water Violet
幫助與人疏離的人

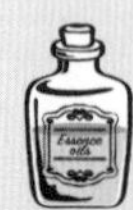

鐵線蓮 Clematis
幫助模稜兩可的人

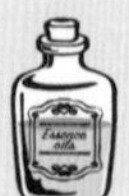

忍冬 Honeysuckle
幫助活在回憶裡的人

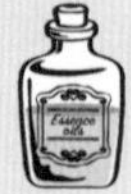

龍膽 Gentian
幫助容易受挫氣餒的人

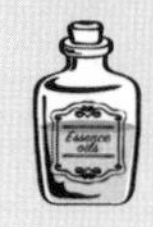

矢車菊 Centaury
幫助意志薄弱的人

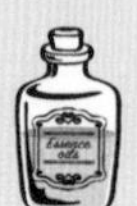

落葉松 Larch
幫助自卑退怯的人

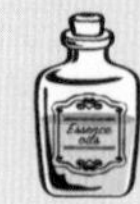

角樹 Hornbeam
幫助提不起勁的人

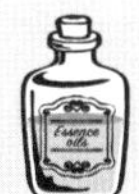
橄欖 Olive
幫助身心俱疲的人

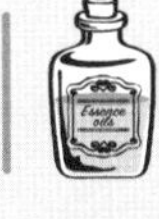
榆樹 Elm
幫助因責任喘不過氣的人

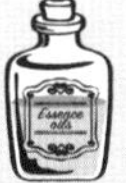
野生酸蘋果 Crab Apple
幫助要求完美的人

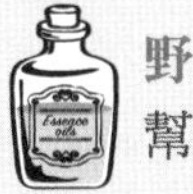
野玫瑰 Wild Rose
幫助無動於衷的人

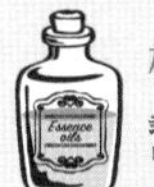
橡樹 Oak
幫助努力不懈怠的人

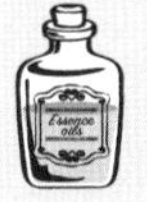
岩水 Rock Water
幫助一成不變的人

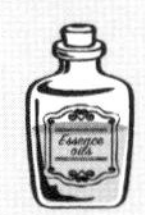
荊豆 Gorse
幫助不抱希望的人

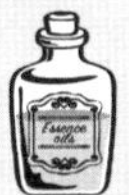
帚石楠 Heather
幫助渴求關注的人

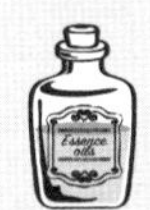
葡萄藤 Vine
幫助強勢霸道的人

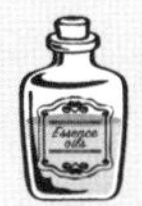
菊苣 Chicory
幫助有強烈佔有慾的人

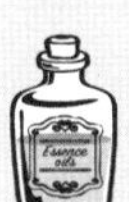
山毛櫸 Beech
幫助愛批評他人的人

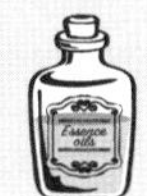
馬鞭草 Vervain
幫助過度興奮激動的人

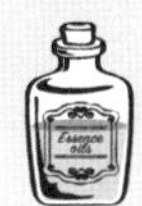
楊柳 Willow
幫助因不幸而憤怒的人

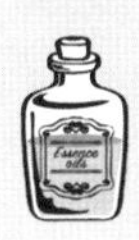
鳳仙花 Impatiens
幫助毫無耐性的人

處於

適用 身處特定情緒狀態的人

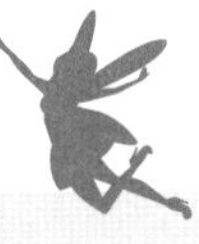

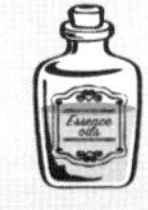
胡桃 Walnut
幫助處於變動中的人

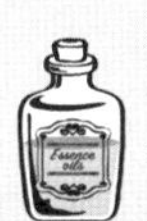
芥末 Mustard
幫助處於憂鬱中的人

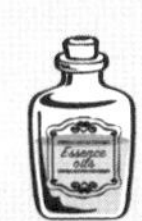
甜栗花 Sweet Chestnut
幫助處於絕望中的人

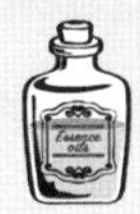
伯利恆之星
Star of Bethlehem
幫助處於震驚中的人

強迫式

適用 有強迫症式狀態的人

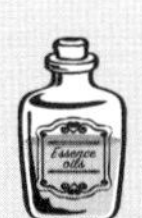
白栗花
White Chestnut
幫助無法停止思緒的人

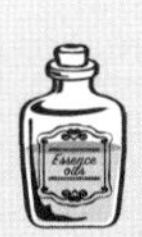
紅栗花
Red Chestnut
幫助無法停止擔憂他人的人

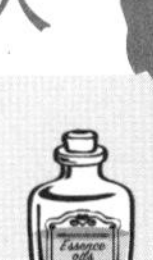
栗樹芽苞
Chestnut Bud
幫助有強迫式行為的人

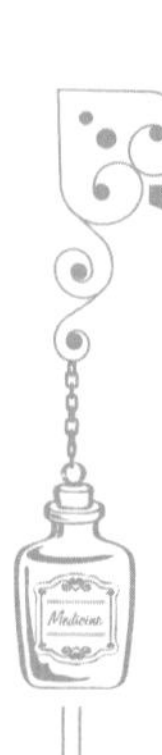

以情緒來分類花精

在本書裡，針對各種花精的特性及其象徵的意涵，我只能提供個人的拙見，就我所知的部分盡量傳授。我可以向你保證，我對花精的認識如同鳳毛麟角般的稀少。但我已盡可能用最好的方式將花精相關的知識統整起來，這讓我們能夠以系統性的方式跟著本書的脈絡學習理解花精。

我覺得大多數以字母順序來介紹花精的書籍，錯失了寶貴的機會讓讀者能真正研讀和理解花精[註4]。以情緒和情緒後座力將花精分類排列，讀者才能將某種花精和同組裡的其他花精作比較和對照。

舉例來說　面對正在經歷恐懼的個案時，讀者很可能馬上就認定白楊花精是最佳之選，只因為許多書籍中白楊列在恐懼組的首位。

瞭解各種花精的差異，以及對應當事人需要的特定花精，這中間的不同可能相當細微，因此我們不僅須單獨學習每一種花精，並藉由辨析其他作用相仿的花精（其他有著相同情緒狀態或心情）更透徹認識每一種花精的特性，這非常重要。如此，我們也才能挑選出最佳的花精單方或複方，以帶來平衡的情緒狀態。

為了完整呈現花精相關的所有知識，我採取各種方式讓讀者能從各個不同的面向來瞭解花精。雖然巴赫醫生強調生理症狀並非疾病本身，而僅是作為疾病的傳聲筒，讓我們意識到內在深處的問題存在，當事人現有的身體不適確實來自於他或她在靈性深處的不協調。但是，我還是把一些跟生理症狀相關的資料納入本書中，包括可能可提供緩解的花精選項。這並非推廣像是野生酸蘋果花精對頭痛有用的這種論點，而是如果你面對的個案有頭痛問題，而且頭痛顯然是他或她全人（整體）的冰山一角，你可能就需要考慮這個人與野生酸蘋果所代表情緒狀態的關聯性。事實上：儘管巴赫醫生的洞見如此這般，但在思維和靈性層面有著類似課題的人，通常也有類似身體症狀的傾向，這似乎是真有其事。不過，我所附上的症狀與花精的相關資訊，僅供參考，它還不夠完整，還不成定論。

4.我也理解，為了以最容易、快速的方式查詢到某一種花精，依照字母順序排列是最簡當且重要的呈現方法。基於這個考量，在本書目錄之後，附有一頁以字母順序列出的花精索引。如此一來，即使讀者不完全熟悉該花精屬於哪種情緒分類，依然能快速查詢。

加入順勢製劑比較

我知道我這種想法，透露出順勢醫學及其對健康與療癒的哲學影響我至深，確實是如此，也沒什麼不好。赫尼曼醫生與巴赫醫生的哲理論述某種程度上相互關聯，一直以來我也覺得自己在順勢醫學上的研究使我對花精應用更加得心應手，我相信我以順勢醫學作為研究巴赫花精的基礎，能為各位讀者帶來更豐富精彩的內容。

此外，既然我的訓練背景來自順勢醫學領域，所以我也把與各花精作用最為相近的順勢製劑一併寫進書裡。這麼一來，讀者便能更加瞭解順勢醫學和巴赫花精療法的相應之處，以及彼此的相同與差異。我相信讀者若對順勢製劑的瞭解愈多，就愈能在生活中做出明智的決定，掌握何時採用花精能達到最佳效果、何時使用較為複雜的順勢療方更能切合需求。

這麼做的同時，我也會時不時記錄從過

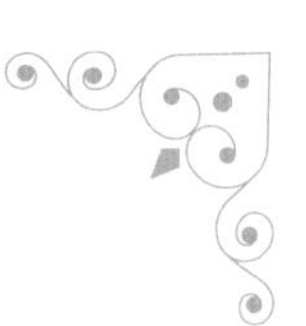

去經驗得到的結果，列出與某主題花精搭配作用極佳的其他花精種類。請記得，本章的重點在於介紹花精和個別精髓之所在，雖然我知道大多數人使用花精都採複方，而且我察覺到自己會想順應多數人的使用習慣，在一開場就寫出最佳的複方組合。

我對抗自己的這股衝動，出於兩個原因：

原因❶ 單方花精：我看過僅僅使用單方花精也能達到絕佳的效果，而且我們絕對不應該抱持著多即是好的荒謬假設；反而，如同順勢醫學的教導，在給人花精時我們應該永遠抱持著最佳療癒來自「最簡單」的這個概念，包括為數最少的配方、及最低的有效劑量。

原因❷ 複方花精：我相信必須先瞭解每種花精各自的特性，才能有效調合出理想的組合（註5），因此我會用屬於我個人的方式來介紹這些花精。

我的意思並非指本書不重視複方的討論及搭配組合。我們將會在花精個論中探究其豐富多元的複合與搭配方式。

誠實面對自己

最後關於花精，以及當它們作為療癒工具時，你要有的預期心理：首先，我相信每種巴赫花精都是揭開真相的工具。它們猶如一面鏡子，透過它我們可以照見自己生命真正的樣貌。就好比那些加入匿名戒酒會的人，他們必須先看見、承認並接受自己對酒精上癮，才會從戒酒的過程中記取教訓，進而真正自酒癮解脫出來；同理地，使用花精的人必須先承認自己的確有不良的情緒模式及行為慣性，才會開始改變自己的想法和行為。

這就是為什麼，我相信，有些人用了巴赫花精之後在初期會感到症狀「惡化」，尤其是使用強烈情緒型態花精的人。當他們突然清醒過來，發現自己的所作所為、看到自己的生存模式，往往極為震驚，而這些震撼的感受常常引起當事人初期的生理不適反應。

一旦當事人看見自己的情緒堵塞或想法與行為模式時，他們才可能開始瞭解背後的成因。

原因❶ 通常這些模式可以追溯到童年時期，某個當事人心裡的權威人物（authority）灌輸他的觀念——最有可能是父母或其他家族成員——而他深深收進心坎裡從不懷疑。也許是大人「告訴」（或許不是透過言語，而是對方的行動或行為）他期望他成為一個完美的人，因此發展出野生酸蘋果型的典型行為；或可能大人「告訴」他，不管怎樣他就是不夠好，於是變成藐視自我的落葉松型人。

原因❷ 這些情緒模式是生活環境造成。相對於在健康富裕環境中長大的人，經歷過貧窮或慢性疾病的人肯定有較高的機率進入荊豆型的悲觀狀態。基於這個原因，情緒模式常常是代代相傳。例如出生在全球經濟大蕭條及第二次世界大戰的世代，相較於其他世代擁有更高比例過度承擔的橡樹型人口，因為他們從小就不得不扛起更多的責任。

通常，我們那些有害的情緒模式剛開始看似正面。一個處於壓力下的人可能會為了擺脫困境而採取行動，如果該策略有效，

5.我經常奉勸我的學生在花精入門時先採單方，之後才試著調配複方。在混合花精之前，能夠觀察每種花精各自的作用——廣度及深度，如此，作為巴赫花精師的他們在稍後學習調製複方之時，才能夠將各種花精發揮到最好。我依然認為這是個好建議。

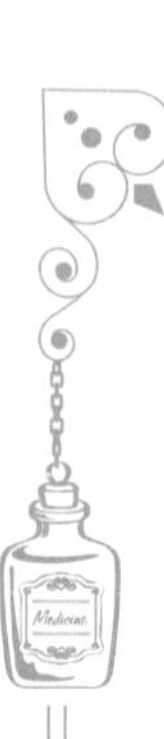

舉例來說　如果大暴走和拳腳相向成功讓校園霸凌者離開，之後當事人再度面臨其他讓他備感壓力的處境時，他就極有可能想要以同樣的方式反應，於是挑釁的冬青型行為模式可能就此慢慢內化了。同樣地，我們的情緒模式也有可能並非來自求生本能，而是另一個強烈的本能：想要受人歡迎。一個人如果在年紀很小的時候，發現要得到同伴的接納，必須先割捨自己喜愛的玩具作為交換，他就有可能養成一種為了感情而自我委屈的終生模式。

無論致使我們產生障礙的原因為何——在沒有外援的情況下，我們無法逃離、阻止的創傷或情緒模式，而巴赫花精能幫助我們更認識自己，更清楚自己真正的動機，並讓我們拿回主控權，為自己下決定，而不再被動接受無意識的慣性。我們能夠用清明的意識自我覺察，並決定自己想要的是什麼，以及需要改變的是什麼。我們可以看清楚自己慣用的模式為何——有益還是有害。我們可以生起勇氣去改變那些必須修正之處，並邁向更自由的人生，一個能夠安住自身、沒有隱藏、成為真實自己的人生。

我認為對自己坦誠是最偉大的美德之一，同時以慈悲之心關照自己，這將成為強大且具開創性的人生工具。對我來說，巴赫花精將坦誠這個大禮送給了我們，也因此，帶來願意從根本徹底改變的意願，讓我們得以成長並向前邁進。

使用花精的心態

儘管如此，我看過不少帶著某種懲戒態度運用花精的「花精師」。他們用自己選好的花精配給當事人，並認為：只要當事人使用這些花精，就會看到自身的盲點，然後就能按照「花精師」認為對的方式而活。這種案例最常發生在家人身上，通常是配偶或父母扮演這種「花精師」角色。而通常，感到失望的會是這名「花精師」，而非當事者本人。

確實，任何種類的藥物，無論是對抗式藥物、順勢製劑或任何其他療方，給予處方的人可能永遠無法體會對接受者帶來的影響，巴赫花精當然也是如此。花精師無法知道使用者因著花精會領悟到什麼，花精師也永遠無法預知當事人會對這些領悟作何反應。透過給予花精，花精師提供當事人一個改變的機會——按照當事人自己的方式和自己的步調做出改變。這個改變的過程（在符合上述條件的情況下，也許稱為「療癒的過程」）旁人無法界定、無法強迫或計時。它只會依照原本的樣子發生，而且沒人能預期會發生在何時、會持續多久。

因此，在使用本書所列的花精時，無論是單次或長期使用，無論單方或複方，一定要永遠持守同樣的心態——帶著樂觀希望或祈福之心。而且，一定要給予當事人繼續做自己的自由，花精師不應該插手或進行任何約束。請記得，當年巴赫醫生著手開發花精系統時，他的初衷是讓患者得到自由，而且讓患者自己掌握療癒的過程，而非受限於醫生的主導。試圖用對抗式療法的傳統觀念來建立醫病關係的巴赫花精師，其實並沒有搞清楚狀況，也不清楚自己在做什麼。

38種花精應用法對照表

應用法 花精名稱	頁碼	情緒花精 （短期速效） 短暫服用 用於突發狀況 ／短期的情緒	人格花精 （長期調整體質） 長期服用 用於根深蒂固的 情緒模式	12 名療癒者 （巴赫醫師 最早發現的 花精之一）	急救花精 成分之一	基礎花精
01 Mimulus 溝酸漿	61	○	○	○		
02 Aspen 白楊	68	○	○			
03 Red Chestnut 紅栗花	75	○	○			
04 Rock Rose 岩薔薇	81	○		○	○	
05 Cherry Plum 櫻桃李	88	○	○		○	
06 Larch 落葉松	98	○	○			
07 Elm 榆樹	104	○	○			
08 Oak 橡樹	109		○			
09 Crab Apple 野生酸蘋果	116	○	○			
10 Willow 楊柳	122	○	○			
11 Pine 松樹	128	○	○			
12 Sweet Chestnut 甜栗花	134	○				
13 Star of Bethlehem 伯利恆之星	139	○	○		○	
14 Gentian 龍膽	149	○	○	○		
15 Hornbeam 角樹	154	○	○			
16 Gorse 荊豆	160	○	○			
17 Scleranthus 線球草	166	○	○	○		
18 Cerato 紫金蓮	173	○	○	○		

應用法 花精名稱	頁碼	情緒花精 （短期速效） 短暫服用 用於突發狀況／短期的情緒	人格花精 （長期調整體質） 長期服用 用於根深蒂固的情緒模式	12 名療癒者 （巴赫醫師最早發現的花精之一）	急救花精成分之一	基礎花精
19 Wild Oat 野燕麥	180	○	○			○
20 Agrimony 龍芽草	192	○	○	○		
21 Centaury 矢車菊	199	○	○	○		
22 Walnut 胡桃	206	○	○			
23 Holly 冬青	214	○	○			○
24 Chicory 菊苣	228	○	○	○		
25 Beech 山毛櫸	235	○	○			
26 Rock Water 岩水	242	○	○			
27 Vervain 馬鞭草	249	○	○	○		
28 Vine 葡萄藤	256	○	○			
29 Clematis 鐵線蓮	268	○	○	○	○	
30 Honeysuckle 忍冬	276	○	○			
31 Mustard 芥末	283	○	○			
32 Olive 橄欖	290	○	○			
33 Wild Rose 野玫瑰	296	○	○			
34 White Chestnut 白栗花	303	○	○			
35 Chestnut Bud 栗樹芽苞	312	○	○			
36 Water Violet 水堇	324	○	○	○		
37 Heather 帚石楠	332	○	○			
38 Impatiens 鳳仙花	339	○	○	○	○	

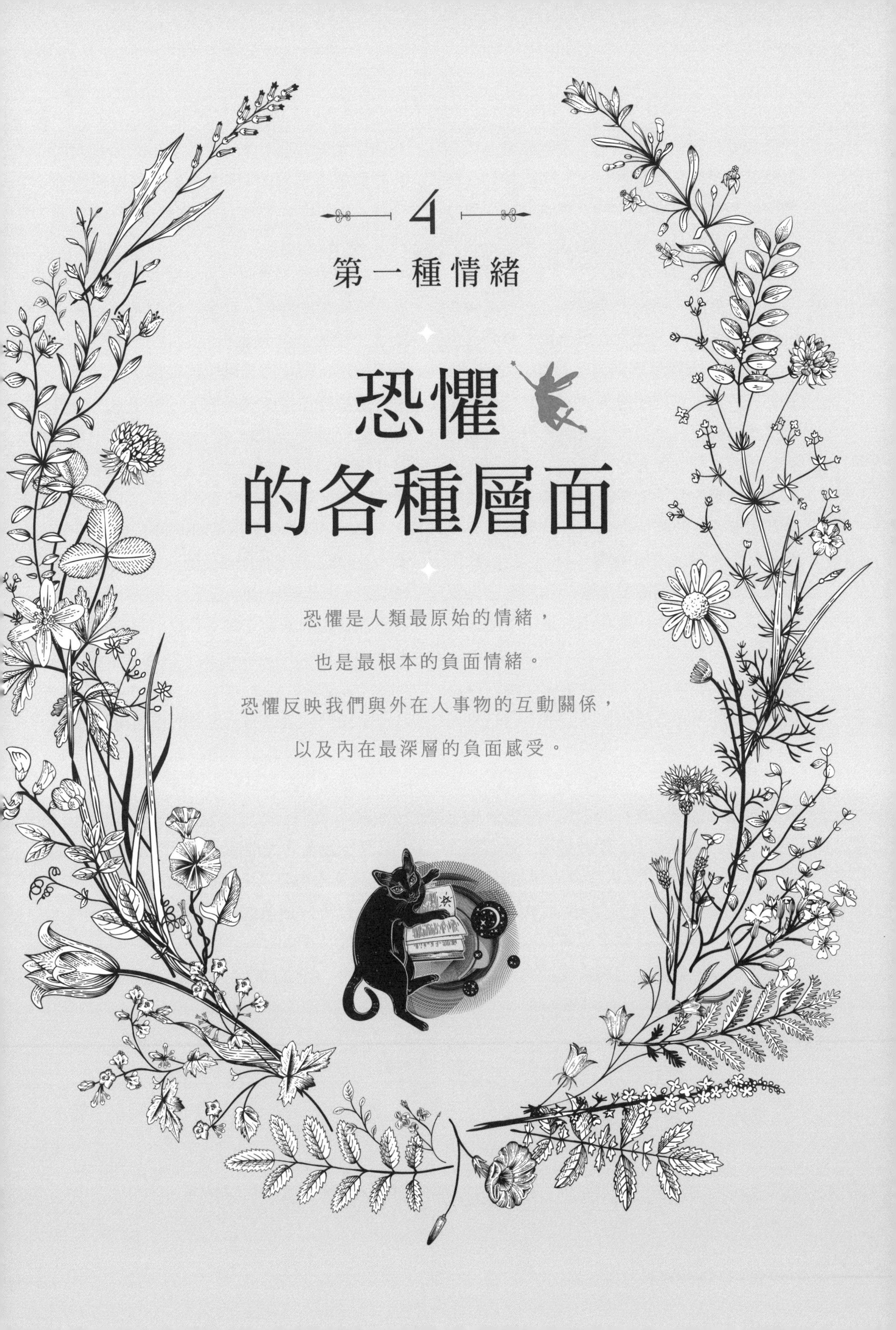

4

第一種情緒

恐懼的各種層面

恐懼是人類最原始的情緒，

也是最根本的負面情緒。

恐懼反映我們與外在人事物的互動關係，

以及內在最深層的負面感受。

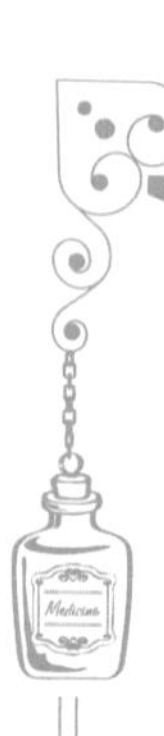

先談談我們的恐懼吧，因為恐懼是人類最原始的情緒，也是最根本的負面情緒。恐懼反映我們與外在人事物的互動關係，以及內在最深層的負面感受。恐懼會埋伏在我們身邊的某個角落、某張床下、某個小房間，甚至在人群中。而我們所有人，一定都曾在生命中的某些時刻感到心頭一驚。例如午夜夢迴之際，突然意識到自己終將面臨死亡。我們在生活中會經歷過無數次的恐懼，只是程度不同罷了。對某些人來說，恐懼只會存在於一時半刻；而有些人卻長期處於恐懼的陰影。他們的生活完全被恐懼所支配，比如錢要怎麼花、該吃什麼食物，甚至是否同意孩子參加派對或校園舞會[註1]。因此，我們每個人或多或少都需要能幫助我們克服恐懼的花精，這就是為什麼我先討論「恐懼」的情緒。

根據病患個人的生活經驗與面臨的特定壓力，我們可從不同的角度，用不同的方式來評估他們的恐懼。

對我來說，在各方面的考量當中最重要莫過於患者恐懼情緒的「本質」。病患害怕的事物是過去或現在的「親身經歷」嗎？還是他只是「形成」恐懼，並想像最糟糕的情況呢？通常，若是我們從父母、生命中的權威人士或別人的經驗中得到某些資訊，我們就可能因此會害怕某些特定的人或情況，這就是概念性的恐懼（conceptual fears）。比方朋友碰上搶劫或被毆打，我們會下意識把自己的錢包抓得緊緊的；朋友的摯愛受傷或遭到殺害，我們也會把愛人的手握得更緊，深怕他們遭遇同樣的事。

分辨患者的恐懼性質是概念性或實際經歷，能夠幫助我們在治療恐懼的花精中，判斷哪一種最適合患者現在的狀況。在本章，我們發現，曾經被受困電梯或橋上，以至於現在還會害怕類似情境的人，對密室充滿危險想像而感到恐懼的人，以及曾經受困過，因此害怕自己孩子也會發生同樣危險的人，他們所需的花精皆不相同。

另一項評估的方法是判斷病患恐懼的「對象」。他擔心自己會遭遇危險，或是為別人擔驚受怕，因而變得像卡珊德拉（Cassandra，希臘神話的悲劇女先知）一樣，總是拿自己生命中悲慘、可怕的經驗，四處警告旁人，弄得大家緊張兮兮？

當我們挑選最適合患者的單方或複方花精時，重要的是觀察與追蹤他情緒能量的流向。患者的負能量是導向自身，或是向外擴散呢？

有些患者的恐懼衝著自己而來，他們會說：「恐怖的事要來（到我身上）了。」「恐怖的事」有時候很具體，有時候則不太明確，像是種難以言喻的精神折磨；有些人同樣也感到恐懼，但他們的不安是向外投射，而對象通常是他們的至親至愛；還有些人的恐懼

---

[1] 我發現有些患者的恐懼會不斷增生，從起初只害怕一件事，到後來則變成對很多事都感到恐懼。當這些恐懼層層累積，患者的生活就會變得愈來愈狹隘，比方說：對水的恐懼會導致患者害怕穿越橋樑，或害怕任何跟水有關的旅遊，以致於連旅行本身都害怕；最後當事人愈活愈退縮，過著侷限且不快樂的人生。

謹記，為患者選擇適合的單方或複方花精時，巴赫醫生建議，依據患者「最糟」的情況作評估，這樣對他才會比較有幫助；而不是在他充滿安全感或自信的狀態。

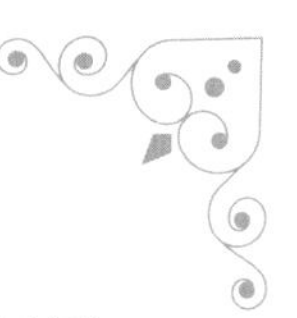

不分對象，他們為自己、也為別人感到不安。我稍後便會介紹專門治療這種有「鋪天蓋地而來的全面性恐懼」的人需要什麼花精。

在判斷患者的恐懼類型時，我們同時必須考量患者如何「表現」他的恐懼反應：

「他在恐懼的驅使下會做出什麼舉動？」

「又是什麼驅使他這樣做？[註2]」

「當受到威脅時，患者是否以憤怒來掩飾內心的恐懼呢？」

「是否以拳腳相向作為反擊呢？」

患者的恐懼性質		
概念抽象	擔憂自己	不分對象
實際經驗	擔憂他人	

當感到恐懼時，人們可能變得畏縮怯懦，也可能採取反擊行動，有些人甚至會出現制式化的行為，像是在家中大掃除。但請記得，恐懼是人類原始的情緒之一，通常是為了驅使我們「戰鬥或逃跑」。當人們處於極大的壓力情境時，會出於求生本能而根據當下的情緒做出最直接的反應。也因此在這樣的狀態下，患者才會顯露出他們最真實的本性。

⚠ 叮嚀

謹記，為患者選擇適合的單方或複方花精時，巴赫醫生建議，依據患者「最糟」的情況作評估，這樣對他才會比較有幫助；而不是在他充滿安全感或自信的狀態。在患者最難過的時候，根據他的行為和情緒模式來考量，才能選出最適合的花精，協助當事人換種角度思考、改善行為模式，讓他能真正克服他的恐懼。

本章介紹這些治療恐懼的花精，可以用來因應暫時的情緒不穩，也可以長期用來「調整體質」。若患者的恐懼已經根深蒂固，則必須長期使用單一種治療恐懼的花精，甚至交替使用同組花精[註3]，並為期數個月，才能解除恐懼對他造成的束縛和障礙。

無論治療的對象是自己或他人；無論是因近期的創傷事件（例如剛發生的交通事故）引發的恐懼，或已經深深內化成心裡的陰影，必定有一種花精能夠協助患者看清恐懼的本質，幫助他克服自己的恐懼，使他真正擺脫恐懼。

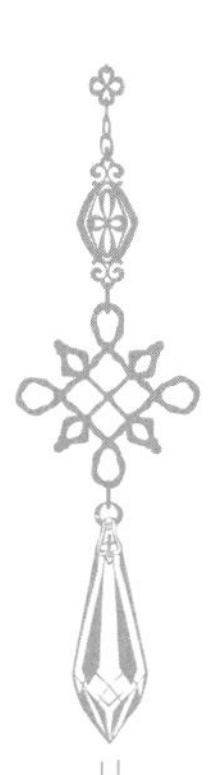

為感到恐懼的患者挑選適合的單方或複方花精時，你就是一如往常所做，聚焦在當事人身上，仔細地觀察他，在諮詢過程中，積極聆聽患者向我們傾訴的一字一句。在患者恐懼的症狀好轉時，也要持續追蹤他的進展和變化。

2.經過多年來我發現，許多病患乍看之下需要治療攻擊性行為的花精，例如冬青和馬鞭草，但效果不大。一直到他們使用治療恐懼情緒的花精後，解決了隱藏在攻擊行為背後的恐懼感，才真正達到療效。

3.我想提醒各位讀者，在七大類型中選用單一的情緒花精作為主要的配方，效果最佳。所以，依我多年應用花精的心得，我發現為飽受恐懼者挑選花精時，有一種更有效的複方：先從治療恐懼的花精裡選出最符合其狀況者，再從「其他」類別中挑出一或多種同樣符合患者身心狀態的花精搭配使用。不過以上並非固定法則。在緊急的情況下，同樣用來治療恐懼的花精，彼此搭配就能達到極佳的效果。例如白楊加上溝酸漿，可療癒害怕某種危險情境又對現狀感到焦慮的患者；而在緊急狀態下，岩薔薇與任何花精搭配都能發揮很棒的效果。

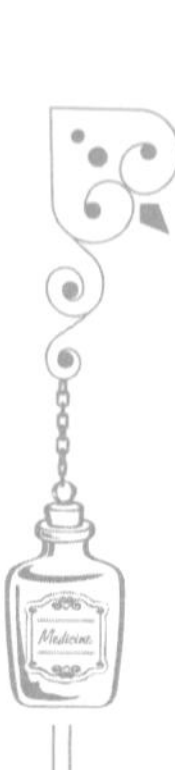

恐懼與順勢療法

相較於其他的情緒，恐懼是《順勢醫學藥典》(*Materia Medica*) 裡最常提及的情緒狀態。此外，在順勢醫學症狀索引裡，列在「恐懼」症狀之下的順勢製劑，就超過三百多種。這說明恐懼總是伴隨著各式各樣的症狀出現；無論是急性或慢性的疾病狀態，也會帶來各種的恐懼，並以不同的樣貌呈現出來。

例如典型的砷型（Arsenicum）病患，他們會對於自己的疾病感到非常恐懼與不安，害怕疾病會不斷惡化到無可挽救的地步；而典型的烏頭型（Aconite）病患，則是害怕疾病帶來的死亡。

有些患者的恐懼十分具體，例如硝酸銀型（Argentum Nitricum）患者，會害怕高處或密閉空間；而磷型的孩童除了單純的怕黑，也可能害怕一種無法描述具體對象的各種氛圍和想像，例如：黑暗本身或床底下的怪物。

在順勢療法中，也同樣注意到恐懼的深度。比方說，若患者並無恐懼的問題，那麼就不適合開立砷給患者，因為當事人的情緒核心並非來自於恐懼。

謹記，在順勢療法系統中，當我們為患者選擇合適的藥物時，患者的心理及情緒狀態只是我們評估整體狀況的面向之一；然而，在巴赫醫師的療癒系統中，則完全只以患者的情緒狀態作為評量標準，因此我們務必要精準判斷患者的恐懼類型，才能選出最適合的花精。

相較於赫尼曼醫生的順勢系統，巴赫醫生的花精系統更加簡化。巴赫醫生仔細區分以下五種層次的恐懼，代表他意識到恐懼對人們的普遍折磨，也指出恐懼的諸多面貌。

為「恐懼族群」帶來幫助的花精

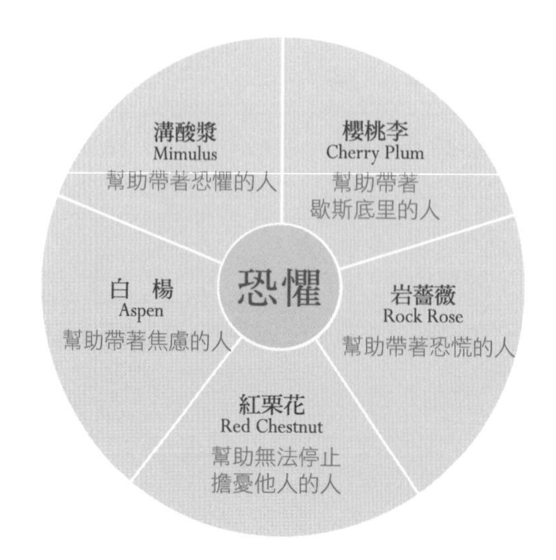

01 溝酸漿
Mimulus
幫助帶著恐懼的人（註4）

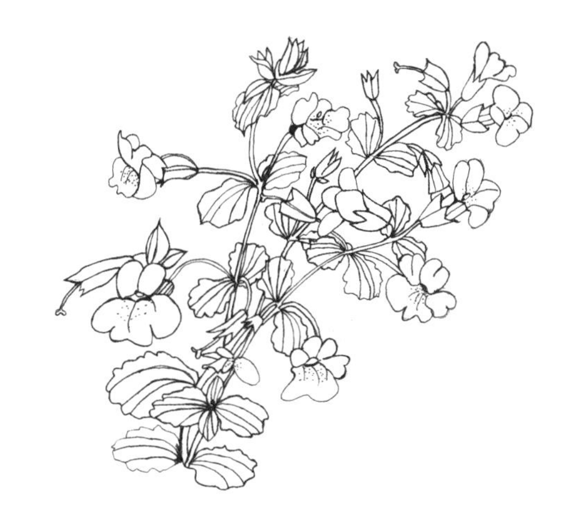

★巴赫醫生眼中的溝酸漿型人：

「有著對現實的恐懼：疾病、疼痛、意外、貧窮，怕黑、怕獨處、怕遭遇不幸。對日常生活有著種種恐懼。具有溝酸漿特質的人，默默且隱密的承受著自身的恐懼感，不太對人提起。」

★巴赫醫生在《讓自己自由》一書中描述：

「你也是凡事恐懼的那種人嗎？對人或對現況的不安全感——即使你勇往直前，但恐懼剝奪了你生命中的快樂……非常多事情都讓你感到害怕嗎？」

☑ 情緒花精（短期速效花精）短暫服用 用於突發狀況／短期的情緒	☑ 人格花精（長期調整體質花精）長期服用 用於根深蒂固的情緒模式	☑ 12名療癒者（巴赫醫師最早發現的花精之一）	☐急救花精成分之一	☐基礎花精

★溝酸漿小檔案：

溝酸漿（學名：*Mimulus Luteus*）俗稱「猴面花」（common monkey flower, seep monkey flower）、「猿麝香」（Monkey Musk）。多為一年生，但自我播種力強，因而能在生長處年年盛開。溝酸漿是蜂鳥最喜愛的花，但鹿群對它則是敬而遠之。春天的時候，到處可見溝酸漿的黃色花朵，能夠承受全日照，但半日照的環境更為適合。喜歡生長在水邊，幾乎能在大部分的土壤類型生長，但不耐乾旱。溝酸漿與金魚草（snapdragon）、玄參（figwort）屬於同科。葉子可以食用，生吃或烹煮皆可。

★建議使用溝酸漿的狀況：

老化、心絞痛、氣喘、昏迷、腹瀉、消化性問題、眩暈、昏厥、脹氣引起的疼痛、胃灼熱、失眠、近視、體重過重、心悸、口吃、扁桃腺炎、潰瘍。

4.巴赫醫生在他的著作《讓自己自由》一書中，列出他創造的「12名療癒者」，這12種花精是最早收錄他「花卉藥房」的花精。在這12種花精中，巴赫醫生將溝酸漿列為專門且完全用來對治恐懼的花精。基於此，也根據我多年的應用見證到它的重要性，我認為溝酸漿是恐懼組裡的核心花精。意即，當恐懼的情緒反應出現，但你尚未有能力處理該狀況時，試試溝酸漿。生活中總有讓我們恐懼的事物，而溝酸漿帶來的影響幾乎無所不包。

溝酸漿的心理側寫

我最近聽到一種詮釋溝酸漿花精核心概念的論述[註5]——讓一個人最恐懼的，是曾經歷過的遭遇，而非那些逃得了避得掉的事。花點時間想一想這句話的真實性：讓我們最恐懼的，往往出自自己的親身經歷，這些經驗不僅在我們心裡造成創傷，也在往後的日子裡如鬼魅般侷限我們。只有真正窮過的人，窮到連下一餐都不知道在哪裡的那些人，才會真的害怕貧窮；只有被虐待過的人，才能明白那錐心的痛和被凌辱的羞恥，也因為這種體會如此深刻，以至於他們打從心裡害怕受虐；如同只有曾經失去過摯愛的人，才能深切體會哀傷是怎麼一回事；只有親身經歷過某個特定事件，並在過程中心生恐懼的人，才會知曉這種恐懼帶來的影響。這些恐懼深植於我們內心，我們備受制約；或者，若用比較正面的觀點來看待，這些恐懼驅動我們做出改變，好讓自己能夠過著自在且無畏的生活。

因此，為心存恐懼的人挑選合適的花精，最根本的方法，也許是弄清楚當事人是否曾經親身經歷某個特定事件，繼而引發恐懼。他是不是曾經被狗咬過，所以現在會怕狗？他是否曾經被困在電梯裡，所以現在害怕任何密閉的空間？

對於那些因自身想像而感到害怕的人，有其他更適合的花精；反之，對於那些害怕具體事物，以至於在生活上作繭自縛的人，例如不敢坐飛機、不敢過橋，或諸如此類的自我侷限，溝酸漿花精再適合他們不過了。

巴赫醫生形容「這些都是日常生活中會碰到的的恐懼」。

我們選擇避開令我們害怕的東西、地點和情境，為了不要接觸，我們把自己的世界和生活越過越狹小。怕細菌、怕權威、怕蜘蛛、怕蛇，對於這些特定事物的恐懼感，來自於我們過往的生活經驗。就好比，如果年幼時曾經嚴重灼傷，我們就學會日後要避開火爐。然而，我們並沒有看到逃避背後須付出的代價，這代價就是：由於恐懼，我們剝奪自己盡情享受生命的自由。

人格分析

要幫助溝酸漿型人克服他們的恐懼，最困難之處在於這些恐懼似乎符合邏輯又合情合理。正是某個特定或一連串的負面經歷，在他們心中形成根深蒂固的恐懼感，並教會了當事人最安全的方法即是選擇迴避。

但有很多時候，即使當事人「希望」能夠避免某些場合或事物，可是當他們真的遇到時，反而選擇不迴避，強裝鎮定、假裝害怕不存在，硬著頭皮走進電梯裡、握住布滿病菌的手、或是從蛇的旁邊走過去。

於是生活變成不斷地在兩者間抉擇，不

要幫助溝酸漿型人克服他們的恐懼，最困難之處在於這些恐懼似乎符合邏輯又合情合理。正是某個特定或一連串的負面經歷，在他們心中形成根深蒂固的恐懼感，並教會了當事人最安全的方法即是選擇迴避。

5.我暫時將此論點的出處歸於德巴克・喬普拉（Deepak Chopra）。我相信他這麼說過，但我是在不經意中聽到，當我回神過來思考這段話的時候，已經來不及搞清楚到底是誰說了這番話，或者我到底從哪裡聽到或讀到。倘若我弄錯出處，先在此致歉。

是接受恐懼感長驅直入，就是避免接觸會造成恐懼的來源。也因此，溝酸漿型人面對任何事情都要考慮再三，舉凡回家的路線、食物的選擇、撫摸動物，或諸如此類生活當中非常瑣碎的小事。很多溝酸漿型人刻意不在人前表露出害怕，所以如果身邊有別人，他們會強迫自己不要逃開。在旁人眼中，此類人表現得一派輕鬆，但是事實上他們的內心卻是惶恐不安。他們極力想要隱藏自己的害怕，不斷掙扎於要硬著頭皮上或是轉身逃跑，因此，恐懼始終是造成溝酸漿型人自我內耗、引致身心俱疲的根源。

溝酸漿核心精神作用，不僅在於幫助當事人意識到自己正在害怕，還能夠察覺是什麼引發這份害怕和找到恐懼背後的原因（註6）。

巴赫醫生描述溝酸漿型人是「即使勇往直前，但恐懼剝奪了生命中的快樂。」這對溝酸漿型人的影響非常重大。當事人不只因為逃避恐懼的事物而使人生變狹隘，更失去了隨性自在過生活的喜悅。生活中那些心血來潮的時刻也不復存在，因為他們必須先規劃好旅行路線，在挑好的時間內才能旅行，連選擇目的地都只能屈從於恐懼強加給他們的生活準則。

簡而言之，他們的恐懼是個沉重的負擔。正因為如此，溝酸漿常作為長期服用的花精。雖然針對短暫情境，它很有幫助——它能幫助那些害怕在公開場合講話的人，讓他們振作起來，順利完成演說；或是幫助害怕考試的學生順利完成測驗——不過，若要讓溝酸漿的作用發揮到極致，長期服用將是最好選擇。如此，它才能夠幫助當事人面對並且跨越自己的恐懼，而不僅只是度過突發的危機而已。有了溝酸漿的幫助，過往的創傷得以真正成為過去式，而當事人自己創造出來的阻礙、那些致使自己不能無懼無畏過生活的障礙，從此以後能夠永遠消除。

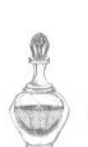

溝酸漿的複方花精

溝酸漿 × 荊豆	它和荊豆並用可以發揮很大的效益，幫助長期有健康問題的人。若當事人對疾病帶來的疼痛感到害怕，同時對疾病的最終發展感到惶恐不安，並且不抱任何治癒的希望，這個複方對這類型人很有幫助。
溝酸漿 × 冬青	溝酸漿也和冬青配合得很好，這個組合對外表狂暴憤怒，實則內在充滿恐懼的人有幫助；對於那些滯留在恐懼裡出不來、腦中千迴百轉盡是恐懼的人。
溝酸漿 × 白栗花	溝酸漿和白栗花組成的複方可以讓他們腦袋放鬆並帶來平靜的感覺。

在選用溝酸漿時，恐懼的本質比起恐懼的程度更為重要（註7）。如上所述，它可用來幫助小至害怕學校考試的人，也可以協助具有深層、嚴重恐懼的患者。溝酸漿對這兩者以及程度介於兩者之間的人，提供當事人能處理和跨越恐懼的方法。一如巴赫醫生對它的定位，溝酸漿是給心中有恐懼、但非驚嚇的人使用，也就是幫助具「相當鎮定恐懼」的人使用。

6.最後這點不見得每次都會成立。有些需要溝酸漿的當事人沒辦法為自己的恐懼給出理由，也許是出於某種情緒狀態，當事人再次回想時，過去的經驗已被塵封，腦中的相關記憶已然空白；又或者，那並非當事人的親身經歷，而是從父母親或其他具影響力的人帶給他的印象，深刻烙印在當事人腦海中，讓他本能認為對某些特定對象的恐懼感是適當且合理的。即便如此，當事人仍然能察覺自己的恐懼，而且對恐懼對象所知頗為具體。

7.容我再次說明，藉由恐懼的本質，可非常明確看出溝酸漿傾向的恐懼。當事人清楚知道令他們感到懼怕的事物和情境，即便他們不明白為何自己怕它們。這些恐懼非常明確而具體，並非模糊的害怕或隱約的不安感。

溝酸漿型的負面特質

處在負面狀態的溝酸漿型，不論男或女，其消極狀態已根深蒂固，在活著的每一天裡，他們眼中所能看見的，只有那些會讓自己擔憂的問題和危險。遲早有一天，他們的恐懼雷達遮蔽自己的視野，再也無法看見生命的契機。他們變成恐懼的奴隸，無法感受同樣存在於生活中的喜悅、療癒和祥和。溝酸漿型人因大大小小的恐懼使自己深陷在充滿恐怖的世界裡，並且受到的限制越來越多。當他們試著躲開所有害怕的事物時，他們的生命能量逐漸流失，也把自己的生活過得越來越狹隘，直到恐懼完完全全掌控他們的世界。

溝酸漿型若要克服自己的恐懼，他面臨最大的困難在於——這些恐懼似乎符合邏輯又合情合理，至少對他來說的確如此。在他心目中，那些令他害怕的處境或事物，既強大又充滿威脅性。因此，好心想幫他的親朋好友若試圖用哄騙或揶揄的方法，嘗試讓溝酸漿型人放下或忽略感受到的害怕，這樣的方式沒有任何好處。這麼做反而讓他更不想承認或提起自己的恐懼，並不能真正解決問題。事實上，這樣做還可能讓當事人變得更加恐懼、更不能信任別人，就如同負面經驗會讓他們產生恐懼和逃避反應，是一樣的因果關聯。對於那些真正關心溝酸漿型人、且想要給予他們實質幫助者，很重要的是先去同理和理解他們，瞭解溝酸漿型的恐懼，這是來自於當事人自己賦予害怕事物過多的力量，所以，只有讓溝酸漿型人重新拿回自己的力量，他們才會看清楚自己對恐懼的執著毫無道理。

溝酸漿型的正面特質

當我讀到巴赫醫生描寫溝酸漿型人的正面特質時，我覺得很有意思，他認為構成這型人另一面向的特質是同情心（sympathy）[註8]。這是因為曾有過溝酸漿型恐懼而且最終能夠克服的過來人，他們很自然能夠協助正在面臨相同恐懼的人。

事實上，沒有其他花精型能像溝酸漿型人一樣有能力，能夠引領其他人穿越滿布地雷的生命。他人在生活中所面臨到的深度恐懼，溝酸漿型人能夠感同身受，也因此他們能引導其他的人，學習以勇敢和幽默去對治自己的恐懼。天下再也沒有比克服了自身恐懼的人更懂得憐憫同理別人的人了。

當溝酸漿型人開始對治自己的恐懼時，我們可以在一些細微的地方看到改變。通常，你會發現的第一個非常棒的改變是——他們的幽默感回來了！在過去因為只專注在恐懼而蕩然無存的快樂，如今恢復了。也往往，當事人甚至會開始自我解嘲，消遣自己以前的恐懼。當他們意識到自己以前怕得要死的那條蛇，牠其實也想躲他們越遠越好，他們會覺得釋懷、快樂得多。

再來，從負面狀態轉向平衡且正面的溝酸漿型人，比較容易再度看見他們周遭的世界，對這世界還有這世界裡的人，抱持較高的興趣想認識和體驗。以前他們把精力全用在迴避令他們害怕的事物上，現在，他們能夠把精力投注在別的地方，關注和關心身邊人的生活和需求。此時，他們天生的同情心開始逐漸成形。過去，他們把自己縮得小小的，禁錮在自己創造出來的恐懼牢籠裡；現在，他們展開雙臂迎向世界，自由自在來去，不再受到任何阻礙。

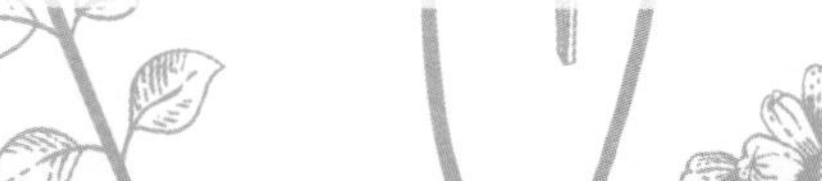
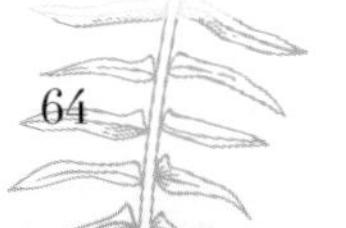

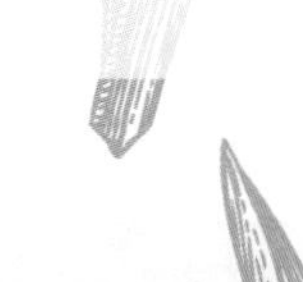

溝酸漿型孩童

溝酸漿型的孩童很害羞、膽怯，常常很黏人，無時無刻想跟自己的父母有肢體接觸才能感到安心。對極度黏人的孩子，使用溝酸漿加菊苣很有幫助。他們會有一些特徵，像是對熟人或熟悉的事物仍然感到害怕。通常溝酸漿型孩童的爸媽常說：「你以前看過這個阿姨呀，不要害怕」，然後花上好長一段時間想弄清楚為什麼自己的孩子這麼膽怯怕生。這些孩子容易因害羞而臉紅，或有著容易潮紅的耳朵。有些孩子會口吃、結巴，有話想說卻找不到對的字彙表達。

溝酸漿型動物

在巴赫花精裡，有好幾種對飼養的動物或寵物尤其重要，而溝酸漿即為其一。它非常有助於害怕大雷雨、煙火炮竹及其他巨大聲響的動物。當你看到牠們呈現喘氣、哀鳴、焦慮的走來走去無法坐下來休息，這些表示牠們內心極度受苦的徵兆時，給牠們溝酸漿。對某些動物而言，短期使用溝酸漿在突發狀況效果極佳；然而對某些其他動物而言，則可能需要長期使用一陣子。溝酸漿應該成為家中的常備花精，還有伯利恆之心（以及急救花精），特別能幫助新到家中的動物。

溝酸漿型成人

這裡有個難解之謎：勇氣之於恐懼。有些溝酸漿型的成人雖然心中充滿恐懼，但還是可以說服自己過著看似正常的生活。他們還是會走進電梯，還是會坐上駕駛座開車，雖然他們需要全程默默在心裡自我建設，才能辦到。不過，能夠在很多方面凌駕自己的恐懼，使他們的心理素質變得極為強大且勇敢。的確，執行令自己害怕的事、冷冷靜靜地完成它，而且絕口不提自己內在感受到的害怕，這是真的非常、非常強大。在所有花精型成人中，溝酸漿型的成人最能夠激勵別人起身去做自己認為很困難的事，因為他們瞭解猶豫的感覺，他們深諳恐懼的感受。他們清楚知道用什麼方式，能夠推動別人去執行那些感到害怕的事，因為他們自己本身怕的東西多得無法勝數。這種類型的溝酸漿型人，這種傾盡全力迫使自己如履薄冰的熬過一天又一天、熬過大大小小威脅的當事人，尤其當他們已經來到自己的臨界點，覺得無法再以一貫的冷靜面對自己害怕的事物時，使用溝酸漿加橡樹，特別有幫助。

另一種溝酸漿型成人，無法面對恐懼、無法適應的人，他們的處境則更加艱難。他們起初是搭電梯有過不好的經驗，之後便永遠不再踏進任何電梯裡，漸漸他們連手扶梯也不敢再搭，諸如此類的事件繼續延伸下去。於是生活受恐懼的制約愈來愈多，隨著時間，人生著實變得十分狹小，有如從勇氣的戰場敗退下來、對恐懼投降的人。這種類型人，通常你會在他太陽神經叢的附近找到身體不適的情況，常見包括心悸與消

[8] 當然你可能預期恐懼的另一個面向是「無懼」，若更全觀來看確實如此。相較於立刻陷入恐懼，處於健康且平衡狀態的溝酸漿型人，較能辨別情況，遇事或情境能適當反應。現在他們可以如實評估所需的反應為何。就好比健康的免疫系統會略過無害的細菌不作出反應，而失調的免疫系統卻會在不必要的情況下過度反應。健康的溝酸漿型人將不再畏懼每位陌生人、不再害怕每個密閉空間，這使得他們能察覺他人的需求。又因為他們對所有與恐懼相關的事物特別敏銳，所以他們特別能夠幫助他人學習因應自己情緒的方法。

化不良。就像電影《玻璃動物園》（The Glass Menagerie）裡的主人翁蘿拉一樣，每當她需要做某些令她害怕的事物時，她的胃就會不舒服。

年屆中年的當事人，當他們的生活被幾乎數不盡的小恐懼接管時，通常相當需要溝酸漿。這些溝酸漿型的中年當事人，他們知道自己不會永遠活著，當明白自己的人生已經過了一半，未來所剩的時間不會比逝去的多，從那一刻起，他們想要追求安全與長壽，因而他們的生活態度及考量皆會更由恐懼出發。一如巴赫醫生所說，當他們自動放棄生活裡的自由自在，用這個來換取他們幻想中的安全感時，這些諸多小小的恐懼使得生活越來越灰白，越來越感受不到喜悅。

對老年人而言，溝酸漿也是很重要的花精選項。常常當疾病來襲時，他們立刻就陷入溝酸漿型的恐懼狀態，面對生病和死亡，他們表現出極深的恐懼。溝酸漿幫助許多這樣的當事人，讓他們得以平靜、有尊嚴的面對自己的臨終。

溝酸漿 vs. 順勢療法

硝酸銀型

許多順勢藥物或多或少都跟恐懼這個情緒有關，如同本章恐懼組裡的各種花精分別映照出不同的情緒面向，不同的順勢藥物也與不同的恐懼面向或與面對這個情緒時的不同反應有關。例如，硝酸銀，取材自金屬銀的順勢藥物，它代表的恐懼型態與溝酸漿非常相像，皆屬於對象十分具體的恐懼類型。通常，硝酸銀型人懼高或是害怕過橋，還有很多當事人會害怕搭飛機。

白砷型

正如巴赫醫生的溝酸漿花精代表的是關於恐懼的核心議題，在順勢藥物裡的其中一個代表則是白砷（Arsenicum Album），白砷取材自砷，疾病讓具有白砷型人格的人感到害怕，這樣的恐懼情緒深深影響著他們的日常作為。白砷型人也是對特定事物感到恐懼，最常見的——害怕死亡，尤其害怕孤獨一人，因為他們深信自己將會孤獨的死去。（此種恐懼也建議使用巴赫花精中的白楊。恐懼雖是白砷型人最首要的情緒症狀，但他同時還有很多其他的症狀，因此除了溝酸漿，還會建議合併其他的巴赫花精予以協助。）白砷型人可能有夜驚（症），並從自己的恐懼發展出各種儀式行為。和溝酸漿型人一樣，白砷型人也傾向逃避任何他害怕的事物。他的生活模式可能變得相當刻板，包括飲食和睡眠習慣全都建立在他特定的恐懼感之上，基於這個原因，白砷，可說是赫尼曼醫生所有的順勢藥物中，與溝酸漿花精最為相像的。

此外，若困擾當事人的恐懼屬於這個類型，當採取順勢療法治療時，就應該想到白砷。

通常，在當事人的需求、恐懼情緒還有作用方面，最和溝酸漿相似的順勢藥物是出自於化學成分的碳酸鈣（Calcarea Carbonica）。一如溝酸漿型人常有的狀況，碳酸鈣型人的恐懼會緩慢增長，在一個又一個年頭裡漸漸變大。他並非對單一特定對象感到害怕，通常是數種小小的恐懼，但會讓他整天提心吊膽的一些小小的恐懼。碳酸鈣型人和固執的溝酸漿型人一樣，每天會勉強自己面對生活中的恐懼，而且盡可能讓別人看不出他的害怕，這樣下來，碳酸鈣型人讓自己持續的焦慮不安，而當他的小恐懼長得愈來愈大、愈來愈多時，看看他身體所產生的生理症狀是不是亦隨之愈來愈嚴重、愈來愈多。

★結論

溝酸漿是針對經年累月的習性長期使用的巴赫花精，亦可因應許多突發的需求。它本身是中性的，無論對男性或女性，同樣有效。它適用於所有人生階段，或許對中年及老年特別能帶來幫助。溝酸漿單獨使用就能達到很好的效果，若恐懼是造就當事人狀況的主要肇因，則溝酸漿很適合作為主要花精，通常非常有幫助。溝酸漿也很適合和其他花精混搭，特別是和菊苣、白栗花、冬青、野生酸蘋果（當對病菌的害怕已經來到無以復加的程度），以及角樹（能夠幫助非常害怕失敗的人）。

⓪② 白楊

Aspen

幫助帶著焦慮的人

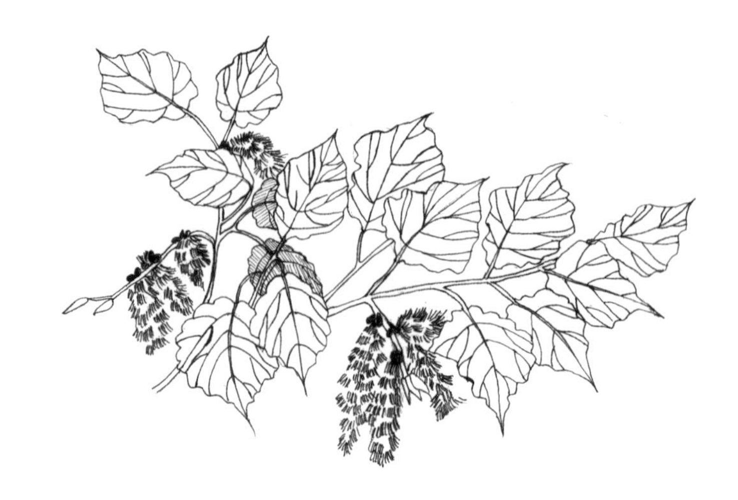

巴赫醫生眼中的白楊型人：

「沒有具體原因、不明所以的恐懼，關於這種害怕的感覺，可能找不到具體理由，是沒有原因的。當事人可能十分恐懼，感覺有恐怖的事即將發生，然而他並不清楚那是什麼。」

巴赫醫生在《讓自己自由》一書中描述：

「你也是凡事恐懼的那種人嗎？對人或對現況的不安全感——即使你勇往直前，但恐懼剝奪了你生命中的快樂……非常多事情都讓你感到害怕嗎？」

☑ 情緒花精（短期速效花精）短暫服用 用於突發狀況／短期的情緒	☑ 人格花精（長期調整體質花精）長期服用 用於根深蒂固的情緒模式	□ 12 名療癒者（巴赫醫師最早發現的花精之一）	□急救花精成分之一	□基礎花精

白楊小檔案：

白楊花精取材自歐洲白楊樹（學名：*Populus Tremula*），此樹種原生於北非許多地區、亞洲和歐洲。北從斯堪地那維亞半島的北極圈區塊，向南至英格蘭、蘇格蘭都有它的蹤跡，在蘇格蘭高地尤其常見。

白楊樹為外形高瘦的喬木，有著淡灰色的樹皮。只要一點點風就能讓樹葉沙沙作響，這是白楊樹葉最具特色的地方。白楊樹的葉子到了秋季多轉為黃色，有時是紅色。白楊樹最獨特之處，在於它是雌雄同株的樹種，不像大部分樹種有雌樹、雄樹之分。白楊樹具有先鋒植物的特性，在經歷森林大火或其他自然災害後的荒地上，白楊樹能迅速在該處大量繁殖生長。

建議使用白楊的狀況：

各種成癮；心臟虛弱；消化問題，例如腹部痙攣、胃灼熱、噁心或潰瘍、飲食疾患；頭痛；荷爾蒙失調；過動；換氣過度；歇斯底里；不安全感；失眠；近視；神經問題；體重過重（大多見於成人）或體重過輕（大多見於孩童）；偏執；心悸；身體、情緒或性方面遭受虐待；暈車、暈船、暈機。

白楊的心理側寫

白楊型的人，通常會突然陷入焦慮，這焦慮也許純粹始於一場惡夢（對於任何為惡夢所苦、想回歸內心平靜、一覺到天明的人而言，白楊非常有用）；或是來自一則令人憂慮的消息；又或者在輾轉反側、難以入睡的失眠夜裡[註9]，我們聽著自己腦海裡千迴百轉的「如果發生了什麼……」重複播放，因而內心感到一陣茫然時，焦慮悄然而生。

或者，當事人的焦慮感比較屬於長期存在，是一種持續、說不出所以然的焦慮不安。通常這種不特定的焦慮，與當事人纖細的感知有關，或者可說與他的敏感共生的一種狀態。白楊型人很敏感：對自己或他人的情緒變化、對環境和氣氛的改變、對未來可能的變動都相當敏感，而未來可能的變動帶給當事人的不安或許最為強烈。跟其他數種花精一樣（鳳仙花即為其一），白楊是一種對治「聚焦未來」（即不在當下）的花精，需要白楊的當事人，通常眼裡只看得到未來，就算只是不久的將來也算，以至於容易忽略當下及過往的處境。

人格分析

直覺力、想像力，伴隨上述的敏感特質，是理解長期或根深蒂固白楊狀態的關鍵。白楊型人——特別是白楊型孩童，常常有著豐富過了頭的想像力，他們雖懂得實話和謊言的差別，但他們不一定總能區分想像和現實。什麼是真實、什麼是幻想的虛構情節，對他們而言，這兩者間的界線既模糊又脆弱，因而難以區分。

同時，許多白楊型人又具有強烈的直覺，他們發現自己被困在不祥的預感裡，敲響的警鐘聲提示著警告，但他們並不完全知道危險何在，卻也無法不聽到。沒有逃走、也逃不走，他們被滯留在戒備狀態裡，繃緊神經提高警覺，這使得他們無法放鬆、無法享受人生、無法自在地活出精彩的人生[註10]。

白楊型人最糟的狀況是，當事人會進入一個他無法離開、也離不開的幻想世界裡，一個美妙如夢的世界，或是一個隨時會傷害到他的黑暗國度。無論是哪一種類型，對白楊型人而言，這些想像都栩栩如生，真實如同陽光空氣水般的存在於他的生活情境裡。

這所有的一切，可能都讓我們覺得白楊型人的想像力與直覺力，並沒有帶給他對這個世界該有的真實認知，像累贅般毫無建樹可言，但事實也並非如此。通常白楊型會在所謂的超感知能力（psychic abilities）展露他的真本事。他們能描繪出連自己都不知道事物的一些細節，或是能在事件發生之前預先看見，他們對他人及動物具有超乎常人的共感和理解。然而，即使是這樣的人，白楊型的敏感仍可說是一種不純粹的祝福，因為這還是會為當事人持續帶來焦慮，除非他能夠瞭解並接受自己這種白楊狀態，以及有能力駕馭自身的敏感，才可稱得上是真正的祝福。

大概沒有比年輕的白楊型更需要被關心和照顧的人了。他更需要浸淫在充滿正面、樂觀的價值觀和想法的環境裡。唯有他將樂觀內化成為自己的一部分，取代原本與生俱來對未來的不安全感，他才真正解除焦慮。

9.若你感覺在這樣的夜裡，你的腦袋紛擾不休，充滿盡是讓人心煩意亂的念頭，用白楊加白栗花調成的複方，這能將心理與情緒的感受帶回平衡，回到平靜安穩的睡眠。

10.911事件發生之後，（美國）政府使用顏色作為警報系統的指標，從這個概念思考，也許就不難理解白楊型人承受的痛苦。白楊型人生活在持續的橘色警戒狀態裡，沒有理由地戒備著。事實上，發生了911事件之後，或許我們都比以往更需要白楊花精了。

白楊型的負面特質

長期處於白楊狀態的人，他們過著一種受恐懼支配的生活。白楊型人是焦慮的一群，出於恐懼而活得很侷限，害怕夜晚、怕黑、怕自己做的惡夢，他們是如此深陷於這些恐懼當中，以致於連睡覺這件事都開始讓他們感到害怕。對他們而言，黑暗與上床睡覺等同於將自己放在無法掌控的處境，只能任由那些狀況擺布自己。長期的失眠普遍存在於白楊型中。

處在負面狀態的白楊型人似乎受制於自身的敏感，就好像他們對所處環境或自己總是覺得哪裡怪怪的、沒辦法舒適放鬆。他們試著走避所有令他們感到焦慮的事物，為自己尋找庇護。以小孩為例，他們很容易在睡覺時執意要開整晚的燈，或沒蓋某件特定毯子就不行，或一定要有可以讓他傾吐害怕困擾的娃娃在身邊作伴；白楊型的成年人，則會緊抓讓自己有安全感的事物，把自己四周都放滿這些物品，或是緊黏讓自己有安全感的人，好讓他們度過漫長的夜晚（註11）。

宛如囚犯一般，白楊型人受制於自己的恐懼。同時，他們也被自己的想像力左右，因為造就他們恐懼的肇因，正來自於他們自己像魔術般出神入化的想像力。他們的意識——特別是在睡眠中居主導地位的潛意識——好比那些中世紀地圖，將世界劃分為已知及未知領域，並且在未知領域的部分特別標示警告「小心此地惡龍出沒」。事實上，讓白楊型人恐懼顫慄不已的惡龍，多半是從自己腦中而來。

負面的白楊型人缺乏信任感，他不信任生活的世界，常覺得自己與這個世界格格不入。他也不信賴未來，對他而言，未來真的就像地圖上那片未知疆土，是一個無人能到得了、見得著或真正瞭解的地方。負面的白楊型人活在一分為二的世界裡，一個是已知的世界，當然這個不會是引發焦慮的原因；另一個就是未知、不可知的世界——這個就是一直引發焦慮的根源所在。

關於負面的白楊型人，還有一點重要的是：由於恐懼著任何未知的事物，他們多半缺乏勇氣，傾向於扮演被害者的角色（被迫接受的狀況不算在內），他們對生活大小事的反應都過度小心翼翼、過分謹慎。瞭解這一點，有助於辨認出哪些當事人需要使用白楊。再沒有別種類型的恐懼者像白楊型一樣，對未知的事物如此這般戰戰兢兢——從對陌生的狗、乃至從沒吃過的新食物皆然。面對不認識的事物和人，他們會膽怯而迴避；若有人好心鼓勵他們嘗試新事物，他們很可能會反應很大而且抓狂。

負面的白楊型人，尤其是孩童或年長者，可能使全家的生活都受到制約。由於出自關愛，其他每位家庭成員都得小心翼翼，確保這位白楊型家人不會被逼到極限、無法負荷。如此一來，整個家庭都成了囚犯，被監禁在白楊型人那名為「恐懼」的牢籠裡，備受牽制。

負面的白楊狀態與負面的鳳仙花狀態很相像，皆是坐立難安，也都跟未來有關。不過白楊型人不會易怒，倒是鳳仙花型人會因為焦躁不安而容易發脾氣；說到與未來的關係，白楊型人害怕未來，而鳳仙花型人則是受迫於未來。

這裡有一點很重要，雖然上述探討的白楊

---

[11] 像這種對安撫、持續且立即需要「陪伴一整晚」的需求，特別是那些白楊狀態已根深蒂固的人，常轉而用酒精或藥物獲得慰藉、自我舒緩。他們很容易對任何東西上癮——對性、藥物，又特別以酒精為首——這些物質讓他們感覺安全、麻痺原有的焦慮。基於這一點，白楊型和龍芽草型人很類似，龍芽草型人是用酒精、藥物麻痺自己的痛苦、不快樂，而白楊型人則是用酒精麻痺自己的焦慮不安。

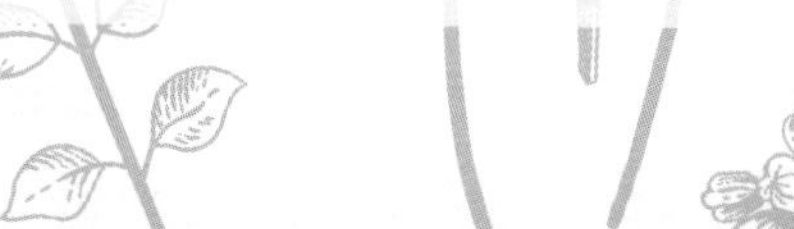
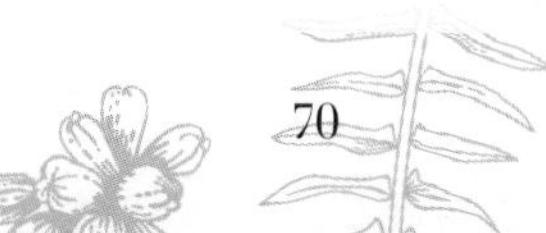
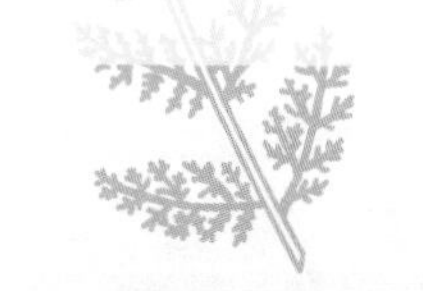

焦慮感，多來自於他自己想像力的磨難；然而，並非所有的白楊型個案都是因為糟糕的想像力才會焦慮不安，例如戰後的軍人、暴力犯罪下的受害者，以及受思想、言語霸凌、身體受虐待的人，事後都有可能呈現白楊型的焦慮不安、過度敏感。還有那些原本對世界充滿信任、對未來懷抱期待的人，當他們因為極度痛苦、極度驚嚇的遭遇而受到傷害，這些人也許可以藉由白楊的幫助，重新回到與生俱來的那種樂觀心境。事實上，在我們人生中有許多真實的事件或處境，會把我們引領向白楊，停下來檢視自己的狀態，也因著使用白楊，使我們能夠撥雲見日，不再受焦慮的束縛。

> 處在負面狀態的白楊型人似乎受制於自身的敏感，就好像他們對所處環境或自己總是覺得哪裡怪怪的、沒辦法舒適放鬆。他們試著走避所有令他們感到焦慮的事物，為自己尋找庇護。

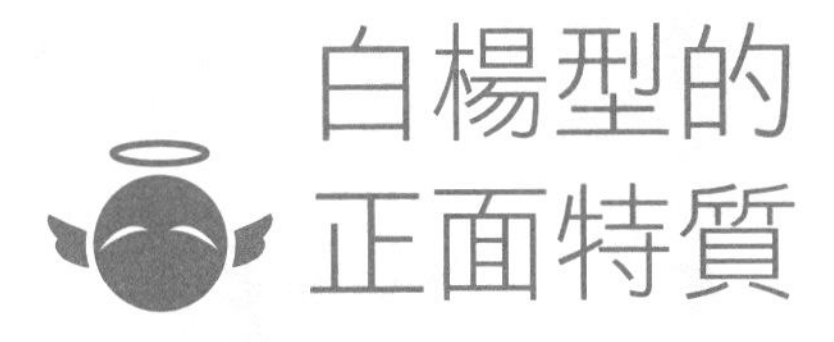

白楊型的正面特質

在白楊型人對治好自己的恐懼之後，他們便成為有能力帶領我們進入未知的人，不論這個「未知」指的是身體的、想法的或情緒的狀態。白楊型人是探險家——心靈世界與情緒世界的探險家，當然也包括我們所處的物質世界。他們能夠帶著自己與生俱來的敏銳感知，仍然勇往直前。很重要的是，即便白楊型人用了花精獲得平衡，他們一點也不會喪失原本的天賦，依然保有想像力 洞見、對人和環境的敏感度。但他們對於自己天生的想像力和洞見會有更好的體認，善用這兩項能力作為工具，讓自己的生活過得更加圓滿，而不再視之為累贅。

正面的白楊型人可勝任優秀的治療師，也是天生的諮詢者。他們通常天生能從事與動物相處的工作。

當白楊型人處於正面狀態時，他們會有十足的信賴感，產生讓自己無畏無懼面對未來的勇氣，成為自己的主人去開創未來，為自己也為著大眾。

白楊型孩童

無論幾歲，白楊的情緒問題始終如一，不因年齡不同而有差異。無論白楊型人是何年紀，在他們身上你會看到同樣的焦慮、恐懼、不安（特別是對未來和未知）。不過，在白楊型孩童身上，你可以找看看是否存在著不易解釋的疾病，由焦慮外顯到身體層面，尤其是胃痛和莫名的疼痛（註 12）。

此外，所有白楊型人皆不確定他們怕的到底是什麼。但是，白楊型孩童，他們的情況乍看之下可能較像溝酸漿的恐懼——具體、已知的狀況，例如害怕理髮師剪頭髮、怕看牙醫、怕看醫生，你可能因此想給他溝酸漿（當然，如果不確定究竟是哪一型，那麼同時給予溝酸漿和白楊也沒什麼問題，雖然經過仔細揀選的單方花精能達到較好的效果）。而應該花時間瞭解孩子本身是否曉得自己害怕的對象是什麼，還是他的恐懼對象其實並不明確，光是想到看醫生、剪頭髮就讓他莫名頭皮發麻、渾身不對勁——假設孩子是對不可知的未來極度焦慮和害怕，那麼不用懷疑，這個就是白楊型，因為他完全符合白楊狀況的核心。無論孩童或成人，只要當事人一想到即將面臨的人事物會心生恐懼，並感到又疑又懼，這就符合且適用白楊花精的範疇。

白楊能為孩子們帶來極大的幫助，舉凡與生俱來就對「自身利益過度敏感」的孩子，以及似乎可接收到來自超現實訊息的孩子。每晚他們提高警覺，撐著眼皮不敢睡，怕睡著會做夢或是做惡夢。對於晚上不想上床睡覺以及拒絕自己睡的孩子，記得想起白楊花精，對於恐懼起來就歇斯底里、不受控制的孩子，特別建議使用白楊。

12.如果你發現這些疼痛與氣候變化相關，不需要太驚訝。由於白楊型人對所處環境十分敏感，因此當改變產生，他們也許會很突然地同步出現一些小病痛，在任何年齡皆是如此。有些人可能對直撲而來的暴風雨非常敏感，有些人則是在氣壓變化時產生時有時無的嚴重風濕性疼痛。

白楊型成人

對於需要白楊的成人而言，他們的核心問題是焦慮。長期受到原因不明又揮之不去的恐懼而困擾的人，可以考慮使用這款花精。白楊型人永遠無法確定自己害怕的是什麼——這正是白楊型的關鍵，他們只是覺得「有壞事即將發生」。白楊型人感覺到的是一種原因不明的焦慮感。

這種焦慮的感覺，在孩童和年長的人身上比較外顯，較容易觀察；而白楊型的成人，儘管帶著焦慮，卻也是持續努力把自己的生活過好，因此反而較難以察覺。如此一來，若要能發現當事人對白楊有需求，可能取決於他自己夠坦誠開放，或是花精師要夠敏銳了。

白楊型人除了對物質世界很敏感，他們在超自然方面也多半非常敏銳。除了感覺焦慮以外，他們還可能會看到靈體、氣場，接收到預感或從感覺而來的指引。與白楊型孩童一樣，白楊型成人每天都得應付那些似乎是從其他次元傳過來的提醒和影像，他們同時也是對神話、奇幻小說非常感興趣的一群，這些著作就像白楊型人經歷到的世界一樣，都是在描述著別人看不到的世界。若是以收音機作為比喻，白楊型人能比大多數人接收到更多的廣播頻道。他們的感知範圍既廣且深，不像我們大部分的人就是混沌無感的與訊息擦肩而過。

當感到焦慮時，白楊型孩童通常在胃部產生不適；而白楊型成人，則常常反映在皮膚上，例如起雞皮疙瘩及各種刺痛感。然而，兒時那種極度緊張引發的胃不舒服，可能一直持續到成人階段，通常還可能變成一種慢性的噁心反胃以及消化功能失調。

大部分人視白楊為「情緒」花精（註 13），在突發狀況時使用能發揮得最好。確實我們每個人在日常生活中或多或少都曾經歷白楊的狀態。例

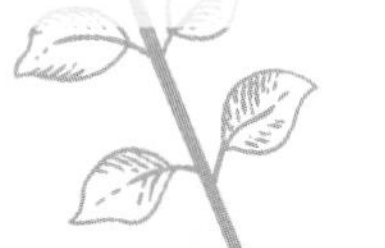

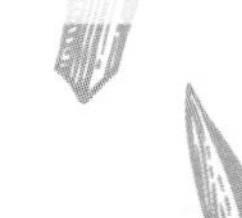

如每當引發壓力的某特定事件出現時，即會迫使我們陷入焦慮或莫名的恐懼。舉例來說，往日差點造成意外的交通事故，可能讓我們從此對該條路充滿不安，或是對事發時的時段、天氣產生不好的印象，日後只要那個時間一到或那種天氣一來，我們就特別惶恐，這種情況需求的花精比較接近溝酸漿；但如果同樣與意外事故擦肩而過，帶來的是隱約莫名的感覺，覺得一切都不對勁，覺得下次可能就躲不過這場劫難，像這種焦慮感，就需要用白楊來幫助當事人恢復正常了。

不過，若就此認定白楊只能用在突發的狀況的話，未免也太小看它。在我的經驗裡，白楊對於處理慢性或體質般的情況表現得非常出色。白楊加岩薔薇做成的複方花精，相當有助於恐慌發作（panicattacks）的情形，它也常常作為關鍵花精，用於所有類型的畏懼症（phobias）；白楊加野生酸蘋果，常配給患有飲食疾患（或稱飲食障礙）的個案；此外，若是對生病感覺到無助或感到失控，使用白楊加上櫻桃李的效果很好；若當事人處在某種一切來得太殘酷、太過真實，以至於一時無法招架的焦慮狀態時，可以考慮使用白楊加伯利恆之星，協助幫助當事人平緩、冷靜、集中及鼓舞療癒。

對那些因吸食毒品導致自我消磨得愈來愈薄弱的人，白楊也能給予很大的幫助。因吸毒而造成歇斯底里式的創傷，透過白楊將能夠使當事人恢復平靜和平衡。通常這些人在任何時刻、任何地方都覺得不安全，世界在他們眼裡所見是一個混亂、駭人的地方。

總而言之，白楊可用來提升內在力量和自信，幫助個人的自我回歸平衡，帶來安適自在的感覺與安全感。

白楊型動物

若動物有不明原因的焦慮或恐懼表現，例如嗚咽、顫抖、退縮、喘氣，非常適合用白楊（特別是狗）；它對容易寢食不安的馬兒很有效；對於因壓力或恐懼而在家裡隨處尿尿的寵物也有幫助；若是動物來自收容所且過去經歷不詳，也可以考慮用白楊；對於那些認養後仍無法適應新住所的動物，可以考慮同時給予白楊與急救花精或胡桃，也可三者合併使用。

---

[13] 目前有兩種花精屬性的形容方式：像我們這種出身順勢醫學的人，會根據花精的本質把它們大致分為「短期速效」花精和「長期調整體質」花精，這種區分方式，是根據需要花精「本質」所需時間的長短而定；而嚴格遵守巴赫花精教育體系的人，則將花精稱作「情緒」花精及「人格特質」花精。情緒花精適用於突發且相對短暫的狀況，而人格特質花精則是用來幫助具有日積月累下性格模式已根深蒂固的人。

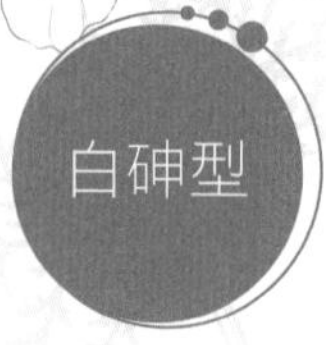

白楊 vs. 順勢療法

白砷型

白楊與順勢藥物白砷相比，這兩種處方都是配給受焦慮所苦的人，以及試圖讓自己能夠面對和處理那直撲而來的恐懼浪潮，藉此重拾生命和環境的主權的人。

不過，白楊與順勢藥物磷或許最為相像，這兩種皆用來協助像是怕黑，甚至是怕傍晚來臨這種沒有具體原因的恐懼類型。相較之下，砷型人的恐懼則是較為具體：怕死、怕窮或怕獨處，關於害怕獨處則與白楊型的情緒十分相像，這種恐懼感既無法說明原因又讓人心神不寧，當事人獨處時老覺得「很快會發生壞事」，基於這兩者的恐懼類型極為相像，所以會將砷型與白楊連結。

磷型

磷一如白楊花精，常常視作對孩童很好的順勢藥物，特別是年幼又敏感的孩子。白楊型與磷型人同樣都有很高的敏感度，他們對所處的環境非常敏銳，包括情緒性的氛圍和物理性的實體環境。他們對天氣變化也很敏感，而且常常擔心災難隨這些變化而來，例如害怕即將來襲的暴風雨，以及與天氣有關的大型災難。

★結論

儘管有著全面且重度白楊型焦慮與不信任感的人只佔少數，但是那種過度敏感和焦慮對我們所有人而言其實很常見。人都有擔心未來的時候，包括對自己以及對全人類的未來；我們都知道那種心跳加速的感覺，當感覺到那種空洞的恐懼伴隨著焦慮不安時；當所生活的世界變得更為危險的時候，我們對白楊的需求益發增加；當家裡的電視螢幕每晚總是播放著戰爭、恐怖主義，以及真實或想像的恐懼時，我們對白楊的需求愈是增加。或許在過去，不一定每個家庭都需要用到白楊，只有家有敏感孩子或充滿恐懼的老人時才需要它；然而就今日而言，一個沒有常備白楊的家，好比幾乎沒有防護措施的家一樣，對惡夢乍醒的時候、面對明天的到來之前、除了恐懼還是恐懼的時刻，以及在夜深人靜裡感受「大限」不久遠矣，在這些片刻，沒有比白楊花精更能有所幫助了。

最後，在對治的過程中務必記得：白楊型人會避開任何使自己受不了、引起焦慮的事物。一定要避免酒精和毒品——甚至咖啡或過多日晒都可能帶來干擾，他們一定要盡可能尋求平靜安寧。在巴赫花精系列中，白楊雖然會立即發揮些許良效，但它是一種確實需要多些時間運作的花精，而當事人的康復同樣需要好一段時間。盡量提供任何能為當事人帶來平靜與安全感的事物及環境，而絕對避免任何會引起混亂的可能。

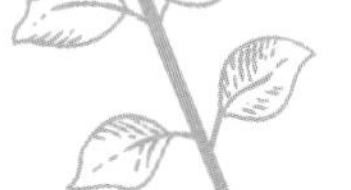

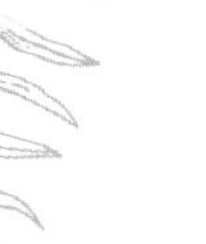
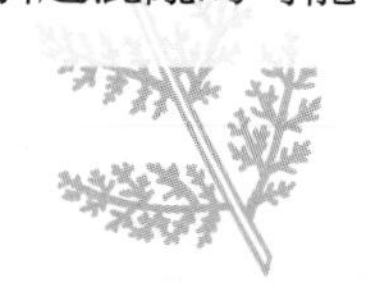

03 紅栗花

Red Chestnut

幫助無法停止擔憂他人的人

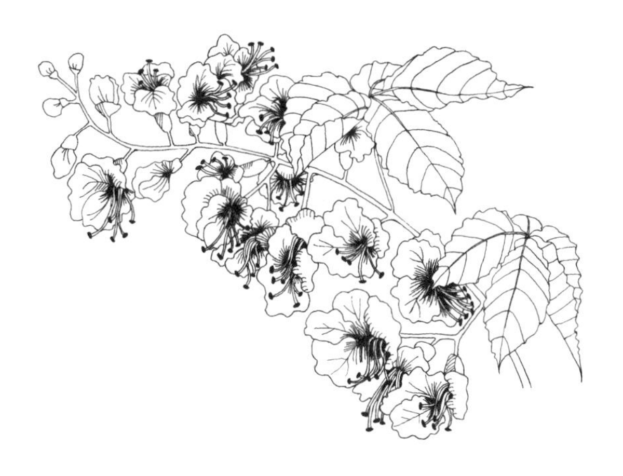

巴赫醫生眼中的紅栗花型人：

「不替別人焦慮就會感到渾身不自在」的人。通常這種人對自己不大擔心，但卻會為自己所愛的人感到極度擔憂。這種擔憂成為他們精神折磨的來源，通常他們會持續擔心，覺得有壞事即將發生在自己所愛的人身上。

☑ 情緒花精 （短期速效花精） **短暫服用** 用於突發狀況／短期的情緒	☑ 人格花精 （長期調整體質花精） **長期服用** 用於根深蒂固的情緒模式	□ 12 名療癒者 （巴赫醫師最早發現的花精之一）	□急救花精 成分之一	□基礎花精

紅栗花小檔案：

紅栗花樹（學名：*Aesculus Carnea*）其原生地在巴赫醫生生活圈以外的地方，一般最熟知的名字是「紅花馬栗樹」。它是由紅色鹿瞳樹（學名：*Aesculus Pavia*，又稱南美紅七葉樹）與馬栗樹（學名：*Aesculus Hippocastanum*）的混種，由人工培育出來。這種樹能耐乾旱，花如鐘形，呈現粉紅或淡紅色。紅栗花的樹形小，呈圓團狀，生長緩慢。

建議使用紅栗花的狀況：

上癮、厭食症及其他飲食疾患、打嗝、乳房腫塊及囊腫、食慾過旺、遠視、足部問題、失眠、強迫式行為、懷孕、不孕。

紅栗花的心理側寫

紅栗花的恐懼狀態較難辨識，因為在很多情況下，這看起來更像是一種善意、美德，畢竟就表面看來，世上還有什麼比關注我們所在乎的人更自然、更充滿愛的呢？

這個問題其實很複雜。首先，紅栗花型人對他人的關切是持續的，這種擔憂是無解的。因此，紅栗花型人沒辦法放鬆下來好好過自己的生活，而他們對於自己所在乎的人不會有放手的一天。如此一來，紅栗花型人自顧扮演起難以感到開心的父親或母親角色，他們倒不是對所愛之人的生活抉擇感到失望，也不是認為這些決定不符合自己的期待而不高興，而是他們始終認為所愛之人的選擇會使他們自己陷入危險處境（除非對方的選擇跟他們認為的最佳選擇剛好一致）。

當然，紅栗花型人最常關注的對象就是他們自己的孩子，但也不必然總是如此。任何人（人或動物）都可能成為紅栗花型人關切、掛心、嘮叨的對象，而這帶出了紅栗花型人的第二個問題：他們的關心是沒完沒了的。基於紅栗花型人對所愛之人的關注從不間斷，使得他們給出的愛令人感到窒息、掌控，而非滋養與自由，這使得接受他們愛的人，感覺如同脖子被套上繩索[註14]。

大多數人認為紅栗花是「情緒花精」，而非「人格特質花精」，因為他們認為沒有人能長期處在紅栗花的焦慮之下，也沒有人能長期忍受得了這種強度的關切。那是因為這些人沒見過我母親，不然他們就會明白。的確，紅栗花的狀態常常是短暫的，例如——晚上下起雪來，而孩子正在外面開著車，現在已經很晚了怎麼還沒到家，這場雪會導致我的孩子怎麼了嗎？——在這樣的情況下，這些諸多短暫的擔心片段加總起來，使得他們長期處於紅栗花的狀態裡。就如同白楊型人或多或少長期處在焦慮和不安裡，紅栗花型人也會不斷擔心著他所關注的對象，即使在一個陽光普照又溫暖的午後，他們擔心害怕的程度仍等同於那個下著雪的夜晚。

像這種負面的紅栗花型真的可能存在，生命中無時無刻都在替所愛的人恐懼，不斷需要知道一切都好、每個人都平安無事。而這種狀態，其實是在逃避面對、處理自己的人生——他們活在拒絕自己、否認自己課題的狀態之中，可能的話，還會把自己的恐懼大量往他們在乎的對象堆疊。

這種情緒狀態會帶來的最終問題：紅栗花型人這種強迫式的過度關心，不只破壞與所愛之人的關係，此外，還削弱自己把生活過好的能力。紅栗花型人傾盡心力關切所愛之人的需求，因此他們自願選擇——甚至他們也沒有問過自己——否認自身的需求。

在某些個案中，紅栗花型表現出來的愛和關切可能看似很崇高，甚至有如聖人，使得難以認定那樣是不好的。對這些個案，很重要的是注意那些被他們關愛的對象——那些似乎備受珍視的人——去看看，這樣表現出來的愛，為這些人帶來的是正面或負面的結果[註15]。

或許共同探討白栗花和栗樹芽苞兩種花精，是瞭解紅栗花最好的方式：這三種花精皆取自親緣樹種，而皆代表具有「強迫性」的特質。這三種花精所代表的每一型人皆會

14.別以為紅栗花型人只能對一個對象過度操心——他們當然有辦法。長期紅栗花型人可以一瞬間擔心全家大小包括寵物。他們的電話會響個不停，因為他們有「擔心的循環週期」，使得每個成員大約每小時都要撥一通電話向他報平安才行。

鎖定自己生命中一個特定的目標並執著其上。

白栗花型 想法上很執著，他們固著在某個特定想法裡，無法放下，這種情況可以是短暫也可能是長期的，短暫情況像是持續想著那天會議中被上司批評時，應該如何回應才是更好的答覆——這樣的思緒使當事人徹夜難眠；而深度且長期的強迫狀態，像是持續想著一個報復計畫、想著工作或構思創意點子，使得當事人有如被思緒接管、並形塑他的未來。

栗樹芽苞型 同樣具有強迫的人格特質，但他們的執著表現在行為上而非思緒。這型人（我們幾乎或多或少都有一些）當嘗試某種行為且成功後，就執著一定要那樣的生活方式。這樣的模式可能出現在壞習慣上，例如抽菸、暴飲暴食，他們都知道這樣做對自己不好，但卻無能為力；或者，出現在一次又一次的婚姻觸礁或工作失敗。栗樹芽苞型人老是做出同樣糟糕的決定、重複相同的愚蠢行為和言語，直到很久很久之後察覺自己的所作所為如此愚蠢，才有可能停止。

[15] 處理紅栗花型的個案時，牢記這點：他們的擔心事實上不見得「正確」。紅栗花型人對於關切的強迫式狀態，會蒙蔽自己的分辨能力，使得他們看不清楚何時是真的需要為所愛之人擔心的時機，何時又是他們單純因自己的強迫狀態而蒙蔽了雙眼。

紅栗花型 同樣也是這麼強迫執著，不過他們把自己的強迫特性向外轉移到其他對象身上，他們會鎖定一個或多個關切的對象，然後把自己的精力都放在這些人身上。這不僅耗損他們自己的生命能量，同時也令被他們關切的對象快要窒息。

人格分析

紅栗花型人這般夾雜著愛與憂慮的情緒，讓自己與在乎的對象兩邊皆付出很高的代價。因為這種紅栗花型的憂慮不只損耗精神和情緒，連帶身體也會受到影響。當事人無止盡的擔心和憂慮容易使健康出問題，這與白楊型人因不斷焦慮而變得虛弱，最後生病是一樣的道理（就像一輛空轉的車，他們無法減速放鬆下來）。結局常常是紅栗花型人的棺柩旁圍滿親友家屬，對其生前這份善行美德及自然流露的關愛頌揚不已。

被紅栗花型關愛的對象，一樣付上了代價。他們必須忍受這份愛帶來的負擔，一直受到監視的感覺，還有總是過度關心。他們負荷了愛的重量，好像身體真的能感受到一直有能量從紅栗花型人（他們把生活能量向外轉移）而來，被關愛的那一方對這種能量不大會覺得是愛，反而像是被控制。倘若這些對象不持續配合好讓紅栗花型人覺得放心，會促使紅栗花的警覺狀態更加升高——以愛和關心之——紅栗花型人會變本加厲，更加強烈的想要確保「一切都會好好的」，更加嚴格要求關注人出門要穿雨鞋、帶把傘、好好工作、房間收拾乾淨、不要碰酒、遠離會帶壞自己的人事物，還有這個、那個等等。

紅栗花型的負面特質

這類型人通常乍看之下非常和善親切又充滿愛，然而事實上，他們有著不少且各式各樣的負面特質。

首先，紅栗花型人——無論處於暫時或長期狀態——他們看待任何處境時皆把焦點放在最壞的可能性上，例如在沒有任何證據支持的情況下，他們會假設並認為自己親愛的人死在了溝渠裡。這樣的特質，讓紅栗花和荊豆並列為巴赫花精中最為悲觀者。紅栗花型人從不相信所愛之人幸福又快樂，事實上他們一團溫暖窩心的愛底下隱藏的悲觀，只是將事情弄得更糟。

因為紅栗花型人和他周遭的人，經常把那份強迫式的擔憂誤以為是健康之愛，如此一來，這種強烈的悲觀不只被接受也被助長了（因為擔憂被視為是「充滿愛」的表現），使得當事人那強迫式的思維模式愈加惡化，而且遲早，紅栗花型人和他們在乎的人都會越陷越深。紅栗花式的狀態——無論暫時或長期——對「充滿愛」的紅栗花型人以及他們所愛的人，都是有害的。

第二個負面特質就是擔心的本質。伴隨紅栗花型的擔心和關切而來的就是警告。警告的意思就是「不行」，告訴所愛的對象不行去那邊、不可以做那個、時間晚了不行在外面流連忘返、不要開車等等。慢慢地，這會使得被他們關注的人變得無能，也使得紅栗花型人本身在這些過程中精力耗竭。

對於自己在乎的對象，我們很自然會關注、擔心，但這樣的關注必須適可而止，我們應當像關注他人一樣，回過頭好好關心自己的生活。需要一些平衡和界線。對於我們所愛之人，我們應該抱持的期待是希望他們過得精彩且自由，在他們自己的人生中獲得健康和喜悅；同時，我們自己也應當想要成為一個健康、快樂的人。而紅栗花型人，則是把彼此之間本來再自然不過的愛的流動及互相關注，用有害的方式包裹起來——無論他的表現看起來多麼美好。

紅栗花型的正面特質

說到愛人的能力，紅栗花型人給予他們所愛之人的愛，實在無人能及。他們全然付出關愛和給予支持。當處於正面狀態時，沒有任何一型人比他們更能為所愛之人帶來正面的情境。

當紅栗花型人進入正面狀態時，他們不會失去真正去愛的能力，取而代之的是，他們不再悲觀，不再在腦中看見所愛之人遭逢災禍的劇碼，而是看見關愛的人幸福又圓滿。他們能夠信任，相信對方可以健康長壽、一生多有成就；他們感到放心，信任自己所愛的人具有足夠的智慧走在生命的康莊大道上；並且也相信他們具有足夠的能力跨越生命帶給他們的課題。

正面的紅栗花型人隨時準備好去幫助他人，不過他們一點也不閒，他們可是忙著過好自己的人生，傾神聚焦在自我實現呢。

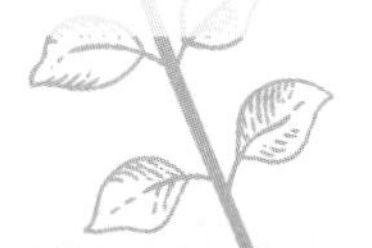
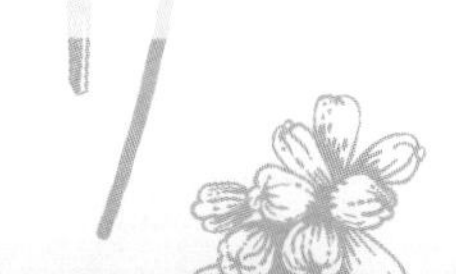
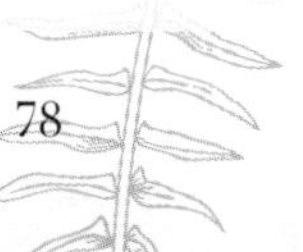
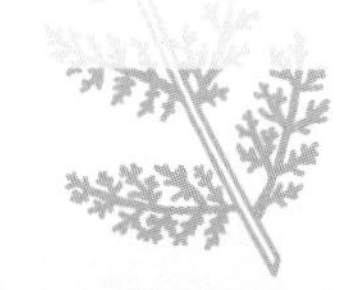

紅栗花型孩童

別誤以為紅栗花的狀態多出現在中老年人。的確，長期以紅栗花的想法思維是成年人居多，然而孩童也可能跟著養成這種傾向。紅栗花型的孩童會擔心爸媽的福祉，若情況單純，這可能導致孩子產生分離焦慮；而在較為長期的情況下，則使得一段正常的親子關係角色顛倒。

長期背負紅栗花角色的孩童，他有扮演一家之主的傾向。這類孩子通常看起來比較老成，而他恐懼擔憂的面向則更像個成年人，超過自己的實際年齡。跟紅栗花型成人一樣，他會限制自己對遊戲機、電視與生俱來的興趣，取而代之的是擔心著飛航安全及恐怖分子。只要是他在乎的對象，他都非常關心對方的安危，這還包括家裡養的寵物，而也會是孩子最關注的焦點與對話中非常頻繁出現的話題。紅栗花型孩童的擔心會造成自己極度焦慮，而這個焦慮對全家而言是個負擔、帶來嚴重的傷害。

紅栗花型動物

這不是個容易應用在動物身上的花精，但有一個特別的用法可能很有幫助——若是動物在等候飼主回家前會極度躁動的話，可以考慮給牠們這個花精。通常在主人到家一小時之前，這種焦慮就出現了，牠們會愈來愈靠近門或窗戶邊，好看見飼主到了沒。在飼主抵達之前，牠們已經激動到近乎瘋狂的地步，干擾到房子裡面的所有人。而當飼主總算回到家，還得要付出非常大量的注意力在牠們身上，甚至多過給自己的家人。對於這樣的情況，紅栗花的作用可說令人驚嘆。

紅栗花型成人

那些長期的紅栗花型人，他們對真正的美德——善待另一個靈魂的胸懷——產生誤解。這狀態對他們自己和所愛的人皆帶來很大的傷害。紅栗花型人會扮演起對方父母的角色，受他們關愛的對象可以是小孩、伴侶或是珍愛的寵物，無論這麼做是否合宜，無論是否真的是對方想要。請記得，這種花精型人如此負面的原因之一，就在於被關注的那一方其實沒有選擇權，他別無選擇成為被愛的對象、被過分擔心的焦點，他毫無選擇的餘地。事實上他只是被過度關注緊抓不放的對象，他接收到的並不是愛。在極端的情況下，這些備受關注的人可能不會讓紅栗花型人知道自己的任何感覺；此外，他還可能用盡全力要獲取自由。

若紅栗花型人與他們關愛對象是非親屬關係，而且雙方都是成年人，他們之間的關係通常跟性有關。在這樣的角色關係裡，過分關注遮蔽了當事人內心的嚮往，隱藏在關愛簡訊的背後是想控制對方行動的渴望。在這種雙方具有對等力量的情況下，因為都是成年人，所以還保有各自的自由。

然而，當被關愛的那一方是尚未能獨立的孩子或寵物時，就是完完全全受制於紅栗花型人的強迫式擔心。當生活方式和行動不斷受到關切和限制時，這些受關愛的對象會感到難以喘息、心神不寧，在這種情況下，紅栗花型人就成為「愛的獨裁者」。

紅栗花 vs. 順勢療法

氯化鈉型

紅栗花點出一個議題，究竟是無私還是自私始終是個謎。在很多方面它和順勢藥物氯化鈉（Natrum Muriaticum）最相像，這是取材自一般食鹽，傳統上使用歷史悠久並廣泛應用的一種順勢藥物。跟食鹽型人一樣，紅栗花型人傾向於將自己全部的精力外放在關切的對象身上，例如，為了孩子，他們會犧牲一切。但問題點在於，紅栗花型人一點都沒有照顧自己的意願，反倒把焦點都放在對方的生活上，如此常常製造緊張，徒生擔憂。他們可能變得過度保護，有過度黏人的問題，還有缺乏適當的情緒界線或範圍。在這方面，紅栗花也可與巴赫花精中的帚石楠對照，這兩種花精型人都有不當的強迫式態度、窺視打聽以及太過靠近，冒犯侵擾到對方的情形。

★結論

比起事情只發生在我們身上，假如傷害將發生在所愛的人、我們已對其敞開心房的人身上，沒有人能夠受得了。

紅栗花的狀態使得脆弱的人性扭曲反常，變成一種負面的情緒狀態，原本對他人自然產生的關心變成一種針對和強迫，日漸減少對自己的關注。

紅栗花的情緒狀態很難應付，畢竟在許多下雪的夜裡，當我們愛的人還沒回家，我們當然會擔心。然而，就像每個父母都清楚知道，我們必須抱最大的希望，以應付意外。然後我們坐到深夜，保持晚餐溫熱及維持屋內明亮。

在這些時刻裡，紅栗花花精可以幫助我們平衡及冷靜，幫助我們相信最好的結果，而不陷入非理性的想法。

一旦紅栗花的思維模式變成根深蒂固的慢性狀態時，要回歸平衡就非常困難。

原因❶　因為紅栗花型人（事實上是所有栗類型人）就像楊柳型人一樣，他們往往會否認真相，不認為哪裡有問題，所以那些我們認為是強迫和不理性的表現，在他們看來卻是一種愛，因此，他們極可能拒絕治療。

原因❷　即使紅栗花型人同意試花精，你也要準備好面對下一道關卡。紅栗花並不是一個作用快速、立即見效的花精，它如一個綁得特別緊、難以鬆開的繩結，需要時間和耐心。

最後，很重要的是，也必須照顧被他們關愛者的心理需求。你會發現這些長期受控制的人進入紫金蓮狀態，他們相當怯懦，而且對受支配習以為常。另外，有些人需要冬青，可協助他們釋放憤怒和怨恨。

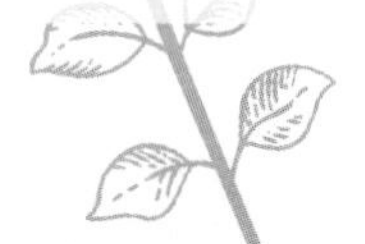

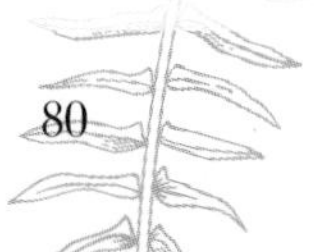

04 岩薔薇

Rock Rose

幫助帶著恐慌的人

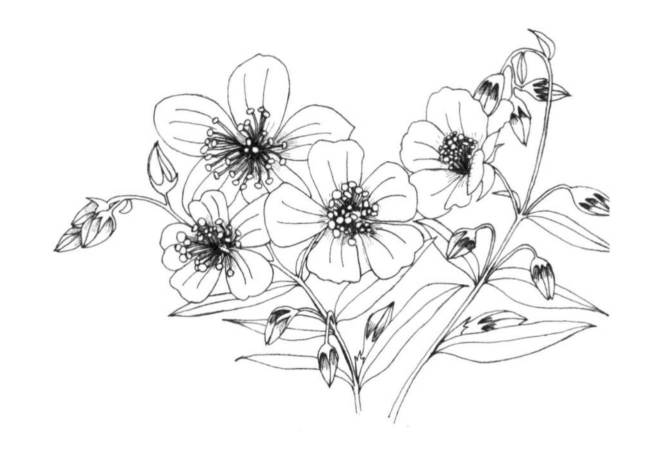

巴赫醫生眼中的岩薔薇型人：

「這是緊急時用的花精，在感到無望時使用。例如意外事件、突然發病不適，或是當事人極度驚嚇害怕，或是發生足以產生巨大恐懼的嚴重狀況。假如當事人處在意識不清的狀態，可以用岩薔薇花精在他嘴唇上沾潤，此時可能還需要用到其他花精，例如，若當事人失去意識、處在一種深度昏睡狀態，加用鐵線蓮；若當事人備受煎熬，加用龍芽草，以此類推。」

在巴赫醫生研發出複方花精，予以正式命名之前，他將單方岩薔薇花精當作「急救花精」[註16]。岩薔薇是最早具急救概念的花精，後來新研發共五種複方花精，它也是此新版本的成分之一。

換句話說，務必留意謹記，當我們剛開始研究岩薔薇時，它很少作為調整體質花精（或作人格特質花精），因為很少有人長期處於這種情緒調性，所以它可說是突發危機狀況使用的花精，也是幾種突發狀況用花精之中最重要的一個。

☑情緒花精（短期速效花精）短暫服用 用於突發狀況／短期的情緒	□人格花精（長期調整體質花精）長期服用 用於根深蒂固的情緒模式	☑12名療癒者（巴赫醫師最早發現的花精之一）	☑急救花精成分之一	□基礎花精

岩薔薇小檔案：

岩薔薇（學名：*Helianthemum Nummularium*）原生於南歐，後來生長遍及北歐和北美洲。岩薔薇在英格蘭特別珍貴，然而英國的氣候條件讓它不易生長。岩薔薇性喜陽光，是一種漂亮的灌木植物，以開著色彩鮮明的花朵而知名，五顏六色皆有，鮮黃色最為常見。

建議使用岩薔薇的狀況：

焦慮發作、車禍、死亡及瀕死、心臟病發、歇斯底里、夢魘、恐慌發作、身體創傷、受到驚嚇、中風。

16. 尚未熟悉巴赫醫生的複方花精「急救花精」的讀者，請參見〈第13章〉，列有關於其歷史來源及用法的更多資料。在此只需先知道「急救花精」是綜合五種巴赫花精所調配而成，包含：櫻桃李、鐵線蓮、伯利恆之星、鳳仙花，加上本章探討的岩薔薇。

岩薔薇的心理側寫

當我們處理正處於真實恐怖經驗感受中的當事人時，很可能目睹這種岩薔薇型的情緒狀態。在恐懼狀態下，當事人的身體可能真的會僵住，就好比一頭過馬路的野鹿被來車的大燈強光嚇呆了怔在原地那樣，無法反應。當事人身體僵住，一顆心跳個不停，好像快要爆炸，或是彷彿從此心跳停止。受到事件刺激之後，這些症狀可能持續數秒、數分鐘、或數日，甚至更久。引發驚懼和恐慌的原因可以是一件事、二件事、百千件事，可以是公路上險些擦身而過的交通事故，乃至暴力犯罪事件，或是自然災變，例如龍捲風、地震等等。在治療處於岩薔薇狀態的當事人時，我們面對的是置身危難、幾乎性命不保，歷經可能是最深層恐懼的人，是驚嚇、害怕和恐慌全部都有的人，或是事件結束之後都還沒從這些情緒走出來的人。

恐慌狀態中，縱然個人的特殊反應因人而異，但在某些肇因方面卻常有類似之處，無關乎當事人不同、案例不同。

恐懼因素❶ 首先，害怕和恐慌的肇因通常是突如其來，就好像不知道會從哪裡衝出來一隻狗攻擊你，或某一輛車突然往你的車道偏移；也像是任何為生命而存在的規劃和生活方式突然被抽離，然後你置身在一個不在計畫裡、束手無策的狀況下。這些是我們寧可從來不要經歷到的，一刻都不要。假使碰上了，還祈求老天帶我們脫離險境才好。

恐懼因素❷ 第二，造成岩薔薇情緒狀態的原因幾乎都屬於外來因子。即發生在你身上的狀況並非你所製造、非你所計畫，也就是說，人完全沒料到經歷這樣一場危機，而且通常會激起腎上腺素本能反應。

上述兩個引起恐懼的因素所指——面臨失控狀況，幾乎所有人都會害怕。像是黑暗中行駛在結冰的道路上車子打滑，我們控制不了車的速度和這輛重達兩千磅鋼鐵的運轉，還被困在裡面。失控導致恐懼感，當你是被迫承受結果、再加上你知道那是極度駭人的情況，這當然會引起我們情緒化的反應。

即使是同一情境，沒有人的反應會一模一樣，借巴赫醫生的話：

鳳仙花型 在結冰的路上車子打滑，對於機靈的鳳仙花型人可能會夠快應變到足以把車拉正回來，因此受到的驚嚇比較小。

鐵線蓮型 對鐵線蓮型人而言，好像從習慣出神的狀態突然被拉回現實那樣，反應可能慢一點，所以導致車禍和受到較深驚嚇的機會比較高。

馬鞭草型 對馬鞭草型人而言，他們可能就當整件事情是一種挑戰。

白楊型 而對於原本就已經很焦慮的白楊型人，事件可能會讓他經驗到較深的情緒創傷，甚至把冬雪夜晚列入避免行車的清單裡。

所以一定要記得，當被迫拉進未知又充滿威脅的情境中時，我們每個人帶著程度不等的力量與脆弱，因此即便面臨同樣的威脅，並不一定每個人都會反應出岩薔薇型的恐慌與驚嚇。也因此，好好觀察當事人以及他們的情緒狀態，對從事巴赫花精治療師的人而言絕對必要。往往見到的做法是只以造成威脅的情境為基準，為當事人調配花精，而不是基於他個人受到威脅後所產生的反應如何來選擇（還有接著介紹的櫻桃李也是）。

⚠ 以「反應」為選擇花精基準

當然把岩薔薇或是其他巴赫花精配錯了，並不會危及當事人的健康狀況、也不會使情況變得更糟，只不過，如此對於讓當事人盡量正確選擇花精，並沒有助益。因此，為了瞭解巴赫花精、為了盡可能以最佳的方式運用它們，非常重要的是，要根據當事人面對該情境、或對該心情所呈現出的反應來挑選花精，而非情境或心情本身（註17）。

重視當事人的需求

很多較草率的順勢醫生逕自把山金車（Arnica）配給所有瘀青的當事人，卻常常漏掉例如像雛菊（Bellis Perennis）這個較佳的選擇。我假設他們在該注意當事人的時候，把對當事人可能真正有幫助的藥方排除了。同樣地，有些時候，有的巴赫花精師也只依當事人所處的外在情境來挑選花精，而非依照當事人本人對情境所產生的個別特定反應。更糟糕的是，我太常見到巴赫花精師「以自己遇到相同情境的感覺和需求為依據」，以此調配花精，這樣做對當事人很可能完全沒有幫助。假若我們不能把屬於自己個人的需求和腦中既定的想法放掉，好好注意眼前當事人的需求，那麼即使有很棒的花精，我們也可能完全做不好。

在處理這類的當事人時，重要的是明白置身於創傷的情境時，人體驗到的不只是狀況當下導致的創傷；在狀況結束之後，創傷仍會復返。在當事人能完全消化過去發生的一切，以及看見經歷對自己造成的巨大影響之前，他或她確實無法勇往直前。

這就是巴赫花精能幫助當事人做到的——消化那些已發生的（無論是當事人自己引起，還是迫不得已遇到），從中學習，然後無畏且自由的向前邁進。

人格分析

急救花精——岩薔薇

對於非常明確的岩薔薇型個案，你給出這方花精時，你真的是在急救對方。岩薔薇能幫助當事人從迷失的創傷和恐慌中走出來，恢復健全的心智和清晰的頭腦。當人生跌落無盡深淵，當原本都規劃好、安全無虞且晴朗美妙，一下變得漆黑慘暗、充滿恐怖，這個花精能協助情況撥亂回正。

如我前面所述，岩薔薇幾乎永遠作為速效花精，因為能在這等驚恐中活著過日子的人實在少數，所以岩薔薇是短期使用的花精。而一旦當事人開始回歸自我，恐慌退去了，理性心智回來了，對這個花精的需要也就告一段落。

但並不是說當事人對巴赫花精的需求到

對於非常明確的岩薔薇型個案，你給出這方花精時，你真的是在急救對方。岩薔薇能幫助當事人從迷失的創傷和恐慌中走出來，恢復健全的心智和清晰的頭腦。

17. 當我們在動物身上使用花精時，這點就很容易證明。有許多很兇的狗，甚至對主人又吠叫又猛咬，在用恐懼花精溝酸漿之後會得到緩解。若是花精師眼中只看見情境，就可能給予馬鞭草加葡萄藤的複方，處理狗的興奮和侵略行為；但是那些留心觀察的人，則會發現隱藏在侵略行為底下的其實是恐懼感。

此結束。就像山金車在順勢療法中常常被用作療癒的前段，後段接續以其他順勢藥物走完整段的療程，因此，同樣地，短期使用岩薔薇也是相同目的，在巴赫花精療法中由其他花精來接棒。

岩薔薇的複方花精

岩薔薇 × 伯利恆之星	通常是先岩薔薇後伯利恆之星（或是一開始就並用伯利恆之星）[註18]。
岩薔薇 × 白楊 × 溝酸漿	岩薔薇與白楊和溝酸漿的搭配作用很好，無論是和這兩種恐懼花精調成複方，或作為治療的開頭（依個人的恐懼狀態而定）。
岩薔薇 × 線球草	岩薔薇也常與線球草並用，或以線球草接續治療，用來幫助受到極大驚嚇及恐懼，導致整個人完全無法運作的當事人。

寫了這麼一長段關於會導致岩薔薇狀態的嚴重情境之後，很重要的是，引起恐慌的原因並非總是攸關性命。研究顯示，許多人對公開演說比對死亡還要怕得多。對某些人而言，要面對舞台或講台這件事，就夠足以構成恐慌的原因了，對於有這些狀況的人，岩薔薇能夠幫助他們；而對於面對考試產生的恐慌也是一樣（尤其是考駕照時，我們的恐慌會讓結果糟糕透頂）；岩薔薇還可以幫助只是面對生活中一點點緊急狀況就往往「神經錯亂」的人，例如帶著受傷的孩子去掛急診或看牙醫的父母親。岩薔薇畢竟是「急救花精」複方的成分之一，當我們失去理智的時候——無論肇因為何，它都可以把我們帶回正常的理智狀態，哪怕只有一丁點也好。

⚠ 叮囑

最後要提醒：若當事人是身體出現緊急的重大狀況，嚴重到送急診的程度，在這個令人震驚的處境下，一定要想到岩薔薇。它能夠協助心臟病發、心肌梗塞的當事人冷靜下來，也能幫從旁協助的人保持頭腦清楚。使用巴赫花精並非要你不做第一步的緊急應變處理，也不是要你不撥打119；而是在等待救援到來之前的空檔使用花精，而且就各方面而言，這能帶來極大的好處。

18. 岩薔薇、伯利恆之星對遭受戰爭造成的創傷以及「彈震症」（shell shock）非常有幫助——彈震症這個詞出自第一次世界大戰後。這兩種花精都可以用複方或是接續的方式配給當事人，依案例的情況來定奪。對於屬創傷後壓力症的個案，相較於絕大多數因其他肇因或理由而需要用到岩薔薇的人，這類當事人會更經常的需要用到它或反覆使用它。

岩薔薇型的負面特質

負面的岩薔薇情緒狀態，指的是由於我們已然處於深度恐懼、恐慌、驚嚇中，以至於沒有能力展開清明的作為。從這種狀態隨之而來的問題就是，無論情況是真的危及性命，或只是出於岩薔薇型人無法有效應對該情況，就當事人的感覺，這兩種情況並無差別。

從這個角度切入，可見岩薔薇作為長期調整體質花精的有用之處。長期處於負面岩薔薇狀態的人，一直處在高度警戒的狀態裡，總是一旦察覺任何危險就準備要轉身逃跑。他們已經失去辨別能力，無法看清哪些情境是真的攸關性命，哪些不是。對於長期負面的岩薔薇當事人而言，他們看人生有如一連串突發狀況和創傷事件，每個事件都導致一樣的反應：恐慌。當事人的安適感消失了，他或她清明的神智消失了，取而代之的是恐慌反應：急促的呼吸、劇烈的心跳、渙散的眼神，還有胡亂揮動的雙臂。岩薔薇與其他花精製成的複方，能夠幫助導正這樣的狀況。不過，請注意，比起單獨使用作為速效花精，含有岩薔薇成分的複方則需要服用更長一段時間。

處於負面岩薔薇狀態的當事人，不論該狀態是急性或慢性，都應該認真考量這種恐慌狀態是否如同傳染病一樣會散播開來。我的意思是，當你周遭有人（尤其是容易牽動你情緒的人）處在岩薔薇的恐慌中，他們往往會把這種情緒狀態投射到周圍的人身上。當這種需要岩薔薇花精協助的情境出現時，最好每個人都服用這個花精，如此一來，全部的人都能夠保持頭腦清晰，並採取適切的行動。

岩薔薇型的正面特質

由於岩薔薇花精最常被選來作為突發、短期之用，所以它不像其他調整體質花精一樣，能為當事人帶來全然蛻變後那種耳目一新的喜悅感。但並不是岩薔薇不能點石成金，有許多案例的當事人在第一次接受花精治療之後，即刻就有明顯的好轉。我們將會看見當事人比較能夠看見自己，重新獲得反應的能力。當別人都陷入恐懼中時，使用岩薔薇的人，將成為能夠有行動力的人；當別人變得喪失理性時，他們會是保持理性的那一群。

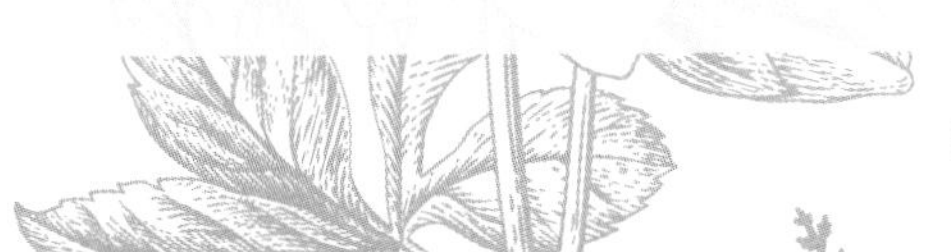
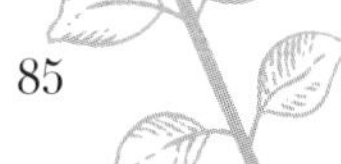
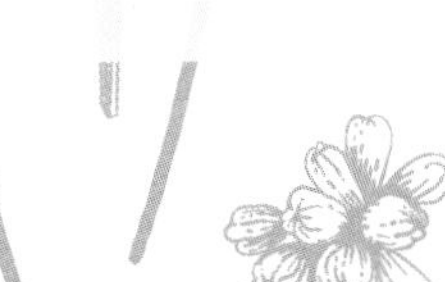
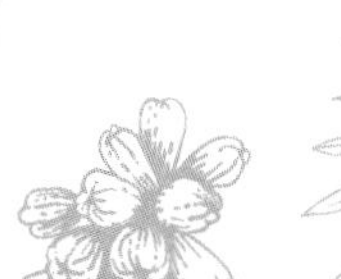

岩薔薇型孩童

一如成年當事人，對岩薔薇有需求的孩童常常需要它作為突發狀況的處方。而不論孩童或成人，需要岩薔薇的原因皆相同。長期生活在岩薔薇恐慌狀態的孩童很少，這種情形大多只發生在真正受到嚴重威脅的狀況裡——例如孩童的霸凌或暴力事件。這些孩子因自己的恐慌和恐懼所苦，他們多有惡夢，在恐慌中突然驚醒，每個聲響都會嚇到，對即將發生的危險反應過度等。

岩薔薇型動物

岩薔薇是「急救花精」的成分之一，因此我建議在家裡就放著一瓶「急救花精」，以備不時之需，任何緊急狀況皆可派上用場；以及我用「急救花精」來代替岩薔薇；並且，如果家裡有人需要用「急救花精」，你也要一併給你的寵物使用。任何時候、任何家畜或寵物表現出「逃跑的舉動」，也就是牠們不停抓門想出去，或想出去到連柵欄都咬穿的情形時，以及有身體創傷的動物都可以考慮使用岩薔薇，因為這能讓牠們冷靜下來，幫助牠們度過身體上的疼痛。

岩薔薇型成人

造成和形成岩薔薇狀態的處境，都是真正緊急的狀況，因此就當事人的需求和必須採取的行動而言，岩薔薇成人與孩童沒有太大的差異。誠然，緊急狀況常常會使我們堅強不再，變得像無助恐懼的孩子，而岩薔薇提供的幫助是——讓一位成人有機會回到成人狀態，重拾完全清明的神智、經驗知識與原本的能力。

岩薔薇 vs. 順勢療法

由於岩薔薇型的情緒狀態來得既突然又嚇人，它和順勢藥物烏頭最為相關。烏頭是從烏頭屬的毛良科，又稱附子的植物而來，它也能因應突發症狀及當下產生的驚嚇。岩薔薇和烏頭這兩種都用來對治「會有倒楣之事突然降臨的感覺」。這兩型人都會在太陽神經叢的位置感到震動，通常也會打冷顫。

在《順勢醫學藥典》一書中有寫到，岩薔薇也可以和山金車相提並論。山金車可運用於受驚嚇的狀況，曾在身體上或精神上受過創傷，以及剛開始展開療癒時需要協助的人。以巴赫花精療法評估為可能是岩薔薇情緒類型人，在順勢療法中，我們常用烏頭和山金車，例如：從惡夢驚醒過來的孩童，從火災或暴力犯罪事件倖免於難的生還者和家屬。

★結論

如果說，白楊代表的是對未來的懼怕，而且認為事情不會好轉，那麼岩薔薇代表的，一如巴赫醫生所言，則是對「即將發生的感到懼怕」。需要岩薔薇協助的當事人，他不確定人生有沒有未來，對於自己想不想要有未來，也一樣感到不確定。這樣的人在他遭受巨大驚嚇的那一刻被震懾住了，而他對生命的想法也就從此停留在那個事件的當下。我們大多數人的日常生活裡，有著許多希望及未來規劃，和過往記憶、過去經驗交織在一起，如此一個片刻接一個片刻生活。而那些被迫進入岩薔薇式狀態的人——是的，關鍵字是被迫，因為沒有人會自願想要待在岩薔薇狀態——過去飽受驚嚇，對未來也極度恐懼，即便是對下一片刻也充滿不安。對大多數的人而言，我們是一天天或一週週過著生活，然而岩薔薇型人卻是一刻一刻在過，下一刻該何去何從他完全不知道，連下一刻會不會來也不知道。

我喜歡巴赫醫生在他的書《讓自己自由》裡給岩薔薇寫的那段結論，想不出有什麼比這個更好的結語了：「你們正在學習變得更勇敢，以因應這艱鉅困局，為脫離苦海的你們而奮鬥，繁茂生長的美麗黃色岩薔薇小花，將為你們帶來一路勝利的勇氣。」

05 櫻桃李

Cherry Plum

幫助帶著歇斯底里的人

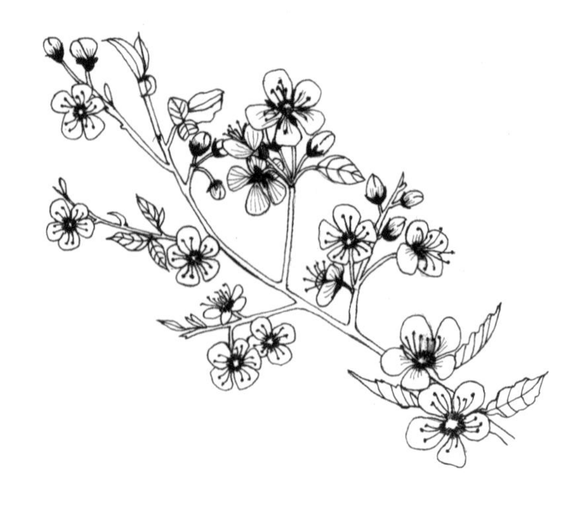

巴赫醫生眼中的櫻桃李型人：

「精神過度緊繃的恐懼；害怕失控的恐懼；擔心做出可怕事情的恐懼；不願意且明知不對，但是就有念頭和衝動想去做那些事。」

巴赫醫生在《花精綱目》（*Flower Essence Repertory*）[註19]中描述：

「生活環境壓縮著靈魂，以致於感到再也不能承受更多壓力。這種恐懼是害怕自己變得失控又不穩定、崩潰，甚至有自我毀滅的傾向或發瘋、精神錯亂。這個人的靈魂試著用繃緊自己的方式，以保衛抵抗失控的恐懼，但這只會讓他更加緊繃、壓力更大。如此箭在弦上的時刻，櫻桃李是個好建議……它會協助這個靈魂克服他的極端緊繃和恐懼，為這樣的靈魂帶來力量和激勵。」

☑ 情緒花精（短期速效花精）短暫服用 用於突發狀況／短期的情緒	☑ 人格花精（長期調整體質花精）長期服用 用於根深蒂固的情緒模式	☐ 12 名療癒者（巴赫醫師最早發現的花精之一）	☑ 急救花精成分之一	☐基礎花精

櫻桃李小檔案：

櫻桃李（學名：*Prunus Cerasifera*）的花朵開在早春時分，從二月一直開到四月，花色純白。櫻桃李樹木的枝葉呈自由開展，植株多為灌木，高度約比 4 呎再高一些。人們最常將櫻桃李樹種成一排，當作住家圍籬及防風之用。

建議使用櫻桃李的狀況：

過敏、尿床、童年遭受虐待、強迫式行為、破壞性行為、飲食疾患、頭痛（特別是偏頭痛）、過動、神經緊張、身體虐待或言語暴力。

19.《花精綱目》由北美花精協會（The Flower Essence Society）出版。北美花精協會是一個位於美國的組織，致力推動巴赫花精的教育，而這些教育訓練也由這個協會創立。花精協會出版的這本《花精綱目》相當好，書中所有包含巴赫醫生的資訊內容都是菁華。

櫻桃李的心理側寫

在這一章談的情緒類型中，櫻桃李跟其他花精一樣相應的都是恐懼情緒，不過櫻桃李特別針對失控的恐懼。

櫻桃李常被認定為完全是「心情、情緒」屬性的花精，只有在緊急需要的狀況才會被點到名。它的確對突來的壓力和創傷所導致的緊迫性恐懼很有用，在那當下，當事人感覺他再也不能掌控自己的念頭或行為。但除此之外，我們也應該知道櫻桃李在調整慢性如體質般、根深蒂固的性格模式上，亦是極佳的花精，它對陷入慢性毀滅式衝動導致生活崩解的人，能夠提供幫助。確實，櫻桃李是對治衝動的花精。

急救花精——櫻桃李

談起櫻桃李花精在應急方面的運用，典型的櫻桃李情緒狀態：當事人在情緒上到了快抓狂的地步，感覺某些事情逼迫著他們直到再也受不了。櫻桃李型人感覺自己隨時快要失去理智，無法完全掌控自己的念頭及行為。注意到這一點很重要，當櫻桃李型人變得極端情緒化時，實際上，原因十分可能是自己所造成。舉例說；

岩薔薇型　是由於外來因素使情緒無辜受到擾亂。

櫻桃李型　選擇相信都是某些外在因素讓他抓狂；然而事實上，那些東西也許只是他自己的想像。跟他們自己嚇自己一樣，旁人也都被他們歇斯底里的舉動嚇到了。

急性櫻桃李狀態

姑且不論櫻桃李式的情緒狀態是如何來到這個地步，他們就是一整個歇斯底里，而且在這種狀態裡，感覺就快要無法控制自己的行為舉止了。情緒的洪流可能上漲得很慢，或者是突然出現。就我們所知，它也可能是長期累積而來，一旦症狀是日積月累形成，就不可輕忽。甚至，若是急性櫻桃李狀態的歇斯底里念頭和行為舉止嚴重的話，也會危害到他們的心理和精神健康，而這絕對是會危及人際關係的表現。因為在情緒爆發中，他們可能會對所愛之人說或做一些覆水難收的話語或事情，甚或情況糟到即使風暴已經過去還是讓人無法輕易原諒的地步。當一個人處在櫻桃李的情緒狀態中，會有自殺的可能，或是完全不理性，甚至出現精神病症的行為。對於情緒模式如體質般長期存在的櫻桃李型人而言，當事人可能出現強迫式行為，包括偏執、報復想像、偷偷跟監盯梢。

當然，不管是急性還是慢性，並非所有的櫻桃李狀態都這麼嚇人。在急性櫻桃李個案中，蠻常見當事人由於受到非常大的壓力或受重病所累，削弱了他們的情感防禦機制。一旦出現終極的刺激因子或事前預知，當事人即開始害怕自己會無法承受而引起歇斯底里，這時，一劑或二劑的櫻桃李花精能夠協助當事人的感知回復平靜和恢復理智。對於急性的狀況，可以考慮調配以下複方花精：

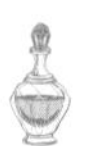

櫻桃李的複方花精

櫻桃李 × 榆樹	提供已經耗竭到精疲力盡、快歇斯底里的當事人。
櫻桃李 × 甜栗花	用甜栗花給歇斯底里到甚至揚言做出極端行為的當事人，例如自殺。

櫻桃李、榆樹、甜栗花這三種花精調合成的複方，對於因照料病重親人而精疲力竭的人，能夠對治得很成功。如果重病親人已經處於臨終、即將往生，留下照顧者一人處在耗竭悲慟到歇斯底里的狀態，這份複方對此情況特別有幫助。

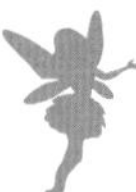

人格分析

關於情緒模式如體質般長期存在的櫻桃李型人，我想起一份上個世紀初留下的醫學診斷：神經衰弱（neurasthenia）。

這個診斷由喬治・米勒・比爾德（George Miller Beard）1869年所創，他指出一種中樞神經系統完全耗竭的狀態，致使當事人處於神經疲勞。在過去那是屬於中上社會階層的病，特別是英國社會，時值工業革命都市化期間，每天生活壓力都高到讓人無法盡情生活。神經衰弱的診斷過去大多數用於女性當事人，著名女作家維吉尼亞・吳爾芙（Virginia Woolf）便是其一。神經衰弱的當事人被視為很敏感或神經緊繃的一群；他們表現得較為情緒化，突然暈倒、哭、歇斯底里，以上皆毫無原因的發作，與理性恰恰相反。

雖說上一世紀的神經衰弱診斷在今日已遭淘汰，但今日的醫生們仍然傾向用同樣的診斷方式來判定慢性疲勞症候群（chronic fatigue syndrome）或是纖維肌痛症（fibromyalgia）。在現代，抗憂鬱或抗精神病藥物十分能夠讓那些容易歇斯底里的人平靜下來，而盡可能恢復到他的最佳狀態。

慢性櫻桃李狀態

情緒模式如體質般長期存在的櫻桃李型人，發覺自己處在持續失調的狀態中。他們一直害怕變成自我壓力下的犧牲品，害怕成為那些把他們逼得受不了事物的受害者，然後害怕下場是完全失去理智。他們害怕自己會隨時控制不了自己，而這樣的恐懼令他們的行為舉止變得詭異不穩定以及態度歇斯底里。由於引發歇斯底里的緣由可能非屬客觀或並非事先能夠預期；又或者是在場除了櫻桃李本人以外沒有其他人目睹，所以那些與櫻桃李型人近身相處的人，同樣會發現自己處在不穩定的狀態裡，而且也無法確定自己所說或所做的任何事是否又會挑起當事人歇斯底里的爆發。

跟急性櫻桃李狀態一樣，慢性的櫻桃李狀態可能也有極端情緒爆發和危險行為的時候。櫻桃李型人很害怕自己會完全失去理性，而這樣的恐懼又導致不理性的行為，如此形成不知道症狀到底是從哪裡開始的「雞生蛋或蛋生雞」的情形。今天當事人對失控的恐懼情緒是基於他過去實際發生失控事件而來的嗎？或者過去的實際失控事件是否又是基於先前不斷遭受恐懼和壓力，折磨他到情緒耗竭以致於再也無法安然自處所以失控呢？要弄個明白是不可能的，不過可以確定的是：櫻桃李的狀態，特別是當它演變成為慢性的時候，從各方面來考量，都是一件危險的事。

⚠ 叮囑

通常會有一個確定的因素使當事人的症狀惡化為慢性的櫻桃李狀態。最常導致的原因就是虐待——兒童虐待、身體上的傷害、言語傷害，或性傷害尤甚。像這樣的當事人，從過去到現在遭受虐待好些時間，因此已經喪失所有的信任感，先是對施虐的大人，而後當傷害繼續發生，接著連圍繞著他的世界，這個沒把他保護好的世界，亦無法信賴。最後，隨著愈受欺壓，愈沒有反抗能力，他們終將失去自信。在這個點上，櫻桃李型態的爆發式情緒就會一湧而至。

雖然狀況引起的原因並不是那麼容易得知，卻也並非總是那樣極端。許多櫻桃李情緒發作起來的原因，並非當事人受到實際的威脅，而只是事先知道有威脅，結果都導致一樣的情緒模式。

慢性櫻桃李的情緒模式往往是間歇式，從這一次再到下一次的爆發，中間稍有平息。情緒爆發本身似乎蠻能夠使當事人平靜下來，令他壓抑的歇斯底里或怒氣得以消耗。但是因為沒有人，包括當事人自己都不能確知他下次何時會再爆發，所以對於跟他在一起的人以及他自己，生活就像是一趟穿越地雷區的歷程。對於慢性的狀況，可以考慮調配：

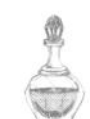

櫻桃李的複方花精

櫻桃李 × 伯利恆之星	對於因遭受虐待而導致櫻桃李症狀的人，可以給予他們伯利恆之星加櫻桃李調製的複方。
櫻桃李 × 橡樹	對於讓自己過度勞累、精疲力竭而導致櫻桃李狀態的人，可以考慮給予他們橡樹加櫻桃李調製的複方。
櫻桃李 × 白栗花	對於精神變得強迫式縈繞在徘徊不去的念頭中，可說是陷入偏執的人，可以給予他們白栗花加櫻桃李的複方。

櫻桃李型的負面特質

當我們在對治情緒模式如體質般長期存在的櫻桃李型人時，我們面對的是每一生活片刻都在理性與非理性行為之間作抉擇的人，一個在神智清楚與頹廢自棄兩者之間作抉擇的人。在其他人眼中，櫻桃李當事人是一個混亂、不能完全信賴或倚靠的人，因為預料他何時會變得歇斯底里。與櫻桃李當事人相處的家人或親人們就像如履薄冰，因為無法他們永遠沒辦法確定什麼東西會招來他的情緒爆發。櫻桃李當事人亦發覺對自己的狀況有某種責任，怕自己不久又會失去控制，而活在持續的恐懼狀態裡。但事實上，櫻桃李當事人比誰都更不知道到底是什麼讓他爆發。

這種持續害怕失控的恐懼，正是瞭解櫻桃李當事人困境的關鍵所在。一如我們知道白楊型人是慢性焦慮，紅栗花型人是他不停的焦慮迫使身體健康和情緒上付出代價，同樣地，櫻桃李型人則是在念頭或情緒為了穩住自我控制力而持續掙扎。

櫻桃李型人處於高度過於緊繃的狀態，他們通常比一般人更敏感、更聰明，而且通常多多少少有著像水堇的天生優越感。他們也像白楊型人般，設法讓自己被安全感和舒適感的事物包圍著，用依賴、活著不能沒有那些東西的方式，緊抓不放。然而白楊型人會藉酒和藥物來麻醉自己，櫻桃李型人則大多會用完全逃避的方式來面對那些會讓自己失控的任何事物（或任何地方、任何人），因此酒類和藥物（除了鎮靜劑）也是他們會傾向避開的東西。

跟白楊型一樣，櫻桃李型人缺乏信任感。不過白楊型人是懷疑這世界邪惡四伏、對所處環境不能信任、懷疑未來充滿各式各樣邪惡的可能；櫻桃李型人，則是對自身失去信任。這種對自己的不信任形成某種混合著緊繃和持續恐懼的內在不安定。

櫻桃李型人的情緒狀態通常是漸進的。剛開始很溫和，接著就每況愈下，因為緊繃和恐懼持續存在，事實上還不斷增加，因為恐懼只會衍生更多更多的恐懼。

當櫻桃李型人的情緒狀態惡化時，他們會有類似水堇型人的傾向，盡可能想要退隱。敏感事物也會變得愈來愈多，好比特定的食物、氣味、顏色、光線和聲響。如果延誤治療，他們的生存可能會變得很困難、很微弱。

櫻桃李型的正面特質

已學會處理自身的恐懼、自我接納、信任自己的櫻桃李當事人，他們能夠對周遭敞開心房，能夠充分活在和平與和諧中。對於正面狀態的櫻桃李型人，心智完全清晰就是他們的關鍵。他們仍然具備天生的洞察力和機智，對所有需要他們的人，櫻桃李型人可勝任成為眼光獨到又敏銳的顧問。

同樣重要的是，他們能夠保持沉著，所以面對每個壓力或危機，不再耗費過度的情緒能量。他們不再消耗精力陷入害怕失控的狀態中、不再受到想法和行為失去理智的制約。

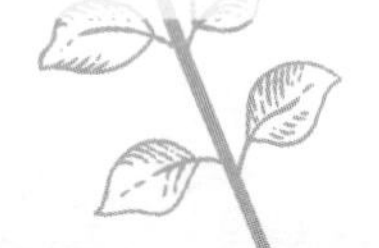
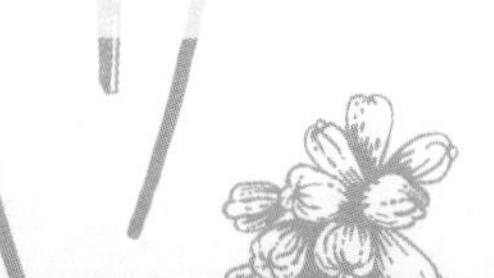
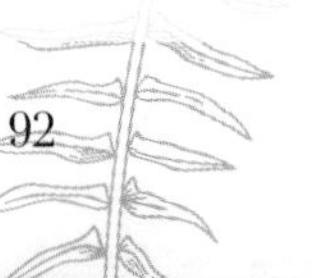
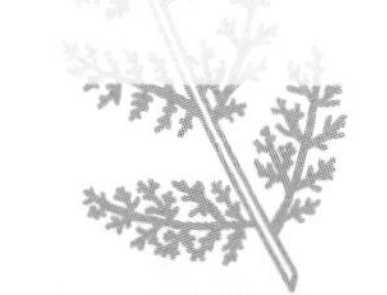

櫻桃李型孩童

櫻桃李對孩童而言多半被認為當作應急之用。它在孩子歇斯底里的時刻最為有效，也用來幫助病重的孩子，例如發高燒嚴重到胡言亂語、精神錯亂的情況。另一個與櫻桃李花精相關的常見病症是牙痛。

當小孩處在櫻桃李狀態時，家長可能會被他的行為嚇到，因為行為偏差得很劇烈。家長會發現平時明明很安靜的一個孩子突然發脾氣，或是不明就理變得歇斯底里。當孩子變為櫻桃李狀態時，往往對每一個刺激過度反應，而且毫無明顯原因變得無法自制。

情緒模式如體質般長期存在的櫻桃李型孩童似乎較少見，對這樣的孩子，可以用櫻桃李加入與它調合得特別好的冬青（針對歇斯底里合併狂怒的案例），再加鳳仙花（針對歇斯底里式的極端過動）。對於歇斯底里又高度敏感的孩童，建議採用櫻桃李加白楊調合之複方。

櫻桃李型動物

櫻桃李並不是動物常需要的花精，然而，當你飼養的動物容易激動，出現無法預測或信賴的行為時，它也許會大有幫助，特別是如果你的動物因歇斯底里而出現破壞式的行為，就可以考慮使用此花精。假如你的動物有時候會完全失控，建議就是用它了。對於需要獨處的動物，如果牠有恐慌及可能會做出傷害自己和周邊環境的異常表現時，櫻桃李非常能夠幫助牠冷靜下來。

[20] 對於家長們或其他家有「難以應付」的人，像是長期的馬鞭草或葡萄藤情緒類型者，這些孩子的家長或親人在面對無數困難或挑戰時，可能也需要每日幾劑的櫻桃李花精，幫助他們保持平靜。

櫻桃李型成人

當一個人找不到活下去的價值之時，這個花精很有幫助。例如，當一位人妻失去配偶多年，萬念俱灰不想繼續活下去；或是當一個人被逼到神經衰竭瀕臨崩潰邊緣。對於如此受苦的人，可以給他們櫻桃李花精作為應急治療，有益於協助他們度過難關，在安全的方式中釋放那些想不開的衝動。

但對於其他數百萬人而言，櫻桃李花精可能是一種日常的需要。有位朋友領養了一名出生在貧困戰亂第三世界國家的孩子。當孩子長大了，經證實他曾經歷過簡直無法想像的傷害。他實在無法自我控制，學校也不知道該怎麼幫助他，時間一天天過去，他的養母也束手無策。

後來在順勢療法的協助下，孩子成功康復了，在新的生活環境裡變得快樂又健康。孩子接受治療的這段過程中，是櫻桃李花精協助他的養母度過那段為了應付孩子狀況，面對挑戰辛苦長達好幾個月的時間（註20）。

「我已經到達我的底限，現在我真的不知道會做出什麼來。」這個念頭正是辨識櫻桃李情緒狀態的關鍵。或是：「我忍無可忍，再也受不了！」這時可就像雷蒙 ・ 錢德勒（Raymond Chandler）所寫：太太們瞪著先生頸背、手中持刀的場景。

不論櫻桃李運用在急性突發或是長期性格的治療上，我們要注意的是它如何引導當事人穿越蛻變的過程。看看當事人在應對進退的能力上是不是有所增進，最重要的是觀察當事人的自我感受是不是更加統合。當一個人的意識和無意識是可以直接及完整溝通，即是正面、成熟的櫻桃李型了。

正面、成熟的櫻桃李型人明白何為恰當、何為不恰當的行為，能清楚知道自己行為的後果，能夠因應生活的壓力，當周遭人一團混亂時，依然能保持頭腦清晰〔They are able to copy with the stress of life.〕。

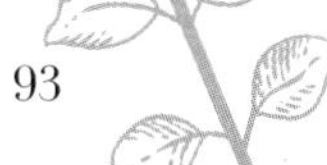
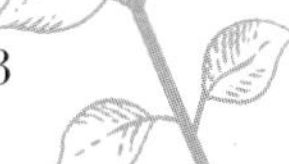
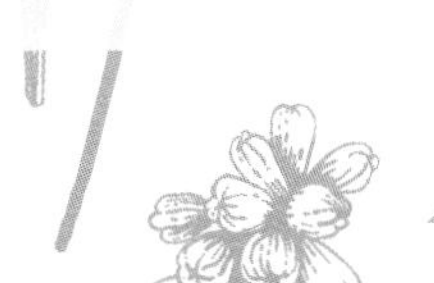

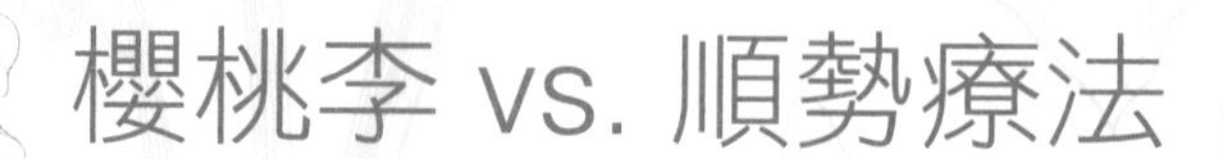

櫻桃李 vs. 順勢療法

以當事人的行為表現型態對照，順勢藥物飛燕草（Staphysagria）和櫻桃李功能最相似。這兩者對治的當事人類型大部分有深層的失控恐懼，而且都是被逼到極限、情況超過自己所能應付的犧牲者。兩者的當事人都曾受到不正當的對待，受外力所迫。

洋馬錢子型

另一個和櫻桃李相近的順勢藥物是洋馬錢子（Ignatia Amara），它常被用來對治感到被出賣、受到背叛的人。洋馬錢子型人和櫻桃李型人一樣都很敏感，尤其對氣味、聲響和光線。更重要的是，洋馬錢子型人顯然常無緣無故爆發出情緒高漲的表現，例如突然哭喊著奔出房間，讓家人很困惑到底發生什麼事。櫻桃李情緒狀態產生的原因之一，可能也是因為失去所愛的人，不論是過世或離婚，只要是失去，都會被當作是背叛之類的感受，這點跟洋馬錢子對應的表現一樣。

★結論

對少部分的當事人而言，櫻桃李是相當具重要價值的花精，它能夠協助一個迷失在恐懼和歇斯底里中的生命恢復健康。

對我們大部分的人而言，當我們疲憊不堪或是情緒能耐被逼到極限之時，櫻桃李是一個隨時可以派上用場的花精。在這時候，櫻桃李能夠協助人從混亂中恢復秩序。

我發現有些人，特別是男性，傾向於避開這個花精，甚至連試試看都不考慮，因為他們認為這是給弱者、女性用的花精。這樣的成見阻礙櫻桃李發揮它的全然潛力。櫻桃李代表的歇斯底里是一件不光彩的事，這可以想像；但更糟的是，如果一個彪形大漢正處於櫻桃李情緒狀態，而且完全受控於自己那股爆發的歇斯底里衝動時，他往往是暴怒的，就各方來看這非常可怕（這時可以給予櫻桃李加冬青的複方——請不要認為單方的冬青就足以處理這樣的狀態）。能明智的認識自己的底限，特別是在處理哭鬧的孩子或不乖的狗狗時，在自己情緒高漲起來前，先服用櫻桃李，這樣的男性能為所愛的人創造出一個安全和諧的環境。

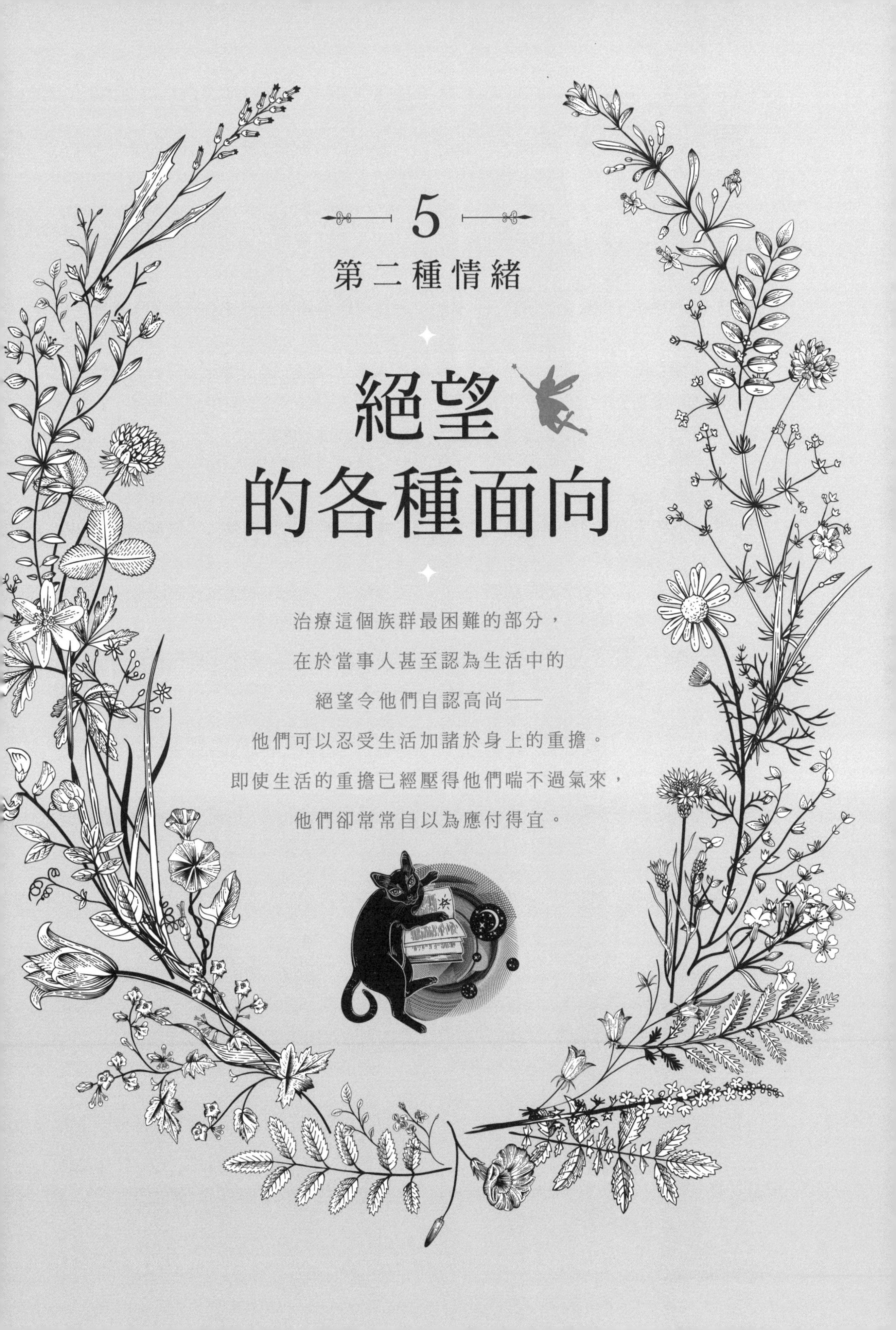

5 第二種情緒

絕望的各種面向

治療這個族群最困難的部分，
在於當事人甚至認為生活中的
絕望令他們自認高尚——
他們可以忍受生活加諸於身上的重擔。
即使生活的重擔已經壓得他們喘不過氣來，
他們卻常常自以為應付得宜。

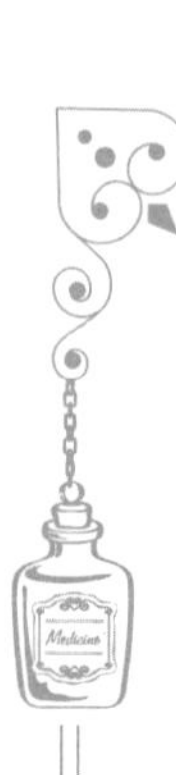

亨利・大衛・梭羅（Henry David Thoreau）:「多數人都活在安靜的絕望中」的這句話透露他對人的洞悉。我們有多少人是以沉默的抑鬱或絕望的傷痛代替生活的喜樂呢？

相較於其他情緒，抑鬱會控制許多人的生活與行動。這個情緒類別的花精關乎數百萬計生活失去樂趣及刺激的人。這些人受到例行公事的責任限制生活，生活不再有挑戰與樂趣。同樣地，令人興奮的人際關係也變成敷衍，電視螢幕成了夜晚的燈火。

所以，本章的花精可協助我們在刻板乏味的生活中，重新找回真實的自我及內在的熱情；或當世俗的重量壓在肩上時，幫助我們度過絕望的深淵。這些列為絕望情緒的花精可分為——短期速效或長期調整體質兩種類型。甜栗花及伯利恆之星常被視為「情緒」花精，最適合用在突發狀況，它們產生的效果也是快速且短暫。而其餘6種花精被認為是「人格特質」花精，改善長期根深蒂固的情緒模式。需謹記，所有巴赫花精都可用於突發狀況，能有效處理短期症狀。像是甜栗花最常用於短暫的危機，但也適用長期治療。所以，最好能理解每一種花精的屬性和應用法，避免限制於某一種用途。一旦我們徹底瞭解每一種花精對當事人行為的實際幫助時，便可將花精運用自如[註1]。

我發現，除了甜栗花型及伯利恆之星型人，本章其他花精型人是最難治療的族群。許多人根本沒有意識自己遇到問題，像受驅使的橡樹型人或完美的野生酸蘋果型人，總認為只有當他人跟自己一樣，世界才會更美好；沒安全感的落葉松型人則無法正視自己的問題。所以面對這些個案時，千萬別期待他們會很客觀，或有想改變自己的想法。

或許治療這個族群最困難的部分，在於當事人甚至認為生活中的絕望令他們自認高尚——他們可以忍受生活加諸於身上的重擔。即使生活的重擔已經壓得他們喘不過氣來，他們卻常常自以為應付得宜，這些人往往忽略自己的情緒已對周遭造成相當的衝擊。例如楊柳型人看不到他的負面情緒產生的傷害，不只是對自己，還包括他所愛的人；野生酸蘋果型人只看到整潔有條理的環境，卻無視孩子不高興的臉龐。

這使得治療甚是困難，尤其如果你跟我一樣，不認為在這些人的早晨咖啡中偷偷滴入幾滴花精是恰當的做法，無論這方式聽起來有多麼吸引人。然而這個部分終究有機會獲得解決，因為這些個案會因其他問題向外尋求幫助。他們所謂「安靜的絕望」通常伴隨著焦慮或疲乏，如此便能有機會向他介紹其他複方花精。時機成熟時，當事人或許願意敞開並討論自己的絕望——或不願意，但終究會獲得相同的結果：感覺背負的重任從肩膀卸下，為自由及可能性感到無比暢快。

這些當事人缺乏的是：充滿可能性的感覺——例如好事能夠發生在他們身上的可能性，或他們能夠完成生命中美好事物的可能性。這就好比是他們逐漸失去色彩視覺，看到的彩度越來越低，直到最後看到的只是灰暗的陰影。藉由花精的幫助，他們的雙眼將再次被打開，看見全譜色彩。你可以想像如此的視覺改變能帶來多大的歡喜。

需要使用本章花精的人，他們必須被提醒：應當探索生命如同摸索未知的地圖。這些承受絕望的人有如埋沒自己的天分、不冒任何風險，且思索著為何自己的行為無法獲得其他勇於冒險並得到成長者的認同。

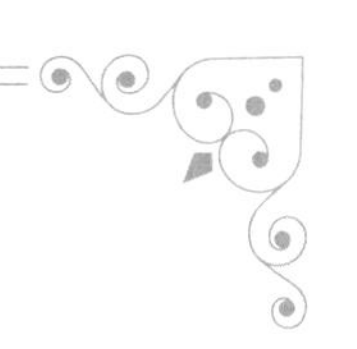

絕望與順勢療法

絕望的概念在順勢療法中不易治療，因為絕望會以多種方式呈現，無法清楚以「標準」定義（各種表徵列在順勢醫學症狀索引裡）。若你想從索引中的精神症狀底下找出治療絕望的配方，你會看到複雜的標準下囊括數十種不同的藥名，其中最重要的莫過於石松（Lycopodium）。石松型人容易感到壓力，會因任何想法、做事方式、人際關係的改變而備受衝擊。石松型人舉止嚴謹、遵循既定規則，並有自信不足的問題，因此從字面看來，他們與這個情緒分類裡的花精最有關聯。其他可能被絕望相關感受影響的包括：砷型及白藜蘆型人（Veratrum Album），他們完美主義的背後隱藏著深深的懷疑；碳酸鈣型人（Calcarea Carbonica）對自己生活中的抉擇和處境感到絕望，且默不作聲；而洋馬錢子型人則是可能經歷了深度且令人懼怕的絕望。

在症狀索引裡，絕望的概念也可能滲入其他精神／情緒的狀態，它可能以不甘願或不滿意的方式表現，如氯化鈉型人，總是對自己所愛的人感到非常失望；或者是石松型人，會有受挫灰心的感覺；或者是南美蛇毒（Lachesis），需要用到南美蛇毒的人通常是因為無法達到生活中的目標而極度憂鬱。精神遲鈍亦可能是絕望的一種表徵，例如硫磺型人，他們精神陷入困惑與不和諧，是由於無法好好處理埋藏於深處的絕望。

在真實面，巴赫花精比順勢療法更能處理沮喪與相關的情緒。不論是因應突發的危機，或對治已然形成的終生行為模式，巴赫花精都能夠真正幫助處於絕望情緒的人。

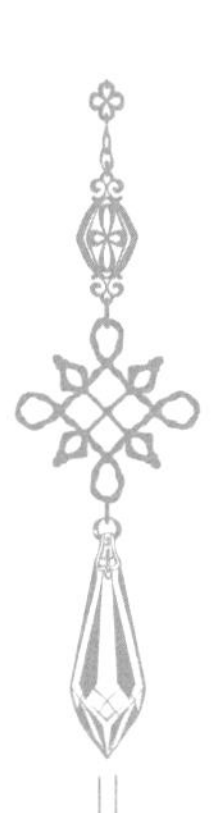

為「絕望族群」帶來幫助的花精

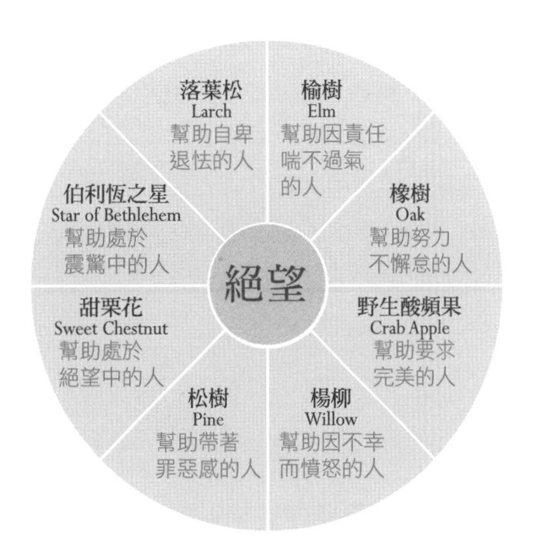

[1] 換句話說，雖然瞭解有些巴赫花精最適合用於突發狀況，而其他花精適用於長期累積的情況是非常重要的，但使用花精時千萬不要被死板的規定給限制住。雖然花精的屬性分為——「情緒」或「人格特質」——可以引導你選擇並使用花精，但別讓這些分類框住你使用任何你覺得需要用上的花精。適用於模式已根深蒂固的野生酸蘋果型人，通常需要些時間才看得到影響，有時可能單次即能見效；而常用於突發狀況的甜栗花，有可能在某個當事人身上需要長達一個月才看得到效果。讓個案來引導你，而不是規定。

06 落葉松

Larch

幫助自卑退怯的人

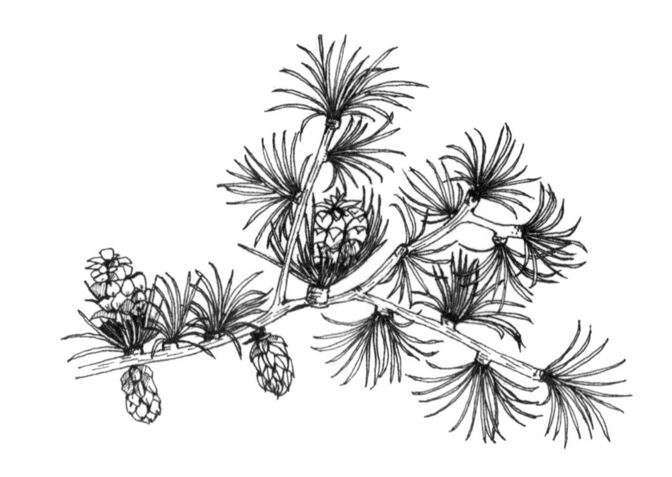

巴赫醫生眼中的落葉松型人：

「認為自己不如別人優秀或有能力，他們預期自己會失敗，覺得自己永遠無法成功，所以不敢冒險，不肯為了成功而努力嘗試。」

☑ 情緒花精 （短期速效花精） 短暫服用 用於突發狀況／短期的情緒	☑ 人格花精 （長期調整體質花精） 長期服用 用於根深蒂固的情緒模式	□ 12 名療癒者 （巴赫醫師最早發現的花精之一）	□急救花精成分之一	□基礎花精

落葉松小檔案：

落葉松（學名:*Larix Decidua*）是特別的樹種，因為儘管它屬於針葉樹，但卻具備落葉性。大部分的針葉樹屬長青植物，但落葉松在冬季時針葉便會掉落。其針葉的樣式異於其他針葉植物。落葉松的結毬果不大，約1至2吋。全球僅約有10種的落葉松。落葉松生長於歐洲北部較為寒冷的區域及北美，亦被稱為「北美落葉松」。

建議使用落葉松的狀況：

青春痘、過敏、香港腳、關節炎、牙齦出血、職涯問題、消化性問題、來自父親的創傷、疲倦、拖延、拒絕、性功能障礙及性恥感、害羞、脊柱畸形與疼痛。

落葉松的心理側寫

落葉松型人將自我困鎖在非常負面的狀態，因而落葉松花精最常作為「人格特質」或稱長期調整體質花精，需要服用好一段時間，並可能需要搭配其他巴赫花精才能看到當事人有所改變。落葉松型人往往像帚石楠或菊苣型一樣過度關注自己，也像楊柳或水堇型一樣充滿批判。然而落葉松型人是將這些特質用來對付自己，他習慣無時無刻觀察自己，評判自己說的話、自己的聲音、自己的外表，而且還認為這些都是自己的不足。這是一個害羞、膽怯的人，因為他認為自己不如其他人。

若是這樣的自卑感出現在其他類型人身上，會促使當事人努力嘗試以獲得成就感及自我價值；然而，對落葉松型人而言，覺得自己不夠好的感覺卻使得他每一次的嘗試都欲振乏力。落葉松型人相信只要是自己，所做的任何的努力最終皆會以失敗收場。所以你會發現落葉松型人會毫無理由地一再突然放棄工作、放棄憧憬與生活的目標。對落葉松型人而言，工作上遭遇任何形式的困難或阻力，或每一季產生的新想法都足以令他放棄原本的計畫，因為他深信自己的計畫終將失敗，任何最微小的問題都會被視作最糟狀況的徵兆──失敗的結果已然逼近。落葉松型人乾脆放棄整個計畫，回歸到挫敗的自己，將「失敗」歸咎於自己不夠好，再次證明他從一開始就註定是殘兵敗將。

這就是落葉松型人生活的週期循環，或更貼切的形容是螺旋下墜的生活型態。每次下墜的輪轉伴隨著一次次的失敗（實際上，這些失敗來自他自己，其實大可避免），落葉松型人漸漸認定自己命中註定要失敗，而且在未來還將面臨更多的挫敗。

人格分析

事實上，落葉松型人的問題其實是關於得失的認知，他們不理解每個人的生活中總是有成功與失敗。大部分的人知道從失敗中學習。更重要的是，從經驗中培養出判斷力，判斷一個計畫何時值得再繼續下去，而何時則否；落葉松型人並不具備這樣的能力，他們無法退一步並客觀判斷，評估需投注的心力與回收報酬之間的關係，因此也就無法決定是否要繼續執行遇到困難的計畫。

因為他無法衡量付出與回報，並將各種的大小困難都一視同仁（都視為是巨大的困難或無法解決），也因為他陷於無法保持客觀、侷促不安的狀態中，使得落葉松型人認為除了放棄與逃避，再沒有其他的方式了。一般生活中免不了一關接著一關的挑戰，逼得落葉松將自己定在「逃離」的選項。其他人將落葉松型人視為軟弱、害羞、易受驚嚇、好佔便宜，使得對待他的態度上顯得鄙視、不尊敬，而這也又再一次強化了落葉松型人的情緒模式。依照這樣的循環，使得當事人看待自我以及其他人對待他的方式互為迴圈，不斷加深增強。

當然，這是落葉松模式劇本裡最糟的情況。大部分的個案，即使是落葉松模式已根深蒂固的人，在他人的眼裡多為愉快、友善、情緒開朗的人；表面上看來，這些人與常人無異，同樣具備能力與成就。也確實，他們令人感到舒適的行為舉止讓他們頗受歡迎，他人總認為落葉松的世界沒有存在任何問題。

然而，這並不代表這種落葉松型人的內在沒有受到自我懷疑的困擾。也許表面上看起來不明顯，但他們確實說服自己是不如他人的。即便在社交方面得心應手的落葉松型人，也會時常與怕生的感覺交戰著，擔心他人會如何看待自己。

我們偶爾都會在一些突發狀況下需要落葉松。當你面臨某個自我懷疑的時刻，當你認為無法完成手上的任務，或甚至被要求公開講話，擔憂別人如何看你的表現時，都可以使用落葉松。當生命遇到轉折點，讓我們懷疑自己、懷疑自己能力的時刻，落葉松都可以協助處理。落葉松可以協助我們公平不偏頗的判斷自己優缺點，誠實的評估能力。此外，在我們淪為自我批判與侷促不安的犧牲品時，落葉松能帶來極佳的效果。它幫助我們走出自我禁錮的腦袋，將看待世界的主觀角度轉向客觀的視野。發現落葉松是治療「固定觀點」的花精，它能夠與其他兩種栗類花精搭配；

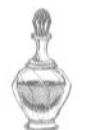

落葉松的複方花精

落葉松 × 白栗花	白栗花可以幫助處於預見自己會失敗、準備放棄的落葉松型人，讓他得以離開他腦袋中那成天喋喋不休、使他吃盡苦頭的想法，它可以解開強迫性的想法，幫助落葉松型人理智清晰以客觀方式面對工作。
落葉松 × 栗樹芽苞	栗樹芽苞在我的看法是未被充分利用的花精——與落葉松並用是非常出色的配方，尤其是針對感覺事業發展已到死胡同的中年人，還有那些必須重新塑造自己的技能與角色，以邁向成功或找到新的事業發展的人。
落葉松 × 野燕麥	落葉松與野燕麥互相搭配得很好，尤其是針對那些預期自己會失敗收場，因此而內心感到崩潰的當事人。這些人在感到失敗已成定局的同時，往往不知道自己該何去何從，所以他們想要隱藏自己，讓自己蜷縮在沙發裡盯著電視機。野燕麥可以協助當事人找到新的道路與熱情，而落葉松則是建立內在往前進的力量。
落葉松 × 胡桃	將落葉松加上胡桃，給予侷促不安又耳根子軟的當事人。這些人通常會聽信一方而撇棄自己原有的目標或看法。

落葉松型的負面特質

落入負面狀態的落葉松型人，認定自己不論付出多大的努力，終究要失敗收場，也因此他們在自己的生命裡就創造出這個實相，他們就是做什麼都會失敗。然後，在不斷親眼目睹自己的眾多失敗之後，最後就變得不想做任何的嘗試。

但這還不是故事的結局。無論他們遭遇多少次的失敗，落葉松型人總還是期待自己能有所成就，渴望過著冒險開創的生活，嘗試嶄新和驚奇有趣的事物。儘管他們看起來生性被動，但在他們內心深處其實是渴望做些新的嘗試，找到可以敬重自己的方式。這造成一種不甚舒適的感覺，在當事人的內心震盪起伏著。負面的落葉松型人有著強烈且令自己難受的無助感與無能感，但同時卻又同等程度的渴望看見自己能有所成就，他們掙扎著想要克服自己的害羞及負面情緒；然而，因為他們無法跨越獲得成就所必須乘載的壓力、也因為他們看不見重重困難背後的甜美果實，他們一次又一次選擇放棄，也跌回到失敗的原點。

落葉松型人並不是不夠聰明、也不是沒有才能，單純只是因為他被困在侷促不安的牢籠裡，而這正阻礙了他所渴望的成就。

由此可知，落葉松型人必定是自己扯自己後腿的人，他並沒有比我們任何一個人受到更多挑戰，但由於落葉松型人總是覺得自己技不如人，也認定自己再怎麼努力也還是平庸，因此每當面臨挑戰時，就會毫不猶豫選擇放棄。

落葉松型人首先必須先張開自己的眼睛，看清周圍的世界以及周遭的人們。他必須面對自己的強項與弱點、成功與失敗，跟我們其他人完全一樣，而他自己並沒有特別優秀，但也沒有比別人差。接下來，他必須奮力通過一連串的挑戰去完成自己設定的目標，在贏得第一場比賽之後，他便能學會調整好自己，面對接下來更多的挑戰。

落葉松型的正面特質

正面的落葉松型人是世界級的務實主義者，他們對於自己是誰、具備什麼天賦都有真正的認知。他們清楚知道自己什麼做得到、什麼做不到。此外，對於能由一個組織、社會或文化完成之事，他們有著非常實際的信念，他們示範韌性的寶貴，並且展現自己能成大事，如果永不放棄的話。我們的社會需要這種正面的落葉松型人，來幫助大眾瞭解關於現在及未來務實的可能性。

對於個人而言，處於正面情緒狀態的落葉松型人，先天的害羞會轉變為真正的謙虛。當有些人不確定自己是否有足夠的能力應付任務時，落葉松型人正是能夠給予他人支持、提供智慧建議的好對象。正面的落葉松型人從不誇大或吹噓，對於未來的路徑，他們給予自己或他人精準的意見。一旦膽怯的落葉松型人從負面轉變成為正面時，將會驚訝於自己在他人的眼中被視為充滿力量的高塔。

落葉松型孩童

這個花精的人格類型很容易於孩童時期養成，因此，你會發現很多年輕人需要它，特別是那些早年曾接收到：不夠好、不夠聰明、不夠強壯，或是長得不好看這樣說法的年輕人。年幼的落葉松型人將這些話聽入心裡，並引發了行動——或是更正確的說，使他們不行動。

這樣的孩子會做好功課，卻不會在班上舉手發言，他認定他的答案肯定是錯的，所以可能有丟臉的風險，以至於讓自己在課堂成為隱形。體育項目、公開講話，尤其是任何公開的競賽——對落葉松孩童是種折磨。他們將體育課視為《歡樂單身派對》影集裡曾演過「蒼蠅的主人」那樣的經驗，他們認為父母鼓勵他們參加競賽是某種形式的懲罰，因為父母要他們失敗並且丟臉。

在孩子身上，落葉松與兩種恐懼花精調合特別好，分別是溝酸漿與白楊。落葉松與溝酸漿對孩童已知的恐懼及限制很有效——如害怕運動或學校考試；而需要落葉松與白楊的孩童多為缺乏自信，在考試前夕、或是參加公開活動之前容易產生恐慌。

落葉松型成人

落葉松型的成人需要學到失敗並不丟臉，況且我們從失敗中得到的學習比來自成功更多。而且失敗大多是個人的看法，當我們將標準設定太高，我們當然不可能視自己為成功的典範，而且，我們自己認定的失敗，在他人眼中可能已經達標或算成功。事實上，落葉松型人眼裡只看到失敗，這反而使得他常忽視，其實在苦苦掙扎中他仍有所獲、有所前進。

落葉松需要正視他的自卑感，藉由花精治療讓自己處在一個較為平衡的觀點。通常他們需要藉由其他的協助，例如參加演說課程或是接受治療，都對他們有所幫助。

落葉松型動物

雖然無法知道貓狗是否也有自卑感，但落葉松仍能成功運用於動物身上。害羞或膽小的動物——需要哄騙才靠近的狗、躲藏在沙發後的貓咪，落葉松用於害羞的動物有很好的效果。與白楊調合可使用於不適應環境的動物，例如剛搬到新家。落葉松可以幫助公開表演的動物減少不自在感。

落葉松 vs. 順勢療法

在順勢療法中，很容易找到與落葉松相符的藥物。石松最為接近落葉松心理狀態，如同落葉松型人，石松型人容易感到自卑，且時常被自信問題困擾，當事人可能會陷入惰性狀態，深信自己不論如何努力都注定失敗；但他們也較有可能利用這樣的自卑感及過度補償的感覺，來激勵自己邁向成功。每一次的成功，都能使石松型人短暫的忘卻自卑，只不過很快又會回復到先前的狀態。如同落葉松型人一樣，石松型人的生活就是在兩極中擺盪，在嚮往得到的結果和遭遇困難就想放棄中間拉扯。這兩種人都深深感到信心不足，也都因為這樣的感受而影響、控制自己的生活經歷。

★結論

巴赫醫生認為花精普遍適用於所有人，意思就是，每個人在生命中都免不了需要花精的時刻。或許真正的落葉松型人，那些將自己綑綁在侷促不安與失敗當中的人，可能並不算常見。但是，我們每個人一生當中總會碰到需要這支花精的時刻，毫無疑問的，我認為它是應付中年危機的重要花精之一——例如當我們體認到自己終究無法獲得學術獎項或諾貝爾獎，我們苦苦對抗著這種失敗的感覺，並質問自己到底經歷這麼多努力和挫敗值得不值得。當遭遇這樣的時刻或是產生自信危機時，我們都可以使用落葉松，它能使我們頭腦及視野清晰，如實看待自己和生命真實的樣貌。落葉松使我們接受自己真實的樣貌，甚至為自己是誰、自己已達成的成就感到歡喜。

07 榆樹

Elm

幫助因責任喘不過氣的人

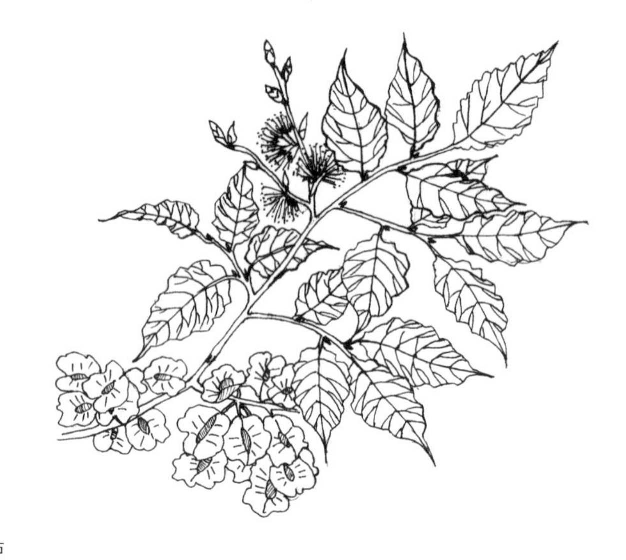

巴赫醫生眼中的榆樹型人：

「他們是行善的人，遵循著他們的人生使命，以及希望做對人類有益的重要事情。偶爾他們也會有沮喪的時刻，尤其當他們覺得承擔的工作過於艱難，且超乎常人能力所及。」

☑ 情緒花精（短期速效花精）短暫服用 用於突發狀況／短期的情緒	☑ 人格花精（長期調整體質花精）長期服用 用於根深蒂固的情緒模式	□ 12 名療癒者（巴赫醫師最早發現的花精之一）	□急救花精成分之一	□基礎花精

榆樹小檔案：

榆樹花精取材自英國榆樹（學名：*Ulmus Procera*），英國榆樹以枝葉茂密著稱。榆樹可達100呎高，全球大約有將近40個不同品種的榆樹，榆樹很容易產生雜交品種。它遍布在北半球氣候溫和的地區。

值得一提的是，自從1967年荷蘭榆樹病流傳至英國以來，大約有1,200萬顆榆樹因榆樹病而死亡；相同的病也使得全球相近品種的榆樹大量死亡。

建議使用榆樹的狀況：

焦慮發作、共依附行為、慢性疲勞症候群、憂鬱、精疲力竭、中年危機、精神崩潰、壓力以及壓力相關疾病、任何突發的急性病症。

對榆樹型人而言，十分重要的是如何在自己與他人的需求之間取得平衡，否則他們將一再逼得自己崩潰。

榆樹的心理側寫

表面上，榆樹型人似乎是巴赫花精當中唯一呈現正面特徵者，畢竟這些人平等公平地對待別人，他們工作上勤奮努力，他們是高尚的人。當人們遭遇煩惱、需要支持時，通常會找上榆樹型人；而榆樹型人也樂意幫忙，他們喜歡被依賴、喜歡身為「可依靠」的人。榆樹型人喜歡被需要，而且也喜歡助人。

但這不是故事的結局。基本上，榆樹型人會被兩種力量驅動：責任感及雄心抱負。對有些榆樹型人來說，其中一種力量會超越另一種力量，但所有榆樹型人都有這兩種力量存在。對一般人而言，榆樹花精可能偶爾用在當我們感覺被責任壓得透不過氣來的時候，但其實，榆樹主要作為「人格特質花精」或稱長期調整體質花精，可針對有如體質般根深蒂固的行為模式或人格特質，這意味著當事人並不容易且無法迅速回到平衡。

榆樹型人對於生活所賦予的每一個責任都認真對待，假如榆樹型人結婚並且有了小孩，他或她會變得更決然為了給家人好的生活而更努力，甚至犧牲與家人之間的關係，只為多工作多賺錢。

榆樹型人也很有抱負，常為了自己的理想而受苦，這樣的動力往往變成了壓力。當其他人還在尋找人生目標時，榆樹型人通常已經找到了。他們知道此生應該從事的工作，並且全心投入其中，也獲得成就。他們果斷、有能力，而且很成功。但問題是他們往往是自我成就的受害者。

榆樹型人時常因工作而耗盡體力，一旦他感到疲乏透支，他就會進入沉鬱與沮喪的狀態。有時這樣的疲憊和絕望是來自業務上的衰退或是工作上的遲滯不前，榆樹型人面對這種狀況時，反而會加倍努力，花更多時間與精力在工作上；到最後，他耗盡體力，就落入了氣力耗盡與抑鬱的模式當中。

當榆樹型人再也無法承受時，他就會崩潰。除了身體上的疾病之外，還伴隨對自己的工作、責任好一段時間感到毫無興趣（註2）。這種短暫失去興趣的情況，可視為是急性狀態並需加以治療。

人格分析

有一點很重要，榆樹的精疲力盡與意志消沉若總是暫時的，那就屬於短期的急性狀態；若這樣的狀態反覆發生成為既定模式，如一個工作狂過度投入工作，而一再使自己因疲累而生病，那就屬於長期性的人格特質。這樣的特徵可以讓我們清楚區分榆樹與其他類似的花精。

角樹型　同樣是感到精疲力竭，角樹的疲累屬於情緒性，對曾經熱愛的工作感到厭倦，或在工作上短暫受挫；而榆樹的疲累不只有情緒，而是連帶有生理的倦怠感。榆樹型人因不斷工作使身體疲倦不堪，情緒上也達到頂點，感覺自己無法再繼續下去，也準備好要放棄了。

橄欖型　生理疲倦是瞭解榆樹的重要因子，橄欖同樣也是疲倦、燃燒殆盡。這兩種花精同樣都是生理上的消耗；但是，要記得，榆樹的疲憊是短暫的。榆樹型人只是感覺被自己過度的責任感壓得喘不過氣來；而橄欖，

[2] 這樣的精疲力盡和沮喪，可能會導致抽離的情況。榆樹型人往往會完全投入，但之後卻又自增加他生活壓力的所有一切中抽離開來，包括他責任感的源頭——所愛的家人。

在另一方面，則是真的完全耗盡精力，橄欖型人完完全全失去面對生活的力量，需要的並不是休息充電，而是完全的恢復。這不是短暫緊急的狀況，或是一時的軟弱，若不及時治療的話，很有可能對於人生影響甚鉅。

橡樹型　這兩型人通常都背負著過多的責任，但記住一點，這樣的狀態對榆樹型人而言是和諧的，他們喜歡責任，懷抱抱負使得他們有前進的力量，所以，榆樹型人的動力是從內心而來，他們選擇努力工作，選擇他們生命的責任，選擇盡全力做到最好；另一方面，橡樹型人卻是將許許多多從他人而來的願望與自己的意願通通混在一起。橡樹型人，可說是榆樹型躍到另一個不健康的層次。橡樹型人的想法與行為相當死板，無法改變自己的方法或調整目標，使得自己動彈不得，結果就是在工作上付出的代價比榆樹型人更高。榆樹型人會發現自己因過度的壓力、過勞，而在生病的邊緣；橡樹型人則是已經超過邊緣卻仍繼續推動自己。

所以，差別往往在程度，以及年齡。**榆樹是治療年輕人的花精；橡樹是用來治療較為年長的人**，這些橡樹型人若沒有接受治療，可能直到心臟停止跳動的那一刻才肯罷手。

對榆樹型人而言，十分重要的是如何在自己與他人的需求之間取得平衡，否則他們將一再逼得自己崩潰，而且將進入另一種負面狀態——最典型的是楊柳，融合了負面、苦悶與絕望；或是當榆樹被壓倒時，變成了橡樹。

對大部分的人而言，通常使用榆樹的時機是當生活遭遇有些感到難以負荷，或是需要趕截止期完成所有事情時，這些承受壓力的時刻。服用一兩次就可以讓我們隔天起床時感覺改善很多，願意再投注心力，同時也讓我們聰明一點，可以事半功倍。

然而，當一個人進入榆樹模式後，他就會看不到真相。他看不見的事實是，如果自己睡眠充足，如果可以多點創意，如果懂得承認無法趕上特定時限，就不會一再重演不是成功就是幾乎失敗的模式。他也常常看不見自己付出的代價，代價就是他們的行為可能對所愛的人造成傷害。榆樹型人時常感到困惑，為何妻子或孩子們對他抱持著敵意？那是因為他沒日沒夜的工作，即使是家人希望有他陪伴的夜晚、週末也無不例外；當然，榆樹型人也看不到自己這樣的行為模式對於本身的情緒、身體上的傷害有多大。榆樹型人應該懂得調適自己的步調，獎賞自己應得的休假，讓自己好好吃一頓飯，以及合理的工作日。許多榆樹型人，當他們年紀漸長時才驚訝的發現，過去多年來的疏忽所造成身體、情緒上的傷害，對自己有著多麼大的影響。

其他花精型人的心態也許永遠年幼像個孩童般，又或始終像是個老人家，而榆樹型人似乎認定自己將永遠處在壯年時期。如此一來，許多40歲的榆樹型人總認為他們仍是25歲，所以可以勝任徹夜未眠或是少吃一頓飯；當他們面臨健康危機的時候，他們對於被迫面對身體的現實而感到震驚。

榆樹型的負面特質

許多花精型人都有著顯而易見的負面特質，有的人跋扈，總愛命令別人該怎麼做事；有的人尖酸刻薄又邪惡；還有的人充滿了憤怒不平。但是看看榆樹型人，你看見什麼？一個認真面對工作與生活責任的人，一個努力工作的人，一個注重自己工作品質與成果的人。

所以，表面上，榆樹型人似乎沒有任何負面特質。但是你需要看得更深入些，以便瞭解隱藏在受到讚揚的表面之下，這些人帶有真正的負面狀態。

榆樹型人從來不留時間給自己，他們從不關心自己的需要或想要，因為他們將責任當作成自己的需要。他們必須體認到，假如他們過度工作且無法找到生活壓力的平衡點，遲早有一天，他們將被迫停止工作。比較好的選擇是，工作與休息並重，這樣一來就可以工作一輩子，比起沒日沒夜地工作，將自己推到精疲力竭而無法工作要好得多。

負面的榆樹型人似乎無法控制住自己，他的理想抱負不斷推動他再努力一點、再冒一點風險，然而每當他冒更多風險，他感受到的壓力也就更大。讓我說句實話，當榆樹型人處在壓力之下時，實在是很難相處。而當他們處於絕望狀態時，他們行為更會直接傷害到其他人。更糟的是，榆樹型人甚至希望周遭的人能夠讀懂他的心，並理解他目前的行為只是因為壓力，而不是「真正的他」。

當榆樹型人一再將自己推向懸崖的邊緣，每一次都以精疲力盡而並非出於他的本意為藉口時，他將會發現周圍的人，也就是這些過去支持他的人，也逐漸對他感到厭倦。

畢竟，不像橡樹型人，榆樹型人並沒有想要跳下懸崖（不過，有時候也有些人真的會意外掉下去），但他們內心有股動力逼著他們往懸崖走。榆樹花精可以改變這樣的模式，令榆樹型人學習到──他或她只要持續工作一段時間終究會達成目標，而不是習慣於從一個危機到下一個危機。

榆樹型的正面特質

榆樹型人渾身上下充滿正面的特質，這種類型是我們期待身邊人成為的樣子，包括我們父母、妻子、丈夫，或者尤其是我們的老闆。他們理性、誠實而且努力工作。

你還能再奢求更多嗎？

治療榆樹型人，我們其實只需要稍稍扭轉一下他們的行為模式，讓他們握住韁繩，幫助他們瞭解自己的優劣勢。治療榆樹型人，其實如同將一名短跑選手改變成為長跑選手。

當榆樹型人處於正面情緒時，沒有人會比他更有能力、更平衡、更直接投注他的努力。正面的榆樹型人擁有熱情、憐憫之心與對他人的愛，同時也愛自己。在以往會造成自己極大壓力的處境下，特別是夾在所愛家人的需要與工作上的要求之間，他懂得從中取得平衡，當他掌握到其中的訣竅，他的理想抱負就會創造出最好的結果，打造並滿足孩子的生活，就如同蓋帝國大廈同等重要。

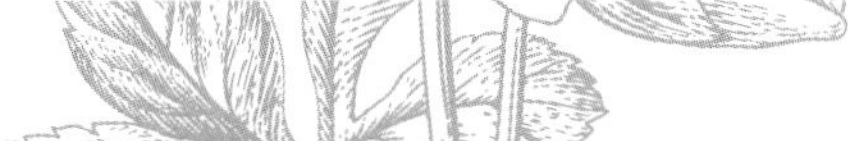
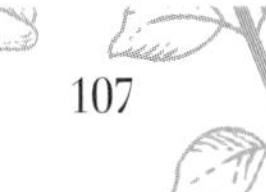
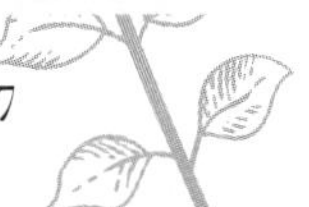
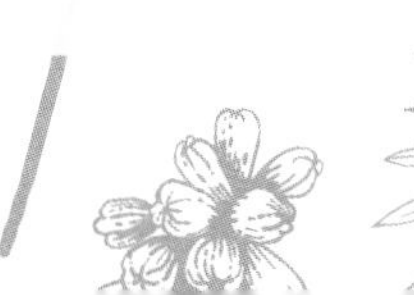

榆樹型孩童

許多父母都夢想有榆樹型的孩子。他們的房間乾淨整潔，他們也願意幫你做家事、洗衣服、整理餐桌。

而且，他們是具有信心的孩子，穩重且強壯；但他們可能因為做太多事，或是承擔過多事務而失去信心。這些孩子的父母應該阻擋建議孩子跳級的老師，或是參加更多活動的想法。父母親應該多稱讚這樣的孩子，並教導他們瞭解自己並不需要完成所有的目標來贏得父母親對他們的愛。

其他的孩子也許需要父母的協助及參與來規劃他們的人生，但榆樹型的孩童早已經具備這樣的能力。他們在小時候就已經決定將來要從事什麼樣的工作，並且開始著手訓練。在這樣的情況下，父母必須幫助孩子發展生活當中的各種技能，社交技能與職涯方面都必須兼備，這些孩子也應該學習到一件很重要的事：如何落實自己的目標，而不是為了征服目標而產生一連串危機來傷害自己。

榆樹型成人

一個健康的榆樹型人希望好事發生在每個人身上，也願意努力讓好事發生，他們足夠強壯並能勝任服務眾人。但是當榆樹進入負面的狀態時，他們極可能變成完美主義者，承受越來越多的責任，並想盡辦法達到超過他們能力範圍的目標，如此他們會感到不堪負荷、洩氣沮喪，必須停下來休息才得以充飽電恢復正常。當他們越是頻繁進到負面狀態，就會越需要休息。如此下來，他們從榆樹模式變成重度的橡樹或楊柳模式，依舊沮喪，卻會成為持續的狀態。

榆樹型動物

榆樹是不常用在動物身上的花精，但若動物生病很長一段時間且復原緩慢，這個時候可以考慮給予榆樹。這種情況也可以使用榆樹加上荊豆，使效果更好。

榆樹型 vs. 順勢療法

碳酸鈣型

順勢療法當中，與榆樹最相近的是碳酸鈣型人。碳酸鈣型人是工蜂，在辦公室裡他們早到晚退、盡心負責，也非常樂意協助同事。就如同榆樹型人，碳酸鈣型人也會因工作上過勞而影響健康。

★結論

榆樹型人，看重他們的工作與責任，可能對賭博這回事感到不屑，然而他們卻持續拿自己的心神、體力作為賭注。他們不正視自己的能力限度，不以達到長遠目標的方式工作，反而急功近利，然後導致自己陷入危機，得要賠上自己的氣力和腦力——不說這還包括家人對他們的耐心。榆樹型人一次又一次經歷這樣的循環，在感到危機帶來的壓力重擔與勉強完成後的如釋重負之間，不斷重複。

生活中我們都經歷過榆樹型的過度緊迫、難以喘息、不堪負荷。當桌上一片混亂、工作堆疊，且感覺沒有一件事是對的時候，像這樣時刻，榆樹花精能將我們帶回平衡狀態。

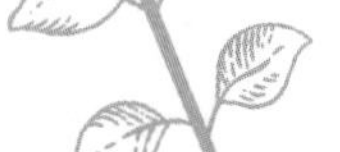

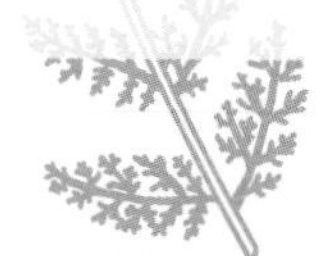
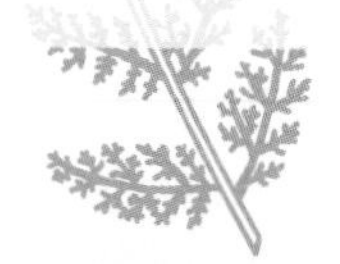
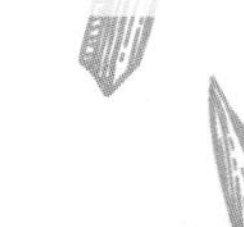

08 橡樹

Oak

幫助努力不懈怠的人

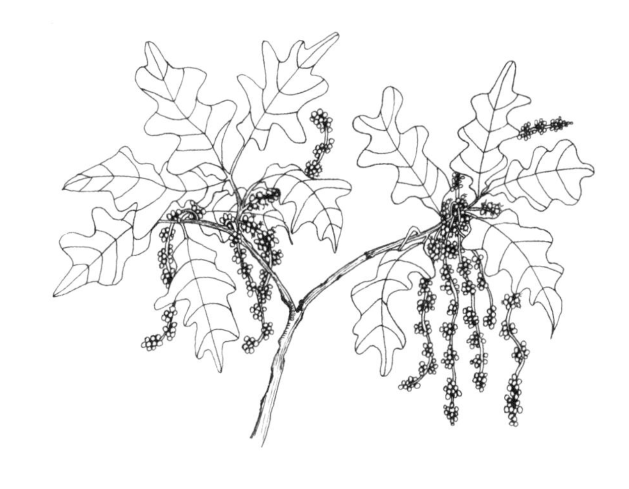

巴赫醫生眼中的橡樹型人：

「橡樹花精是給這些堅強努力奮鬥以恢復健康的人，或對於日常生活事物全力以赴的人，即使情況看似無望，但他們會持續不斷進行各種嘗試，他們將持續奮鬥下去。假如疾病妨礙了他們的天職，或使得他們無法幫助別人，他們會對自己感到不滿。他們是勇敢的人，對抗艱難，卻從不放棄希望和努力。」

□情緒花精 （短期速效花精） **短暫服用** 用於突發狀況／短期的情緒	☑ 人格花精 （長期調整體質花精） **長期服用** 用於根深蒂固的情緒模式	□ 12 名療癒者 （巴赫醫師最早發現的花精之一）	□急救花精成分之一	□基礎花精

橡樹小檔案：

「普通橡樹」（學名：*Quercus Robur*）或「英國橡樹」的生命可長達令人驚訝的千年，甚至更久。橡樹幾乎可以在任何的土質生長，即使是鄰近海邊充滿鹽分的泥土亦然。橡樹可說是地球上最普遍的樹木，在混合樹種的森林當中也很常見。橡樹原生於北半球的英格蘭與愛爾蘭，亦遍及西歐以及亞洲。

建議使用橡樹的狀況：

貧血、冷漠、關節炎、牙齦出血、慢性疼痛、關節疼痛、類風溼性關節炎或痛風、便祕、失聰、虛弱、心臟病、霍奇金淋巴瘤、高血壓、低血糖、腎臟問題、頸部或背痛、肺炎。

橡樹的心理側寫

處理橡樹型人，你其實是在應付一個可以被形容為：死板、固執、堅定不妥協，或者可說是極度執著，也因此，橡樹型人與其他幾種花精型人相類似，對於生活都抱持特殊的態度，例如：

野生酸蘋果型 野生酸蘋果型人他們不僅對自己，同樣也對周遭其他人要求完美。

岩水型 岩水型人，他們與橡樹型人一樣有著相同的責任感，但生活的方式近似苦行僧，生活也缺乏樂趣。

榆樹型 榆樹型人，和橡樹型人有著類似的動力與抱負，但生活當中卻充滿更多戲劇張力，也仍能在下一個危機發生之前享受片刻的休息。

以上列舉的花精型人，另外包括悲苦的楊柳型人、欲罷不能的馬鞭草型人、霸道的葡萄藤型人，多少都與橡樹型人有相同的部分；同時，這些花精也都能夠與橡樹花精並用，達到相輔相成的效果。

這些花精都帶有「陽性」的力量，這裡面每一種花精型人都固執的想將自己的力量用在影響他人身上，所以也許可以這樣說，他們身上都帶有過多的雄性能量，而所有人都必須學習以平靜的心來平衡自己的支配慾。

回到橡樹與榆樹型人一樣（我建議讀者將這兩種花精一起研讀，以便區分兩者、並在它們當中做出最好的選擇）。

橡樹型 橡樹型人也是被視為充滿正面特質的人，畢竟在我們的社會裡，這些人被認為是「值得信賴的人」，他們就如同橡樹般昂然挺立、高大強壯，在社會當中深耕。他們與榆樹型人很像，是強壯、沉默的類型，對任何事都以最小的忙亂、最多的細心來面對處理。他們舉止風度翩翩、彬彬有禮，強調「家庭的價值」。他們是人們效法的對象，或者，被我們認為理所當然、為我們支付帳單，卻得不到一聲感謝或致意的人。
橡樹型與榆樹型都是以工作為中心的人，都希望被需要，並強烈渴望能夠在這個世界上有些建樹；都希望他們的成功被看到，並且獲得應有的報償。

榆樹型 然而不同的是，榆樹型人認為他們的工作是使命，任何疲累都只是暫時的；橡樹型人則視工作為本分，即使工作沒有為他帶來任何樂趣或是珍貴結果，他都願意持續工作。對榆樹型人而言，精疲力竭或是被壓力淹沒都只是暫時性，屬於一個接著一個危機循環裡的環節之一；然而精疲力竭對橡樹型人而言，卻是慢性、持久的狀態，橡樹型人表現出一種強迫式的天性，自願持續工作直到過勞或更甚之。

橡樹花精是用來幫助那些自我鞭策的人，

這些人原本擁有正面特質，例如堅強的意志、清楚的眼光，以及強烈的工作意願，但卻因為過度堅持這些特質而使其變質，變得乖戾、負面。橡樹型人固執守著自己的堅持，不只對自己，也如此對待周遭的人，這樣的人通常每天最早抵達辦公室，也最晚離開，他們無法理解為什麼同事需要準時下班回家陪小孩吃飯。對橡樹型人而言，這樣的表現就等同於沒有全心全意的對待工作。

還有一件令橡樹型人無法苟同的事，那就是抱怨。橡樹型人是禁慾者，他能夠沉重且緩慢地工作、工作、工作，從來不抱怨。身體上的疼痛及痠痛，或因過度工作犧牲了家人朋友，對橡樹型人而言只不過是工作上必須犧牲的一部分。同事與家人對於他的抱怨，顯示橡樹型人並不合群。

橡樹型人與岩水、楊柳、野生酸蘋果型人一樣，都比較沒有幽默感，沉默而無趣。對他而言，工作應該遵照應有的步驟，工作場合也必須依照規定。

這又帶出橡樹型人的另一點與忍冬型人的相似之處，這兩種類型都沉溺於過去，雖然他們工作上的目標是指向未來，但橡樹型人往往堅持著某種過時的穿著打扮、道德規範，他們要求當今20歲的年輕人必須符合他們年代同齡者一樣的行為舉止。此外，橡樹型人往往喜歡維持著他們年輕時候的髮型或穿著打扮——通常是30歲出頭時的外觀——他們自認當時的自己看起來好極了，因此也就盡可能讓自己維持在這種打扮裡久一點。

人格分析

相較於其他花精型人，我們需要好好將需要橡樹花精的人與橡樹本身比較對照。橡樹是一種高聳強大的樹木，它能夠在任何土質、氣候下生存，比其他樹種更具備生存能力。同樣的道理，在其他人無法承受的壓力與環境裡，橡樹型人卻能夠在其中展現他堅忍不拔的持久力。

然而，就如樹木本身，橡樹是硬邦邦的物種，它雖高大強壯，卻不能在逆風中彎腰。有時候，橡樹的根，對照它在地面上的巨大樹型，它在地底下的根系相較之下卻顯得短淺。橡樹型人在遭遇超過他所能承受的挑戰時，就會如同橡樹一樣斷裂、應聲倒下。

橡樹型人常常欲罷不能、有著強迫式的行為，所以他甚至不會想將平衡帶進生活裡，他總頑固地認為自己可以繼續他要的生活方式，因此這種負面情緒狀態最常導致的下場，就是把自己的健康搞壞。在橡樹型人真的因慢性疼痛或心臟病發倒下之前，最有希望能夠預先阻止其發生的，讓他心目中的權威人士——或是他尊重的人——親口要求他必須改變生活型態。當穿白袍的醫生告訴橡樹型人，他必須改變飲食習慣，度假、戒菸，或其他能夠改變現況的方式，他才有可能聽得進去並修正自己；但通常的發展是，橡樹型人要先經歷一次心臟病發，然後他才有可能停下來認真思考、並重新選擇自己的生活方式。

直到心臟病發才休息

全球的候診室裡都坐滿了中年或更年長的橡樹型人，他們大部分是從心臟病發這樣的警訊裡存活下來，才終於願意打開耳朵、採納建議。高爾夫球場上，也有許多不是很甘願、被迫運動健身的橡樹型人，儘管他們人身在球場，心卻仍懷念著在辦公室埋頭苦幹的歲月。

能夠早點學到教訓，對橡樹型人而言很有幫助。早點體認到瑜伽並不是愚蠢的活動，開開玩笑保持幽默感也不是浪費時間，反而能夠協助他們的身體度過健康危機。橡樹花精可以使當事人獲得平衡。但是由於橡樹幾乎就是用來長期調整體質的花精，因此它幾乎必須長時間服用才會見效；同時，可能還要搭配其他花精(大部分是前面提過的花精)；此外，最好也加上其他的調整方式，如瑜伽(註3)及其他類似的活動，讓他天生的僵硬軟化、延展開來，拾得些許彈性。

跟大部分巴赫花精不同的地方在於，橡樹被應用在急性的情況較為少見。若一名學生因為深陷學期論文而排除生活中其他事務，當然可以當作急症使用；但嚴格來說，橡樹花精點出的是，即便是這樣「緊急」的處境，實質上仍屬於一種長期的狀態。毫無疑問的，橡樹花精確實有助於我們被迫需要特別勤奮工作的時候，它可以平衡工作的壓力，讓我們在平衡狀態中完成使命。但是，橡樹並不是一個用於「短暫處境」的花精，這世上並沒有什麼令人震驚的突發狀況會讓人瞬間落入橡樹狀態裡；反之，橡樹花精揭示的是一種緩慢綿長的發展：當我們埋首於一成不變、保守乏味的工作，磨掉了喜悅，也失去了年輕時曾有的率性，漸漸安於這樣的狀態，容許生活就是這種狀態的堆疊延續，這就是所謂橡樹型的性格。

3.如同所有精采的電視節目，《一家之主》（*King of the Hill*）裡的主人翁漢克・希爾（Hank Hill）完美詮釋出橡樹型人格特質，年屆中年的他因工作勤奮而成為一家丙烷公司的經理，他對公司不但忠心耿耿而且可說是全心付出。某一集的故事劇情：漢克因為嚴重的腰部疼痛（這是橡樹型人會有的典型症狀），在藥物無法給予幫助之下，不得已只好去上瑜伽課。在經歷了很多抗拒之後，他最後終於發現自己滿享受瑜伽，而且瑜珈確實能緩解他身體的疼痛；然而，當情況好轉之後，他立刻將瑜伽拋到腦後（又是橡樹型人的典型表現），並恢復到以前的生活方式。

橡樹型的負面特質

橡樹型人最大的負面特質，即是他們能把一些非常正面的人格特質操作成負面而有害。他們這麼做等同於把自己房間內的空氣抽個一乾二淨，令自己窒息。

橡樹型人的責任感過重，也不知道什麼時候要踩煞車。他們是辛勤工作的人，一旦任務開始，會緩慢且穩定的執行，除非完成否則絕不停止。他們與自我抽離開來，也感覺不到自己的情緒需求。他們擔心暴露自己的弱點，也因此他們從不抱怨，即使情況已經嚴重到一般人都會暫停工作來休息或求醫，他們仍然不會中斷手上的任務。

橡樹型人會無法克制的想要不斷往前、突破再突破，根本不在乎自己是否最後會過勞死。橡樹模式如同體質般根深蒂固的人，他們面臨諸多身體的問題，其中最常見的是心臟病、高血壓，以及慢性關節疼痛。

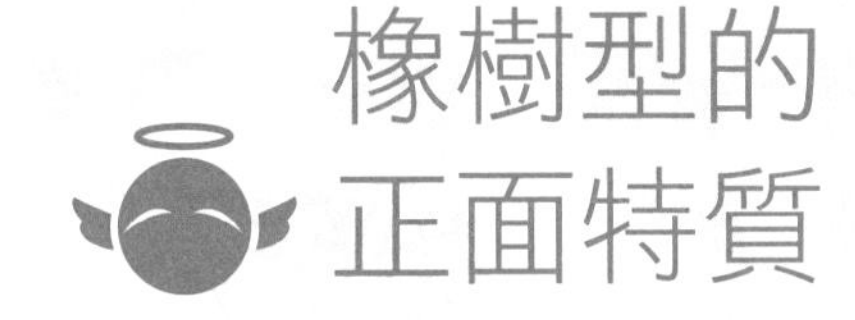

橡樹型的正面特質

橡樹型人認為自己在實現美國夢，以嚴格的方式要求自己具備忍耐、可靠、堅定、實力、誠實與優良傳統的常識，以及所有我們從小到大被教導該有的良好特質，尤其是關於一個好男人所需具備的特質。說句老實話，橡樹型人真的全都具備了這些條件。除此之外，橡樹型人甚至會為過失而自我犧牲。橡樹型人具有責任感，也相當值得信任。若有人將秘密告訴橡樹型，他至死都不會洩漏。

換言之，橡樹型人其實是非常好的朋友，甚至是最棒的鄰居。他們可能不是最有趣或是最討人歡心的對象，但卻是相當值得信賴的鄰居，可能也是院子裡負責烤肉且技術最好的人。

橡樹型人同時也是絕佳的同事，更會是個是好員工。哪個老闆不想要一個願意承擔任何工作，而且從不抱怨的下屬呢？

橡樹型孩童

坦白說，橡樹型的狀態並非孩童的本性，這種人格特質經過日積月累才會養成，也因此多是中年人才會需要橡樹花精。由此可知，需要橡樹花精的兒童是被迫早熟而進入到這種狀態，通常起因於巨大的壓力，孩子的生活發生重大變故、並使得他原本生活節奏全被打亂。這可能是家庭的創傷，例如父母一方死亡或罹患重病，不但威脅孩子的情緒狀態，也影響家庭經濟；或者可能是戰爭，這種全國性或全球性的緊急事件。經歷美國經濟大蕭條的孩子常呈現對安全感的過度執著，因而形成根深蒂固的橡樹特質。

橡樹型的孩子通常體格結實很少生病，當他們真的生病時，他們也會忽視疾病，甚至到否認生病的程度。在學校，他們是勤勉的孩子，總是準時交功課，但缺乏創意。其他的孩子會依賴橡樹型的同學，他們會向他傾吐自己的害怕和困擾。表面上，這種孩子看起來很正面，但他需要早點學習先正視自身的需要，必且分辨什麼不是他的責任範圍。橡樹型孩子的父母要特別注意，別讓孩子認為他可以反過來照顧自己的父母。

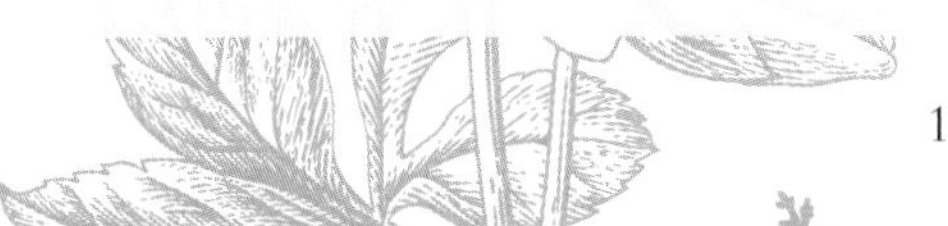
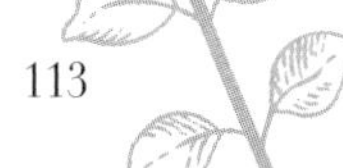
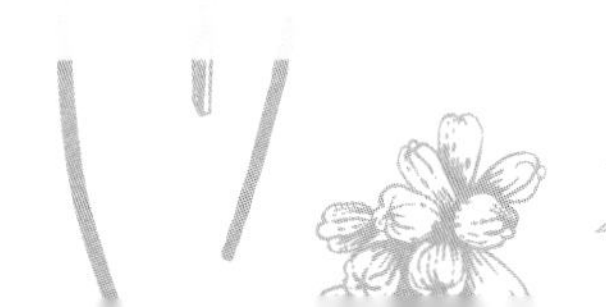

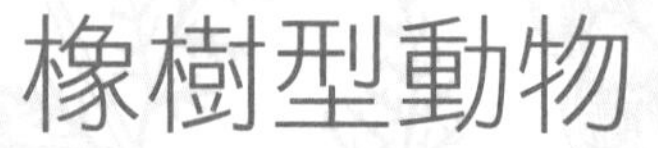

橡樹型動物

動物通常不需要橡樹花精，所以也不是家家必備的處方。然而它也許能提供幫助，但僅針對幾種特殊的情況：可以將橡樹用在老年動物身上，尤其是那些以往有任務在身的工作動物；橡樹對於被折磨得意志消沉的動物，尤其因為瘸腿或患有關節炎，或任何種類的關節疼痛，能帶來莫大的幫助；而橡樹加橄欖會是絕佳的複方，能夠幫助已邁入生命末期、毫無元氣的動物，以及當牠處於每過一天都是負擔的時刻。

橡樹型成人

我覺得橡樹花精在成人身上能展現出最好的效果，尤其是那些生命裡曾經歷起伏、失敗與成功的人，所以這是對中年或是年長的人多有幫助的花精。

中年的橡樹型人正處於人生黃金時期，這個年紀的人周遭有些變化，孩子長大離家、身體開始老化，但此時的橡樹型人可說是更專注於自己手上的工作，完全忽略其他警訊。在這個人生階段，他們尚未真的衰老。因此他們還能夠無視自己身體承受的疼痛；同時，他們也算有些年歲，累積不少能夠邁向成功的籌碼，以及事情該如何進行的成見。事實上，孩子的離家只是減少會讓他們工作分心的因素。

正因為如此，中年的橡樹型人同時正面臨自己的危險時期，過往他們糟蹋自己的身體健康，現在正是接受後果的年紀。這時也是高血壓開始對身體產生影響的年紀。當關節開始痠痛，牙齒也逐漸動搖，橡樹型人當然不想把這些當成一回事，他覺得這些身體上的不便只不過是另一個妨礙他工作的事件，這樣的態度會帶來極為嚴重的後果。

謹記，橡樹花精被列在「絕望」的情緒分類裡，我到目前為止都還沒討論這部分，但重點是去真正瞭解。橡樹花精對於中年危機的幫助很大，尤其是這些危機感與健康議題相關。基本上，橡樹型人的中年危機包含兩點：第一，當橡樹型人終於體認到他也只是終將一死的凡人（你若曾經歷，就知道我在講什麼；如果你未曾經歷這個時刻，那麼你遲早會碰到），通常這個時刻發生在三更半夜，可能是一個健康上的危機或瀕死的經歷，讓橡樹型終於深刻體驗到這時刻。不過，結果都是相同地，即使親眼目睹你所愛的朋友、家人的死亡，某種程度上橡樹型還不覺得有天自己也會離死亡這麼近，也還想不到這究竟意味什麼或讓他們思考更多。即便橡樹型有宗教信仰也是一樣，直到這個認清局勢的時刻，才會真正徹頭徹尾地震撼橡樹型人。

第二個危機，重新審視自己截至目前為止的生活，這牽涉到重新檢視自己過去所有的失敗：工作、人際關係、家庭等，所有一路走來犯下的錯誤。

當橡樹型人經歷過這兩個階段之後，就很容易掉入絕望，一種慢性的絕望狀態。前面提過，橡樹是硬邦邦的樹種，它雖高大強壯，卻不能在逆風中彎腰，同樣的傾向也會反應在橡樹型人的情緒。基於橡樹向來天性堅硬，即使遇到暴風雨它仍直挺不搖擺；反之，它們會直接攔腰折斷。因此，當橡樹型人進入中年危機時，他們如樹木般斷裂，並墜入深深的絕望中。

當然，橡樹花精能提供相當大的幫助，它調整這種絕望感，幫助橡樹型人重新面對生活，並開始以更有價值的方式面對自己往後的歲月，橡樹花精可以在他們頑固之處建立起彈性。

橡樹花精對年長者而言有極大的效用，它可

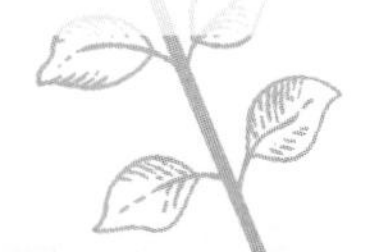

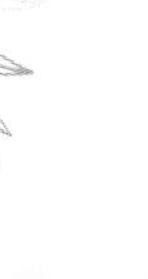
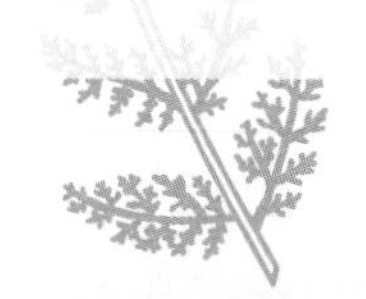

以幫助這些即將退休或已經退休的老年人，協助他們重新思考退休後的生活方向，以安穩的步調過平靜的生活；它亦可幫助那種覺得自己已消耗殆盡，被生活折磨得不成人形的長者。橡樹花精可以讓這些覺得自己玩完了、剩下只能等死的老年人，重新點燃生活中的火花。

有兩種能夠與橡樹相輔相成、發揮絕佳效果的花精；若是當事人處於疲憊與意志消沉的狀態，使用芥末，芥末是處理鬱悶最好的良方；另一個是橄欖，它對於兼具心理及生理的疲憊特別有效。這三種花精做成的複方，能為需要的人帶來極大幫助。

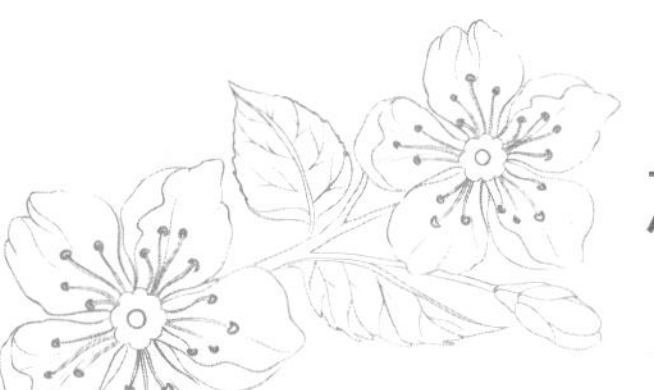

橡樹 vs. 順勢療法

順勢療法中與橡樹最為類似的是碳酸鉀（Kali Carbonica），此順勢藥物以保守價值觀及強烈職場道德為人熟知。碳酸鉀型與橡樹型人極可能因過勞而早逝，不像榆樹型還懂得找時間休息。

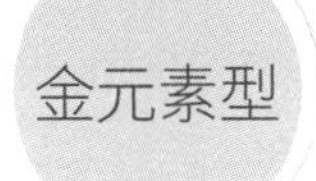

金元素（Aurum Metallicum）也與橡樹多有相像，金元素取材自黃金。這兩型人都很工作導向，經常承受著重度憂鬱，甚至會有自殺的念頭。

★結論

一個人的橡樹性格通常出於兩種原因：

原因❶　是好長一段時間的負面狀態，慢慢堆疊成形。

原因❷　太早承受過於巨大的壓力而被迫早熟。

因此，他們對花精的需求絕對不會是臨時突然的，因此橡樹花精鮮少僅是短期使用。橡樹型人的情緒狀態要從負面逐漸轉向正面，通常是緩慢的過程。橡樹與其他花精並用時效果良好，而且我發現橡樹很少單獨使用。當個案因生活壓力而崩潰時，橡樹多與芥末或橄欖並用；或當橡樹型人處於人生巔峰期，仍固執鞭策自己勇往直前時，則可加入楊柳、野生酸蘋果、榆樹、葡萄藤或馬鞭草。

09 野生酸蘋果
Crab Apple
幫助要求完美的人

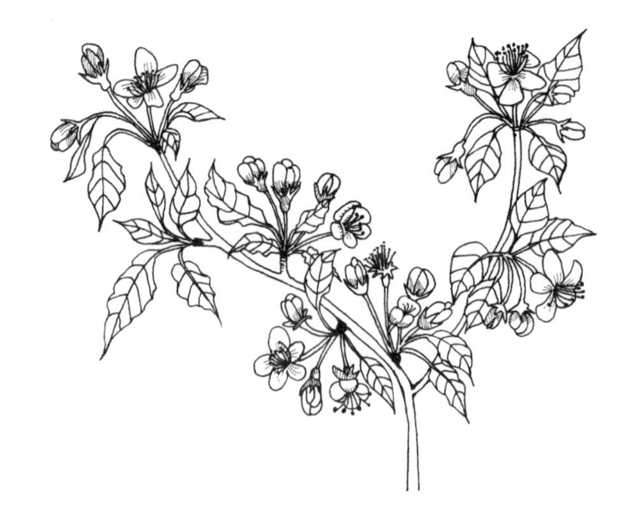

巴赫醫生眼中的野生酸蘋果型人：

「這是淨化用的花精，針對自身感到不潔淨的人使用。常常這些都不是什麼重要的問題——其他人認為比較嚴重的疾病，他們卻不太重視。反而有兩種情形會使得他們迫切想要解決，一種是他們認為比較嚴重的問題；另一種則是他們認為必須治療的問題。假若治療結果失敗，他們會顯得意志消沉。作為淨化用的花精，假如當事人相信毒素已入侵傷口必須清除，野生酸蘋果可以淨化患處。」

☑ 情緒花精（短期速效花精）短暫服用 用於突發狀況／短期的情緒	☑ 人格花精（長期調整體質花精）長期服用 用於根深蒂固的情緒模式	□ 12 名療癒者（巴赫醫師最早發現的花精之一）	□急救花精成分之一	□基礎花精

野生酸蘋果小檔案：

野生酸蘋果（學名：*Malus Pumila*，亦可稱為*Malus Sylvestris*）是矮小落葉型的樹，也是地球上最普遍的樹。蘋果樹遍布全球，一般認為原生於東南歐以及西亞。蘋果花朵外圍是粉紅色，靠近花蕊為白色。

建議使用野生酸蘋果的狀況：

青春痘、青春期、過敏、氣喘、癌症、飲食疾患、緊急狀況、免疫系統失調、花粉過敏、食物過敏、更年期、偏頭痛、中毒（尤其是食物中毒）、性功能障礙。

野生酸蘋果的心理側寫

首先我想說明關於野生酸蘋果的兩件事。

第一，野生酸蘋果和其他巴赫花精不太相同，並非只能用於情緒上的治療。從巴赫醫師的敘述，野生酸蘋果也可應用於身體層面。它用來潔淨身體，與用來平衡內心情緒的強迫模式，都一樣具有價值。不潔淨是瞭解野生酸蘋果行為的重要關鍵，它可用來淨化身體或是情緒。

這賦予野生酸蘋果用於對抗式療法的功能，特別是過敏或食物中毒相關的情況，甚至是宿醉，野生酸蘋果都可作為「特效藥」（specific），這是在順勢療法中，特定情況使用某一種藥物的稱呼。

這使得我們憑著直覺使用野生酸蘋果：可用於任何懷疑中毒的情形，而且很有效果。不過，以這樣的態度應用巴赫花精，有點似是而非，因為這個方式忽略了當事人的情緒，僅單純針對身體層面處理。

許多案例顯示，需要針對身體層面使用野生酸蘋果型人，通常會對應其情緒，當事人總是感到不乾淨和不純潔，是這種類型的核心問題。我把運用野生酸蘋果的方式交在你手上，你自己可以決定是否評估考量當事人的情緒，就如同你使用其他的花精一般，又或是將它運用於多年來解決宿醉的妙方。

第二，關於野生酸蘋果的重要事實：

在所有的花精中，這是我發現且一再印證（冬青也是，但程度較不嚴重），並非每個人都能使用野生酸蘋果。

整體而言，巴赫花精十分溫和。任何人均可以使用，飯前、飯後或是搭配任何飲料，亦可與其他的療法（註4）**一起使用也不會加重病情，當然沒有傷害。**

野生酸蘋果卻是例外。我曾經發現它對於某些人可能造成病情加重，尤其是非常敏感或是很容易過敏的人。

野生酸蘋果對這些人而言很難承受，可能產生極大的後果而加重病情。因此，我建議先單獨使用野生酸蘋果一至兩天之後，再搭配其他花精。如此一來，你可以先確認野生酸蘋果是否造成衝擊，也不會因為與其他花精搭配後產生負面結果感到困惑。

純潔——追求完美的純潔——是所有野生酸蘋果型人最重要的問題，這點可從很多方面看得出來。

常見野生酸蘋果型人特別喜歡從乾淨或整齊當中尋求潔淨。在身體與物質層面上，他們尋求自身與環境的整潔，這通常包括他們個人的生活習慣也保持純淨。大部分的野生酸蘋果型人很注重吃進的食物，大多避免酒精和其他的毒素，如嗑藥，因他們不認同任何的不純淨，而且他們的身體對於這些有害物質也很敏感。

所以，保持乾淨是野生酸蘋果型人的首要動作。當物品乾淨之後，他們進一步要求環境、個人與職場也要井井有條。野生酸蘋果型人在情緒上需要秩序，當事務有條有理時，在這些人的眼裡是如此美麗。

野生酸蘋果型人在情緒上渴望純淨，內

4. 讓我清楚說明：我的觀點是同時使用巴赫花精與對抗療法藥物或任何草藥，對於任何人都是安全的。但這不代表藥物的內容就不需要讓你的醫師知道，他們應該完全掌握所有的資訊。你應該先與醫師討論過之後，才能夠使用各種藥物。雖然巴赫花精與對抗療法是安全的，但巴赫花精與「能量藥物」並沒有融合得非常好，所以我從來不將巴赫花精與任何順勢療法的藥方或細胞鹽混合；我也不會將巴赫花精並用針灸。在某種程度上，巴赫花精為一種能量藥物（因為它本質上屬於順勢），故不能與以上所說的治療方式混合得很好。

心深處也追求潔淨的感覺。這指的是他們不僅要求自己與周遭環境乾淨有條理之外，還包括精神層面。野生酸蘋果型人在每件事追求道德倫理。他們會試著整理自己的想法和情緒，避免任何思慮或行為的汙點。

野生酸蘋果型人持續追求完美的掙扎，給自己的存在感、工作與生活環境，帶來了浩劫。

有少數花精型和野生酸蘋果型人一樣，難以跟別人相處或共事——相較於突發狀況的應用，野生酸蘋果是較常被用在長期情緒調整體質的花精。如同岩水型人，野生酸蘋果型人很容易鎖定固定的思考模式與做事方式。他們總認為自己的方式不但最佳，同時也是唯一。這使得野生酸蘋果型人容易與他人產生摩擦，特別是與這些不以追求完美為終極目標的人。

由於野生酸蘋果型人比較被動，所以與他人之間的摩擦會讓他們感到很不舒服。他們想要取悅他人，與他人產生摩擦會令他們覺得自己的行為不夠完美，視為個人的失敗。野生酸蘋果型人的負面狀態通常於孩童時期形成，尤其是從專制型父母接收到自己永遠不夠好、不完美這樣的資訊，當這樣的狀況定型之後，影響可能長達一輩子。野生酸蘋果型人永遠都在追求無法獲得的完美。

因為野生酸蘋果型人對自己比對別人更苛刻，所以他們無法自在表達對別人的看法，尤其是有些將災難或骯髒視為自然的人。所以，最適合野生酸蘋果型人的形容是——左右兩邊的肩膀各坐著一個天使、一個魔鬼。即使他們嘗試不聽從魔鬼，但魔鬼仍時時在他們的耳邊細語。野生酸蘋果型人不斷試著擺脫自身的瑕疵，努力讓自己更臻於完美。

野生酸蘋果型人會持續出現強迫性的行為模式。他們總覺得自己不夠潔淨而感到噁心，覺得自己總是不乾淨，也永遠沒有真正乾淨的時候。他們無法承受在鏡中的面容，只願意看著局部的鼻子、嘴唇或眼睛，將注意力放在細節上卻不願意面對整體，這終將成為他們的生活模式：專注於小細節卻看不到全面性。因此，他們對於細節上的控制更變本加厲，導致執著於應付細節。

人格分析

負面狀態可能導致野生酸蘋果型人對於乾淨這件事鬼迷心竅，並與髒亂持續作戰。他們成為隨時在清理的人，也是最挑剔的人。他們是奧客，以要求自身的標準要求店員。若有服務生拿不乾淨的餐具給野生酸蘋果型人，那個服務生真令人值得同情。

野生酸蘋果型人對於健康同樣也十分要求。即使他們的健康狀態良好，他們仍會用盡所有方式確認自己的健康。一旦他們認為自己的健康受到威脅，而這剛好也是野生酸蘋果型人常見的恐懼，他們很有可能以最極端的方式恢復並維持健康。將自己的挑剔同樣用在其他人身上，野生酸蘋果型人對於醫療人員的要求比較高，甚至可能也插手控制或改變醫療的方式。在緊急狀況下，可以考慮調配；野生酸蘋果花精用於身體清潔十分有效。它可以替身體解毒，對皮膚的問題或感染有絕對的幫助；慢性發炎同樣能藉由野生酸蘋果花精獲得改善。

在情緒上，當你感覺有點挑剔、對自己甚至是他人感到不滿意，都可以考慮使用野生酸蘋果，或當周遭沒有事物令你愉快，上述的情況，野生酸蘋果都能夠調整得很好。

野生酸蘋果型的負面特質

當野生酸蘋果型人處於負面狀態時，可能日常生活中的每件事都發展出一定的習慣。他們可能會算著——腳步、電話號碼的數字、句子的字數；亦可能將自己封閉在認定的想法，每件事都要按照一定的規矩進行，這些都是野生酸蘋果受到束縛的習慣。若不即時治療，他的生活行為將完全的儀式化。

當處於野生酸蘋果的負面狀態時，更容易被微小的事物控制，如細節、細菌、粉塵。因為被細節控制，他們對於周遭環境的各方面很有控制慾。他們十分要求生活當中所有的細節，也以同樣的方式對待身邊的人。他們總認為自身的生活幾乎失控，需要應付每一件小事。所以，你總是可以看見他們不斷打掃、矯正、控制，所有一切都是為了讓他們自己感覺好一點。

野生酸蘋果型人在負面狀態時，對於情緒上也同樣有控制慾，他們有罪惡感，感到污穢、醜陋或不乾淨。有些人甚至認為不論他們做多少努力，他們終究犯下不可原諒的錯誤。他們可能尋求宗教的安慰，藉以獲得神的救贖，否則將面對內心的自我鬥爭。

這並不是說野生酸蘋果的困境不常見，一般人也希望讓自己更好，甚至希望獲得原諒，更臻於完美。但是野生酸蘋果型人追求完美的方式卻是藉由自我否定，否定他或她們真實自我的需要。一般人經過自然的演化過程，從生活中的經驗以學習和成長；野生酸蘋果型人卻是直接往完美推進，一種極具操控性又缺乏幽默感的方式。這種否定自我及生活的手段也因此變得毫無意義，野生酸蘋果型人的努力掙扎正是最大的諷刺。雖然野生酸蘋果型人嘗試以個人努力邁向完美境界，但使用的方法實在缺乏真正的意義，也致於他們最終嚐到失敗的後果。記住，野生酸蘋果型人要的完美和秩序，並非是高尚的追求，反而是一種使得他們遠離真實生活的控制。

常見三種與野生酸蘋果並用的花精。首先是岩水，這兩種花精代表的人，往往行為舉止都很死板，心態也很封閉。同時使用野生酸蘋果和岩水，對於集這類性格於一身的當事人，即嚴格遵守規矩又完美主義者，是很有效果的配方。

若當事人被自己過去失敗的夢魘不斷折磨，或認定自己是污穢且永遠無法被原諒，建議以白栗花搭配野生酸蘋果。

若當事人因為追求完美的過程當中，身心與他人疏離，那麼加入水堇花精可獲得改善；有細菌恐懼症的人也適合這個複方。

野生酸蘋果型的正面特質

當野生酸蘋果型人處在正面時，具有改善事物的極佳能力，能找出細節上的瑕疵並確實重整，而不會引起情緒上的混亂與干擾。正面的野生酸蘋果型人能夠在細節與整體當中取得平衡，也能夠以平靜的心情面對世界當中存在的不完美。

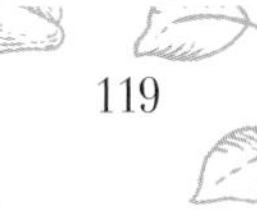
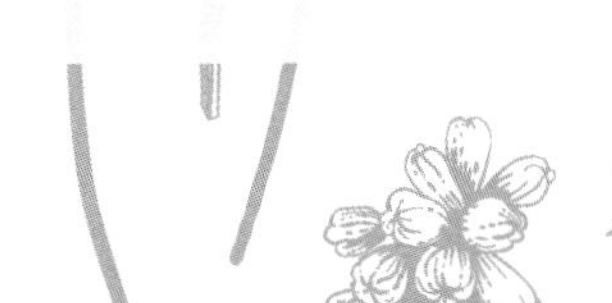

野生酸蘋果型孩童

孩童若展現出野生酸蘋果的行為，表示他們已經受到傷害，從他們尊敬或者是害怕的長輩那裡得到的訊息，深深嵌入他們的內心。長輩認為他們永遠表現不夠好，而這樣的訊息觸發所有的行為舉止。

野生酸蘋果的孩子是小大人。他們是小心翼翼的孩子，不製造過多的噪音，或是謹慎不做出一般人認為小孩會做的事情。他們盡量保持整潔，不將東西弄髒弄亂，當心不打破任何東西。他們通常是出色的學生，也是優異的學者。

值得注意的是，這種孩子的父母在兩件事上做錯了，因而使得孩子接收到他們必須天天努力才能完美。首先，他們建立神經質的模式與強迫性的行為，若沒有及時治療，將會阻礙孩子以真正自由、健康的方式生活的能力。

第二，父母養成不會為自己考慮的孩子。孩子被教導成不敢挑戰權威，不能頂撞長輩，尤其是老師或是父母親；也因此奪走孩子天生的意志力，而讓孩子失去為自己做決定的能力。父母親培養出一名對權威唯命是從（註5），將取悅他人列為優先的孩子。

父母應該特別注意，千萬別在孩子的思考當中植入「不論他們如何努力，他們永遠不夠好或是無法讓父母滿意」這樣的想法。孩子需要學習培養自我期許的能力，自己設定目標和建立自己的道德指南針。

⚠ 叮囑

最後的叮嚀：當青少年內心感到掙扎時，尤其是少女開始藉著暴飲暴食或過度節食來控制生活中失控的那一面時，考慮使用野生酸蘋果。像這類的案例可加入落葉松，幫助建立自我。當行為死板毫無彈性——尤其與飲食和節食有關時，可加入岩水。

野生酸蘋果型成人

若野生酸蘋果的情形一直未接受治療，而拖延至成人，那麼負面情緒將衍生為身體層面的問題：厭食症、其他進食障礙、青春痘、過敏等，均為常見的症狀；其他還有偏頭痛與身心疾病。

我們文化中總認為野生酸蘋果型的性格十分有趣，小說故事及電影情節裡都出現挑剔和患有憂鬱症的角色，但野生酸蘋果型人的掙扎卻不是件好笑的事。當他們年紀漸長後，將自己抽離現實生活的狀況越來越嚴重，並且以制式化且毫無意義的儀式化行為代替正常生活。

野生酸蘋果型動物

我個人從未發現動物在情緒方面需要野生酸蘋果。也許敏感的貓飼主認為他的虎斑貓有些追求完美的行為，而需要這種花精，但這部分超出我的能力範圍以外。

反而，我會建議隨時準備一瓶單純用於生理層次：它對腹瀉及任何腸道失調非常有效果；慢性或急性的皮膚問題，不論是皮屑或溼疹的改善都很有效；體內寄生蟲也可利用野生酸蘋果花精作為潔淨。若你的寵物是狗，對於壁蝨和跳蚤方面的問題也很有效果。

---

[5] 這些狀況都是真的，除了一項例外——道德準則對野生酸蘋果型人很重要，所以他們需要將對於權威的尊重帶入思考，以平衡他的道德觀。例如，政府頒布一項法令，將墮胎合法化，野生酸蘋果型人的內心將天人交戰。通常野生酸蘋果型人最終會選擇自己的道德準則，而非政府的權威性。但這都是經過一段時間的不適和自我反省。

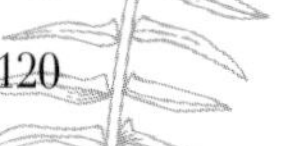

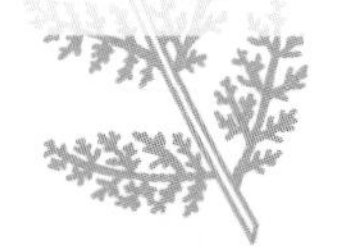

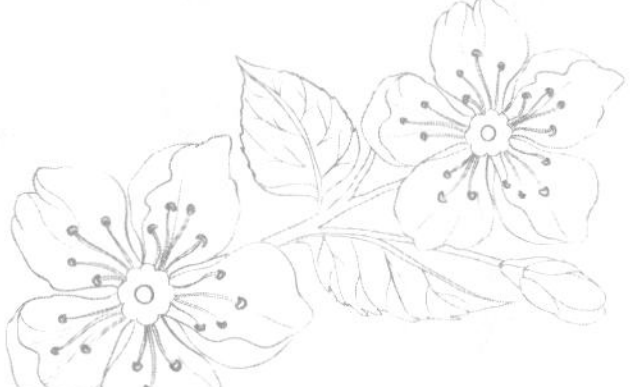

野生酸蘋果 vs. 順勢療法

沒有與野生酸蘋果完全相仿的順勢藥物。砷型人的強迫性模式，還有苛性鈉型人（Causticum）對個人完美的要求，較為相似。

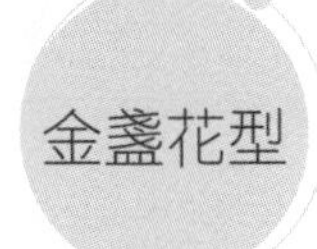

但我個人認為最為貼近的是金盞花（Calendula），它是一種外用的局部用藥，取自萬壽菊，是一種解毒的處方，也是天然的抗生素，可應付任何的不乾淨並將之淨化。

★結論

關於野生酸蘋果討論了這麼多，在結束之前，也許值得再次強調，如同其他花精，野生酸蘋果影響人類的本性。正常的情況，我們都希望正面期許自己能夠更好，比以前更加完美，但不是反常成為負面狀態。野生酸蘋果型人並不是追求更好；反之，是要求自己與周遭的人成為完美。這才是他們認為的完美。

他們追尋完美的手段是「控制」，控制想法、動作、行為、慾望，尤其是生活中的細節。這些方式通常展現在儀式化的行為，實質上完全不具意義。

最後，記得巴赫醫生將野生酸蘋果歸類於絕望組。強迫自己達到完美境界的過程中，野生酸蘋果型人很可憐。在沒有喘息與任何結果之下，他們的可憐與絕望只會更深。

⑩ 楊柳

Willow

幫助因不幸而憤怒的人

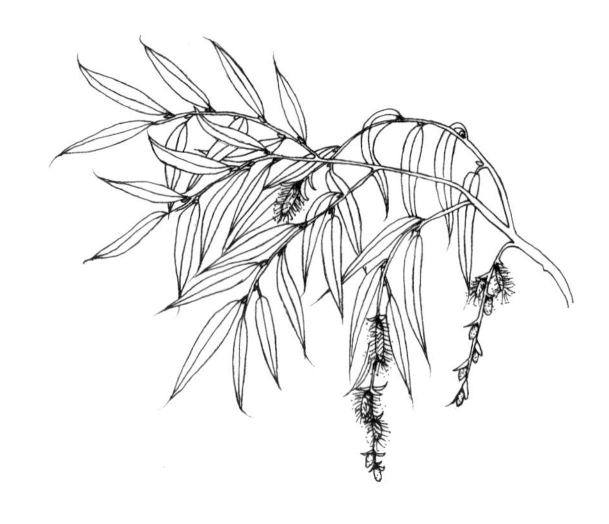

★巴赫醫生眼中的楊柳型人：

「給這些遭遇困境或不幸，卻很難接受，而不抱怨或怨懟的人，他們以成功帶來的價值來評斷生活。他們覺得不應該受到這些考驗；那是不公平的，使之變得怨恨。他們經常對自己先前喜歡的事情，越來越失去興趣或減少參與。」

☑ 情緒花精（短期速效花精）短暫服用 用於突發狀況／短期的情緒	☑ 人格花精（長期調整體質花精）長期服用 用於根深蒂固的情緒模式	□12名療癒者（巴赫醫師最早發現的花精之一）	□急救花精成分之一	□基礎花精

★楊柳小檔案：

白柳（White Willow，學名：*Salix Vitellina*，也稱為*Salix Alba*）可分為雄性或雌性，兩種均可於五月長出黃色花朵。這種柳樹的樹枝在冬天可以變成獨特的黃橘顏色，在荒涼的冬天景色中特別顯眼。也因此，它常被人們稱為「珊瑚燼柳」。這品種不高大，喜好全日光或少蔭的環境，需要很大量的水才能長得好。白柳原生於歐洲，現在出現在世界各地的溫帶地區。

★建議使用楊柳的狀況：

老化、冷漠、闌尾炎、出血、血壓問題、滑囊炎、膀胱炎及其他泌尿問題、死亡及臨終、否認、離婚及婚姻問題、流行性感冒、下顎疼痛、關節疼痛、腿部疼痛、肝臟問題、更年期、單核白血球增多症、坐骨神經痛、上背部問題。

楊柳的心理側寫

楊柳型人格具重量級的負面情緒。不論生活的遭遇為何，他們四周的空氣都充斥著不滿。楊柳型人對自己或是對周遭的人而言，都是很沉重的負擔。對楊柳型人而言，光是其他人承認命運對他們苛刻還不足夠，必須他人也放棄生活中的快樂，這才能使楊柳型人滿意。悲苦是形容楊柳型人的關鍵字，悲苦與絕望對楊柳型人代表的是犧牲，是別人對他所付出的犧牲。

在我的看法，楊柳型人是最難治療的一種人。首先，情緒上的模式根深蒂固；第二，也是更重要的一點，我從來沒有碰過楊柳型人會承認自己的情緒有問題，或是願意尋求任何協助，幫自己脫離這悲苦。

如同狄更斯（Dickens）在《孤星血淚》（*Great Expectations*）中的郝薇香（Miss Havisham）小姐，即是楊柳型，在她生命的某一段時期曾遭遇傷害。遭遇背叛或誤解，在她身上留下了傷痕。因為覺得遭到背叛[註6]，楊柳型人先是感到震驚，隨著時間過去，漸漸感到憤世嫉俗或怪罪於她的婚約。

人格分析

由於楊柳型人受到的傷害是真實的，某種程度上，使得他們的狀況更加棘手。可能起源於孩童時期的身體或心理上受到虐待，或遭遇婚姻暴力。這些傷害確實發生在他們的身上，但絕非他們自身的錯誤所引起，而事件影響了他們的生活。更嚴重的情況，他們讓事件也影響其他人的生活。瞭解楊柳狀態的關鍵，這些人認為當遭遇這些悲苦事件，自己完全沒有責任。當生活持續，他們仍認為自己毫無瑕疵，並因發生的所有事責難周遭的人。本質上，楊柳型人將他人當作人質，必須為所有造成生活不快的每件事反覆向他們道歉。

楊柳型人屬於活躍型及「陽」類型。楊柳型人將他們的能量外送給周遭的人，影響他人的能量及個人空間。他們往往容易說出傷人的話，甚至是經常使用報復性的言語。相同地，他們也能夠將所說的話轉變為傷人的行為。楊柳型人認定他們確實受到傷害，而當他們也傷害他人時，可以看見他們臉上那種「現在你知道那種感覺了吧！」的表情。

這些清楚讓我們知道楊柳型人有多難處理或治療。他們抗拒改變並且不願意放棄他們的「紅色勇氣勳章」，情緒上的傷口是他們個人力量以及絕望的來源。因為楊柳型人極具能量，其他人往往屈服於他們的慾望和需求，因為這樣做要比惹怒楊柳型人而遭到「報復」要輕鬆許多。

但可悲的是，楊柳型人原期望能夠得到幸福而發展出的情緒狀態，卻破壞原本應得的快樂。畢竟楊柳型人嚮往幸福甚於一切，他們想回到遭受背叛前的當下，回到擁有信任、樂趣、希望的時刻；但他們追求幸福的

6.關鍵是楊柳型人「覺得遭到背叛」。情緒上的傷口並非是真實或是故意，比方說，楊柳型人所深愛的人過世，他感覺遭到遺棄，即使理性上他知道所愛的人並非有意離他而去；而情緒上的傷口，即使不合理，也可能惡化潰爛。另一個例子，《孤星血淚》的郝薇香小姐，即是如體質般根深蒂固的楊柳型人格，曾經受辱、受傷，或遭到深愛、尊敬或信任的人傷害。這個傷口使得他們不再信任他人，而且也導致他們做出有害或是破壞性行為。

動力卻充滿了悲苦。所以他們不斷渴望與追求幸福，但言行卻使得任何人，至少是他們自己，都無法得到片刻的快樂。

除了幸福，楊柳型人同時追求正義。在楊柳型人的內心當中，所有的一切都是簡單的。事情發生——有挫折、有失敗、有背叛——使得公平的秤子失去平衡。在他的心裡，他的所作所為只是要讓這個秤子回歸平衡，問題是這些都沒有用。楊柳型人會採取行動，會發聲，但秤子卻似乎不為所動。到最後，楊柳型人才能體認到這需要終生的努力才能夠使其平衡，而於此同時，賠上了與他人的關係、事業、歡樂或喜悅。

有些楊柳型人會找個具體的導因，通常是政治或宗教，並聚焦在此，以達到他們所謂的平衡。他們肯為此認定的導因，不斷努力，甚至將任何小小的阻礙視為另一種背叛，這會更加劇他們的憤怒。

也因為楊柳型人習慣性認定自己在任何事都沒有瑕疵，而應該怪罪他人，所以各種狀況之下他們都是對的，而其他人則是錯的。楊柳型人無法忍受他人與他持有不同的看法，尤其是在公眾場合。他們更無法忍受別人指出他們的錯誤，即便他們花很多時間告訴其他人自己無數次挫敗的經驗。

如同在「絕望」情緒中常見，楊柳型人的情緒很死板，而隱藏內心的脆弱。楊柳型人認為自己是軟弱的，僅僅能夠勉強度過每一天，但他人卻將他們看得十分壯大，擁有很強的負面能量，也絕對是不該招惹的對象。楊柳型人真切地處於最負面、最艱困的情緒中，讓我們對楊柳型人感到同情，記得這是針對絕望的花精。不論楊柳型人如何做，他們確實感受到深度的哀傷與絕望。他們內心埋藏了一個曾經是安靜、脆弱的人。楊柳型人不斷期盼再回到當初的自己。

楊柳顯然是長期調整體質的花精，需要服用相當多次才能幫助當事人回復到平衡狀態；它同時必須與其他花精搭配，我個人認為楊柳是「支柱」角色的花精。需要楊柳的人必須長期使用以免再度落入舊有的模式。也許其他花精偶爾可與其他配方相調配——而楊柳，如同有強迫型人格的白栗花，需要長期服用。

處理纏繞於個人傷害的楊柳型當事人，混合楊柳與白栗花可以有良好的效果。若因楊柳的負面導致深度沮喪，常見的複方為楊柳與芥末。當悲苦的楊柳從現實、與他人的關係中抽離；或是因身體疾病使得行為受到限制，而導致楊柳產生負面的情緒，均可考慮將楊柳與水堇調合使用。

楊柳也有短期性的應用。當我們執著於曾經的傷害，或因著自己的想像越變越強烈時，就要想起楊柳。當失望和挫折感鋪天蓋地而來，楊柳可以吸收並釋放這樣的傷害，讓你可以面對未來。當你後悔想著「我當時應該怎麼說」來避免出醜或被指責，因而輾轉難眠，混合使用楊柳與白栗花。這兩種花精可以將你的心導向未來，並且在傷口發生潰爛之前釋放傷害。

瞭解楊柳狀態的關鍵，這些人認為當遭遇這些悲苦事件，自己完全沒有責任。當生活持續，他們仍認為自己毫無瑕疵，並因發生的所有事責難周遭的人。

楊柳型的負面特質

這個最具破壞性的類型，首先被注意也是最重要的即是悲苦。他們可以將任何想法或行為扭轉成負面或是具有破壞性。最糟的狀況，他們就如同情緒黑洞，從原本想要幫助他們的人身上，奪取任何可以奪取的，卻沒有給予任何回饋。有個重點：楊柳型是強而有力的人，就如同黑洞，他們可以吸進各種東西。他們不但掌控每一段對話，似乎能從指尖上發射閃電，但同時他們消耗他人的力量，或任何其他能夠獲得的能量。他們可以藉由他人的弱點來助長自己的優勢。如同像個受傷的人，楊柳型人想要獲得關懷，獲得他人的伺候，也因此他們很容易「耗盡」關係。他人發現與楊柳型人相處會使得自己耗損精力，這些人最終開始懷疑為何自己有罪惡感，或認為自己為何因他人傷害楊柳型人而代為受過？這些人終將漸漸疏離楊柳型人，即使這名楊柳型人是自己的母親。既然在楊柳型身邊需要躡手躡腳，總有一天這些人會下定決心開溜。

然而對於背叛特別敏感的楊柳型人，會很快發現旁人的疏離，而這樣的背叛加重原有的哀傷與負面，也使得絕望與憂傷更加劇。楊柳型人嚮往的幸福又再一次被拒絕，也再度感到孤單。

總而言之，當楊柳型人處於負面狀態時，他們看不見自己的負面或願意承認有些不快樂是他們自己造成。更嚴重時，他們倔強的沉溺在自己造成的不快樂或是傷害當中。

楊柳型的正面特質

對我們而言，將這般負面的楊柳型轉變為正面幾乎不可能。事實上，當轉變開始之後，儘管當初遭遇背叛時他們沒有瑕疵，但轉變後的楊柳型人可以在情緒上為遭遇的情形負起責任。在這時，他們可以開始創造新的人生。換句話說，楊柳型人不再當命運的受害者，反而成為生命的創造者。

這時，楊柳型人能夠展現正面的屬性。

正面的楊柳型人能夠清楚瞭解每個人生當中都有起伏，每段人生旅程即便是無可指謫，也難免遭受情緒上的傷害。楊柳型人處於正面狀態時，不但能夠平衡上下起伏，也同時可以幫助他人面對這樣的情況。

也只有當楊柳型人處於平衡狀態時，才能獲得一直在尋找的快樂。最終他們將放手讓舊傷消逝，也不再抱持著幼稚的情緒狀態，而能以充滿智慧的理解來向前面對負面的挫折。

巴赫花精當中令人難解的謎，即是最負面的、最具破壞性如楊柳、冬青或葡萄藤型人，只要情緒扭轉獲得改善，竟可以成為社區當中最正面的力量。即使楊柳型人是最難對付的當事人，一旦被療癒之後，可成為巨大的光源。

楊柳型孩童

任何一個孩子，如果開始展現楊柳型的行為，例如行動或言語責怪其他家人是他們不快樂的原因，父母必須給予強有力的教導，讓他們知道自己應該負起的責任以及面對現實。楊柳型的孩童對於周遭環境的不滿是慢性累積。他們特別想要，甚至是極度渴望——現實中無法獲得的東西。楊柳型的孩童，尤其是青少年，不但在情緒與生理上都想要獲得超過家中經濟能負擔的東西，卻因為得不到而怨懟家庭能力不足。所以他們必須被教導，建立實際的目標並學習感恩。相同地，他們也要求別人對他的注意和情緒上的順從。假如正面的努力無助於他們獲得想要的東西，他們會轉而以負面的情緒去追求。

他可能是個生悶氣的小孩，板著臉保持沉默。他們通常無法因自己的行為向別人致歉，即使朋友因此而疏遠他們；反而，他們責怪父母、老師和朋友使得他們的生活如此不開心。楊柳花精可以幫助這種孩子走出憤怒，並學習與他人關係中的獲得與付出。

管教楊柳型孩童對父母而言頗為困難，尤其是單親家庭。這些孩子可能不受任何約束、恣意妄為，只求當下的快感，即使事後他們可能默默後悔自己的言行。如希拉蕊 ・ 柯林頓曾經說過，需要一整個村莊的努力來教養一個孩子。就楊柳型的孩童而言，這完全合理。父母可能同時需要老師、教職員，甚至是警察及少年法庭的協助，才能將楊柳型的孩童安全的引導至成人。

楊柳型成人

談到楊柳型人的老化過程，面臨的最大問題即是缺乏彈性、適應性。當其他人在楊柳型的要求命令之下而必須有所表現時，楊柳型本身卻不願意為他人而改變自己的行為。

當楊柳型年紀越長，他的執拗情緒與身體上的症狀越多。多年來楊柳型情緒上的死板堅硬，漸漸在他們年老的身體上透過疼痛、痠痛的方式展現。楊柳型常見的症狀屬於各種慢性疼痛，最常見的是關節痠痛與關節炎。他們可能有慢性發炎以及慢性泌尿道的問題。這些展現在年老楊柳型身上的病徵，關鍵在慢性與週期性。楊柳型將這些病痛視為受害，如同一直以來遭受背叛，現在是自己的身體背叛了自己。診所的診療室坐滿了各種不同痛苦階段的楊柳型人。

許多年長者需要楊柳。護理之家內有許許多多的楊柳型人，他們的家人認為唯有在護理之家才能受到良好的照顧。越是隨著年紀增長，楊柳型人對想要掌控周圍環境的想法更是堅定。楊柳型要求周圍的人一定要順從他們的意思，家人們受他們的需求和慾望所擺布。年長的楊柳型特別無法容忍年輕人，他們無法接受經過世代改變的年輕人其行為舉止已有所不同，也不可能時時接受長者的斥責。

楊柳型動物

楊柳花精適用於受到虐待的動物，或你懷疑因為受到虐待導致行為具侵略性的動物。當碰到侵略性或生氣的動物時，考慮使用楊柳，比方說當動物生氣時會故意尿在你的地毯或是床鋪。楊柳也適用於年老的動物，尤其是年老加上身體患有關節疼痛的動物。

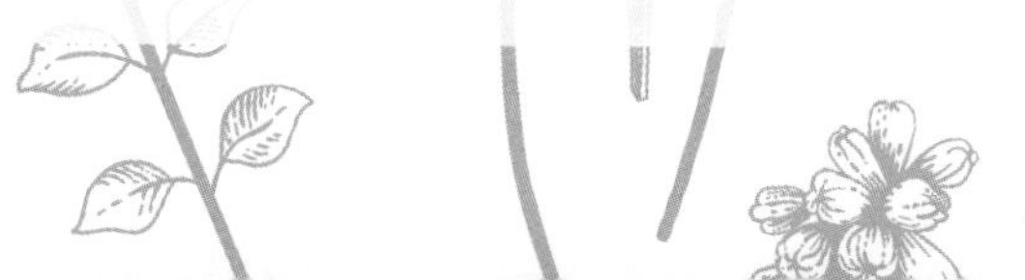
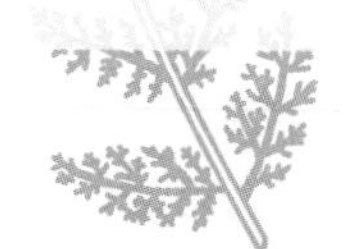
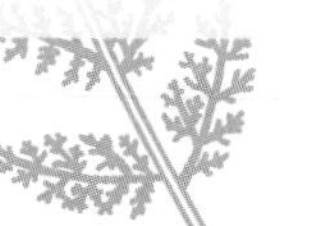

楊柳 vs. 順勢療法

洋馬錢子型

想到楊柳的同時，有兩種順勢藥物跟它相似。

首先是洋馬錢子型人，當震驚或遭受背叛時，首先情緒可能如雲霄飛車般不穩定。如同楊柳型人，洋馬錢子型人會痛哭，藉由行為展現憤怒，並因為遭到遺棄或背叛而感到不可言喻的羞辱；如同楊柳型人，洋馬錢子型人對刺激會過度反應，他們可能無法承受強烈的氣味、顏色或是光線；如同楊柳型人，他們聽不進去任何安慰同情的言語，所以當他人表示安慰時，洋馬錢子型人極可能反應出「你根本不知道我經歷了什麼痛苦」的樣子，好像沒有其他人跟他經歷過相同痛苦一樣。

飛燕草型

另一種是飛燕草，常被認為是赫尼曼醫生自身的長期體質配方。飛燕草針對某種程度的受傷，確實也真正發生在情緒或是身體上，使當事人感覺健康受到影響。也因為這樣的感知，使得飛燕草型人的狀態像是固定的腳本。他們的憤怒會因為被碰觸到傷口而爆發，或是吞下憤怒卻展現出被動攻擊行為。不論哪種方式，他們都與楊柳型擁有相同的傷口，並且激發出壓抑已久的怒火。

★結論

有太多形容楊柳型人的負面用詞：自以為是、沾沾自喜、控制狂、可憎的、復仇心重、惡意、殘酷、狡猾、詭計多端、邪惡、負面、傲慢、自負、苦悶、易怒、失望、生氣、小心眼、墮落，以上僅列出冰山一角。

如同冬青，楊柳可以針對廣泛的負面狀態。源於失去和背叛所引發的悲苦，可能以不同的方式展現，但結果總是相同。楊柳型人為自己與他人尋求的兩件事——幸福與公義，往往在生活當中無法獲得；而楊柳型人對此卻是以搶奪他人作為應對方式。

如同其他的花精類型，楊柳型人拿取其本質公平的部分，並將之反轉為負面的能量。楊柳型人在生活中曾遭遇不公義或受到傷害，因而激發想將事情扭轉的慾望。曾經擁有的快樂與信任，他們想再次奪回來，而楊柳型人採取的多為負面報仇的方式。又因他將自己的情緒設定為——看待任何新的、小小的損失，都將它轉變為巨大的損失，而更加深他情緒的黑暗面。

楊柳型人也許在報復時能享有片刻的快感，事後卻容易感到後悔。只是他們從來不會對他們所傷害的人認錯。也因此，在楊柳型人的內心中悔恨不斷增長。這個曾經是正直甚至是內心擁有愛的人，其實知道自己的行為具有破壞性，後悔自己的轉變，卻無法自拔的落入這負面情緒模式中。

⑪ 松樹

Pine

幫助帶著罪惡感的人

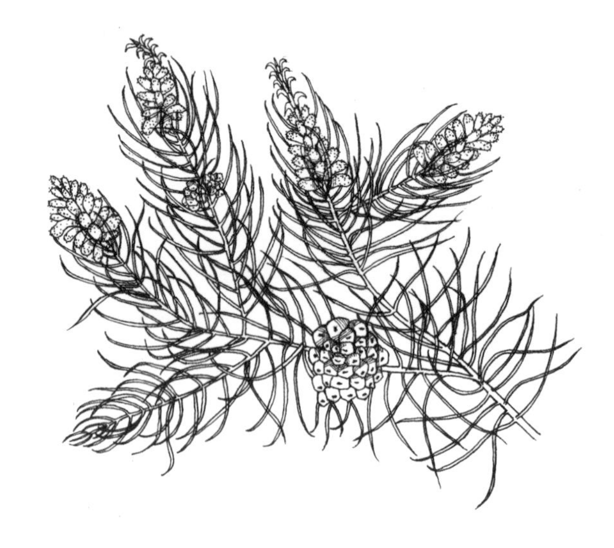

★巴赫醫生眼中的松樹型人：

「這些不斷自責的人。即使成功了，他們卻仍認為可以做得更好，永遠不滿意自己的努力或成果。」

☑ 情緒花精（短期速效花精）短暫服用 用於突發狀況／短期的情緒	☑ 人格花精（長期調整體質花精）長期服用 用於根深蒂固的情緒模式	□ 12 名療癒者（巴赫醫師最早發現的花精之一）	□急救花精成分之一	□基礎花精

★松樹小檔案：

俗稱為「歐洲赤松」（Scots Pine），這種樹（學名：*Pinus Sylvestris*）原生於英格蘭、蘇格蘭及愛爾蘭，但是可以廣泛生長從西班牙至西伯利亞等地。它是唯一原生於不列顛群島的松樹。此種松樹可達40呎高，生長約150年至300年之久。這種樹木對人類有多種用途，主要用於戶外，從圍牆到電線桿均使用這種木頭。它的針葉是作為焦油瀝青、樹脂、松節油的主要原料。然而歐洲赤松對於生長的土壤卻有些挑剔，它適合生長於鬆軟沙質的土壤，無法忍受強風或鹽霧。

★建議使用松樹的狀況：

受虐、慢性疲勞症候群、憂鬱、免疫系統失調、生殖問題、頭痛、疱疹、陽萎、疼痛、性功能障礙、打呼。

松樹的心理側寫

沒有比松樹型看起來更像舊約聖經的類型了。松樹型人認定必須藉由做很多的好事才能換取恩典，絕不可能像禮物一般白白獲得恩典。所以他們過的是沒有恩典的生活，他們視自己為憤怒之神的子民。他們就像是螞蟻，悲憐看著過度享樂的蚱蜢。

長期的不滿足，是使得松樹與其他花精列入絕望類型的原因。如同巴赫醫生所說，他們「永遠不滿意自己的努力或成果。」這裡指的並不是資本主義的範疇。松樹型人並不在意財務獎賞或其他人對自己努力的評價。不，松樹型人對於「自身」的評斷更高、更嚴苛。松樹型人既會自我論斷，也會自我否定。常見某些具權威性的單位，如政府機關／政治或宗教，能引發松樹型人熱烈響應。他們對於石碑上的刻文更是尊崇，他們會將自己與這些刻文作比較，不論是林肯紀念堂或是摩西的石碑。不管與哪一種相較，松樹型人會發現自己的想法、說詞跟行為，與石碑刻文相差太遠。

這是受罪惡感操控的一種類型。如同其他的「情緒」類型，當松樹型人處在慢性養成的負面狀態時，他們很容易有強迫式行為。這種強迫式行為源自這些所謂權威性的訊息，在無意間形成的道德準則。在他的舊約聖經思想裡，松樹型人只想藉由勤奮工作來減輕他的內疚，卻一再發現事與願違。這將在最後加深他的罪惡感，並放大自認為的瑕疵。

人格分析

很明顯地，我們可以在松樹型代表的情緒模式當中，看到其他同屬於絕望組花精型的影子。如同橡樹，松樹型有刻板的想法與強烈的道德標準；但是忙碌的橡樹並沒有時間自我內疚，而且他的動力是源於自己意識到的責任感和成就感。如同野生酸蘋果型人，松樹型設定超過人所能及的完美標準；而野生酸蘋果型人的注意力是在身體與心靈上的純淨，作為他獲得快樂的方式，但松樹型人卻是將注意力放在他的缺點，他深刻的羞恥感與內疚成為他唯一的動力。

松樹型人內心的罪惡感是如此強烈，使得他人一旦知道他的這個弱點，便能很容易的操弄他。若有人以減輕松樹型人的罪惡感作為報酬，那麼這可以使得松樹型人願意做任何事。

確實，若當事人需要松樹花精，代表他過去生活當中曾經接收到這樣的訊息——他應該覺得慚愧、應該有罪惡感。一旦他內心接收這樣的訊息，它會一直存在。更糟的情形，這訊息深植內心並不斷延伸，如同癌細胞擴散至全身。

⚠ 叮囑

謹記，楊柳及野生酸蘋果有著相同的強迫式行為，但松樹型人纏繞內心的罪惡感其實是空泛的事，這些事通常毫無意義。這並非意味我們不會做不應做的事，或偶爾感到內疚。但是這就如楊柳把自己困在不切實際的報復當中，而松樹型人將自己鎖在無意義的內疚，並大大限制自己的生活，虛耗精力與能力。松樹型人真的認為他們做了不可原

確實，若當事人需要松樹花精，代表他過去生活當中曾經接收到這樣的訊息——他應該覺得慚愧、應該有罪惡感。一旦他內心接收這樣的訊息，它會一直存在。更糟的情形，這訊息深植內心並不斷延伸，如同癌細胞擴散至全身。

諒的事，但事實上並非如此，這就是此類型空泛的核心。一個人若真的做了可怕的事，——例如虐待、謀殺或這類罪刑，他體認到自己的行為，意識到自己變成某種人，他感到內疚與羞愧，這樣並非處於松樹的狀態。不，我的看法是，謀殺者在感到羞恥與悔恨時，屬於正常的行為。但松樹型的個案，若自己是一名偷東西的小偷，他覺得自己應該獲判死刑。他將自己鎖在內心的牢籠嚴刑拷打。因為松樹型強迫性與不恰當的行為，而這種花精能夠協助他認清自己的情況。當松樹型人轉變至正面狀態時，他也許會看到一些需要補救的需要，而在完成之後他能夠感到真正的放鬆，他便可以繼續前進不再後悔，也不再需要承受內疚的壓力而影響他的行為。

松樹花精有個應特別註記的絕佳用途。若當事人正在處理性羞恥感的問題，應該考慮使用松樹花精。尤其在我們的文化歷史上，同性戀，特別是年輕的同性戀，當有性慾時，特別容易感覺是錯的。有些生長在虔誠信仰家庭的人，被教育這樣的性傾向使得他們是罪人，他們將受到譴責。也因此，數百萬的人因為他們的性傾向而背負著罪惡感的重擔。他們承受持續的羞恥感與內疚，而被迫否認他們真正的性傾向，或是不敢出櫃，為生活感到羞恥。松樹花精可以幫助他們克服罪惡感，並為他們的生活帶來情緒上的平衡。它可以幫助他們跨越個人的性傾向問題及其對道德準則的影響。

相同地，松樹花精對生長在秘密恥辱的家庭下的孩子治療效果很好。這些孩子被家人警告不可以談論特定的私密話題，或這些孩子私底下在家受到虐待或折磨。孩子，不論為了什麼理由，畏懼自己的家，甚至寧可在外面尋找避難所也不願意回家，通常需要松樹花精，不論這些事情過了多少年，甚至他們已經建立自己的家，都需要松樹花精。這些孩提時的重擔，往往伴隨不為人知的羞愧感而影響終生。松樹花精可以幫助釋放這樣的羞愧感，並為情緒帶來平衡。

如此不為人知的羞愧感可能糾纏松樹型人一輩子。松樹型的孩子從小自父母而習得羞愧感，並受罪惡感驅使，而可能長成依賴型人格的成人，其婚姻當中同樣藏有秘密和暴力。既然松樹型人會為了減少內疚而有特定的行為，他們常願意待在一個別人反而隨時可能離開的關係裡，尤其當配偶也像松樹型父母知道能以罪惡感操控他。他們只要說：「看你對我做了什麼好事？」就能讓松樹型人屈服。

松樹型人意志力薄弱，也較容易被誤導。一言以蔽之，這正是松樹型人的特性。他們下意識地尊敬權威，只要松樹型人認定對方是負責人，便會言聽計從，或任何狡猾的人可利用松樹型的弱點操弄他。

但另一方面，松樹型人也有意志堅定的時候，甚至是執拗。他們拒絕任何背叛他們自己道德標準的事，否則將使得他們更加深罪惡感。舉個例子，若松樹型人的政府要求他啟程並投入一個他認為是錯誤的戰爭，這將使得松樹型人陷入天人交戰，並常見最後的結局是松樹型人為了捍衛他內心的標準而公然反抗政府。相較於其他絕望的類型，松樹型在面對信念的挑戰時，可以變得異常強硬與堅忍。

在短期的運用上，松樹花精的使用方式就如同人類那麼多。我們每一個人都會因為一些原因，或多或少產生內疚，我們都需要藉由助力來原諒他人或原諒自己。我們每個人，時不時都能夠從松樹獲益。

松樹型的負面特質

當松樹型人被罪惡感控制，處於負面的狀態時，會感到虛弱與怯懦。當他們抱著這種感覺，不論做什麼事都會做錯。對松樹型人來說，罪惡是生命中最糟的事，他甚至感覺神對他很不滿意，無論他再怎麼努力都無法進天國。這樣的重擔與絕望耗盡他面對生活的精力，所以松樹型人總感到慢性的疲倦與虛弱。也因此，這些常有慢性疲勞與其他衰弱疾病的人往往屬於松樹型。

因為深度的絕望，且松樹型人很容易在身體與情緒上兩者展現出來，故大部分的松樹型當事人在使用松樹與其他花精搭配時，很容易看到效果。松樹與芥末搭配特別好，可針對沮喪。這兩種花精搭配可以幫助當事人因內疚導致的憂鬱回復到平衡狀態。同樣地，松樹與荊豆也搭配得非常好，適用於當事人因絕望而失去希望時。松樹與野生酸蘋果也是絕佳組合，適用因內疚導致追求完美與出現強迫式行為。最後，因為懷有罪惡感而失去自尊、削弱自己的個性時，考慮並用松樹與紫金蓮，可以幫助出現依賴行為的當事人。

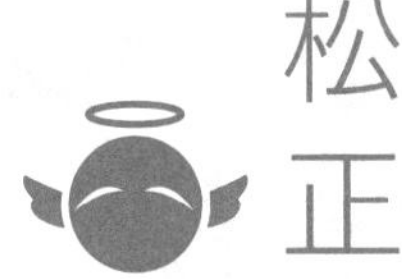

松樹型的正面特質

松樹型人處在正面情緒狀態時，能夠給予這個世界極為美好的禮物，那就是原諒。他們能夠理解，為了和平，他們不但要學習原諒傷害他們的人，更要學習如何原諒自己。正面的松樹型人能夠更新自己，並藉由原諒和接納使得與他人的關係也獲得改善。因此，他們真正展現出宗教、政治與道德想法的最終目的：他們創造出一個所有人都應該以他原有的樣子被接納並和諧相處。

沒有其他類型能夠比松樹型人更能接受並原諒人類的錯誤。當心中不再有內疚或罪惡感，自然就能坦然接受：接受人類的所有一切行為。如此一來，松樹型人便能夠因人類的成功而歡喜，也能夠靜靜努力改正人類的失敗。而後者，是很多松樹型的人生功課，不再被這些壓力所羈絆，因為他們學習接受有好有壞、成功與失敗。

最後，經由原諒的功課，松樹型人最終脫離舊約的鐵鍊束縛，他們得到曾經拒絕的恩典。當他們接受恩典的概念之後，發現原諒不用付出代價，而是歡喜地獲得，沒有人能夠比松樹型人更理解神的恩典。

松樹型孩童

當孩子擔負著罪惡感時，他通常是一名安靜的孩子。他太輕易地道歉，也太常道歉，就是不肯為自己據理力爭。他時常將他人的過錯當作是自己的而感到內疚。只要為自己說話，他就不免感到罪惡感。這是一名安靜的孩子，總是在擔憂是否又做錯了什麼事，他甚至認為要靠著道歉才能過日子。

松樹型的孩子嘗試讓自己在學校或是公眾場合隱形。如同野生酸蘋果，松樹型孩子常覺得自己有汙點，而且比不上其他孩子。但與野生酸蘋果不同的是，松樹型孩子不會利用這一點作為激發自己改善的動力；反之，他越想讓自己更不起眼，而當別人注意到他時，他會試著安撫其他人，他可能幫同學寫功課來讓自己感覺好一些。他的能力不足以讓自己在學校的社交關係當中，獲得一席之位；甚而，他想盡辦法讓自己不要成為注目的焦點。所以，即使松樹型孩子知道老師問題的答案，卻不會舉手回答，或者希望老師不要點到他。

松樹型動物

說實在話，我不認為動物會有罪惡感。有些人堅持他們的狗假如趁著主人不在家而亂咬地氈，在他們返家時會做出懊悔的行為，我並不認同。我認為當動物有悔悟的行為時，只是想要逃避懲罰，並非因為擁有道德良知的掙扎。我個人發現松樹花精對動物來說沒有效果。

松樹型成人

我發現松樹型的特質在孩童時期會特別強烈。這並非意味松樹的特性不會一直延續，只是隨著年齡增長，我們從經驗當中獲得智慧，我們就能夠慢慢丟棄幼時的想法。所以，許多年輕的松樹型人開始對孩童時期的罪惡感與恥辱展現出反叛行為，通常單單只為了要耍叛逆。當專橫的父母利用罪惡操控孩子時，一旦孩子成長之後，很自然會唾棄父母，甚至最終公開過去造成自己罪惡感的原因。

然而，有很多的案例，羞愧與罪惡感的枷鎖緊緊綑綁住這些已經長大成人的松樹型，如同梭羅說，這些日子過得「沉默且絕望」的人。當成人仍有著孩童時期的罪惡感與羞恥時，當他人以罪惡感作為武器對著他們揮舞時，他們內心就如同孩子一樣願意被繼續控制。當他們感覺自己的不足與自卑時，他們的情緒盔甲更顯得脆弱。

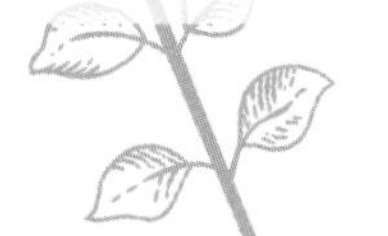

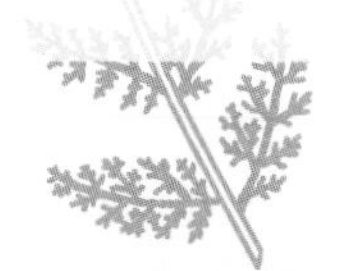

松樹 vs. 順勢療法

野葛型

在順勢療法當中，野葛（Rhus Tox）是最為接近的藥方。松樹與野葛都受到罪惡感推動，當事人同樣感覺過度沉重的責任感。使用這兩種配方的當事人，都因為工作超過負荷而消磨活力，他們放過多的注意力在細節上，也都過度煩惱需要完成的工作。

沒有其他的配方可以像野葛可治療關係成癮的心態和行為。如同野葛型人，松樹型人會因罪惡感而持續著一段糟糕的關係，也忍受過分的欺侮。

★結論

松樹型人，像是其他人格模式已如體質般根深蒂固的花精類型一樣，他們錯把人類天生的美德——犯錯時願意認錯——扭曲成為一種負面的動力（註7）。他們過分內疚已超越做錯事的程度，甚至責怪個人而不是所犯的錯誤。就文化上而言，我們似乎鼓勵罪惡感。從高聳正義的廳堂和講壇不斷向我們傳送使個人內疚的訊息。罪惡感是常在家庭與學校被用來作為控制的機制。所以，罪惡感，至少在輕微的程度上，似乎是件好事。故許多人誤以為松樹型人的狀態，一點抱怨和憂鬱，並不是特別糟糕的事。但事實上，松樹型的負面狀態可以變成很可怕的事。

松樹型人的負面狀態在最嚴重的情況時，對於他本身及他深愛的人而言極具毀滅性。

罪惡感的重擔令人精疲力盡。它影響快樂的念頭和自由的想法，也在身體上使之疲憊。當一個人被毫無意義也沒有終點的內疚操控，並使得生活受到牽制，對於個人及其家人是很沉重的負擔。負面的重擔以及死板的行為，不但操控著他們對自由和快樂的感知能力，也間接影響他們的孩子、配偶、朋友們。

松樹型人若能從不恰當及負面狀態中解脫，也可以讓被其罪惡感操控的所愛之人，同樣獲得解脫。

7.基於這種錯誤認知自己的痛苦是「高尚的」——認為如此為之是在淨化自己或出於宗教信念——松樹型人非常難以治療。如同楊柳型人，完全不認為自己有任何理由需要改變情緒或行為模式。請記得，就像絕望組裡的其他花精型一樣，松樹型人的想法非常僵固，看見自己需要改變之處的進程非常緩慢。

⑫甜栗花

Sweet Chestnut

幫助處於絕望中的人

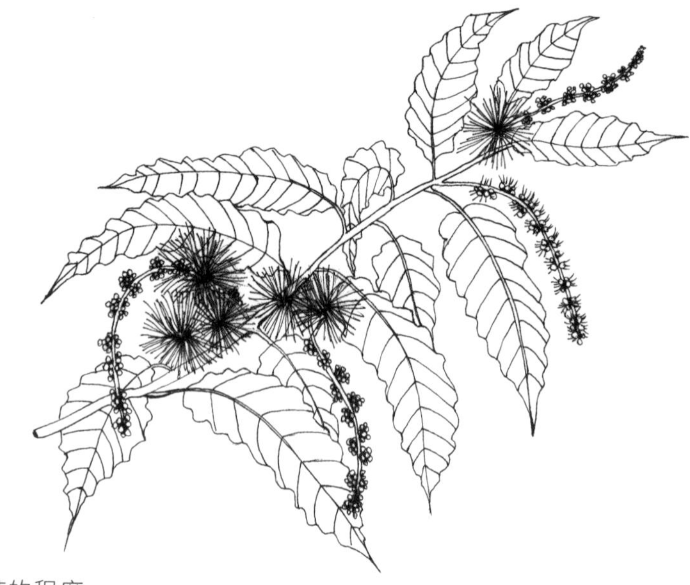

★巴赫醫生眼中的甜栗花型人：

「這些遭受無情且劇烈的打擊，痛苦的程度幾乎無法忍受。此時他們的身心似乎已經到達所能忍受的極限，現在必須退讓妥協。一切似乎都不存在了，只剩下必須面對的破壞和毀滅。」

☑ 情緒花精（短期速效花精）短暫服用 用於突發狀況／短期的情緒	□人格花精（長期調整體質花精）長期服用 用於根深蒂固的情緒模式	□ 12 名療癒者（巴赫醫師最早發現的花精之一）	□急救花精成分之一	□ 基礎花精

★甜栗花小檔案：

這種植物（學名：*Castanea Sativa*）常被稱為「西班牙栗樹」、「歐洲栗樹」或「甜栗樹」。甜栗樹可長得非常高大——超過100呎——可活超過一世紀甚至更長。甜栗樹有兩種花——黃色、黏著的葇荑花序——果實外表有刺，使得觸感粗糙。這種樹原生於伊朗和巴爾幹半島，也很自然生長於歐洲地區，尤其是西班牙，甚至大量培育。甜栗樹從西班牙進口至英格蘭，英國人將其當作裝飾用植物。甜栗樹生長於全球各地氣候相仿的森林區，從歐洲到亞洲至北美均可見。

★建議使用甜栗花的狀況：

受虐、意外事件、心碎、死亡與臨終、緊急狀態、失敗、心臟病發、中年危機、突發疾病。

甜栗花的心理側寫

不同的外在因素均可造就甜栗花的狀態，也可能藉由不同的方式展現出來，但有幾項甜栗花的特徵可持續觀察到。

首先，甜栗花的狀態幾乎都是突發的，甚至是瞬間的情緒程度。因為此情緒的深度，以及造成此情緒外在狀況的嚴重度，當事人無法處在崩潰邊緣過久。甜栗花當事人的情緒不斷在正面、負面、自然狀態間迅速擺盪。甜栗花狀態絕大部分由外在環境造成，也受外在環境的影響。

甜栗花的狀態總是深度的沮喪絕望，如同我們的人生碰到「撞牆期」，被迫推到極限，感覺所有的資源耗盡且無法應付眼前的狀況。當一個人處在甜栗花狀態時，行為模式及反應是無法預測的。他們可能瘋狂反擊，變得歇斯底里或內在情緒崩潰。

另一個瞭解甜栗花狀態的特徵，絕對不會發生自殺傾向的憂鬱。事實上，恰恰相反。當生活遭受到威脅，例如急病、車禍或是人身威脅，甜栗花當事人會試著找到生存的方法。除了生活中這些重大威脅以外，生活似乎是甜美的。

甜栗花狀態也令人感到隔離。當事人感受到甜栗花那種徹底沮喪時，也似乎感覺到自己與關愛自己的人切斷連結。這可能是因為極大的痛苦造成當事人無法感受到他人的支持，或肇因於實際的孤立，因眼前的狀況而被迫遠離家園。甚至，甜栗花的恐慌與絕望時常發生在半夜，當事人獨自面對黑夜並掙扎直到黎明。甜栗花當事人時常感覺孤單以及被拋棄。

不論對當事人或是周遭的人而言，甜栗花的狀態很耗精力，這消耗情緒或心智的情況可能是短暫或是一段時間。若消耗精力的情況嚴重或過於長久，可混合使用橄欖與甜栗花花精。

甜栗花的狀態是深深紮根於過去，以前生活的片段似乎在他的眼前重現。甜栗花當事人渴望回到那個還未遭遇眼前大災難的過去，像是詹姆斯・史都華（James Stewart）在《風雲人物》（*It's a Wonderful Life*）這部電影的角色一樣，甜栗花當事人在一個冷冽風雪的晚上到達橋頭，他的人生崩毀而被擊敗，帶著深深的絕望期待神的幫助。

人格分析

與其他列在絕望類的花精相較，甜栗花代表的人格是極為死板、僵化。事實上，甜栗花是這個類別當中最死板，也是最為負面的一種。

甜栗花是回應式的治療花精。有些引發誘因造成短時間的極大壓力。此誘因有可能是長時間的累積，例如：事業的失敗或關係的崩壞，這些曾經讓當事人投注相當多的心力卻獲得負面結果。誘因也可能是嚴重的疾病，而且拖延了很長一段時間，使得當事人的生活中帶有恐懼或痛苦。誘因也可能是突

像是詹姆斯・史都華(James Stewart)在《風雲人物》(It's a Wonderful Life)這部電影的角色一樣，甜栗花當事人在一個冷冽風雪的晚上到達橋頭，他的人生崩毀而被擊敗，帶著深深的絕望期待神的幫助。

發的，如墜機或遭搶劫。通常這些誘因發生在當事人本身，或有時在其他人身上。最常見的例子就是所愛的人因意外或突發狀況而導致死亡，而緩慢的死亡過程有時也會成為引發甜栗花狀態的誘因。不論誘因為何，結果卻是相同的。

當事人達到無法承受的邊緣，他們或許感覺身體或情緒上處於崩潰的狀態。他們或許投注所有的精力、資源及能力來適應眼前的困境，但已經超過自己的負荷程度。超過自己所能承受，正是甜栗花代表的感覺，也是理解當事人感受的重要關鍵，並是使當事人變得死板的原因。

甜栗花型人的情緒狀態是回應外在環境誘因的結果，由於面對的超過他們所能夠承受，使得他們乾脆變得刻板。在這些短暫的片刻，他們也許會忘記好好呼吸，可能有僵硬的臉部表情。他們往往只有一個念頭：抗拒誘因，以所剩不多的精力抵抗外在的環境。就如同孩子不喜歡巨大的成人靠過來親吻他們，而甜栗花型人只能以刻板及逃避來抵抗。

甜栗花無法使外在的困境消失，它也無法讓瀕死的人不再惡化或是治好心碎。它能夠做的是恢復情緒的平衡。它可以幫助我們、當事人及其周遭的支持者，面對並處理危機。假如你願意的話，它可以讓我們學習將困難交託給神，並以禱告的心情接受前方的道路。

假若危機到最後是個正面的結果，那麼受到危機影響的人將自然會回復到正常的狀態。他們能自在呼吸並著手於未來的計畫。假使最後的結果是負面的，例如，疾病或意外最終帶走當事人或所愛之人的生命，可使用甜栗花較長的時間，幫助參與此事件的所有人。若遭遇的困境有關於死亡及悲傷，也可以考慮使用甜栗花與菊苣，幫助心碎的人面對失去。若遭遇的困境是突發意外或創傷，將甜栗花與急救花精並用，這是能夠用於任何緊急狀態的巴赫花精配方：

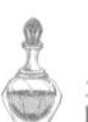

甜栗花的複方花精

甜栗花 × 荊豆 × 橄欖	當外在的困境是因長期重病而完全絕望，使用甜栗花及荊豆，或加入橄欖，幫助當事人及其周遭支援的人一起加注精力，並穩定情緒。

甜栗花型的負面特質

由於沒有所謂如長期體質般的甜栗花型人格，所以很難在負面特質上作討論。事實上，甜栗花就是種負面狀態。當一個人進入了甜栗花狀態時，便經歷所謂「靈魂的暗夜」。周遭情況使得當事人感覺在最糟糕的低點，所見的全是毀壞。對處於甜栗花狀態的人而言，所有的一切都是負面或具有威脅性。

甜栗花型的正面特質

再次強調，沒有所謂如長期體質般的甜栗花型人格，以至於很難判定轉移至正面甜栗花的狀態。正面的甜栗花型人並不存在，這些人甩開深度的絕望，走出負面甜栗花狀態，並進入其他的情緒狀態及類型。這些從暗黑狀態生存下來的人，就如同浴火重生的鳳凰。他們經歷徹底轉變，成為嶄新的人。他們的人格與信念並未因創傷而削弱，反而是更加強韌。

甜栗花型動物

甜栗花不但對人類有幫助，同時也可以用於動物身上。雖然有時候很難清楚分辨適用甜栗花、芥末或是馬鞭草，但總有些情況確定該用甜栗花。

當動物碰到的情況與食物及飢餓相關時，可以使用甜栗花。首先，若救援的動物營養不良或是飢餓時，絕對先使用甜栗花。即使動物因為主人不在身邊拒絕進食，也可以使用甜栗花，或是因為病重而無法進食也適用。

甜栗花能夠幫助生重病或是瀕臨死亡的動物。動物因長期對抗嚴重疾病而情況不樂觀，卻仍有強烈的求生意志，甜栗花能夠恢復其生機。發生這種情況時，甜栗花可以同時給飼主與動物服用。若情況真的是毫無希望，則並用荊豆。

最後，動物因恐懼或害怕而失控，甜栗花能提供很大幫助。當被救援的動物展現恐慌或是瘋狂的行為時，甜栗花花精特別有效果。假如動物的恐慌是因為環境因素，如暴風雨，同時使用甜栗花與岩薔薇。若因上述的情況使動物變得具有侵略性，或出現短暫的失控狀態，混合甜栗花與馬鞭草使用。一般而言，重大疾病時使用甜栗花與橄欖，可以幫助動物重建其精力，對抗疾病。

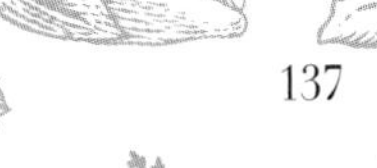
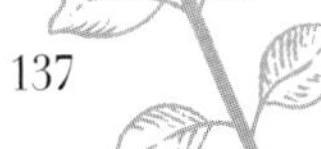
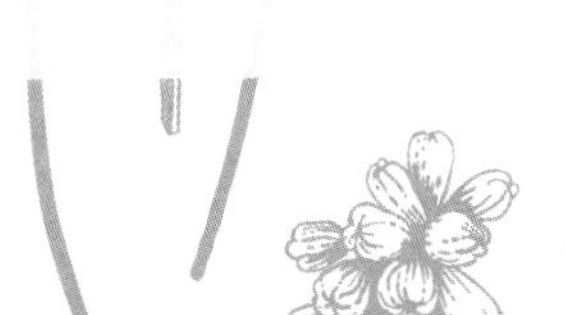

甜栗花型孩童

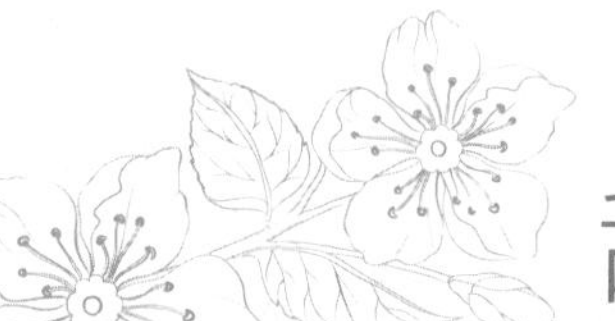

當孩子失去祖父母而悲傷時，往往會出現甜栗花型的突發狀況。不論成人或孩子，當處於過度哀傷時，可將甜栗花與菊苣並用，幫助其宣洩憂傷並調適失去摯愛親人的生活。甜栗花與伯利恆之星對於孩童特別有效，可以支撐他們的情緒，使得他們可以面對明天。

甜栗花型成人

年齡並不會使人對絕望的感覺變得遲鈍，也不會提升我們應付生活危機及創傷的能力。事實上，年長者可能更需要甜栗花，因為年齡或衰弱都可能影響老年人對緊急狀況的適應力與應變能力。

甜栗花 vs. 順勢療法

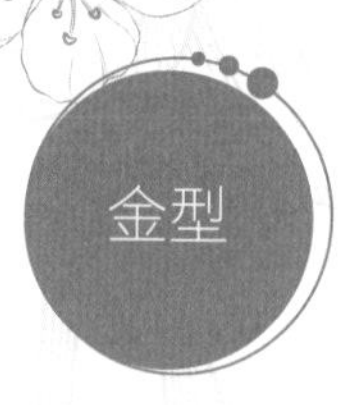

金型

提到甜栗花時，首先想到的是取材自真金的順勢藥物金元素。然而金型人有自殺傾向，甜栗花型人卻不是。另外，金元素大部分用於慢性的長期症狀，尤其是深度、憂鬱狀態;而甜栗花多適用於突發狀況，尤其是某種超過當事人能夠面對的危機。

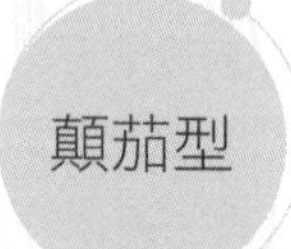

顛茄型

所以比較適合的處方是顛茄（Belladonna），與甜栗花相似，用於突發狀況。屬於顛茄的病症發生快如閃電，而且有生命危險。在這兩種狀態下，時間彷彿都靜止了，過去不再重要，似乎也不會有未來，因此所有的精力都必投入此刻，當下只求活下來。

★結論

需要使用甜栗花常常是因為當下的狀況，而非個人的社會地位、性別或年齡。故甜栗花的需求很普遍——任何危及生命的狀況，無論是針對我們本身，或是我們關愛的人，都會引起深度的絕望；突來的創傷或急病；不幸的時刻或人身威脅；國家緊急狀態，如恐怖攻擊；氣候災難，如颶風或龍捲風，這些因素都能夠引發深度的絕望，以及個人或群眾的生存恐懼。不論有多少人同時處在這樣的情緒狀態，每個人都感受都是單獨的，也因面對的情緒具有毀滅性，而感到完全孤單無助。

這對我們瞭解甜栗花花精相當重要。甜栗花的負面狀態切斷我們與他人的連結，也同時切斷我們過去與環境的連結。甜栗花型的當事人失去他與這個世界的連結，使得他像是失去視覺而活在黑暗當中。他的絕望使他處於黑暗，而他必須獨自面對從周遭而來的攻擊。

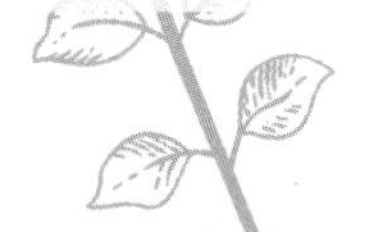

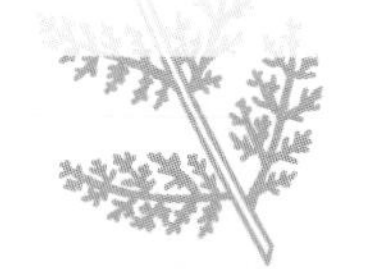

⑬伯利恆之星

Star of Bethlehem

幫助處於震驚中的人

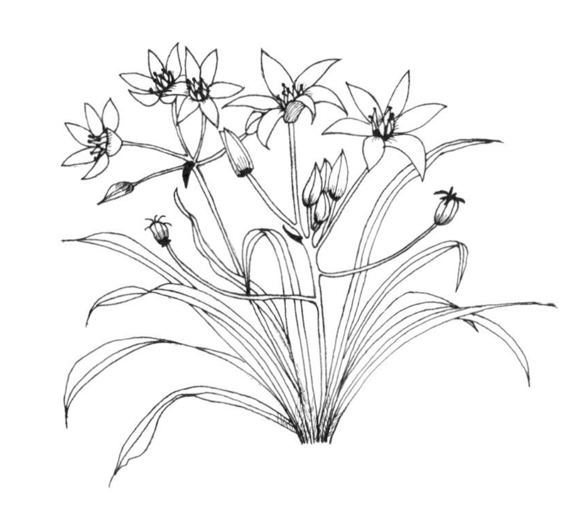

★巴赫醫生眼中的伯利恆之星型人：

「處於極大苦難之中的人，他們因外在因素而感到極度的不快樂。這些因素包括聽聞噩耗、失去摯愛、意外而遭到極大驚嚇。當這些人拒絕接受安慰時，伯利恆之星可以帶來慰藉。」

★建議使用伯利恆之星的狀況：

受虐、意外事件、動物照護、死亡及臨終、緊急事件、哀傷、震驚、壓力。

☑ 情緒花精（短期速效花精）短暫服用 用於突發狀況／短期的情緒	☑ 人格花精（長期調整體質花精）長期服用 用於根深蒂固的情緒模式	□ 12名療癒者（巴赫醫師最早發現的花精之一）	☑ 急救花精成分之一	□基礎花精

★伯利恆之星小檔案：

當巴赫醫生發展38種花精時，他很謹慎地讓這些花精不歸於兩種類別，只能屬於一種。首先，他小心翼翼地不讓花精帶有毒性，這使得他絕對不使用顛茄這類植物，即使顛茄常運用於對抗式及順勢療法，因為他不願意冒著加重症狀或造成傷害的風險。第二，他不使用任何已經成為食物的植物，因為既然已經成為當事人生活飲食系統中的一部分，那麼作為醫療目的效果有限。然而，在伯利恆之星（學名：*Ornithogalum Umbellatum*）這支花精，巴赫醫生幾乎打破他自己的規定。伯利恆之星與洋蔥及蒜頭有關。它常被認為是一種雜草，同時也被稱為「野洋蔥」或「野生蒜頭」。如同洋蔥或蒜頭這類植物，它細長的芽從球莖中長出來。它的葉子狹長，中心有白色的條紋。花朵外面是綠色，裡面的部分是純白色。花朵由六片花瓣組成，拼湊在一起就好像一顆星星而得其名。

伯利恆之星原生於北歐，但可於全球溫帶氣候區發現這種植物。常可以在北美家庭院子草皮或花園看到伯利恆之星。它在春天的四、五月時開花。值得注意的是，伯利恆之星的花只有在白天有陽光照射的時候才會綻放。

伯利恆之星的心理側寫

伯利恆之星花精與我們療癒生活的需要息息相關。事實上，我們的身心靈隨時背負著昨日才發生的傷害，或是孩童時期的不愉快。日常生活可能遭受侮辱、小壓力，使得我們對伯利恆之星的需求增加。每一次傷害的層層堆積，像是在高速公路上一次驚險的閃避或是工作上的問題，這些都是我們生活當中隨時需要這支花精的原因。

假如巴赫花精當中有一支可以運用在各種情況，也適用於任何對象、任何時候，那麼絕對是伯利恆之星了。我認為這支花精可以讓我們感到被摯愛所擁抱的溫暖，讓我們覺得可能獲得療癒，生活可以是舒適的，我們的未來仍是有希望。它帶領我們的生活往上爬，並在危機時撐住我們。

想像白馬王子的吻，破除咒語使得白雪公主從睡夢中醒來。同樣地，伯利恆之星也將我們喚醒，並且重新開啟周遭的機會。這支花精具有喚醒內在，並激發我們先天能力的可能性。

我曾被教導，開始幫助當事人，想讓他感受巴赫花精的能力時，最好由冬青開始，先消除多數人負載的怒氣與侵略性；或是胡桃，幫助我們找到生命的路徑，支持我們的志業。但我持強烈反對意見，**我認為最好的第一支花精，適用於每一個人的就是伯利恆之星——用來喚醒，療癒，是最好的起點。**它對當事人並無要求，只有支持、舒緩和找到中心點。

急救花精——伯利恆之星

因為巴赫醫生瞭解這支花精可以應付各種情況，並帶來太多的好處，幫助我們每天面對的壓力，以及隨時可能發生的危機，所以將伯利恆之星納入急救花精。確實，先前曾有另一支混合花精稱為「急救花精」，而巴赫醫生認為伯利恆之星是急救花精，他稱之為「安慰者，痛苦悲傷的釋放者」。

伯利恆之星不會造成任何的損害。而且很少碰到使用這支花精達不到預期目標的情形。我們每個人多多少少，不論程度大小都有情緒上的負擔，所以可以從伯利恆之星獲得幫助。

⚠ 叮囑

記住——這也是能夠完全讓這支花精展現的關鍵，不論是什麼狀況造成壓力或傷害。可能是發生在不久之前，或甚至是當事人在出生時經歷的創傷（編註：如分娩時所經驗的身體壓力或器官受損帶來的心理創傷）。無論哪一種情況，都能藉由伯利恆之星徹底宣洩出來。

假如巴赫花精當中有一支可以運用在各種情況，也適用於任何對象、任何時候，那麼絕對是伯利恆之星了。

人格分析

伯利恆之星並非是我最鍾愛的花精，或是說我不認為自己可能從38種花精當中挑出自己的最愛，但我承認我使用伯利恆之星的頻率比其他花精多，也往往能夠獲得正面的結果。我幾乎會將這支花精放在任何的混合配方，或是我個人調製的「人格急救花精」。伯利恆之星與其他花精混合的效果非常好，特別是白楊，用於傷害及壓力而引起的焦慮；或者與芥末混合，用於當事人因工作或家庭的壓力而持續感到沮喪。

因為伯利恆之星幾乎可以應付各種新舊傷，或者可能因為其他特定需要而未特別看重它，故有時幾乎無法判定應該使用多久。事實上，我覺得「突發狀況」跟「體質般的長期性格」，以及「情緒」跟「人格特質」來比較，在使用伯利恆之星時是很難界定且毫無意義，只要有效果就可以毫不猶豫的使用。但不論是幾週或是幾個月，盡可能不要太常重複這個配方，先確認之前的配方有效果再重複使用。

使用伯利恆之星花精多久可以看到效果，其實取決於治療的情緒傷口需要多久時間能重回平衡狀態。特別緊急狀況使用伯利恆之星的頻率，絕對勝於用它治療一些舊傷的使用頻率。這並非讓你使用此花精時感到煩惱。

但記得，如同其他的花精，伯利恆之星歸功於赫尼曼醫師及順勢療法。越來越多的順勢療法失去應有的效果，就是因為太常使用相同配方，或不斷重複，所以使用伯利恆之星或其他花精都應該謹慎。花精可能需要一段時間才能產生真正的效果，觀察當事人並懂得等候，也應該讓當事人給予回饋，往往他們自己更知道什麼時候該用下一個劑量。

伯利恆之星型的負面特質

伯利恆之星的負面就是癱瘓的狀態。當事人受到刺激，在生活當中的某個時刻接收到壞消息，失望、創傷，並被深深傷害。不論創傷是何時發生的，當事人持續被困擾著，也某種程度的無力而需要安慰，當事人需要找到方法走出這樣的癱瘓狀態(註8)。

但是，伯利恆之星人格根深蒂固的當事人卻無法接受慰藉。

如同順勢療法以山金車治療的當事人相同，伯利恆之星型人曾經受到創傷、傷害，卻仍想打發醫生。他們不想要他人大驚小怪、碰觸或安慰，他們將創傷埋藏在內心，卻因這些傷害衍生出一連串的刻板行為。當這些創傷比較小或是程度較低，相對他們的刻板行為也較輕微。伯利恆之星型人可能會避免引起不愉快聯想的地方，或是避開某些有負面聯想的顏色、食物。

不論這些傷害有多麼微小或行為多麼不嚴重，伯利恆之星型人的生活在基本上或多或少都受到痛苦、創傷或過去的困難所控制。因此，他們的生活比原本應有的狀態更為受限。這個花精可以使得當事人復原、喚醒原本的自己，並重新打開已經關上的心門。

長期服用藥物的人很容易進入伯利恆之星的負面狀態。他們感覺麻木，極需要安慰，卻無法認同安慰或關心；也因此，伯利恆之星可與其他療程並用，幫助一些藥物或酒精上癮的人。

8.歸類在絕望花精，或多或少都展現不同程度的剛硬死板。伯利恆之星型人感到情緒無力，進而展現心理的麻痺。如上所述，這些人需要被喚醒，他們需要重新振作。他們若想要完全為自己而活，需要走出影響他們的新舊傷痕。

伯利恆之星型的正面特質

在正面的情況，伯利恆之星型人有充沛的精力，同時也有澄清的心。他們能很快復原及適應環境的改變。這個新的適應能力其實就是關鍵，當事人從無力的負面情緒轉移到平衡且正面的情況時，他們具備良好的能力，面對生活當中所有好與壞的每件事。

也許更重要的，他們具有撫慰他人的能力，帶領他人康復。

伯利恆之星型動物

如果你碰到被救援的動物，或者根本無法得知動物先前的經歷，直接給伯利恆之星花精，就是這麼簡單直接。當你無法知道這隻動物曾遭傷害或創傷，那麼至少你可以確定伯利恆之星可以解決任何的問題，並幫助動物繼續往前邁進。伯利恆之星對於剛抵達新家的動物幫助很大，或是動物剛面對新的情況也適用。在這些情況之下，混合伯利恆之星與胡桃可以幫助動物調適。

假使動物展現出明顯的恐懼，將溝酸漿與伯利恆之星調合使用。假使動物有些神經質或躁動不安，那麼並用白楊與伯利恆之星。

伯利恆之星對動物的復原幫助相當大，尤其是剛看完醫生的動物。在任何剛接受醫療行為的動物，考慮使用伯利恆之星，特別是去過動物醫院而呈現煩亂狀態的動物。

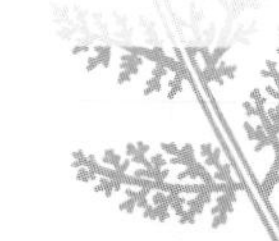
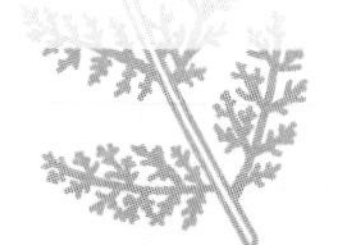

伯利恆之星型孩童

孩子的任何狀況都可給予伯利恆之星花精。它對許多小事非常有效，如惡夢、怕黑（根據不同的恐懼，將伯利恆之星與溝酸漿或白楊混合）或小的身體創傷，如在遊戲區發生意外或膝蓋破皮。

伯利恆之星型孩童，可能更深切需要這花精。當孩子不確定自己在家中的地位，或不確定父母對自己的愛，使用伯利恆之星能給予這孩子很大的幫助。將伯利恆之星混合胡桃，對孩童時期的一些變動有益處，例如搬家、到新的學校或經歷父母離婚。

記住，即使伯利恆之星可以用於治療孩提時代（現在已經成人）的創傷，但最好的運用卻是在兒童時期，可避免傷害不斷累積。伯利恆之星應該是陪著你的孩子經歷生活中種種困難的花精基礎，尤其當孩子必須完全仰賴父母的能力與決心，才能支撐他們的生理與心理。所以，當父母因個人的瑕疵無法稱職時，記得使用這個花精。當遭遇這樣的情況時，父母與孩童都應該使用伯利恆之星。父母可加入一點的松樹花精以減低罪惡感，而孩子則需混入白楊緩和他們的焦慮。

伯利恆之星型成人

我相信伯利恆之星除了能夠幫助依賴性的孩童，對於失去行動自由或是無法全盤掌握生活的年長者也有幫助。

事實上，任何人若是有依賴性，不論是生理、財務或情緒，都需要仰賴他人而生存，可以使用伯利恆之星來面對這樣的情況。任何人若因為生理的限制而無法自由行動，或因行為能力無法掌握生活細節，而必須依靠他人供給餐點或生活所需，伯利恆之星絕對是必要的花精。

相較於其他的巴赫花精，伯利恆之星可適用於生命的各個階段，我發現它對於到了生命最終階段的年長者很有效。再次強調，它可以療癒舊傷，幫助當事人釋懷長久的罪惡感（假如當事人緊抓罪惡感，可以混合松樹與伯利恆之星）或是陳年的責難。在這些情況之下，伯利恆之星可以幫助當事人與朋友、家人間的關係重修舊好，幫助他們在生活當中獲得真正的平安。

另外，伯利恆之星在面對死亡或瀕死的時刻能提供相當的幫助。其他的花精，如甜栗花混合菊苣，可幫助面對所關愛的人死亡而造成狂爆的情緒及深度沮喪；而伯利恆之星卻適用於每一個人，包括面臨死亡的當事人及其周遭的家人朋友，可以撫慰死亡的降臨，並協助周遭的人坦然接受死亡的事實，將亡者留在心中緬懷紀念。在長期的哀傷當中，感覺沒有任何事物可以改善心情時，使用伯利恆之星可以給予些許安慰，打開心眼面對前方的未來。

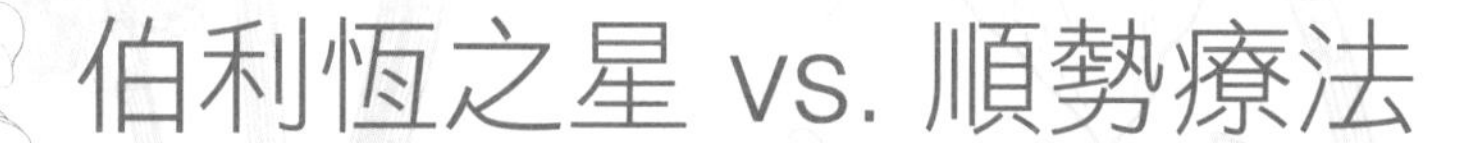

伯利恆之星 vs. 順勢療法

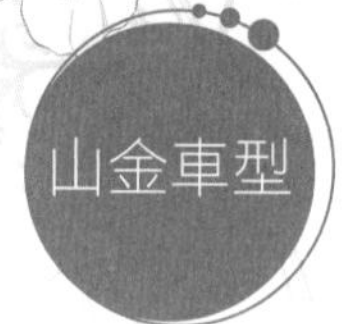

以順勢療法的邏輯，與伯利恆之星最相關的莫過山金車，為順勢療法中最常作為療癒起始的處方。如同伯利恆之星，山金車不論是昨天的創傷或是二十年前的舊傷都有效果。山金車多用於生理上的疼痛，但其實對於情緒上的傷痛也同樣有效。標準的順勢療法醫師會給當事人使用山金車的情況，包括：惡夢或壞消息導致的生病症狀；若是身體受創也會使用山金車。

金絲桃型

同時，提及另一個順勢藥物金絲桃（Hypericum），它是與疼痛相關的藥物——尤其是神經產生的疼痛，比方手指被門夾到或牙痛。金絲桃對治的疼痛通常都是突發性，因創傷所導致，可能強度很高、持續很久，也因此與伯利恆之星相對應。

★結論

巴赫醫生強調，他的38種花精療方，不僅可作為每種基本人格類型的治療，也能應用在各種短暫情緒和危機情況。但假如有一種花精是能經常適用於每個人，那麼絕對是伯利恆之星。同時，專精於順勢療法與榮格心理治療（Jungian therapist）的愛德華・惠特曼（Edward C. Whitmont）[註9]告訴我們：「在情緒上無法吸收的東西將導致身體疾病。」所以伯利恆之星幫助我們吸收造成疾病根本的心理、靈魂、情緒的痛苦與傷害，以避免真正生病。更進一步，使用伯利恆之星花精搭配其他37種花精，也將會幫助我們療癒精神，幫助每一個人遠離這些困擾且限制生活的疾病，這即是巴赫醫生的治療哲學。這正是激勵巴赫醫生從對抗式到順勢療法，並往後延伸出屬於他自己的一套療癒系統。讓我們得以解開並移除我們心智上、精神上與情緒上的阻礙，而這些阻礙往往轉變成為身體的慢性疾病。而最能將巴赫療癒精神完全展現出來的，莫過於伯利恆之星。

9.惠特曼著有兩本心理學與順勢療法應用的書，《精神和物質》（Psyche and Substance）以及《療癒的煉金術》（The Alchemy of Healing）。我強烈建議進一步學習順勢療法及如何運用的人，能夠讀讀這兩本著作。

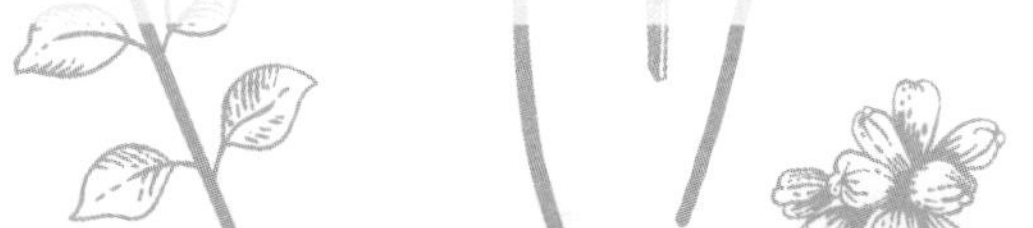
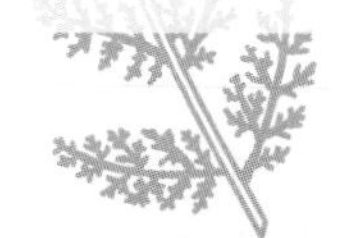

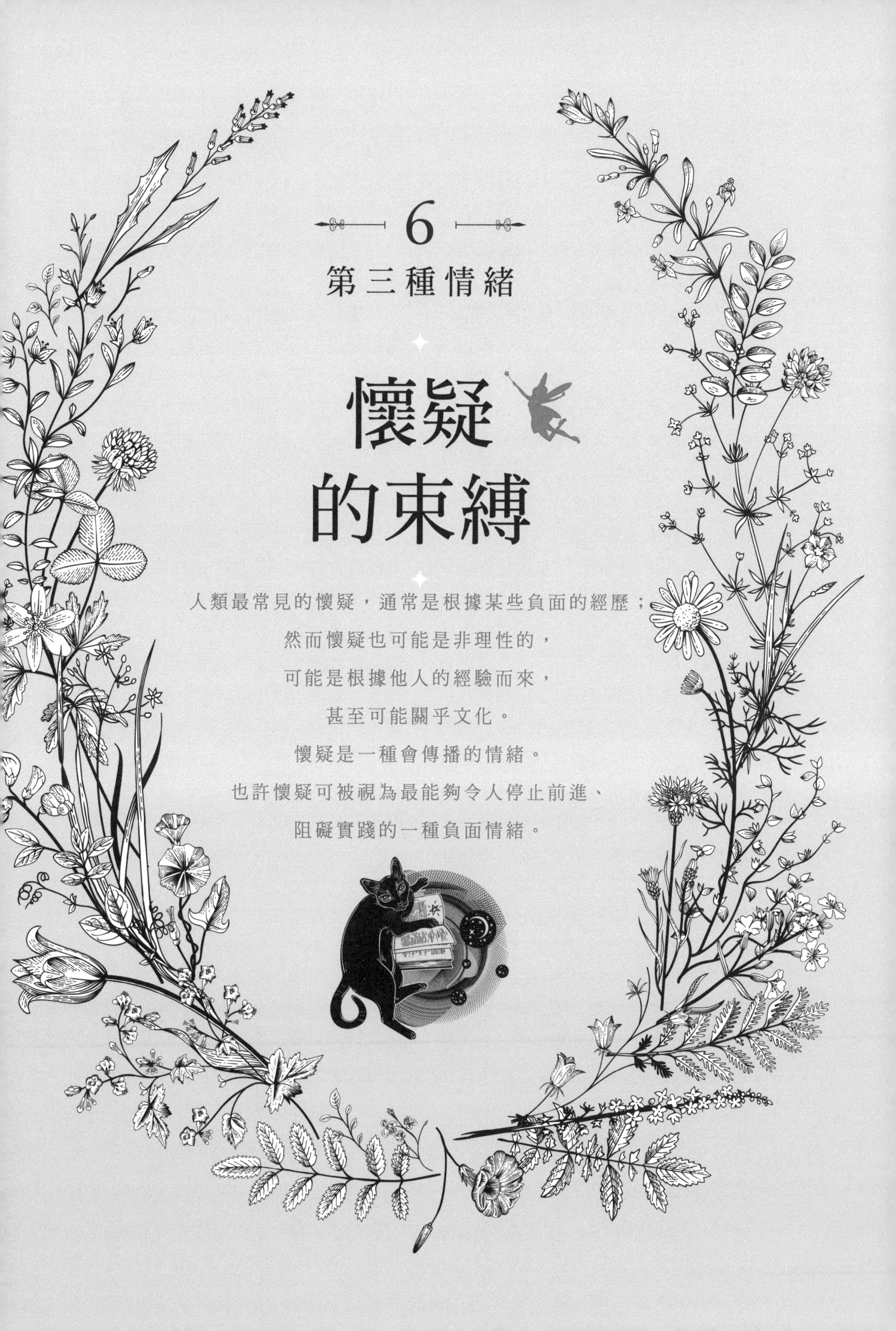

6

第三種情緒

懷疑的束縛

人類最常見的懷疑，通常是根據某些負面的經歷；
然而懷疑也可能是非理性的，
可能是根據他人的經驗而來，
甚至可能關乎文化。
懷疑是一種會傳播的情緒。
也許懷疑可被視為最能夠令人停止前進、
阻礙實踐的一種負面情緒。

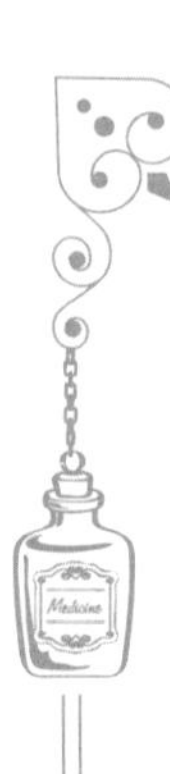

對我而言，從受侷限束縛的角度特別適合討論「懷疑」的概念。在我的經驗中這些長期感受懷疑情緒，甚至因而被激勵的人，往往發現我們的情緒變得緊繃，導致生活受限制。這是真的，不論這個懷疑只是小聲碎念的嘮叨，或是大量占據當事人情緒的畫面。

但是當我們說覺得「懷疑」時，真正的感受是什麼？如同恐懼，懷疑也可從兩種不同方面思考。人類最常見的懷疑，通常是根據某些負面的經歷：女人被一個男人騙，發現自己被騙之後很難再相信下一個男人，她懷疑他說的每個字；或是求診一個接一個醫生的病患，一直無法獲得醫治，當然對於下一位醫生的能力感到懷疑，不論醫生如何保證自己絕對有能力治好他。

當這些當事人進入長期負面的情緒狀態之後，很難將他們帶回平衡點。他們情緒及有時非理性的自我保險絲會利用邏輯創造出所謂「合理懷疑」。如同溝酸漿型人，他們的恐懼來自過去的經歷，這些合理懷疑的困擾來自當事人的親身經歷，他們真的遇過，使他們一直帶著懷疑。過去的經驗提醒著當事人，預期什麼即將來臨。並且，根據邏輯性思考過去的經歷，當事人面對與過去相同的情況時，便認為即將產生負面的結果。

然而懷疑也可能是非理性的，不見得有過去的實際經歷，而如同恐懼一般——四面八方。懷疑可能是根據他人的經驗而來——特別是關愛的人所遭遇。我們親眼所見手足或朋友遭受傷害，並決定不讓這些事發生在我們身上。

它甚至可能關乎文化。當然，水門事件發生之後，許多美國選民對於政客的誠實，甚至是美國政府抱持著懷疑。

如同恐懼，懷疑是一種可以傳播的情緒。它可以從個人傳播到個人，群體到群體，直到破壞殆盡。也許懷疑可被視為最能夠令人停止前進、阻礙實踐的一種負面情緒。使得我們完全被說服，誤以為唯一符合邏輯、正確的事就是——停止前進並且放棄。

懷疑可以轉向內在，亦可向外顯露。經常根據過去的經驗，我們最終總是懷疑自己與能力。預見失敗與不足，甚至令越來越多有天分及行動力的當事人被趨於惡化的懷疑控制。同理可證，一個社區或文化可能轉變思考並降低目標，全肇因於逐漸普遍化的失敗感與懷疑感。

將失敗認為與懷疑有關時，這樣的想法看似相當合理，要注意，成功並非懷疑的解決方案。當個人或某文化落入了懷疑的圈套時，會將世界上其他人眼中極大的成功，看作是失敗或勉強及格過關。如同情人眼裡出西施的道理，看待成功也是如此。當事人被懷疑控制時，以挑剔的眼光——看見他人忽略的瑕疵，而看不見目前被糟蹋的良好關係，甚至是看不到目前政府的政績，直到它步入歷史。

當一個人中了懷疑的毒素，即使是不可否認的成功也會被其扭曲。就算已經站在舞台上接受頒獎，懷疑者的心中仍深信，在任何時刻，任何人都能夠看穿虛假，他其實仍是失敗者，而索回他的獎項。

新約聖經裡有兩個最能夠代表懷疑的故事。首先，也或許是最諷刺的，當然是「湯瑪斯的懷疑」。這是一位追隨耶穌基督多年並多所與之旅行傳教的門徒。在親眼見識一個接著一個的神蹟，親耳聽見山上寶訓，也在民眾間發放餅與魚；然而，當他經歷最偉大的神蹟——耶穌復活，他最初的回應與情緒反應卻是懷疑。其他人都跪拜耶穌（若沒有

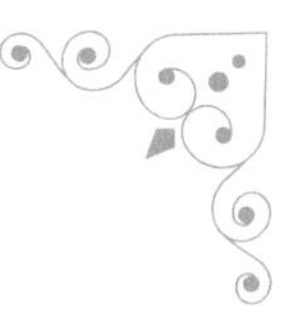

當場嚇暈過去)，湯瑪斯的反應我相信是出於冷靜的邏輯思考。眾人喃喃自語時，湯瑪斯仍保持理智並要求查看耶穌身上的釘痕，直到他的懷疑獲得滿足才願意崇拜耶穌，直到他竭盡所能確認他不是被愚弄，他才能真正釋放原本壓抑的情感。

這是最能夠表現因懷疑導致的負面結果。懷疑使得我們無法感受深層與廣泛的自身情感，阻擋其他的感受，以及自發的行為。它警告我們必須隨時隨地保持警戒——既使我們親眼所見的是最大的奇蹟；否則我們可能會上當、受傷，甚至是丟臉。

懷疑，使得我們無法真正體驗生活。確實，有時心存懷疑是便利的工具，避免我們出糗；但它同時也阻礙我們經歷歡欣、希望、行動自由。

第二個例子，則說明懷疑可能使我們癱瘓的另一種方式，那是關於「耶穌在水上行走」的事蹟。我記得這個故事是：當門徒看見耶穌行走在水面上，出於信心所能行的事蹟，門徒彼得被鼓舞激勵，他跳出小船同樣行走在水面上；耶穌看見彼得並召喚他，因此耶穌鼓勵彼得，並確認他做得到；而彼得也跟耶穌一樣，行走在水面上；直到懷疑破壞了彼得的信心，並導致了接下來的行為。毫無疑問地，彼得最初走在水面上時極度興奮，並走向他的精神導師；然而，彼得內心有些東西這時卻被喚醒，他想「我現在到底在做什麼？」就在此時，他失足並跌入海中。

懷疑能夠控制我們的行為以及生活體驗，同樣地，它能夠幫助我們達成目標並讓生活更精彩。

門徒彼得其實完成了不可能之事，儘管只是一秒或一分鐘的時間。他真實行走於水面，然而導致他失足的是心中的懷疑，並非是水或他的肉體。那是心中叨絮的聲音，當我們在做不可能的任務時，它問：「你以為你在做什麼？」也因存在這樣的想法，我們回到現實世界，不可能實踐神蹟的世界，使得我們失足。

當我們心存懷疑時，我們在做什麼？

如同其他六種巴赫醫生列舉的情緒狀態，懷疑代表我們自我感受的傷口。在上述例子中，信心受傷了。需要懷疑的花精類型者，由於自身的經歷，透過創傷，他們的能力受到影響，他不相信依循計畫繼續生活，事情將會有好的結果。

心存懷疑的人面對生活總是缺乏信心，總需要不斷地測試——測試世界、測試他人、測試自己。如同多疑的湯瑪斯，他們需要親眼看到傷口、碰觸傷口，才願意相信他人真正經歷了創傷。

這些處於這種模式的人，可能缺乏自信或不確定他們生命的路徑；或者懷疑他人，不確定對方的意圖。他們是毫無希望的囚犯，或根本無法決定生命的下一步，或晚餐要吃什麼。這種心情模式的人其實就是缺乏信心、缺乏信任。

想要回到情緒平衡以及使生活繼續往前邁進，這些抱持著懷疑的人必須拋下過去的傷痛；甚至更難的，願意拋開他們對於過往情境的邏輯評估。他們必須學習，如同語言學家所說——第一條狗並非第二條狗，第二條狗亦非第三條狗。換句話說，懷疑者必須學著甘冒風險，別如此敏感。

> 懷疑使得我們無法感受深層與廣泛的自身情感，阻擋其他的感受，以及自發的行為

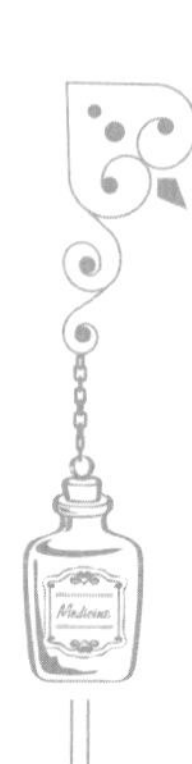

懷疑與順勢療法

由於懷疑情緒通常以光鮮的外表遮掩——以邏輯理性裝扮——對於順勢療法而言，很難挖掘原因進行治療。有些治療很清楚針對的情緒，如恐懼或憤怒或不在當下。但如果懷疑情緒未伴隨其他身體上的症狀，可能很難找到合適的治療方法[註1]。

然而索引當中確實包含一些與懷疑有關的順勢療法資訊，可能對懷疑類型有所幫助。

首先，關於懷疑主題列出的治療處方，在前面已經出現過數次，就是石松。毫無疑問，它是治療懷疑最主要的順勢藥物。石松用來治療自信相關的問題，自信如同噴射飛機藉以推向成就。可憐的石松型人時常將自我懷疑與絕望混在一起，卻寧死也不願讓人發現他的窘境。他的生活格言是「絕不讓他人看到你的努力」，石松反而會更努力掩飾，使得他人眼中所見的石松是聰明、應付自如的人。這種掩飾造成的壓力程度，容易引起慢性消化不良與其他功能性的疾病。

石松也是最憤世嫉俗的一群（憤世嫉俗是懷疑型人格的表達方式），如同取材自蛇毒液的順勢藥物南美蛇毒。南美蛇毒型人特別傾向言語及口語聲量的表達，他們表現出高度聰明的樣子，並利用聰明才智威嚇他人，就像蛇類張開口攻擊的方式一樣。

另一種用於懷疑的療方是硫磺。硫磺型人同樣極為聰明並擅長言語；然而石松與南美蛇毒型人常長篇大論，硫磺型則較無訓練有素的智慧，而單純是流露好奇心。硫磺型人多傾向以言語混淆他人，而非直接性的威嚇攻擊；但硫磺型人同樣具備懷疑的傾向。硫磺型通常較不專心，比起其他類型缺乏原動力，故導致很容易在自己的道路上被懷疑壓倒，而無法好好成就一件事。

如同巴赫醫生列於絕望類別的花精，這裡談到的順勢療法配方也多屬於治療長期養成的情緒。這種根深蒂固的情緒狀態，一段時間後進而控制行為並阻礙當事人完成任何需要成就的事物。

為「懷疑族群」帶來幫助的花精

懷疑
龍膽
Gentian
幫助容易受挫氣餒的人
角樹
Hornbeam
幫助提不起勁的人
荊豆
Gorse
幫助不抱希望的人
線球草
Scleranthus
幫助優柔寡斷的人
紫金蓮
Cerato
幫助帶著自我懷疑的人
野燕麥
Wild Oat
幫助不滿足的人

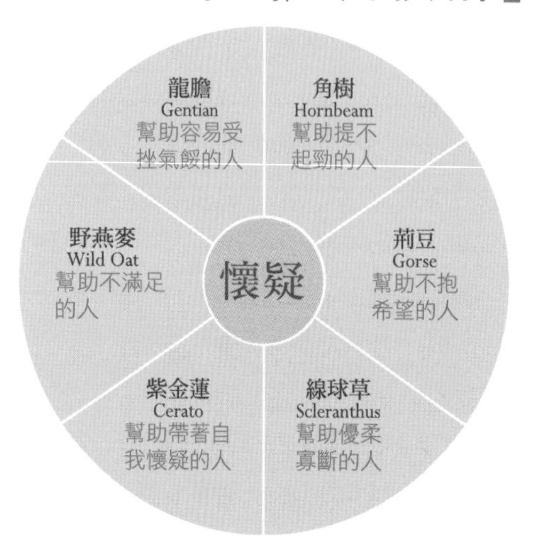

1.現實中的確是這樣。記住，順勢療法的用藥根據是把當事人視為一個整體：身體、心靈、情緒。故進行順勢治療之前，應該周全考慮生理、情緒及心智的任何症狀。為了同時理解順勢療法與花精治療，我將這部分討論單純根據情緒上的特徵來說明。

⑭ 龍膽
Gentian
幫助容易受挫氣餒的人

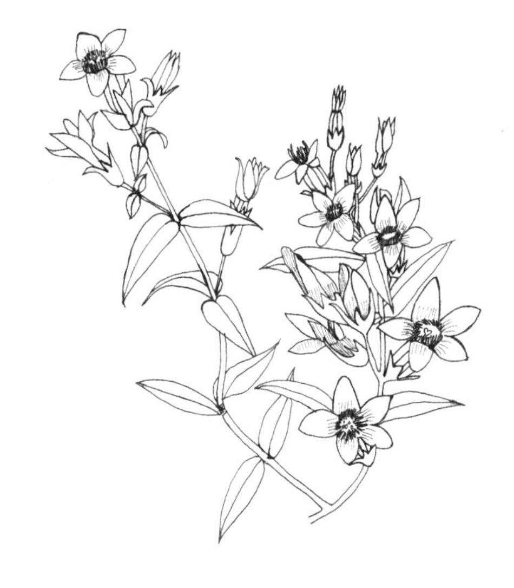

巴赫醫生眼中的龍膽型人：

「龍膽型人容易感到氣餒。雖然病情出現好轉或日常生活的事物有所進展，但只要遭遇一些延誤或是阻礙，就容易引起他們的懷疑，並很快感到沮喪。」

☑ 情緒花精（短期速效花精）短暫服用 用於突發狀況／短期的情緒	☑ 人格花精（長期調整體質花精）長期服用 用於根深蒂固的情緒模式	☑ 12名療癒者（巴赫醫師最早發現的花精之一）	☐急救花精成分之一	☐基礎花精

龍膽小檔案：

龍膽（學名：*Gentian Amarella*）在巴赫醫生的療癒花朵中是獨特的，開花在夏末與秋天，從八月持續到十月。因為巴赫醫生需要日光來增加花精的療效，所以較常選擇開在春末或夏日的花朵，這時的太陽高照，光線也比較強烈。龍膽亦被稱為「秋天龍膽」。

龍膽是小型一年生植物，大約只有6吋高。莖桿細長，整株植物大約只占1吋見方的範圍。龍膽可生出美麗的管狀花朵，花尖是白色而底部是紫色。

建議使用龍膽的狀況：

意外事件、急病、慢性背痛或頸部疼痛、痛風、免疫系統失調、下顎疼痛、單核白血球增多症、多發性硬化症、疼痛、舊疾復發、類風溼性關節炎、虛弱（尤其是骨骼方面）。

龍膽的心理側寫

因突發狀況或出於長期人格模式而需要龍膽花精的當事人，通常面對的是懷疑的情緒，龍膽花精常用在處於困境的人身上。平時擁有正面心態且帶著希望的人，在突然遭遇戀人去世或長期失業而導致自信受損時，龍膽可以給予相當大的幫助。剛離婚之後的一段時間也需要龍膽，尤其是當對方認為當事人必須為離婚負責時；或甚至是面對父母離婚之後需要兩邊跑的孩子，都需要龍膽。當事人以理性面對眼前遭遇，而評估後認為將導致負面結果時，較難立刻將情緒帶回平衡狀態。當懷疑的情緒與理性的思考緊緊綁在一起，想從負面的狀態轉變為帶著希望似乎是癡人說夢。確實在一些需要龍膽的案例中，當事人的情緒看似不值得特別關注，反而需要激勵與重新平衡他的「精神」狀態。

大部分龍膽型人無論高學歷與否，多為天生聰明的人。因產生懷疑而困擾的人，多為高敏感與極聰明的類型，常見於演員、歌手、作家以及畫家。這些人的創作面臨節目製作、出版社及其他事業夥伴的嚴格監督，最後這些作品還必須能承受得住報章雜誌、業餘評論家等這些批評作品的意見。長期面對這些嚴厲的評論，也難免這些藝術創作者們，比起擔任水電工、園丁這類工作者對龍膽的需求更大。確實，因工作而必須面對大眾批評，甚至是擔任公職的人，往往比工作不需受到社會大眾檢視的人更需要龍膽。

> 龍膽型人其實是抱持歡迎的態度迎接憂慮，因為他們明白也瞭解憂慮；當生活安定下來時，他們反而感到不舒服。

在急性的狀況，任何人因生活當中遭遇到困難而直接決定放棄，他需要龍膽。這是瞭解龍膽情緒狀態的關鍵點，他們決定放棄。有時對大部分人而言沒什麼大不了的挫折，龍膽型卻屈服於壓力之下。這並非指需要龍膽的人從未經歷任何人都會停滯的打擊，像是好友過世；但通常需要龍膽的當事人，即便是小挫折也讓他感到無法克服。龍膽型的核心即是逐步變成遇到阻礙就感到氣餒的傾向。其他人可能展現出龍膽的其他面向，有些人可能比較多疑，甚至是悲觀。

人格分析

就我的看法，悲觀是長期及深度需要龍膽的指標，因為悲觀透露出當事人內心的懷疑已經成為一種信念，甚至自以為是「正常」的情緒狀態。出現悲觀傾向的當事人，常需要治療怨恨情緒的楊柳與龍膽並用來重新建立信心的可能性。

另一個需要龍膽的徵兆，當事人選擇當一名悲觀者。這個深層的懷疑並非針對當事人自己或他人，而是對於整個宇宙自然本體的懷疑。悲觀者確信世上遭遇的試煉，盼望至最後的失望都是神的安排。這類的龍膽型缺乏信念，只相信眼見為憑，就像來自密蘇里州的人總是強調「秀給我看」。

這些龍膽型人其實是抱持歡迎的態度迎接憂慮，因為他們明白也瞭解憂慮；當那個「看不見」的力量暗中施力，使生活安定下來時，他們反而感到不舒服。諷刺的是，當那股「看不見」的力量處處與他們作對時，反而認為這符合他們對於宇宙的認知。

當然，許多需要龍膽的人將懷疑作為對自己的判斷力，他們一開始抱持高度期許，但生活中的挫折使他們開始懷疑自己的能力。因為這些懷疑持續惡化，使得他們太輕易就放棄一開始的目標。他們變得太容易妥協，時常把別人的意見當作是事實，導致他們丟棄一開始的遠見，最終放棄。

因突發狀況或出於長期人格模式而需要龍膽的人，可能一再重複相同的過程。有時他們在相同的工作崗位上重複整個過程，或甚至是從不同的行業跳到另一個行業，卻一再重蹈覆轍，以雄心壯志的高期許開始新工作，卻一再流失正面情緒並逐漸堆積起失落感。針對這種強迫式行為的案例，建議並用龍膽與栗樹芽苞，使情緒能夠回到平衡。

龍膽時常用在一些久病已逐漸好轉，卻因為小挫折或症狀復發而喪志的病患。即使病情有明顯起色，龍膽型人深信任何的疼痛與痛苦就是再次生病的徵兆。因突發狀況或出於長期人格模式，可以考慮調配：

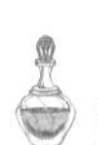

龍膽的複方花精

龍膽 × 栗樹芽苞	針對這種強迫式行為的案例，建議並用龍膽與栗樹芽苞，使情緒能夠回到平衡。
龍膽 × 溝酸漿	當個案對任何病痛徵兆表現出害怕時，龍膽可並用針對特定恐懼的溝酸漿。
龍膽 × 荊豆	假如恢復過程遭遇挫折而引起絕望，建議同時使用荊豆與龍膽，可恢復情緒上的平衡並協助復原。

龍膽型的負面特質

若當事人困在龍膽的負面狀態時，經常被兩個方向拉扯——未來與過去。龍膽型人的行為模式與看法往往根據過去經驗，尤其舊傷害未獲解決而被過去深深影響。假如這些人曾經在戀情或是工作上遇到阻礙，他們會困於過去的失敗，並相信未來如果再談戀愛或是工作，仍舊將以失敗收場。

但這些人同時也被未來拉扯，而未來總是以「假如」這兩個字來下結論，導致龍膽型人每次以「假如」設想出負面的結果。他們內心的煩惱及恐慌都會宣洩到他人身上，他們負面的情緒不僅影響自己的生活，更為周遭人帶來更壞的影響。

因為龍膽型人同時被過去迴聲以及未來恐懼所拉扯，使得他們常抱持過去的傷痕與未來可能的傷害，而無法真正面對當下。以持續懷疑的心態面對當下，使得他們疲於奔命，對於每一個行為、看法都產生疑問。

龍膽型的正面特質

正面的龍膽型人充滿信實，他們可以看到比現在更長遠的理想狀態。所以當他們從慢性疾病中漸漸痊癒之後，他們可以成為最好的療癒者、良師。從負面的龍膽人格轉為正面的過程，需要個性上的改變。龍膽人格的轉變是從學習相信整個宇宙，並完全釋放煩惱。當他們掌握正面美德時，他們能夠積極重建他們的世界，並且深信拋開懷疑之後一切都會變得更好、更成功，所以他們在視野與工作上能獲得成功的力量。

龍膽型孩童

擁有龍膽人格的孩童常需要獲得讓他安心的確認，「是的，明天太陽仍會升起。」「是的，狗很好，快去睡吧。」

龍膽人格的孩子其實人生都還算平順，他們是聰明的孩子，在校往往有好成績，健康狀況也還可以；但是當負面事件發生時，他們的世界瞬間崩裂。龍膽型的孩子當遭遇挑戰時，似乎缺少精力應付這樣的狀況，他們的信任感似乎只有在平時才能夠展現出來。

事實上，龍膽花精能幫助孩童面對因害怕學校考試而引發的疾病徵兆；或是考試時失常，但其實他知道正確答案。這樣的孩子因為在學校表現不佳，而不想再回同學校就讀。

他們是溫和的孩子，也可能因不敢為自己挺身而出，而在學校多為被害者的角色。當他們的意見受到質疑，尤其是成人的質疑，他們會立刻屈服並轉而同意大多數人的看法。他們會為了迎合多數人或較為強勢的成人、小孩而讓步妥協。

龍膽型動物

既使動物行為上幾乎很難明顯展現龍膽的特性，我卻發現一個相當好用的用途。假如你認養一隻動物，發現過去牠在收容所時是長時間被關在籠子裡，那麼建議使用其他花精幫助牠調適時一定要加入龍膽。龍膽可以與胡桃並用——胡桃常用來協助適應新的環境；或是並用白楊或其他建議能夠舒緩動物情緒的花精。

龍膽型成人

有時候龍膽型的成人似乎從未正視生命的整個流程，而是聚焦在一些單獨的片段——好與壞的片段，並專注於某些壞的部分。負面的龍膽型人，只願意等好的時刻再揚起風帆。他們禁不住批評，無法承受各種形式的壓力。

也因此，龍膽可以協助許多被生活擊垮的年長當事人，尤其是鰥夫、寡婦；或是已經退休很長一段時間，對生活感到悲觀。他們以過去的經驗認為自己抱持的負面態度情有可原，因此負面的龍膽型成人有時非常難治療，他們認為沒有理由接受治療，甚至不會按照指示使用花精。

當事人不願意使用花精（即使他們不願意承認而說謊）的原因有兩個：第一，對於巴赫花精抱持著懷疑的態度，即使他們承認自己需要協助，或親眼見到其他人的情況有所進展，他們仍懷疑巴赫醫生的療法是否有效果，或是對自己有沒有幫助；第二，龍膽型人會在花精開始出現療效時停止使用，類似楊柳型的特性，年長的當事人其實相當適應負面的心態，所以一旦他們感到心態上的改變，就會將花精放在一邊。所以，即使花精處方似乎沒有明顯的作用，在放棄使用龍膽之前一定要確認花精有按時服用。

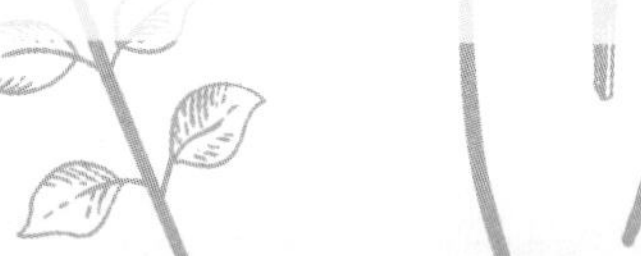

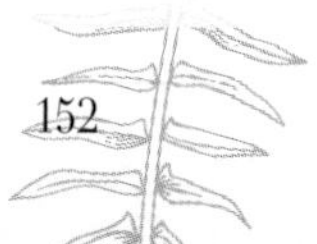
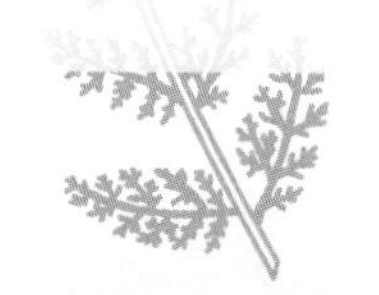

龍膽 vs. 順勢療法

順勢藥物胡蔓藤（Gelsemium）似乎與巴赫花精的龍膽相似度很高。使用這兩種處方的當事人，均為溫和、容易發愁、常嘆氣的人。胡蔓藤人格的人特別容易感到頭部有嗡嗡聲，他們內心充滿害怕，身體常感到輕微的疼痛。

胡蔓藤與龍膽都能夠幫助長期事件所引發的沮喪：慢性病、失業等。這兩種處方對於因長時間負面而導致氣餒的情況特別有幫助。

矽型

龍膽人格缺乏精力的部分可建議使用矽（Silicea）。矽有助於受到小挫折便引發的重大憂傷，或者面對困境而失去毅力的情況。

★結論

如同赫尼曼的順勢療法，某些巴赫花精的處方相當精準的聚焦，如岩薔薇。其他能夠較為廣泛運用的花精，如冬青，就適合針對以激進方式表現出許多負面情緒者。龍膽是使用範圍較廣的一種花精，可使用在許多因懷疑而產生的負面情緒上。龍膽可以協助這些因存疑而情緒失衡，或遭遇逆境便舉手投降的人；其他如憤世嫉俗、悲觀主義者，或對於命運不公而心有不甘的人，均可以嘗試龍膽。

龍膽可說是讓遭遇逆境便放棄的人相信，我們都擁有與生俱來的信念。

實質上，龍膽代表我們其中一種的負面情緒，並與楊柳相互競爭其負面的深度。如同楊柳，龍膽型人認為他們情緒的表徵是「自找的」，而且一廂情願認為就是如此，所以當被問到為何感到如此負面，他們能很清楚以「我有我的理由」來回答。

龍膽型人一旦受到挫折，便太過輕易放棄努力與目標，可說與橡樹型的人是南轅北轍。兩者雖然都為達到目標或實現個人的理想而掙扎，產生一種慢性的情緒狀態，但橡樹型人卻可明顯展示持續掙扎的意願；而龍膽型卻是以掙扎作為放棄的一種手段，即使周遭的人認為只不過是個小小的挫折。兩者的共通點是為了目標的掙扎，為此產生的情感卻將混亂帶給自己與周遭的人。兩者均缺乏情緒平衡者具備的一種能力，那就是辨別是否值得花費這樣的時間，對於戀情、事業或其他，努力爭取到最後。**當我們面對日常挑戰而失去平衡時，或當我們懷疑是否具備才華、能力、優點與弱點時，龍膽與橡樹兩種花精都能夠從不同的兩極，幫助我們的情緒回到平衡。**

⑮ 角樹

Hornbeam

幫助提不起勁的人

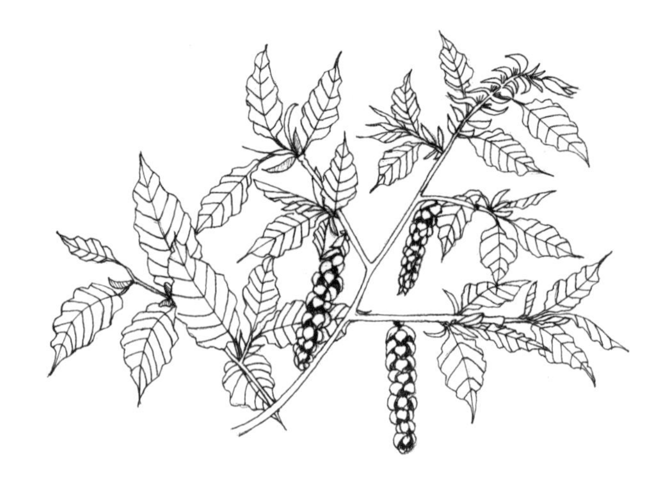

巴赫醫生眼中的角樹型人：

「需要角樹的人，感到身心沒有足夠的力量可以支撐生活上的負擔，對他們來說每天要完成的事情似乎太多了。而事實上，他們一般都能成功完成任務。這些人相信，當他們身心某些部分被強化後，他們就可以輕鬆完成工作。」

☑ 情緒花精（短期速效花精）短暫服用 用於突發狀況／短期的情緒	☑ 人格花精（長期調整體質花精）長期服用 用於根深蒂固的情緒模式	□ 12 名療癒者（巴赫醫師最早發現的花精之一）	□急救花精成分之一	□基礎花精

角樹小檔案：

角樹（學名：*Carpinus Betulus*）也被稱為「歐洲角樹」、「鐵樹」、「肌肉木」，成長緩慢而高度可達 6 呎。角樹可承受日曬與陰暗，樹形呈金字塔狀。角樹原生於北歐，現在廣泛種植在同緯度的世界各地。雄性花朵從樹上倒掛；而雌性花朵則是直挺向上生長，春季開花的顏色為綠褐色。

建議使用角樹的狀況：

過敏、慢性疲勞症候群、憂鬱、精疲力竭、眼睛痛、花粉熱、失眠症與夢魘、體重過重、腫脹（尤其位於足部）、甲狀腺問題、靜脈曲張。

角樹的心理側寫

我認為相較於其他花精，角樹與人類進入工業時期更有關聯；我也相信這與一種我稱之為「現代萎靡」的情緒狀態有關。我們不再像歷史上一段很長時期的生活方式，每天忙著找食物填飽肚子或找能源取暖、照明，所以我們不再像過去需要為了生存而奮鬥；取而代之的是面對日復一日沒有陽光的工作空間，生活挑戰變成交件期限或是到雜貨店購物。媒體揭露了現代人的困境，詹姆斯．桑伯（James Thurber）所撰寫的《白日夢冒險王》（*The Secret Life of Walter Mitty*）與普萊斯頓．史特吉斯（Preston Sturges）的老片《蘇利文遊記》（Sullivan's Travels）均展現出絕望與喪氣。現代人面對的是無止境的責任，而少有真正能夠激起具有創意或令人感到欣喜的挑戰。

每個昏昏欲睡的角樹型人，需要的是某種方式的激勵。這些人的生活幾乎一成不變，很可能飲食過量，幾乎不運動；最大的挑戰不過是來自老闆與同事的壓力，而這些人對角樹型人的表現相當不滿意。角樹型人很可能如同家庭主婦面對相同的規律，每個週一洗衣服、週二燙衣服、週三打掃，每天四點以後開始準備晚餐。

每個昏昏欲睡的角樹型人，需要的是某種方式的激勵。這些人的生活幾乎一成不變，很可能飲食過量，幾乎不運動；最大的挑戰不過是來自老闆與同事的壓力，而這些人對角樹型人的表現相當不滿意。

人格分析

角樹型人處於一種昏昏欲睡的狀態，這是結合意志消沉與精疲力竭的狀態，但屬於情緒上的疲累。一個簡單的測試可以判定是否需要角樹花精：看起來十分疲累的當事人，若一旦接受智力挑戰而整個行為大轉變；或輕易被逗笑了，馬上變得興味盎然，這類的當事人即是需要角樹。

我們都經歷過緊急需要角樹的時刻。當我們面對一再重複且乏味的過程時，總免不了覺得十分漫長。當然，現代人的生活即充滿重複性，我們每天都得通勤，面對同樣的塞車、搶停車位；我們的工作內容也幾乎一再重複類似的文書工作、相同的會議，以及接不完的電話；每年度假大同小異，每天的晚餐也有極高的重複性；最後，我們不論在家庭、工作上，總見到相同的臉孔，就是這些不斷重複造成角樹型人感到沉悶。大部分的人可以接受生活當中這樣的重複性，但這卻榨乾角樹型人的精力，生活上的沉悶耗盡了他情緒與肉體的能量。在單純的情況下，角樹的特性可以很容易調整回來。工作上不順利的父親，在經歷大塞車的通勤之後，回到家面對滿屋子愛他的人便能夠轉換心情。認為自己工作的努力沒有被看見，或是沒有挑戰性的人，也可以因為老闆一句肯定而受激勵。由於負面的情緒狀態是長時間的累積，所以影響也相當大。

當懷疑情緒對角樹型人開始產生影響，使他時常對自己的能力存疑。因為一股昏昏欲睡的感覺壓在角樹型人的日常，使他懷疑自己是否有能力達到他人的期許，而事實上他完全有能力成功達陣。角樹型人對現實雖有懷疑，但面對握有權力的人卻深深感到需要取悅他人的壓力。因此，角樹型人不僅僅感到沉悶，而且困在毫無樂趣可言的生活中，更認為自己沒有能力勝任這些令他覺得無趣的任務。即使他在工作或是家庭當中獲得支持並肯定他的能力，過一陣子他可能仍感覺受困於害怕失敗的恐懼。

角樹型人壓力相當大。第一，他的生活受到束縛；第二，即使生活中沒有任何創意上的刺激或智能上的挑戰，他仍認為自己沒有能力達到應有的水平。在這樣的循環中，角樹型人時常因為害怕或壓力過大，而最終導致失敗。身邊的人常無法理解角樹型人的失敗，為什麼有能力的人卻無法成功完成任務？老闆會叫角樹型人到辦公室，給他警告；學校老師會發通知給角樹型人的家長，懷疑為何他不努力？角樹型人的家人則會無法理解，為什麼經過這麼多年，他仍在做一份無法發揮能力的工作？

在我的經驗裡，角樹是最被人需要的其中一種巴赫花精。我個人的看法，這並非是自然的情緒狀態，反而是外界加諸於我們身上，因為當今越來越抽象化的社會，迫使我們拋棄過去貼近自然的生活方式，讓我們與動物界的接觸只剩下狗，可是狗也因為進入人類的生活而變得越來越像人，牠們也擁有像我們的物質生活：衣服、床、玩具、特殊食物、飲料。這個世界同樣使得人與人之間的實際接觸越來越少，只靠著電子產品相互聯絡；這個世界讓我們可以與任何人事物切斷聯絡，卻無法切斷鍵盤與電腦螢幕的連結；在這個世界，我們的食物包在塑膠袋裡面，喝的是瓶裝水。

簡單的說，角樹代表我們仍然是動物，卻處在一個抽象化、人工化的世界，這種令人感到疲累的不舒服正是角樹的情緒核心，所以我認為現代家庭都應該要準備一瓶角樹花精。這是長期需要角樹花精的人，一再重複的循環，這些不斷深陷其中、一再重蹈覆轍的人，可以考慮調配：

角樹的複方花精

角樹 × 栗樹芽苞	除了角樹之外還可以結合栗樹芽苞；能夠與角樹並用且效果良好的。
角樹 × 榆樹	榆樹對於這些因過度工作而感到壓力的人，或是被責任壓住卻無力抵抗的人，特別有幫助（註2）。
角樹 × 落葉松	落葉松則對於自尊心低落，同時身心疲憊的人有幫助。

2.我認為結合角樹與榆樹是非常好的複方。這兩種花精相互搭配得很好，讓我有時候覺得它們是一種花精。我覺得這個組合非常適合住在現代，幾乎無法過著數千年前那般自然生活的多數人。我記得多年前曾經讀過一本科幻小說《易遊來去外太空》(*Easy Travel to Other Planets*)，故事中創造出「訊息病」的概念，它困擾著當中許多角色。意思是從各類媒體接收過多的訊息，壓迫著他們的想法；加上工作上的沉悶要求，使得這些人坐在公園的椅子上，耳朵中流出鮮血。故事中這樣的角色，就是需要角樹與榆樹花精才能獲得幫助，讓使用者可以重新找回工作上的熱情，並專注達成目標。對於充滿困惑、不確定要做什麼、設定什麼目標的人，以及在「尋找自我」當中偏離而白費力氣的人，可嘗試在角樹與榆樹之外，加入野燕麥。

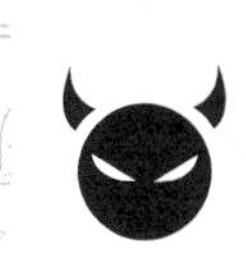

角樹型的負面特質

負面的角樹情緒狀態的「罪」當屬懶惰。角樹型人在生活當中沒有挑戰，日復一日僅是埋首在完成以他的能力來看太過簡單的任務。他抱怨這樣的日子，卻也不願意做任何改變。他像是沙發上的馬鈴薯，吃太多，盯著電視，每天精疲力竭後上床睡覺，隔天起床後仍感到昏昏欲睡。

然而，假如角樹型人被逗得發笑，或突然發現某個令他興奮的想法，他會突然全身充滿活力並感到改變的可能性；但這樣的改變十分短暫，就如同一部 HBO 影片的片長。

所以，角樹的負面人格是另一種形式的悲觀。他認為自己的人生平淡無趣，每個明天就跟今天相同，後天也跟明天沒什麼兩樣。

角樹型人常見的行為模式是因為拖延而影響到他周圍的人——老闆、同事、家人。因為缺乏挑戰去刺激他，所以總是拖延所有的事。甚至更糟的是，他只完成一部分便放著工作不管。所以具有慢性角樹狀態的人，會堆積很多未完成的工作。他的桌上可能都是待完成的事項，甚至堆到地板或是櫃檯的長桌。這些堆積的工作讓角樹型人假裝他正在進行這些任務。這些未完成的事項甚至可能讓他做惡夢，但他仍無法按時完成。

角樹型的正面特質

擁有正面特質的角樹型人，對於生活中的事物充滿熱忱。他感覺每天都有新的冒險、新的可能，每一天都讓他充滿興奮感。

這並不是說他像個腦死的人，連摺衣服都會讓他感到興奮；而是因為他已經找到重心，清楚知道生命當中要完成的目標。正面的角樹型人只會花少部分精力在「義務性」的工作上，如打掃房子、填寫表格、付帳單等瑣事，而不會浪費不需要的時間或是為之煩惱。

完成了生活瑣事，角樹型人便會將專注力放在努力達成目標。如果他需要念夜校，他會按時上課；或如果他一直想寫一本書，他便會開始著手進行。他開始找到原本生活當中錯過的許多美好挑戰。

角樹花精是最令人感到耳目一新的花精之一。如同白栗花，角樹可以清除心中的雜亂，很快使心中暢快、鎮靜與集中。一旦開始服用角樹，它確實能迅速產生效果，當事人很快有較好的睡眠品質，重新找回他們曾失去的幽默感。

通常當事人開始服用巴赫花精或是其他的治療方法，很少有像角樹這樣的成效，可以立即使家庭、職場上有更歡樂的氣氛。突然之間，大家都開心了。

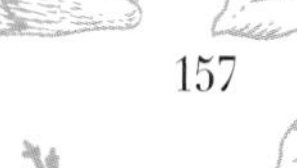

角樹型孩童

面對角樹型的孩子只需要做一件事，那就是拿走他的電腦或iPod，強迫他起身走出戶外玩耍。角樹型的孩子是安靜的，通常有體重過重的問題，不想動只想吃，他們喜歡閱讀，也喜歡聽音樂。

他們做事總是拖拖拉拉，期中作業可能一天拖過一天，然後到了最後關頭，日以繼夜拼命完成。當面對挑戰，他們光想怎麼應付就覺得累。

角樹型動物

我認為角樹治療的無精打采主要是針對人類情緒，在動物世界較沒有明顯的成效。然而，我們家中的寵物與我們相處時間越來越久，適應家庭生活，相對也失去在野外求生的經驗。有些動物可能需要角樹，像是成天獨自待在家中，消磨一整天只等著主人回家的貓狗；或是在城市裡養大的動物，失去腳掌碰觸草地的機會，被迫必須在水泥地上走路、小便。當發現家裡頭的動物因缺乏精神上的刺激，或鮮少有機會與飼主以外的人互動而顯得懶散，角樹可以幫助牠們面對非大自然的生活與無聊。

角樹型成人

角樹型成人的特徵，與上面形容孩童的情形大致相同。事實上，他們就像是長不大的孩子，不想按時上床睡覺、不想做功課，或總想要再多吃一塊蛋糕；他們也打扮得比較孩子氣，短褲、T 恤和反戴的棒球帽。

通常需要角樹花精的成人，集中在年輕人至三十歲之間的年紀。他們是被迫搬出父母家的年輕人，與一群朋友遷入公寓（像是個大宿舍），打零工而不是一份長期經營的事業，角樹能夠協助這些智慧未隨著年紀增長的成人。

角樹也可以特別幫助一些三十歲出頭，已經結婚有了小孩，也剛買了房子的年輕夫婦，幫助他們面對這麼繁重的壓力。他們在現實生活的壓力下掙扎，困頓的經濟使未來離他們太遙遠。尤其在有了孩子之後，更必須將自己的慾望與需要放在孩子之後，這超負荷的壓力使得他們喘不過氣來。這情況之下，感到身心俱疲的不只是先生、妻子，甚至是其他家庭成員，所有人都需要服用角樹來幫助他們回歸正常。

角樹 vs. 順勢療法

植物碳（Carbo Vegetabilis）從木炭製成，需要它的當事人通常有過食、運動不足的情況。他們的生活通常已經到達讓他們感到窒息的臨界點，他們再也無法消化更多需要面對的事，他們心裡頭有太多的事物纏繞，而開始傷害他們的身體。

★結論

判斷是否需要角樹，可能由幾個方面看出。當事人假如想達到某程度的成功，或是為自己所處的環境有所貢獻，但不確定他們是否應該做，或是否具備能力完成。角樹型人很容易陷入自我批判，他們認定的情緒狀態是以現實來考量，而不是以自我價值觀的不確定性及質疑來考量。

或是顯現在生活中，只會嘴上說要活出自我價值卻缺乏動力或雄心的人。他會持續一份感到無聊的工作或是令他麻木的感情。生活像在夢遊一般，感到無趣。

或甚至是更疲累的人，對於工作、完成任務，甚至是對成人生活——結婚、買房、生子等，毫無興趣可言。這一類的人幾乎將所有時間花在電視機或電腦前面，或是黏在電子產品上。

或者他們看起來壓力非常大，就像是榆樹型人。可是榆樹型人面對的是真正的挑戰與工作要求，而角樹型人卻只是因為工作時程的壓力。他的壓力並非來自工作本身，而是拖延怠惰或不願意面對任務的壓力。

負面的角樹型特徵：總處於情緒耗竭與昏昏欲睡的狀態。情緒耗竭可說是身體疲倦的象徵，但只要遇到有趣的智能測驗或幽默刺激，就會馬上完全轉變。所以角樹型的負面狀態如同身處泥潭，像是在籠子內不斷跑轉輪的倉鼠，不停跑卻跑不到終點。

⑯荊豆

Gorse

幫助不抱希望的人

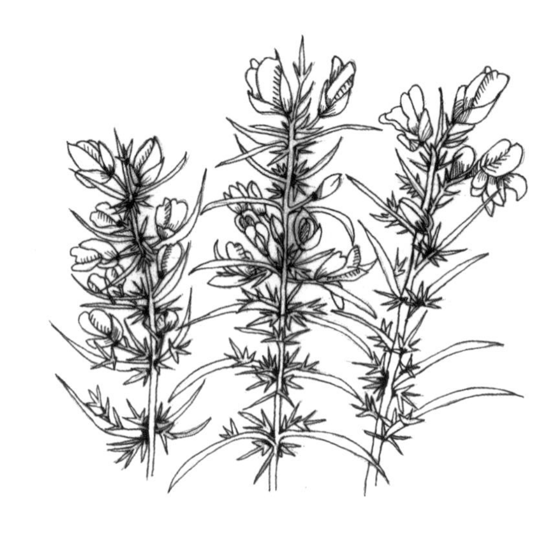

★巴赫醫生眼中的荊豆型人：

「荊豆是給這些感到絕望的人使用的花精，他們認為再怎麼做都沒有希望。他們在別人的說服之下，或者為了取悅他人，可能嘗試各種治療方法；但在治療的同時，也會向周遭的人表示治癒的希望非常渺茫。」

☑ 情緒花精（短期速效花精）短暫服用 用於突發狀況／短期的情緒	☑ 人格花精（長期調整體質花精）長期服用 用於根深蒂固的情緒模式	□ 12 名療癒者（巴赫醫師最早發現的花精之一）	□急救花精成分之一	□基礎花精

★荊豆小檔案：

荊豆（學名:*Ulex Europaeus*）原生於歐洲，生長於多石塊的土壤，早春開花。荊豆的花朵有香味且顏色鮮艷，常見明亮的黃色花朵。目前多當作籬笆植物，但在英國常被認為是雜草。

★建議使用荊豆的狀況：

老化、愛滋病、淡漠、癌症、慢性疲勞症候群、各種慢性病、死亡和臨終、憂鬱、淋巴問題、狼瘡、多發性硬化症、懷孕。

荊豆的心理側寫

荊豆是重要且常用於治療負面情緒的花精。荊豆對於失去希望的人有效果，這種絕望狀態可能是對於自身，多發生在慢性病或是令人衰弱的病徵，也可能對外界抱持絕望。

許多不同方式都可能造成荊豆型的狀態，但通常都源自失去或一再痛失的傷害，打擊當事人對世界或神的看法。當然，過去幾年人類歷史上所發生的事件，確實令我們當中許多人對於原本世界與未來所抱持的希望受到打擊。由於我們所見、所經歷的這些負面事件，使得我們容易放棄希望，但我們必須在日常提醒自己，沒有比失去希望還要嚴重的損失了。

荊豆型的狀態歸類在巴赫花精的懷疑類型。有時候處理荊豆型的心態特別困難，荊豆型人總是能根據確切的個人情況或是世界大事，說出足以令人信服為何不抱希望的原因。事實上，許多荊豆型人甚至可以建立一套說法，解釋為何抱持希望很愚蠢。當他們處在荊豆型狀態時，他們認為自己合乎邏輯、冷靜並且理性。他們覺得撇開抱持希望的心態，是一種理性的方式而非情緒化的產物。

人格分析

相較於龍膽以及其他同組的花精，需要荊豆的當事人不論正負面，總覺得他自己不是情緒化，而是處於一種清醒的理智狀態。荊豆型人認為絕望並不是負面的心態，所以荊豆型人可能非常難治療。

對於負面心態來自於慢性病，尤其是慢性疼痛的當事人而言，這樣的心態是正常的。這些當事人每天背負著痛苦，即使是最好的醫師用最昂貴的藥，他們的痛苦仍會延續一輩子。有一個說法是，可憐的病患是因為愚蠢的醫師以有限的經驗與知識嘗試各種治療，卻忘記最有利的療法是懷抱希望的力量。可怕的是，醫生認為必須要誠實告訴當事人看到的結果，而使病患失去懷抱希望的能力。當醫生將負面想法加諸在病患身上，同時也從病患的家庭、家人、生活周遭投射這樣的想法。在我個人的觀點，那醫生有很大的責任。

但即使在最負面的情況下，荊豆花精卻可以做一件美妙的事，那就是即使當事人失去希望，放棄回到先前良好的感覺與自由，荊豆花精可以幫助當事人擁有繼續活下去的意願；可以使得放棄與病魔努力對抗，已經準備好面對最壞結果的當事人，重新振作並再次懷抱盼望。藉由這樣的轉變，荊豆可以刺激當事人的療癒能力，並將似乎絕望的狀況徹底翻轉過來。

在任何的情況下，荊豆都能將希望重新導入當事人的生活中。新約聖經將盼望、信實與愛，同列為人類最珍貴、最有力量的三種美德。這是一個強大的治療法，因為這三樣能力是我們建立一個滿足與快樂生活的基礎。若當事人放棄希望（註3），他同時也拋棄一個能使他恢復並轉變的助力，被迫失去能幫他去除病魔的工具。

由於龍膽型與荊豆型人都有懷疑的特質，所以兩者很容易混淆，因為各種負面情緒與

[3] 我認為常用的詞語「拋棄希望」與語言有關，關乎不同文化的潛意識，顯露出我們的信仰與真理。希望是生活當中的一部分，連結我們的信仰，永遠與我們同在。希望從未曾離開我們，要失去希望，必須由我們拋棄它。

心境有各種特殊的組合比例。兩者表面上看來都屬於悲觀者，都很負面也很難相處，也都會自怨自艾或是喜歡抱怨。

但好好思考這兩種負面情緒的狀態，你將可以看出其中的不同。請記住，龍膽並非徹底絕望。事實上，當事人很容易在短暫抱著成功的希望。若能針對當事人當時的健康情形，轉變可能成真。也許當事人找到新的醫生或是新的療法，而帶來一線希望；或是一段新的感情；也或許是一份新工作。這樣的狀態會延續一段時間，直到遭遇困難之後才會想要放棄。當事人的問題不在於缺少盼望，而是每每遭遇困難便太快放棄。龍膽型缺乏處理困難的能力，並如實判斷是否值得努力去克服難題。他總認為所有的掙扎都是白費，或盡量避免任何的衝突。

另一方面，荊豆型人則是少了面對所有困難的希望。他很努力想找出代替希望的理由，卻發現更增加他的壓力，所謂的理由根本無法像懷抱希望那樣支撐他。

就如溝酸漿與白楊，兩者相互纏繞並歸在恐懼的類別，已知的恐懼和不知名的恐懼；龍膽與荊豆也是相仿，相互勾纏歸類於懷疑的情緒類別。如同溝酸漿與白楊常需要在一名個案中相互搭配，有時是單方或有時是混合使用；龍膽與荊豆在幫助與懷疑情緒對抗的當事人時，也是相同的使用方式。

因為荊豆的本質，我相信這花精最常用來治療慢性病或人格特質。使用荊豆花精多半必須持續一段較長的時間，雖然荊豆偶爾也用作急性治療，有時是因為突然有極壞的消息而令人感到絕望，或是情況驟變卻無法克服；但通常荊豆花精最常用於治療人格特質。人們並不會一夜之間突然轉變成負面的荊豆型，通常是因為長期掙扎於健康、職涯或個人生活。絕大部分的人並不會主動拋棄內心的盼望，其實是一點一滴流失盼望。

因此，我發現龍膽對於短暫失去希望，如失去工作或與戀人分手的狀況非常有效；若有需要，則以荊豆作為後續跟進的配方。荊豆在長期且較明確的當事人身上，最能發揮功效。荊豆已經證實是能為絕望的當事人帶來希望的有效花精。另外，荊豆與兩種花精能夠搭配得非常好：

荊豆的複方花精

荊豆 × 甜栗花	可用在絕望，而且再次因健康、經濟或是世界大事而帶來更多打擊的當事人。當事人覺得無法面對明天，像這樣嚴重的情形，同時使用荊豆與甜栗花能夠帶來意想不到的療效。
荊豆 × 野玫瑰	絕望的當事人需要荊豆，而冷漠的態度則需要野玫瑰。當事人放棄了希望，不再對任何的挑戰抱有任何興趣時，荊豆與野玫瑰成為有效的複方。

這兩種花精複方有效面對負面情緒，能夠幫助看不到任何希望而放棄的當事人——他們失去生活當中的樂趣；他們面對的是一道冷漠的牆。

人們並不會一夜之間突然轉變成負向的荊豆型。絕大部分的人並不會主動拋棄內心裡的盼望，其實是一點一滴流失盼望。

荊豆型的負面特質

我發現需要荊豆的當事人，也許最負面的特質是他們常以敘述自身病痛（或使得他們絕望的狀況）當作自我介紹。他們似乎沉迷於自己患病的過程並仔細研究，疾病成為生命中的一種召喚，他們甚至擬人化自己的疾病，而使自己與周圍愛他們的人感到沮喪。他們的絕望甚至使得疾病變成惡魔，占據了身體與靈魂。

即使產生荊豆狀態的原因並非疾病本身，但負面的想法對於周遭的人而言根本是一種毒藥。如同其他幾種負面的情緒狀態，事實上，荊豆型的狀態具有傳染性。當事人會展現他對事件的充分研究和推理，使自己掌控一切，而取代實際相關的參與者，當事人的想法經由人傳人，直至最後所有人都接受。

消極的荊豆狀態會使黑暗籠罩陽光最燦爛的心田，並使得前進的力量與潛力急踩煞車。這是非常負面且強大的心態，將可能導致嚴重的後果。治療荊豆型人，必須謹記，即使並非到絕望的狀況，荊豆型的心態仍會那麼可怕又消極。

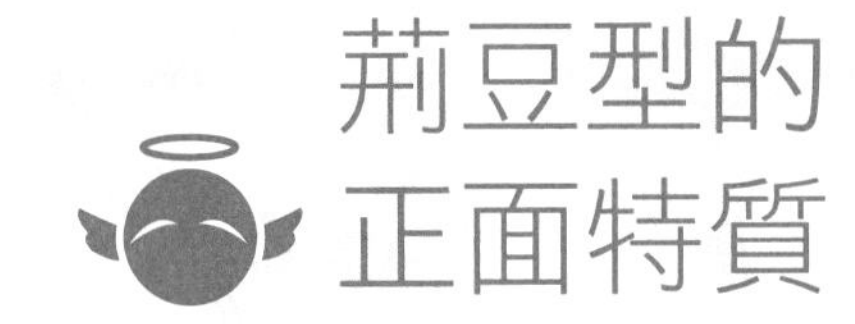

荊豆型的正面特質

當荊豆型人從負面前進到比較正面的狀態時，他們可成為福音傳播者。他們成為行動者、治療者。他們相信各種大小、形狀、顏色的神蹟，他們因盼望而成為一股改變的力量。他們成為有魅力的引導者，充滿精神，說服抱持負面態度的人，正義將戰勝邪惡，最後的結局一定是美好的。

荊豆型孩童

荊豆型的孩童很少見，但仍可能發生，通常是重症病童。這些孩子有黑眼圈，他們被疾病或因父母、醫生的擔憂，或因缺乏完善的醫療設備而控制了居住的環境。他們認為疾病是生活的一部分，但必須教導這些孩子，不論與病魔的纏鬥有多麼辛苦，他們都不可以讓自己的靈魂生病。

在孩童時期，其他情況也可能導致荊豆的特徵。當孩童遭遇戰爭或是重要大事，如經濟大蕭條等，都可能形成荊豆型的心理狀態。

通常需要荊豆花精的孩童比較老成且容易有煩惱，也許有關金錢或是周圍的世界，與一般同齡的孩童有很大的差異。

荊豆型動物

這是另一個我認為對動物無效的花精。並不是因為動物在深度沮喪時不會放棄希望，而是我沒有足夠的能力「讀」出該花精對於動物是否產生效果。若你懷疑動物在過去受到虐待，而展現出一種與現況無法連結、似乎是放棄希望的模樣，可以嘗試給予荊豆。

荊豆型成人

如同橡樹、楊柳以及其他長時間處於負面情緒狀態的人，荊豆型的成人多為中年與年長者。當我們年輕時常認為健康很理所當然，直到中年才發現健康得來不易，就如同應該珍惜對我們忠實的友人。而生命當中所獲得的賜與也同樣值得珍惜，但我們總是為時已晚才能學到教訓。

當我們的身體突然遭受慢性病或病痛折磨，我們感到被自己的身體背叛。我們不認為多年的忽略與無知是造成健康狀況在中年開始走下坡的原因。我們的生活到了新階段，開始面對慢性病痛。我們開始面對新的遊戲規則，害怕進到醫師診間或檢查室，體認到不是由我們自己制定新遊戲的規則。疾病不僅有疼痛與限制，還包含自我的失落，讓我們失去創造未來的可能性。我們被迫，或多或少都必須將主控權交給別人，並只能期待一切都好。

當無法一切都好時，而我們被告知最糟的情況，讓我們懷抱希望的能力受創，而這個傷口很難癒合[註4]。

常見的案例，特別是高齡當事人，荊豆的特徵會結合楊柳的負面狀態，使得受苦的病患對治療的結果非常不滿意，缺乏對未來可能好轉的希望。當今的醫療體系，因為對抗式療法以及醫療人員（醫師、護理人員、技術人員等），這些直接與當事人對話或治療的人，創造出上百萬名楊柳／荊豆型的案例。

4.當我使用慢性病當作例子時，你可以套入任何可能導致失望的事件。可能嚴重如外遇；或全心全意在某件事上奉獻心力，最後卻是以失敗收場。重點是，當事人懷抱期望的意念受創，一次或許多次，而這創傷持續惡化無法復原。

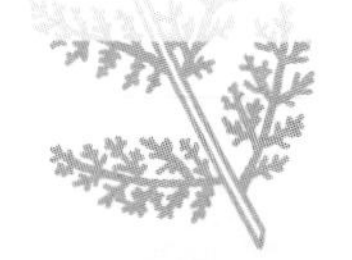

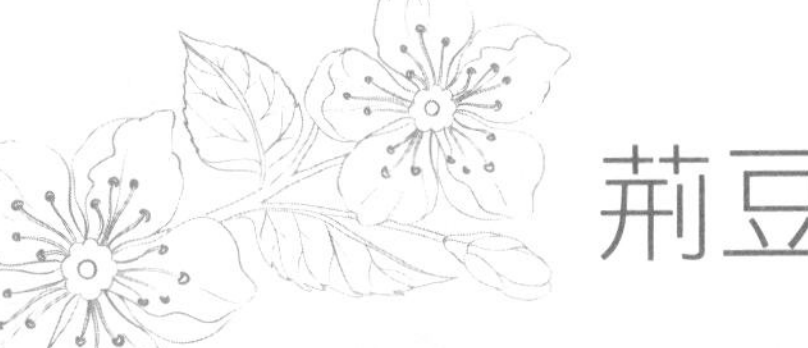

荊豆 vs. 順勢療法

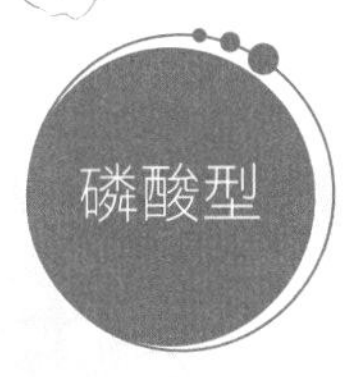

順勢藥物磷酸（Phosphoric Acid）與荊豆型人有許多的共通處。如同荊豆人格的當事人，他們都遭受慢性病之苦，且被過程擊倒。他們同時需要醫生、家人、朋友給予的治療與關心。

★結論

這個問題很重要：當正確使用荊豆花精時，我們期望能看到什麼？

以我個人的看法而言，我們時常期待荊豆不僅僅能幫助當事人面對自身的處境、誠實面對自己的心智，並且往好的方向前進；我們甚至還希望花精能夠改變當前的困境。

當我們使用花精處理懷疑的情緒時，可能面對的問題是：當事人會用懷疑來抵抗希望（一股讓當事人安於現狀的驅力，不論情況多糟，他總認為會有某種外力來改善他的生活），因過去的親身體驗而建立在理性思考上的懷疑。當我們在平衡的狀態時，我們能夠利用接收的資訊來告知心智，而不致使我們抱持希望的情緒枯竭。我們可以盡最大的努力向前邁進、征戰，獲取應得的獎賞。懷抱希望與理性必須要相互合作，以創造更美好的世界。

荊豆型人已經失去傾聽內心的能力，只能聽得到理性的訊息。當事人失去了平衡，處在負面的狀態，只能一再接收到負面的訊息。因不斷累積負面的能量，最後可能導致負面的結果。

記住，巴赫醫師一再寫道，當他的當事人使用花精之後，病徵漸漸轉弱，同時能夠從負面轉為正面情緒。今日當我們使用巴赫花精，常認為花精只能安定情緒，並非真正影響身體；但也許我們對花精真正能夠做到的地步抱持著過低的期望。

我想說的是，當你給予當事人荊豆花精時，你在幫助他重新傾聽自己的內心。他處在對的位置，世界的一切是正確的，事情最後的結局會是好的，這些訊息至少能夠幫助當事人面對目前的狀況（也許現實面處於絕望），所以他能夠正視問題，並且嘗試活得更好。他能夠消除失落感，重新擁有幽默感，再次擁有信念，擁抱希望，我指的並不是身體變健康、更成功或更富有，我認為，有可能，僅僅是可能，足夠改變眼前的現況。

⑰ 線球草

Scleranthus

幫助優柔寡斷的人

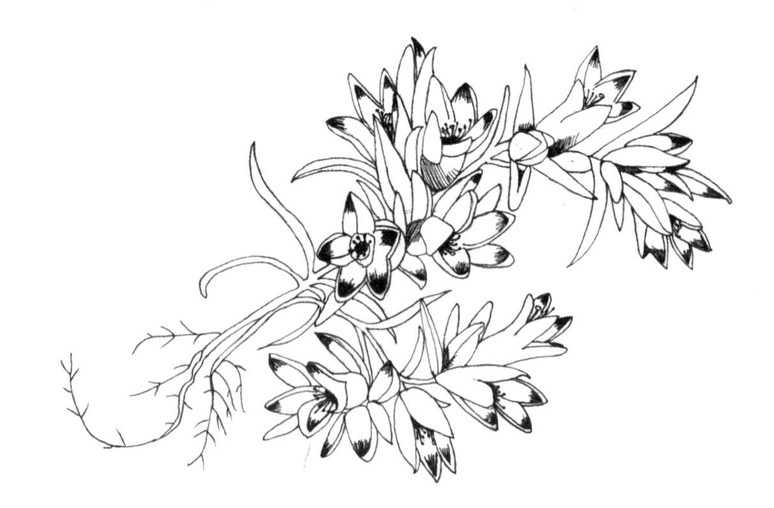

巴赫醫生眼中的線球草型人：

「線球草是針對這些無法從兩種事物中抉擇的人，覺得似乎兩種都不錯。他們通常是安靜的人，默默承受自己的困難，也不與別人商量。」

☑ 情緒花精（短期速效花精）**短暫服用** 用於突發狀況／短期的情緒	☑ 人格花精（長期調整體質花精）**長期服用** 用於根深蒂固的情緒模式	☑ 12 名療癒者（巴赫醫師最早發現的花精之一）	□急救花精成分之一	□基礎花精

線球草小檔案：

參考這花精所代表的情緒，線球草（學名：*Scleranthus Annuus*）多莖、淺根，是小型的一年生植物。不足為奇的，它常被當作雜草。

線球草原生於北歐，常在火車站、原野及路邊發現其蹤跡，現可見於各地的溫帶地區。該植物一年開花兩次，通常在三月及十月。

建議使用線球草的狀況：

弱視、氣喘與其他呼吸道問題、便祕、腹瀉、飲食失調、精疲力盡、不明原因發燒、內耳問題、失眠、暈眩、腸躁症、懷孕害喜、肌肉萎縮疾病、身心疾病、暈車。

線球草的心理側寫

建議使用線球草的負面情緒是簡單且易懂的。這種人不論是在突發狀況或出於長期人格模式的狀態中，都無法做出決定。即使線球草型人在兩者當中做了決定，他或她都很難堅持這個決定，也可能隨時改變心意。線球草型人做決定的過程是從許多的選擇當中篩選剩下最後兩個，這對於線球草型人而言輕而易舉（試想餐廳菜單的一連串開胃菜選項）；但是，從最後的兩個選擇做出決定，才是最困難的部分。兩種選擇都很吸引人，選了A之後會覺得B看起來比較好。線球草型人被困在一個循環裡，總是在兩個選擇當中展現其優柔寡斷。

人格分析

乍看之下，線球草花精似乎應用層面較窄，相較於歸類在懷疑屬性的其他花精，它好像不怎麼重要。事實上，可憐的線球草型人在為兩個工作、兩個戀人或兩道開胃菜做出決定而困擾著，看起來似乎不嚴重或不值得治療；你需要探討表面下的躊躇來更瞭解線球草花精以及它的應用。

首先，這是個針對自信與自我價值的花精。當事人基本上無法相信自己。他認為無法做出對自己有益的決定。與本章說明的其他懷疑類型花精相仿，只是線球草型人將這份懷疑轉向自己。因此，線球草型人很容易被牽著鼻子走，不僅是做決定，其他事情也是。因個性而需要線球草花精的人，通常安靜害羞，當面對強勢個性的人，他們很自然會將決定權交給他人。

同時，線球草型人格根深蒂固的人急著掩飾自己內心的懷疑感。他不想讓人知道，看到其他人輕鬆做出決定時，帶給他多大的壓力，甚至折磨，所以線球草型人往往就不做任何決定，他等著別人替他做決定。假如有人告訴他雞肉比鮮魚好，他會微笑同意並決定點雞肉這道菜。當想到他人必須為這個決定承擔後果時，他感到安心。

線球草花精也是二元性的療方。人格因自我懷疑的負面情緒，產生一種分裂。在感情上，他們很容易發現自己同時著迷於兩種截然不同的對象。兩個對象各自代表不同的二元性：一個可能是讓他們想買房、結婚安定下來的人；另一個可能讓他們想搬到格林威治村的小閣樓，不同的人生道路代表線球草型人的雙重慾望。然而線球草型人被迫做出決定，雖然任何一種選擇最終至少都有某種樂趣，或者正好相反[註5]。

> 線球草型人能夠從無數的選項當中篩選出最後兩個：兩道前菜，兩位戀人，兩樣禮物。但他們最終無法從二者當中擇一。這也是線球草型人內心當中最大的恐懼——做出承諾。

5.許多線球草型人發現他們常常困在這樣的模式。最常見的是，外在環境到適當的時間點便自動為他們做出決定。如同以往，他習慣等待，在兩個戀人當中周旋，直到某一方再也無法忍受；或發現第三者。某些案例，一方會選擇離開，而留下的另一方可以得到線球草型人；他本人則繼續以被動的態度經營這段關係，直到未來有新的第三者出現。無論是哪一種情形，這樣的循環一再發生，線球草型人再度猶豫於兩個戀人之間。

線球草型人通常被視為不穩定，或有點傻，但事實上他們比外表更為聰明。線球草型人缺乏內心的平衡，以及自我的定義。

他們能夠從無數的選項當中篩選出最後兩個：兩道前菜，兩位戀人，兩樣禮物。但他們最終無法從二者當中擇一。這也是線球草型人內心當中最大的恐懼——做出承諾。

他們甚至無法加入單一話題的談話，或是在爭執當中選邊站；反而帶著熱情與兩個對立的雙方討論不同的觀點。

他們成為無法做出承諾的受害者。假如一直無法再往前進，甚至可能影響到身體，造成不穩定的狀況。他們可能變得有些笨拙，精力也會因心情擺盪而受到影響。因此線球草可以用來幫助身體，像是肌肉萎縮疾病的當事人，如：多發性硬化症。

同樣地，線球草亦可用於突發或慢性的內耳疾病所引發的平衡感問題。

線球草型人可能讓醫生感到棘手，因為他們的病徵常因當事人的選擇或情緒而不明朗。線球草型人的痠痛、疼痛隨時都在改變或進化，使得醫生面對這樣的身體狀況傷透腦筋。

長期需要線球草的人，可能最後會變成極端主義者。他就像個鐘擺，從一端盪到另一端。他有可能飲酒過量一段時間，只是為了說服自己，飲酒過量對身體不好。相同地，他也可能毫無理由突然從節儉王轉變為購物狂。關愛他們的人，想必都曾遇過這種情況。線球草型人似乎極不穩定，不需要任何原因便突然跳到另一個立場、另一段感情、另一間公司。

困在這種行為模式的人，可能較為軟弱。他與需要紫金蓮的人相似，紫金蓮是另一種治療懷疑情緒的花精。兩種類型人都屬於個性害羞、軟弱、容易被影響的人格。但兩者有一項差異，這個差異也解釋為什麼這兩種花精很少被混合在一起。當你為一名當事人選擇治療自我意識薄弱或缺乏自我信任的花精時，常需要在兩者當中擇其一。

紫金蓮型 總是詢問他人的意見。他是個天生的社會意見調查者，問過一個又一個人，卻不見得真正對他人的想法有興趣。

線球草型 則是個性較為堅毅，即使他被多疑的情緒困擾，即使很容易獲得幫助，但他並不主動尋求他人協助，而是選擇等待，自我掙扎於下決定。事實上，生活是一連串的決定，這樣的自我掙扎只是徒增困擾。

所以，不論是突發或是長期的狀況，對於線球草型人而言，生活可以是充滿壓力的。沒有比線球草型人更想魚與熊掌兼得的類型了，想想他們內心尋求平衡的情況：他們害怕做出承諾，缺乏自我價值感，相信不論做出任何決定都是錯誤的，期望他人無法察覺自己面對的難題正折磨著他們。如同溝酸漿（常與線球草並用的花精），線球草型人寧可耗費極大的心力掩飾，也不讓他人懷疑自己的優柔寡斷。

每個人都需要線球草

偶爾我們都會需要線球草，不僅僅是需要決定選雞肉或是魚肉，而是偶爾不免有注意力不集中的時刻，線球草在我們分心的時候可以帶來幫助。不是因為倦怠，而是我們的心智有時會淹沒在新的想法、新的機會。當我們處於慌亂、失去專注力（註6），當我們不知道如何以最佳方式往前邁進，不論是短暫片刻或是我們的生命，線球草能夠協助我們做出抉擇。

大部分的人需要線球草度過特別的時刻，一、兩劑便能使我們恢復。但這些長期對生活缺乏承諾與凝聚的人而言，則需要使用較長時間，或與其他花精並用。若恐懼與線球草情緒同時存在時，可以考慮搭配白楊或溝酸漿；當事人處在現實生活危機時，可以考慮搭配野燕麥；當事人處在最高程度的模糊狀態時，可以考慮搭配鐵線蓮。

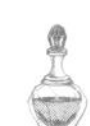

線球草的複方花精

線球草 × 白楊 × 溝酸漿	線球草常與白楊或溝酸漿混合，或是與野燕麥或鐵線蓮並用。最常見的，若恐懼與線球草情緒同時存在，你必須從白楊或溝酸漿選擇其一。我發現溝酸漿對於恐懼的線球草型人很有用，這樣的當事人耗費太多力氣否認他的負面情緒。若長期處於線球草狀態的不清不楚之中，則可見到白楊那種原因不明的焦慮及恐懼的影子。
線球草 × 野燕麥	時常會忘記他們是誰，他們要什麼，如何往前邁進的當事人，這時候可以並用線球草加野燕麥。這樣的情況可能肇因於失去鍾愛的家人或事業失敗，讓當事人感覺包圍著他們的安全毯被抽走的任何事情，會使他們處於凍結的混亂狀態。
線球草 × 鐵線蓮	混合鐵線蓮與線球草。鐵線蓮是針對漠不關心，而線球草則是針對懷疑情緒。若當事人幾乎總在作白日夢或脫離現實生活時，混合使用這兩種花精。

6.「專注」這個字眼提醒我這個花精用於生理的案例。對於患有弱視的人，線球草花精能給予適當的幫助，這樣的情況也被稱為「懶惰眼」。對絕大多數的人而言，雙眼自然形成相互的連結，如同醫師所稱掛在相同的「軛」上，以整體的方式吸收資訊，從環境當中擷取資訊，並傳遞3D立體影像給大腦。天生的「懶惰眼」習慣性以單一眼睛看周遭環境，形成一個平面、2D的環境。因為缺乏這個「軛」，患有「懶惰眼」的人慢性進入線球草型的情緒，有時甚至會培養出強大的雙重人格，而哪一個人格為主導則是取決於主要視力的那一眼。當線球草型人的弱視在一個晚上的短暫時間內，由左眼換成右眼時，他們可能取消在轉移之前所做的全部決定；也因此，這些弱視的當事人在過去甚至被認為患有精神分裂症（現在譯為「思覺失調症」）。

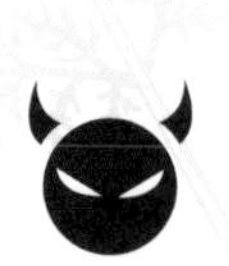

線球草型的負面特質

陷入負面線球草情緒狀態的人，每位都是堆疊高手。他們的腦袋跟書桌一樣雜亂無章，各種點子、專案和可能性齊飛。線球草型人格已根深蒂固如體質般的當事人，常常同一時間開始不同的專案，但心知肚明他沒有能力全部完成。相同地，他們也可能同時與多人交往，卻也明白無法全心全意投入任何關係。他們這樣做只不過是希望船到橋頭自然直，到最後由其他人做出決定，讓他不需要為這些決定的後果負責而已。

當你面對線球草型人，可以察覺一些特徵，這些人會慣性遲到、長期處於困惑中，以及沒有能力承諾或完成任何事情，甚至是一個簡單的午餐約會。這些需要線球草的人表面上看起來很愉悅，至少在表面上，看起來很願意全心全意與你一起工作；然而私底下，他們不太確定是否要與你一起工作，甚至是否繼續與你見面。

所以，長期來看，線球草型人會完美呈現一種被動式攻擊的特質。他們會告訴你任何你想聽的事，為了讓你掛上電話或離開而給予承諾，但他們實際做得卻跟你説得相反。

如同紫金蓮和其他「軟弱」人格的種類，線球草型人討厭爭執，也不懂為什麼他們能夠引發這麼多的對立。他並未體認到他人並不理解他內心的猶豫不決，人們無法瞭解為什麼他無法確切説出他要怎麼做以及應做的承諾。當線球草型人越是感到壓力，卻是想要逃離；並且，他持續逃避真正實際的作為。當他想離開一個工作，他尋求被解雇的方式，而不用面對辭職之後需面對的後果。當他想結束一段戀情，他希望對方提分手，如此一來，對方就必須為結束這段關係而負責。

線球草型的正面特質

線球草型人假如能夠從負面轉到正面的情緒狀態，就能夠恢復平衡。即便他們仍然保有我們內心裡都存在的雙面性，但他們能夠維持平衡，看到位於兩個極端中間的其他位置。

這個平衡的狀態，打開線球草型人眼前所有潛在想法和點子，讓他能夠以全新並帶有創意的眼光激發更多的創意。這些在過去壓迫著線球草型人的點子，現在成為能夠開花結果的機會選擇。而一旦做了決定，他也願意不論成敗的負起責任。

另外，線球草型人具備在單一議題上看到多面向的能力，這是一種心智專注力的天賦。當他們做了選擇就不會動搖，因為他們在這種情況下選擇相信自己。他們不再因無法做出承諾而導致自我懲罰，也不再使得自我懷疑控制他們的生活。這些負面的感覺不再存在生活當中，取而代之的是，他們因自己做了正確的選擇而喜悦。

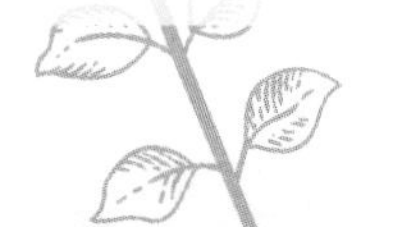

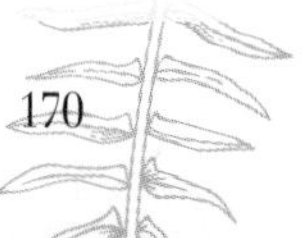
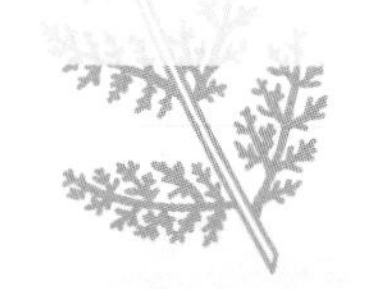

線球草型孩童

線球草型孩童的情緒壓力時常在身體上展現出來，他容易暈車、暈眩還有情緒波動。這是猶豫不決的孩子，總是寄望他的父母能夠告訴他該做什麼，而不是自己做決定。大人需要教導線球草型孩童，生活中本就充滿需要決定的事。一輩子當中總會做出很好的決定，也會有錯誤的抉擇。不論什麼結果，我們都要學習接受且面對決定的後果。線球草型孩童必須學習，假若逃避做決定及避免承諾，那麼他將一無所獲。

更進一步，父母應該避免給孩子灌輸或是鼓勵線球草的特徵，搶奪他們自己做決定的機會，或甚至避免讓孩子承受自我決定帶來的後果。強勢的父母通常會培養出線球草型的孩子，因為孩子習慣性將決定的權利交給其他更強勢的人。

線球草型成人

在巴赫醫生的個性分類當中，這樣的孩童與成人情況是雷同的。毫不意外地，他們無法信任自己的能力、無法為自己做決定，這樣的幼稚行為是線球草型的特徵。線球草型成人也時常表現得像個孩子，他們在言語、衣著或是行為上可能都很幼稚。

在處於最極端的負面情緒時，當事人可能強烈展現出雙面性，就如同一個軀殼裡住著兩個人。線球草型人通常極為內向，也不與他人分享他們的煩惱，反而自己安靜坐在一旁不斷自我掙扎；其他人認為他輕浮、飄忽，而且情緒失衡。線球草型人往往會有一些生理上的問題，而這些怪異的問題常使得他們的醫生抓狂。

線球草型動物

我從未在動物身上發現線球草的急性運用有什麼效果；然而若動物展現出強烈的不穩定行為或者雙重人格，此花精能夠給予幫助。當動物有時候很溫順並且很友善，有時候卻又變得具有攻擊性時，可考慮使用線球草。

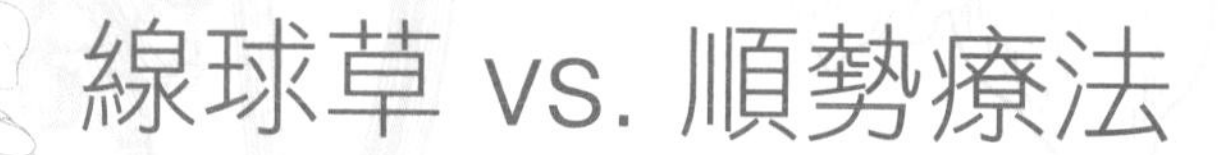

線球草 vs. 順勢療法

白頭翁型

許多人會將白頭翁（Pulsatilla）與線球草相提並論，我可以理解為什麼：他們有共同的特徵，如不穩定的情緒，以及缺乏自信心。

汞型

但我認為順勢藥物汞（Mercurius）也有強烈的對應。兩者皆有二元性，無法持續保持身體或心智的精力，也缺乏應付周遭環境改變的能力——環境的改變，微小到溫度的變化。汞，這種物質，沒有任何形狀，也會因環境變化而不斷地改變狀態。也或許因此這藥方適合情緒很容易被壓迫的人——特別對於外在環境如氣候、溫度改變時，極為敏感的人。

★結論

對於線球草還有值得一提的是，線球草型人時常逃避做決定的原因，是害怕一旦做了決定便成定局而無法改變，這種恐懼是害怕被鎖住、困住的恐懼。因此，你在線球草型人格的當事人身上，往往會發現他們有幽閉恐懼症，也可能怕黑，如同被困住；或是他的恐懼顯現於害怕深水，即使是搭船或是過橋也一樣。

線球草型人不想被困住，但他逃避做決定的責任反而吸引個性較為強勢的人來為他做出決定。換句話說，這也是一種困境，壓迫使他感到無法生存。所以他利用先天的優柔寡斷作為另一條逃生路徑——找到另一個強勢的人，可以給予他不同的生活方式以及做事的方法。所以線球草型人為自己設定「禍不單行」的生活模式，逃離至新的生活，卻發現歷史不斷重演。

就像巴赫醫生歸類出的許多個性，線球草型人盡力想要防堵不樂見的情況，但往往事與願違。因為他害怕面對決定以及決定的後果，所以他讓出主控權，但結果卻是被迫接受他人的決定。

當線球草型人落入被動式攻擊的生活模式，通常混合線球草和栗樹芽苞能夠達到良好的效果，因為栗樹芽苞可以打開當事人的雙眼，正視自己的行為，並為他的成功與生存找到新的策略。

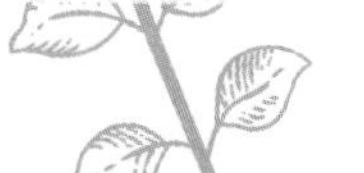

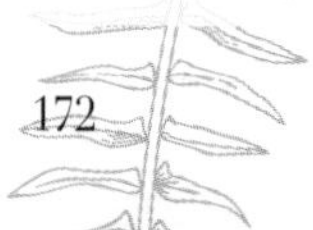

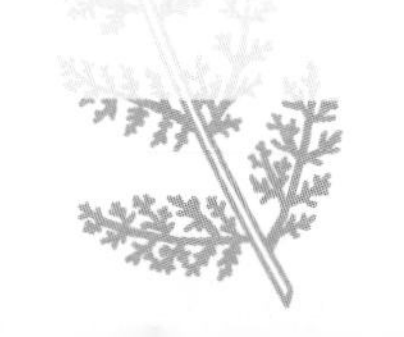

⑱紫金蓮

Cerato

幫助帶著自我懷疑的人

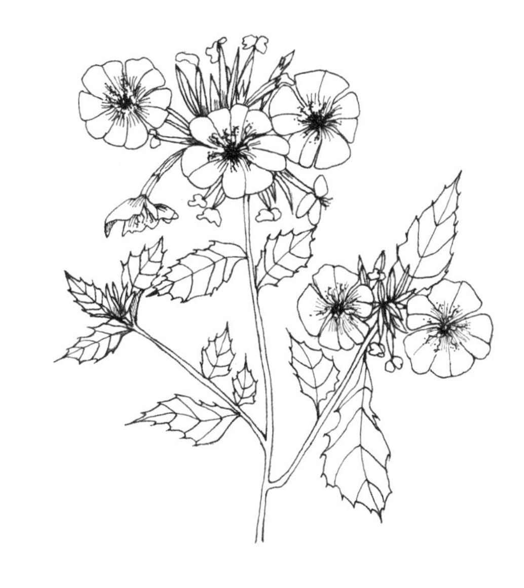

★巴赫醫生眼中的紫金蓮型人：

「紫金蓮是給予這些對自己信心不足、無法做決定的人。他們總是徵求別人的意見，卻常被誤導。」

☑ 情緒花精 （短期速效花精） **短暫服用** 用於突發狀況／短期的情緒	☑ 人格花精 （長期調整體質花精） **長期服用** 用於根深蒂固的情緒模式	☑ 12名療癒者 （巴赫醫師最早發現的花精之一）	☐急救花精成分之一	☐基礎花精

★紫金蓮小檔案：

紫金蓮（學名：*Ceratostigma Willmottiana*）是矮小的灌木植物，亦被稱為「金掌」（Palmgold），約可長至2呎高。原生於喜馬拉雅，在西方需人工培育。其花朵為藍色管狀，通常在每年秋天九月開花。 它廣為人知是其金色的葉子，搭配紅色的枝幹與藍色的花朵，在花園中是很出色的植物。

★建議使用紫金蓮的狀況：

過敏、焦慮發作、呼吸道問題、感冒、囊腫、腹瀉、昏厥、腺體疾病、痲疹、換氣過度、腿痛、流鼻血、體重過重、鼻涕倒流。

紫金蓮的心理側寫

歸類於「懷疑情緒」的6種花精中，有兩者是非常相像且容易混淆。首先是本章前面提到的線球草，另一個則是紫金蓮。

線球草與紫金蓮型人，都習慣將懷疑隱藏在內心。兩者均缺乏自我信任而無法對生活做出果斷抉擇，好使他們達到目標。第三種花精，野燕麥，則是另一個在本章後面談到關於懷疑情緒的花精。這種花精也是將懷疑內心化，也因此影響當事人將目標明確化的能力。紫金蓮型與線球草型人都能夠設定目標，並擁有強烈的慾望，但兩者都不具備帶領自我邁向目標的能力。這兩種類型人通常容易害羞，在他人眼裡則是被動軟弱之人。

這兩種類型的差異性在於——都害怕告訴別人他們的渴望與他們多想認真達到目標。

線球草型 線球草型人隱藏他的優柔寡斷，嘗試掩蓋他軟弱的意志；而紫金蓮型人則是昭告天下，對自己本身與自己的能力有多麼不確定。

紫金蓮型 紫金蓮型人缺乏自信心，卻不會想辦法補足這個弱點。取而代之的是，他利用受害者的角色，在生活當中尋求協助，在每個願意參與的人身上測試各種決定及點子。紫金蓮型人想將個人應負的責任推卸給他人，他想找到能讓人認為失敗不關他事的方式，尋求讓情況變成他能對別人說「都是你讓我這樣做的」。

所以，紫金蓮是治療沒安全感的花精，不論是突發性的情緒或是慢性養成的狀態，都削弱他們的生活能力與創造力。

人格分析

負面情緒的謎底，其實是紫金蓮[註7]想要取悅他人，真心想把工作做好，但不知如何著手。即使他總是努力想將事情做好，這樣的心態卻容易產生許多錯誤、各種胡鬧，而完全沒有真正承擔責任。在他們最瘋狂的時候，就好像《我愛露西》(I Love Lucy)影集當中，露西爾・鮑爾（Lucille Ball）在糖果工廠的輸送帶旁工作一樣。紫金蓮型人在嘗試卻失敗後，會露出吃驚的表情，並且需要個性強勢、擔任團體領頭的人出來收拾殘局。

紫金蓮型人在家庭或是工作場所都特別引人注意，別人會幫他或她換輪胎、洗碗盤，因為到頭來沒有人想要收拾紫金蓮的殘局。

紫金蓮是治療沒安全感的花精，不論是突發性的情緒或是慢性養成的狀態，都削弱他們的生活能力與創造力。

[7] 這個句子裡，我需要強迫自己不用「可憐的紫金蓮」來代替「紫金蓮」，因為「可憐的」是形容紫金蓮的負面狀態。紫金蓮總視自己為被害者，就好像一心想做好每一件事，卻不知道如何做起。因此，他們總是將自己的不安投射在他人身上。而其他人，就如同電視影集《解開心結》（Knott's Landing）當中，大家戲稱一位甜美卻帶著傻氣的角色為「可憐的瓦爾」（Poor Val）。

我們總想要而且會鼓勵女性擁有紫金蓮的特性，尤其是在戀愛關係當中。那「男人中的男人」特別喜歡柔弱的女性，她會將所有財務、生活方式、做決定的所有責任通通交給男人。在男性的世界當中，我們特別不喜歡紫金蓮型人，畢竟在我們的社會當中，男人代表的是強壯與毫無怨言。

紫金蓮型人很會抱怨，他們很喜歡將困擾告訴任何願意傾聽的人。當他們生病或是壓力大時，特別黏人。

如體質般根深蒂固的紫金蓮人格，當事人缺少內在的聲音，也就是自我引導。有些案例，內在根本沒有能量與指引；而有些案例，則是當事人進入一種心理與情緒的模式，即使內在擁有自我引導的能力，卻往往被內心其他喋喋不休的聲音壓制，導致無法肯定自己，也無法發揮應有的能力。

這使得紫金蓮型人面對較為強勢或直接的人，顯得無招架能力。當紫金蓮型人受到馬鞭草、葡萄藤或岩水的影響時，可能很快就會住到某個位於加州偏遠沙漠的公社，吃著嚴格的素食；當葡萄藤帶領他走出人生危機之後，或是被馬鞭草充滿魅力的演說所感動，或受到岩水的影響，都極有可能完全大改飲食，而做出將所有身家捐獻給公社的舉動。上述的案例以及其他類似的案例，均透露紫金蓮型人很容易因為「那個人看起來肯定是對的」這樣的理由，而讓出決定權給較為強勢的人。

以上的例子較為極端，但事實上，紫金蓮型人確實願意讓出個人的權力與責任。也因此他們傾向嫁給個性較強勢的人，願意接受挑剔且強勢老闆派發的工作。他們可能決定從軍，諸如這類任何可以給予他們人生方向規劃，一步步教他們該如何做、怎麼做的安排。

紫金蓮的複方花精

紫金蓮 × 帚石楠	當紫金蓮處在最沒安全感、最需要的時刻——當紫金蓮型人需要有人徹夜陪伴開導時，我稱這樣的情形為「黎明偵查」，可使用紫金蓮混合帚石楠花精。
紫金蓮 × 溝酸漿 × 白楊	紫金蓮常混合溝酸漿或白楊，或是同時混合三種。這兩種花精是用來對付恐懼，紫金蓮型人可能患有恐懼症——最常見是無法獨處或是害怕黑暗——這時混合紫金蓮與溝酸漿最有益處。假如當事人的恐懼沒有特定的形體或是還沒有發生，則可以混合使用白楊花精。
紫金蓮 × 紅栗花	紫金蓮型人對依賴的對象時常過度關心且長期焦慮，這種情況之下，混合紫金蓮與紅栗花服用。

幾種屬於紫金蓮型行為，但並非極端例子：

行為❶ 當我們不信任自我判斷時，決定購買電視購物頻道的減肥產品，只因為看起來像是專家的人推薦。我們需要紫金蓮。

行為❷ 每當我們受到外界影響，耳朵聽到大聲的指示而非內在的「安靜、微弱」聲音時，我們就需要紫金蓮。

行為❸ 偶爾我們都有缺乏自我的時刻。有時沒有安全感，覺得能力不足，甚至對外表沒有自信，這些都是讓我們被負面情緒勾住的原因。有些人的內心、能力是堅強的，但只要遇到與外貌相關的問題便立刻軟弱下來，這些人都需要紫金蓮。

行為❹ 辦公室那位過度活潑的女孩，為了新交往的男朋友而到處詢問同事意見，她同樣也需要紫金蓮。

這帶出另一個紫金蓮型的行為特徵——虛假的快樂。就如同我說的，紫金蓮型人並不像線球草型人一樣善於掩飾自己的不安；反而，他們掩飾的是憂傷，即使是因為不安而犯下的錯誤所引起的憂傷。在某個時間點，紫金蓮型人決定若他們自己先嘲笑自己，也許其他人也會跟著他一起笑，而不會嘲笑他。令人感到心痛的是，紫金蓮型人常用糖漿般的甜美跟嘲笑似的喜悅，作為遮掩情緒的面具。紫金蓮型人絕對希望得到他人的喜愛，他們想成為每個人的朋友，這對紫金蓮型人來說非常重要——他們必須處在一個充滿善意的環境才能發揮功用。

另一種紫金蓮式的特徵是話多。他們問太多的問題，有時根本不是為了獲得知識（紫金蓮型人具渴望知識與資訊的傾向，但缺乏運用的能力），僅是想說話而已。缺乏內在的聲音時，他們有時會愛聽自己發出的聲音。

針對過度歡愉的個性，有時候需要更深入而非只看表面。錯誤的喜悅跟話太多的特徵，很容易令人混淆紫金蓮與龍芽草（龍芽草狀態是因過度敏感，而以喜樂的面具遮蓋情緒上的痛苦，並時常重複「幽默」對話），不過龍芽草缺乏對自己與他人的坦誠，他時常想從令他害怕的回憶中逃離（多半利用酒精或藥物達到目的），但他從未失去自我意識。

紫金蓮型的負面特質

簡單來說，負面的紫金蓮情緒對於當事人及其周遭的人來說，都是體力精力上的耗損。紫金蓮型人需要建議、需要認同、需要自我定義，而他會時時刻刻尋求這些，進而導致的結果是——當你接到紫金蓮型人的電話，聽到他聲音的當下，你突然就變得鐵石心腸了，因為你知道接下來將是冗長、耗費體力的談話。

紫金蓮型人有種令人惱怒、喜歡裝笨的行為，裝成一副無計可施的模樣；然而你們雙方心裡頭卻很清楚其實他該怎麼做，只是不去做，而使得工作無法完成，也無法做對。

紫金蓮型的行為模式是巴赫花精當中，最容易使他人逃開的一種。紫金蓮表現出的愉悅行為，像是滔滔不絕說話、問問題、積極的態度，以及情緒上的匱乏，並沒有發揮很好的效果，導致最後他們最想接近的人卻逃得遠遠。就好像許多巴赫醫生指出的個性，他們終究還是遭遇原本想極力避免的情況，而且被內心深處的混亂緊緊纏繞。

紫金蓮型的正面特質

當紫金蓮型人從負面的情緒轉移至正面時，他將重獲曾經缺乏的獨立性，他不再需要尋求外界的引導，反而能依靠自己良好的判斷力。他信任自己能夠從生活中學習，並且利用這些課題定義他的生活方式。

當紫金蓮型人處於正面狀態時，沒有人能比他在工作上更令人激賞了，沒有人能夠比他更勤奮。曾經他以傻笑來遮掩他的失敗，但重新出發的他能夠為自己的能力自豪，並且以開朗的心態接受挑戰。

當紫金蓮型人負面的不穩定狀態轉為正面時，擁有可以融入各種團體氛圍的寶貴能力。正面的紫金蓮型人幾乎可以與各類型的老闆、同事一同工作，創造成功。

最後，過去不斷尋求跟上各種最新資訊、潮流的渴望，變成轉變為正面的紫金蓮型人的優勢。一個自信獨立的紫金蓮型人，懂得尋找適合自己品味、生活方式的潮流及物品，而非改變自己的生活與預算以獲得最新、最潮的商品。

紫金蓮型孩童

這種孩子時常追問老師，他們的作業是否正確，他們隨時跟家長、老師、任何他們認為具有權威性的人確認——因為他們認為自己沒有能力將事情做對。這些孩子天生是模仿者，他們從他人身上學態度、衣著以及風格。家長需要在紫金蓮型孩童身上植入強烈的自我意識。

通常紫金蓮狀態發生會在孩子大一點的時候，可能是因為課業壓力過大。當孩子在課業上落後、拼命想跟上大家時，便容易產生紫金蓮的狀態。

同樣地，許多孩子當他們進入青少年時期時，也容易進入紫金蓮模式，這些孩子就是「取悅者」。他們通常沉浸於整個團體的氛圍，所以願意做任何事來融入團體。他們會跟著流行，並且隨時以最新潮的衣著裝扮自己。當一個孩子要求父母購買最新型的手機，因為他想吸引的某個人就是用那一款的手機，這就是缺乏安全感的紫金蓮型孩童。當這樣的既定模式成為習慣之後，即使成人，紫金蓮型人仍然執意參加特定的俱樂部，擁有最新流行的服飾、名車與其他東西。

紫金蓮型成人

年紀可能帶來經驗與智慧，但很少能改變紫金蓮型人因缺乏自我引導力的行為模式。我們能夠在各年齡層、性別、社經階層當中發現紫金蓮型人。女性的紫金蓮型人比男性更多；相同的不安全感，在男性的身上較易導致線球草傾向，畢竟缺乏獨立意識在男人身上看起來糟透了。

事實上，可能有錢人比較常見紫金蓮的狀況，他們未曾因缺錢而被迫接受生活的挑戰，或必須成功才能夠生存。這些缺乏生活挑戰或因挑戰失敗的人，較容易落入紫金蓮的模式。

紫金蓮型人看起來就是變色龍[註8]，一隻因周遭環境而變色的爬蟲。當他們失去應有的自我意識時，所謂「自我」是流動且容易改變的。

紫金蓮型人缺乏大多數人擁有的真實內在的引導力，必須特別留意他們找什麼對象尋求指導。他們通常成為最流行「領袖」的獵物，而且認為這些領袖知道藏在宇宙間的秘密。他們會跟隨所謂「領袖」的髮型、衣著、姿態，甚至語言，在聽過他們的演講之後必定會購買周邊產品。

紫金蓮型動物

對動物來說是非常棒的療方，特別針對狗。當牠們的自我因過度嚴厲、過度訓練的飼主擾亂時，需要紫金蓮。這種狗一旦沒有命令，就無法自主活動。

8.你記得伍迪・艾倫（Woody　Allen）的電影《變色龍》（*Zelig*）吧？

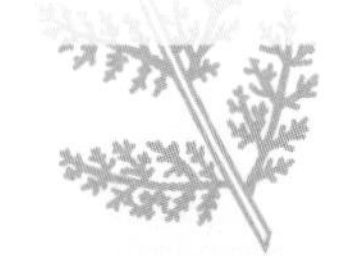

紫金蓮 vs. 順勢療法

紫金蓮讓我想起了順勢療法的大麻（Cannabis）。大麻型人是腦袋空空，只能藉由詢問他人尋找方向。但最令人感到煩惱的是——這兩種人會持續不斷的問，卻不會身體力行；就好像詢問只不過是個必要的形式，而非真正尋求必要的訊息。

★結論

有些書將紫金蓮型人稱為「紫金蓮笨蛋」，這樣的批判有點嚴厲，畢竟它不像過度負責的橡樹狀態或是苦澀的楊柳狀態如此病態。紫金蓮狀態，如同完美主義的野生酸蘋果，這種負面情緒狀態似乎成為令我們著迷的文化之一。

我們的文化甚至似乎贊同紫金蓮狀態。尤其是女人，更容易被教導成「你漂亮的小腦袋別為這些煩惱」，用這樣的態度面對生活的各種要事。幸運的是，這樣的氛圍近年來已經有所進步。當今社會，我們女人已經漸漸從如同幼兒似的紫金蓮行為模式中脫離，像是勉強或猶豫不決。

我認為紫金蓮最為核心的問題——如同線球草（我個人覺得線球草是男性，紫金蓮是女性；即便兩種花精均適用於不同性別、長期或突發狀況）——當事人無法真正瞭解自己的能量，所以使自己變得跟幼兒似的狀態。兩種人格，即使都已經是成熟的年紀，都還像個小孩，依賴他人。兩種人格在許多方面都像個成人，但在情緒功能上卻如同幼兒。不論哪一型，這兩種花精都可針對人格受到阻礙的當事人，像是缺乏自知之明與信賴感，也可能是天性就喜歡尋求他人意見。紫金蓮型與線球草型均可能因其負面的情緒狀態而完全失能，如同溝酸漿型面對安靜的恐懼，或是龍芽草型面對隱藏的煎熬。

所以，「紫金蓮笨蛋」不應該受到嘲笑。

⑲ 野燕麥

Wild Oat

幫助不滿足的人

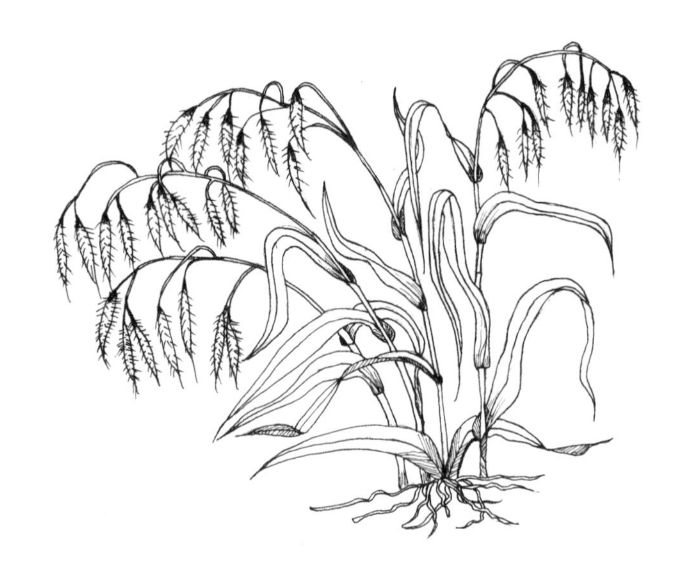

巴赫醫生眼中的野燕麥型人：

「野燕麥是給予這些擁有雄心壯志，想在生命中闖出一片天的人。他們希望經歷更多，盡量享受可能發生在身上的一切，使生命更圓滿。他們的困難則是決定到底該從事什麼行業；即使目標如此遠大，但似乎找不到符合抱負的職業，因此產生延誤與不滿足。」

☑ 情緒花精（短期速效花精）短暫服用 用於突發狀況／短期的情緒	☑ 人格花精（長期調整體質花精）長期服用 用於根深蒂固的情緒模式	☐ 12 名療癒者（巴赫醫師最早發現的花精之一）	☐急救花精成分之一	☑ 基礎花精

野燕麥小檔案：

野燕麥（學名：*Bromu Ramosus*）的花朵為雌雄同體，同時有雄性與雌性的外觀，而且共同生長在植物的莖幹上。

野燕麥時常被認為是雜草。它生長在路邊、原野與樹林中。它會入侵庭院及花園。

野燕麥喜歡潮濕土壤以及部分遮蔭的環境或大太陽。

建議使用野燕麥的狀況：

青春期、酗酒、消化系統疾病、藥物濫用、腳痛、脹氣痛、腺體疾病、花粉熱、更年期、中年危機、經前症候群、懷孕、性功能障礙、坐骨神經痛、性病、腳趾痛、失業。

野燕麥的心理側寫

野燕麥處理人最基本的情緒狀態，和冬青並列為「基礎花精」。

野燕麥的核心問題其實根深蒂固地存在我們的文化當中。我們假設某個時間點，通常在剛成年時，會經歷一段發現自我的過程。這個過程能夠幫助每個人定義他的自我概念，並且摸索出成年與職業的關係。這是我們發揮非凡的想法與行動自由的時刻，年輕人可能藉由開車旅遊展開地理探索，或前往歐洲學習（註9）。我們甚至談到年輕人從孩童時期轉變成人時——如同播種野燕麥一般，經歷生活各層面的過程——宗教、工作、性，以及社交。野燕麥型人總是永遠年輕、永遠不按牌理出牌，而往往想嘗試新鮮的玩意兒，因此從不想安定下來，認識他們的人對此不需驚訝。

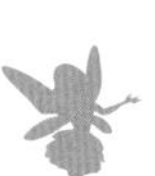

人格分析

生活對野燕麥型人而言根本是趟冒險旅程。他們會經歷不同的情況，新的人際關係、新的職業，並真心認為這將是他此生最後的選擇，但他們很快便感到煩悶，很快會抓到他們作弊，或是工作上犯了不可原諒的錯誤，所以他們接著再重新找新的工作。

也許野燕麥型人視其生活充滿了刺激，可同時他們也覺得缺乏意義。當他們學習新的知識，進行新工作，開始新戀情、新事業，他們熱切期望這項新挑戰能真正深具意義，不像過去總讓他們到最後毫無進展的冒險。但每當新的挑戰再也無法產生共鳴時，同樣遭遇被拋下的命運。

如同懷疑類型的其他花精，野燕麥型人將原本應該是生活的內在轉而外在化了。野燕麥型人缺乏生命意義的核心，脫離可以幫助他明白生活挑戰意義的那一部分自我接觸。所以，野燕麥型人轉而向外在世界尋找——地理上、政治上、情緒上——他內心缺乏的那一部分。

因為缺乏生命的意義，進而感到無根的失落感。承諾會使野燕麥型人害怕，不論是陷入戀情、職場工作，或者任何事。畢竟，在野燕麥型人的心目中，承諾就相當於將他綁在某個缺少意義且無趣的任務、工作或是某種關係。若非他本身自己發現而願意去做，所有強迫他的任何事都毫無意義，也無法獲得內心的平衡、創意的激勵（在經歷過最初的瘋狂興奮期之後）或滿足感。

雖然野燕麥型人抗拒承諾，但他們確實尋求滿足感。他們可以想像未來的某一時刻，當他們終於完成了對自己和他人共同重要且具有意義的某件工作，他們受到這誘因所驅動，渴望完成任務並獲得他人認可。尤其當他們年輕時，他們總覺得這輩子注定要做大

野燕麥型人轉而向外在世界尋找——地理上、政治上、情緒上——他內心缺乏的那一部分。

9.如同角樹與其他懷疑類型的花精（線球草與紫金蓮同時浮現在腦海中），野燕麥型的負面情緒是因現代化而產生。工業化時代來臨之前，年輕人沒有較多的選擇，通常會待在他們出生成長的地方，傳承父母的工作，與家人期待的對象結婚。到了現代，全球各地都能為家，並且給了年輕人太多的職業與生活方式的選擇。這可能造成無法作為，使野燕麥型人感到氣餒，將懷疑轉向內在，影響生命意義的核心。

事，只是他們找不到前往目標的路徑；而他們也缺乏持續的耐力，一旦失去當初的興致，他們將再度感到枯燥乏味。

因為這樣的動力，野燕麥型人往往到處漂泊，假若非身體層面上——事實上多數野燕麥型人會到處搬遷——不然就是情緒上與心態上，他們會接受各種新嘗試並面對各種的冒險，特別在性與哲學上，因為他們總想試著填補那份空虛。野燕麥型人對於吸毒與酒精特別沒有抵抗力，很容易上癮，一部分是他們生命當中的冒險；另一部分則是藉此填補內心的空缺，他們最終會依賴這些外在的刺激。

野燕麥型人必須特別注意其所依賴之物。他們可能如我所說，依賴吸毒或酒精，藉由這些逃避他們的懷疑；他們也可能依賴他人，對象一個換過一個，而且在情緒、財務都依靠對方；他們亦會依賴宗教，你會在宗教相關的聚會上發現許多負面的野燕麥型人，總是不斷尋找，尋找生命的意義。他們可能因找到新的想法、新的團體而感到興奮，但最終總是以失望收場。

不論在電視上看過多少次重播，野燕麥型人總是無法理解《綠野仙蹤》(The Wizard of Oz)隱藏的訊息，那份勇氣、內在、智慧，以及最重要的——家的歸屬，這些都是我們內在原本就擁有，他們在人生的旅途中卻找不到。我們會從內心尋求，野燕麥型人卻是向外、向前。

野燕麥型

時間對野燕麥型人而言也是重大的問題。因為內心的躁動，使他們總感到時間過得比實際上還慢，因此他們容易感到無聊。當他們覺得像是過了幾小時，事實上卻只有幾分鐘，所以他們很容易覺得無聊。若是需要長時間保持不動，會讓他們認為受到限制。所以，很多野燕麥型人被貼上過動的標籤。他們天生對於新事物充滿興致，新玩具、新的3C產品(註10)（特別是這些）、新的感覺及體驗；他們對環境容易過度反應——顏色、聲音與動作——尤其在年輕的時候，讓他們看起來似乎失去控制。他們讓學校老師或父母頭痛。因此，當今許多年輕的野燕麥型人在服用毒性的對抗式療法藥物，藉此控制他們旺盛的精力。

鳳仙花型

野燕麥型人時常被誤認為鳳仙花型人，且兩種花精混合非常好。兩種類型人均容易感到無聊，也很容易因其他事物吸引而轉移注意力。兩種類型因不同的理由，傾向從一件事跳到另一件事，從一個人換到另一個人，從這個概念轉到另一個概念。這兩種花精混合一起，對於過動、聰明、難以控制的人，相當有效果。

10.你會發現野燕麥型人特別熱愛新潮並且喜歡新發現，尤其是電子電器。他們喜愛科學與科幻，許多人喜歡數學。所有野燕麥型人都想要最新的電腦、最新的電子用品，這對於年輕人而言相當常見，但是當野燕麥型人進入中年，也許進入了尋找人生方向的中年危機時，仍渴望得到最新的產品，甚至是閃亮的跑車。

因為時間對於野燕麥型人而言非常重要——怎麼可能不重要，他認為他可是要做一番成就的人，他還沒找到那件重要事情之前，他無法開始工作——他時常將「自己的時間」當作禮物。野燕麥型人會施捨時間與注意力給他的戀人——特別是在他尋找到下一個更好、更有意義的對象之後，準備拋棄的戀人——他覺得時間就如同鑽石一樣珍貴。有歌詞就在形容這樣的情形——「我能給你的是我的時間。」因為野燕麥型人看待時間就如同他生命的時鐘一樣，對他而言這極有價值。你會一再發現，一旦野燕麥型人認為某件事沒有意義，他會很不情願在那上面花時間。畢竟，他是個分秒必爭的人，總是急著進入更有意義的事情。

深陷「狂熱」和「清除」的循環

對野燕麥型人而言，熱情也非常重要。熱情的人總是會吸引他，而且很快成為他的戀人、導師或大師。他抱持與對方相當程度的熱情，至少會維持一段時間——只要這份熱情持續下去，而且雙方的旅程不斷有新發現，他將完全投入其中。然而，當最初的熱情開始消逝，他必須決定這樣的新想法、新的原因或新的戀情，是否有足夠的意義可以讓他繼續投注熱情時，野燕麥型人也面臨了新的危機時刻。

屢見不鮮的是，一旦位於或通過這個臨界點時，野燕麥型人將再度往新事物前進。

需要長時間使用野燕麥花精的當事人，過著一種「狂熱與清除」的生活：他著迷於新的事物、想法或人，並且只要熱情還在，就會狂熱投下專注力；一旦這些曾經吸引他的主題，對他來說不再具有所謂的意義，那麼就是他要清除這些人事物的時候了。

每次清除的時間長短其實因人而異，而且野燕麥的狂歡強度則端看他投注多少時間及熱情。野燕麥型人可能結婚長達五年甚至更久，突然有一天認為婚姻既無聊又毫無意義。因為他投注相當多的時間與精力在這段婚姻關係，當他「發現」他所處的狀況沒有意義時，他將感到憤怒和背叛。他很可能認為自己是被騙入婚姻與受到操弄，他甚至可能認為他根本不應該背叛自己走進婚姻。

這種情況可能發生在野燕麥型人的職場或是教會中。一旦野燕麥型人認定這件事不值得他投注時間與熱情，或缺乏意義時，任何勸說或是努力都不會改變他的心意。

有些野燕麥型人習慣漂流，或時常改變人生的方向，改變投注的時間、熱情的目標。有些則會在某地待上一段較長時間，並在選定的目標真摯奉獻自己，某一天卻出乎意料拋棄一切，只因他覺得這是個錯誤。一再發生狂熱與清除的循環，可能削弱野燕麥型人的生活能力，並令他永遠無法達成追尋的重要目標。長期養成的野燕麥負面情緒，對周遭的人而言帶有強烈的毒性。當你信任野燕麥型人——使他成為生意上的夥伴或是戀愛的對象——注定面對災難的後果。最容易發生的是，有一天突然被野燕麥型人拋棄，而且需要獨自面對所有的爛攤子。通常當野燕麥型人離開的時候，他們會同時清空銀行聯名帳戶裡的錢。

野燕麥型人的一生

絕大多數的例子，如體質般根深蒂固的野燕麥狀態出現於剛成年時。當事人藉由探索做出結論，照著人生的軌道行進時，問題自然而然就解決了。其他的案例，則是發生在中年，或是發生重大變故時，例如某人一直以來工作盡心盡力，卻突然失業了，過於突然的變化，迫使得當事人不得不重新評估他的生活方式，並認為生活毫無意義可言。他突然覺得自己的工作根本不重要，也沒有意義，突然之間他感到內心的空洞，中年或更長的年齡，會使這樣的感覺更強烈。感到生活有限、時光流逝，使得他無法完成此生注定要完成的偉大挑戰。這樣的空虛感同時伴隨著深度的不滿，甚至是背叛，使得當事人開始反叛自己過去一切的作為。畢竟，既然照著規矩走，他到頭來還是一場空，那不如開始離經叛道也許還有所獲得。突然之間，平日勤儉的當事人突然揮金如土，平日沉穩的男人或女人變得想看起來更年輕，更充滿精力與潛力。不受限於年齡。

當生活發生驟變，我們頓時失去依靠，可能使得我們質疑生命的意義。不論是離婚或是摯愛的去世，又或是失業，突發疾病或身體的傷害，都令我們意識到自己只是凡人。上述列出的這些打擊，都可能引發野燕麥型人認為生命沒有意義。日常生活中的精神萎靡，或是手上的工作令我們覺得無意義而感到無聊時，都可使用野燕麥花精。當我們感到沮喪，野燕麥可以讓我們好過些。

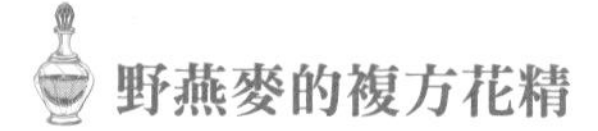

野燕麥的複方花精

野燕麥 × 角樹	某些單純的沮喪感或無聊，加入角樹花精可使生活中注入活力。
野燕麥 × 胡桃	野燕麥同時也可以與胡桃搭配得很好。胡桃在遭遇危機時是很好的選擇，尤其當我們感到無力、缺乏往前的動力，面臨生命的十字路口時，胡桃可以幫助我們。這兩種花精同時針對無根以及不滿足，困在不幸福的婚姻或不滿意的工作中，一起使用這兩種花精效果很好。特別需要這個複方花精的人，至少需使用幾個月才能重建往前走的力量（註11）。
野燕麥 × 野玫瑰	野燕麥與野玫瑰也調合得很好。野玫瑰是用於已經放棄的心態，當事人若特別需要這個複方，除了感到很強烈的無意義以外，通常也已經放棄尋找意義的意願。他無法承受毫無意義的生活，放棄追尋的慾望，通常取而代之的依賴是吸毒或酗酒，並在永遠的迷霧中找不到自我。

11.胡桃與野燕麥很容易混淆。請記住，野燕麥的屬性是自我引導，縱使他們缺乏內在方向感與意義；另一方面，胡桃則是缺乏自我引導，他們很容易受到外在刺激的影響。或許這樣說會最好理解：胡桃屬於「陰」的類型，從外界吸取力量，本質上是被動的；而野燕麥則屬於「陽」的屬性，將生命精力向外放送。野燕麥的本質是非常主動積極，常可見愛出風頭、專制的姿態。

野燕麥的負面特質

遺憾的是，野燕麥型人缺乏將內在的潛力轉化為外在的成就。常見他們沒有能力應付邁向成功目標過程中單調無趣的工作，他們在中途感到無聊而決定轉換或乾脆放棄手上的工作或戀情。當他們決定轉移時，他們會拋下他人——這些信任野燕麥的人——任由對方收拾殘局。

因此，野燕麥型人對於他人頗有危害。他們在工作上留下爛攤子給這些信賴他、關懷他的同事。因為他們少了對生活意義的認知，所以無法理解別人為何與自己的看法不同。他們往往認為步調緩慢、按部就班邁向目標的人，就是缺乏熱情。

有其他幾種類型人，也像野燕麥型人這樣對待關心他的人，造成對方的困擾。他不會理睬他人的感受與需求——財務上、情緒上或其他方面——只在乎自己，尤其當他認為是要他承諾的陷阱，或者他又發現新的熱情時。他會為了轉向新的目標，說出任何話、做任何事或帶走任何東西，只為達到目的。

野燕麥型人對於生活感到疏離，他感到格格不入。長時間下來，他「與眾不同」的想法，使他變得不再是有趣的年輕人，反而成為中年的可憐蟲。野燕麥型人看著同年紀的友人結婚安定下來。也看著同一群朋友購屋買車，而他卻仍開著破車，過著顛沛流離的生活。

其他人總是對野燕麥型人百思不解，為何一個擁有才華的人總是無法獲得成功；或是一個這麼好的人，卻活得像一個笨蛋。

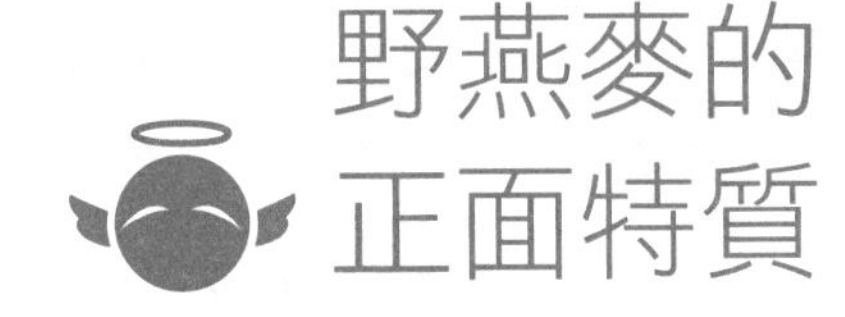

野燕麥的正面特質

當具有根深蒂固的野燕麥型人格的人，由負面狀態開始變為正面時，他們試著將過去只會向外尋求意義的方式轉向內在。藉此他們體會，過去花費過多的時間與精力尋找完美且具意義的狀態，其實轉向自我內在就能夠創造這樣的美好。他們也發現，其實日常生活中瑣碎的工作也可以做得很好，獲得的喜悅並不輸給過去的不穩定狀態。

野燕麥型孩童

野燕麥式的狀態，某方面來說，常見發生在年紀大一點的孩子或剛成年的年輕人。我們的文化，對生活方式以及人生的道路提供許多的可能性，年輕人受到鼓勵，尤其是大學生活鼓勵探索生命，學著接受以及拒絕某些未來生活上的體驗。

對多數人而言，野燕麥時期是正面的事。我們可能挑釁道德的界線，但不會真正越過，或一旦越線就會自我克制。大多數的人，度過「野燕麥播種」的時期之後，會選擇生活的伴侶以及一生的工作。

然而，對某些人來說，野燕麥的狀態成為一種習慣，躁動與一事無成變成他們日常的生活。這些長期野燕麥狀態的人，基本上變成大孩子而不是成熟的大人。他們的興趣停留在幼年時期，對待人生道路的態度就如同青少年在漢堡王打工一樣。

野燕麥型動物

我從來沒有發現野燕麥對於任何我所知道的動物有用。動物似乎不像人類這樣感到不滿，也不會浪費時間或精力在野燕麥狀態的相關事件上。

野燕麥型成人

假如剛成年的年紀是第一個遭遇野燕麥狀態的階段，那麼中年時期則是第二次。在許多里程碑的中年——停經、重要的生日、面對親友死亡的時刻——都可能造成野燕麥的負面情況。當我們在半途或過了中年，重新審視人生時，常會感到內心匱乏。我們視伴侶為腫瘤，而不是當初結婚時那位熱情、聰明的對象；我們對工作感到煩悶且毫無意義，如歌手李佩吉（Peggy Lee）所唱的歌詞「這是一切嗎？」那樣問我們自己。

我們都以不同程度的躁動及失望來面對這個階段，就如同年幼時，大部分的中年人傾向在情緒上吸收這樣的危機，伴隨一些簡單的發洩行為。有些人會再去購買年輕時曾擁有過的籃球卡及漫畫書；有些人乾脆買輛車；也有些人談婚外情。許多人——聰明的——回去學校修課或學習新的興趣，使自己的生活振作；但大部分的人均能夠度過這個階段，並繼續往前走。

但如同年幼時，有些人並沒有持續往前，而是停留在野燕麥的階段，後來甚至變得可悲。他們與自己的年紀掙扎著，不只想要看起來年輕，而是想當年輕人。他們想成為令人興奮、性感的人，這樣的努力只是讓自己看起來像個大傻瓜。

更糟的是，這些面臨中年危機的人，可能摧毀他們建立的成就。他們的不滿足可能導致婚姻出軌或傷害有成的事業，並給信任他的人帶來極大傷害。

當然，我們都可能在生命的某個時刻或階段進入野燕麥的狀態，尤其受內在自我的意義以及外在環境支配時。這樣的狀態可能是短暫或是長期，程度的高低則視當事人本身的角色與個人內在的意義而定。

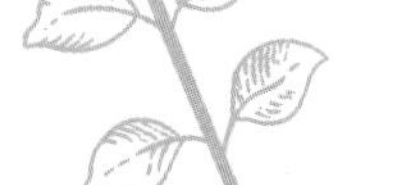
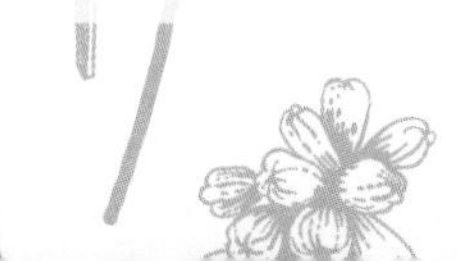
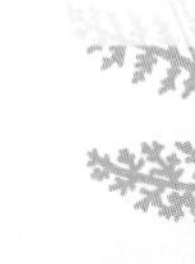
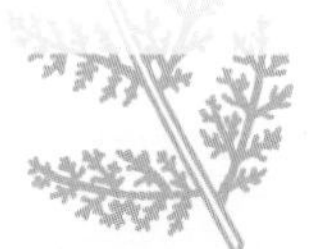

野燕麥 vs. 順勢療法

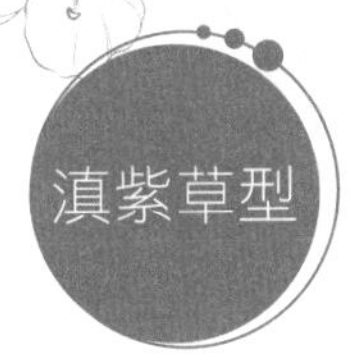

滇紫草型

當想到野燕麥的同時，也想到許多相關的順勢藥物：磷、洋馬錢子，以及其他治療結核菌的處方；同時還與牛皮癬、會自我攻擊的順勢藥物相關，像是硫磺。有一個叫滇紫草（Onosmodium）的藥物，其代表的人格特質像極了野燕麥型人的生命謎題——他們想完成生命中的偉大成就，只是不知道是哪些事，所以他們經歷苦不堪言的生活，不斷尋找生命中重要的事情。

側柏型

然而，適用於野燕麥型人最終極的順勢藥物則是側柏（Thuja），它同樣具有野燕麥型的發散狀態。側柏型人，如同野燕麥型無法融入生活，他們似乎與我們一般人很不一樣，無法專注於過好自己的生活。野燕麥型人，如同這些順勢藥物代表的人格一樣，無法領悟古訓的真諦「天才是一分靈感，加上九十九分的努力」。他們仍在等候帶來絕對勝利的靈感／繆思女神降臨，至於努力的部分則令他們感到無趣沉悶。

★結論

關於野燕麥的討論都說得差不多了。除了一點：治療野燕麥型人要很有耐性。需要重複使用野燕麥花精好幾個月，甚至更長時間，使情緒能夠回歸到平衡的狀態。

有些巴赫花精可以很快看到效果，像是岩薔薇，可以立即看到結果，尤其用在突發且很快看到結局的事件；有些花精需要較長的時間來治療像是緩慢形成或慢性養成的狀態，如榆樹或橡樹；而野燕麥（及搭配栗樹芽苞花精的當事人）是我看過改善最為緩慢的一種花精，當事人需要與深植的情緒狀態抗爭一段時間才能夠走出來。常常令人感到毫無改善，也無法獲得平衡。要有耐心，隨著時間，最終的平衡將會到來。

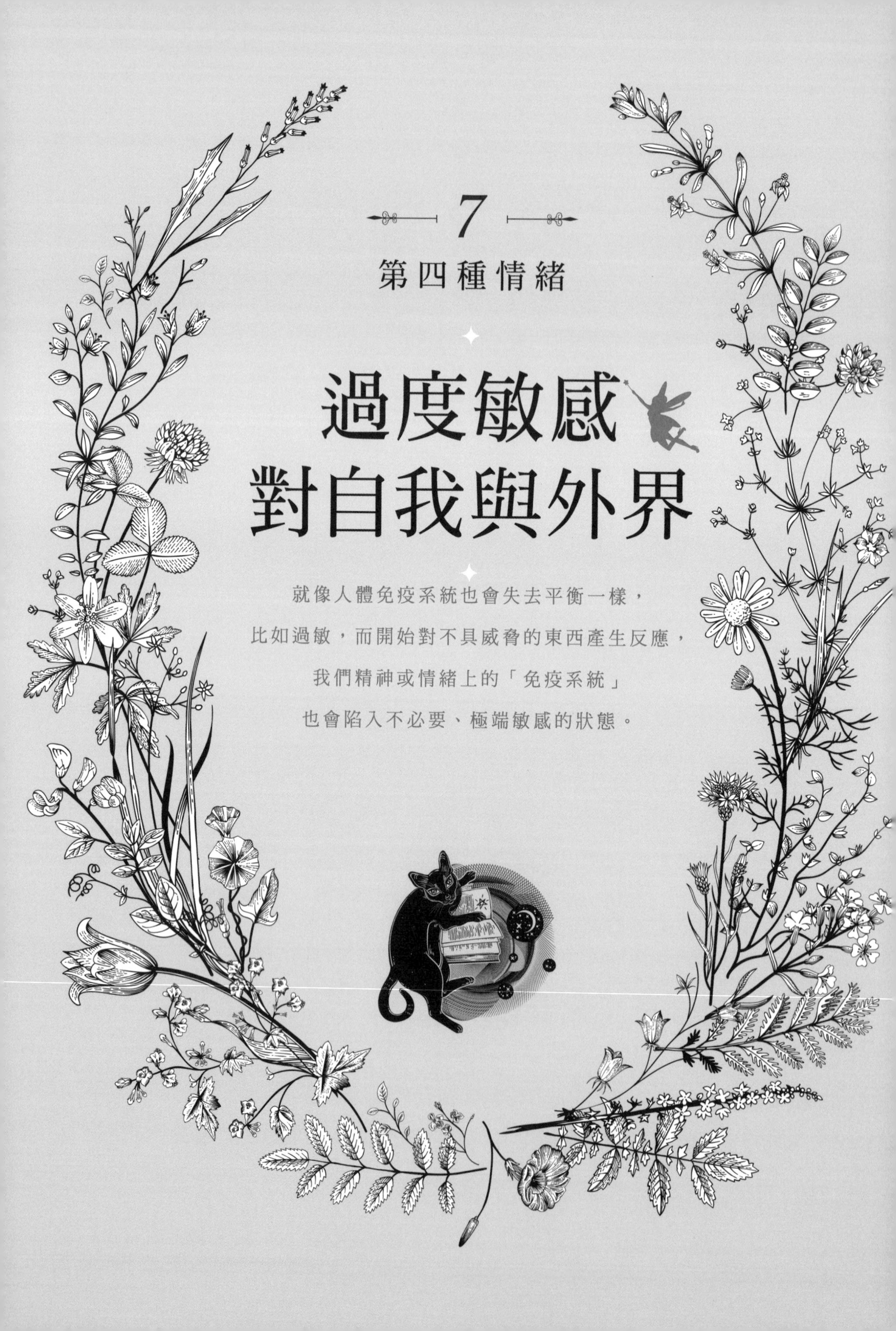

7

第四種情緒

過度敏感
對自我與外界

就像人體免疫系統也會失去平衡一樣，

比如過敏，而開始對不具威脅的東西產生反應，

我們精神或情緒上的「免疫系統」

也會陷入不必要、極端敏感的狀態。

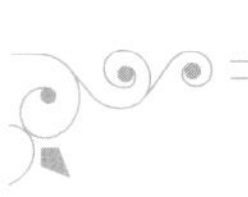

人生是一趟旅程，一趟學習的過程，一趟不斷經歷刺激與回應的過程。人終其一生，從出生之前就開始吸收世界的各種印象，而這些印象形塑成我們情緒、精神和心理的經驗。這些經驗——因接收刺激後每個人產生獨有的回應經驗，教人認識周遭世界的實際情況。更進一步來看，這些經驗成為一種建議或暗示，包括我們此生應該用什麼方式生活，以及指導我們品行和行為舉止的規則，使生活過著合宜。

無論是生活在大都會，不斷受交通狀況、噪音、聲光、擁擠人群所衝擊，還是生活在郊區田園環境，我們的精神和身體每天都在面對新事物帶來的感官刺激。我們每天都會產生新思維、新的心情，以及經歷範圍寬廣而瞬息流逝的情緒狀態。我們對周遭人事物的回應，大致上都是依據我們的經驗、環境、壓力，以及從壓力衍生的挑戰。不管處境如何有利或不利，我們皆在一種行動與反應的持續狀態裡。

我們都被教導過一個物理原理，作為一位宇宙居民必須知道，基礎科學課裡老師這麼說：「當兩個物體相互作用時，彼此施加於對方的力，其大小相等、方向相反。」而這個原理也顯現在我們大多數人身上。我們傾向根據刺激的性質，來決定給它怎樣的回應。我們很理所當然會衡量自己給予的回應，使我們的回應與我們所受到的刺激成正比。因此，我們會大大感激對我們施予大恩大德的人；對於對些其實只讓我們輕微不快的人事物，我們只會有一點反感，然後就繼續過日子。

因此，我們的人生或許可說是處在動態的平衡中，對於只輕微影響到自己的刺激事物，我們盡量不去在乎它，讓它輕鬆過去，不管好還是不好；對於比較嚴重的事情，我們就在乎得緊。我們的情緒與心智，或許運作得如身體的免疫系統，只有健康的免疫系統知道對哪些外來物可以不予理會（不然就會不堪負荷），對哪些入侵者要展開行動。同樣的道理，健康的情緒自我或精神自我能夠和「人體免疫系統」一樣判斷「刺激」，判斷完成後，再繼續判斷下一個「感覺」或「刺激」。

然而，就像人體免疫系統也會失去平衡一樣，比如過敏，而開始對不具威脅的東西產生反應，我們精神或情緒上的「免疫系統」也會陷入不必要、極端敏感的狀態。處在這樣的狀態裡，人變得無法理解哪些刺激可能會帶來嚴重的衝突，哪些不會。就因為無法知道或理解自己所受到的衝擊，變得不知道該如何回應。

上面所舉的例子，是為說明陷入過度敏感情緒狀態的人會有的狀況，即本章所列四種花精代表的主訴。這組四種情緒花精，在巴赫花精療法領域裡有幾分獨特性，因為它們把對外界過度敏感的情緒狀態詮釋出來，而非較容易定義的其他類型。

其他的巴赫花精比這四種容易定義多了，像是：生氣、恐懼、苦澀。而本章談的這四種巴赫花精，對應的情緒為陌生、困惑的狀態，但各自表現出過度敏感的反應又不太一樣。

各式各樣形式的「過度敏感」經驗，有些人是感官過於敏感。典型的冬青型，舉個例子，他們對聲音可能非常敏感，不能忍受非常吵雜的情況。如果在他最佳入睡時間把他吵得不能睡，他就會爆氣然後衝到樓上，狠敲半夜還在音響大作的鄰居家門。

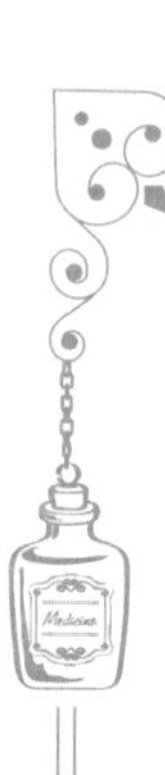

其他還有對別人的影響，或對別人的意見太過敏感，例如龍芽草型人，他對別人對自己的見解強烈敏感，或許還會為了別人的認可，產生過度塑造自己行為舉止的變相需求。矢車菊型人，也是雷同，對其他人給的建議及認為他應該怎樣過生活非常敏感；在對任何人說「不」的這件事情上，矢車菊型人特別難以做到。

然而在這四種花精類型中，胡桃型人很清楚展現常態性的過度敏感。胡桃之於「過度敏感情緒」，一如溝酸漿之於「恐懼情緒」。胡桃型人對生活本身過度敏感，有這種情緒狀態的人容易受影響、被動搖、易受擺布。在他們腦海裡有著喋喋不休的聲音，整個世界的喋喋不休，還有那些陳年往事的喋喋不休全部加起來，使他們被困在原地，讓生命無法向前邁進。

探討這四種「過度敏感」情緒的花精，顯示當我們的情緒失去平衡時，當我們面對生命帶來的刺激、壓力和危機，能夠合理回應的先天能力失靈時，誰都可能陷入各種行為的困境。

過度敏感與順勢療法

在過度敏感的主題方面，順勢醫學的綱目似乎比巴赫醫生條列得更特定化[註1]。書頁上大大標著「敏感概論」，然而大部分與精神及情緒的過度敏感相關實用資料，放在幾個特定副標題之下，例如:「對光線敏感」、「感冒期間的敏感」、「敏感兒童」。因此，即便你遵循的是古典順勢醫學，按照它的綱目查詢關於精神／情緒因子的過度敏感，你很可能需要將某些特定的生理、精神和情緒的症狀合併來看。

仍然有些順勢藥物與「敏感」主題特別相關。當敏感症狀發作時，馬錢子（Nux Vomica）的重要性就突顯出來；而巴赫花精系統的冬青帶出更多細節，我們於後續章節專門討論。另一種與過度敏感狀態有關的順勢藥物白頭翁（Pulsatilla），已知似治療心情不穩定及隱晦不明的人格。好心的白頭翁型人常有所謂的「渴望空氣」，並對暖氣房或封閉空間很敏感。他們需要被帶到戶外，置身於空氣清新的地方，才能呼吸到新鮮空氣，或從昏厥中恢復過來。

有些順勢藥物關聯的症狀是對氣象變化超級敏感。磷和野葛皆是對暴風雨極端敏感，這些人會從自身骨骼、關節（野葛型）、鼻竇、耳朵（磷型）感覺有大雷雨將至。汞相關的類型則是對氣溫變化很敏感。

有些則是對季節變化的敏感，例如紫貝型（Rumex）在春秋兩季特別脆弱，一年之中，在晝暖夜冷的這兩個季節，人會變得非常病懨懨。

假如症狀完全是情緒上的敏感，有兩種順勢藥物很重要。

1. 老實說，有時候我覺得本章所列的花精好像包羅萬象，似乎巴赫醫生把難以歸屬的花精都放在此類。我想像巴赫醫生坐在書桌前，摸著下巴想：「這4種花精有何共同之處呢？」

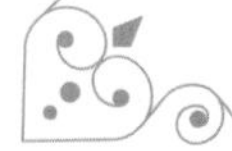

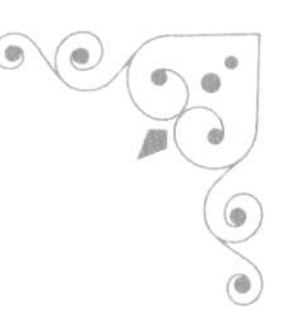

洋馬錢子　第一種是洋馬錢子（Ignatia Amara），通常給覺得感情上遭受背叛的人服用。洋馬錢子對應的症狀是情緒波動很大，無法預測，而且容易被周遭人嚇到。丈夫剛過世不久以及心情陷入悲慟、被憂傷困住走不出來的女性，一般都需要洋馬錢子的協助。

飛燕草　第二種是飛燕草（Staphysagria）。遭受虐待的人，尤其遭受性虐待的人，一般會需要它。對情緒上和身體上皆脆弱的個案，飛燕草是值得運用的處方。此型的當事人一般感受到身體上的痛楚，有如刀子劃過般，倏然、深的、尖銳急劇的。對他們來說，遭受虐待與背叛，在情緒上同樣也是一種刺痛的感受。

順勢療法把人在過度敏感時的狀態，界定得那麼具體，或許反而成了它的缺失。畢竟，我們具備平衡外界刺激與內在心聲的能力，正是我們求生存、過生活、達成目標的中心。本章列出的過度敏感花精，其目的亦是為此，它們能幫助我們內在自我與外界環境的互相平衡，讓行動及反應、刺激及回應的交互作用能夠合理又適切。

為「過度敏感族群」帶來幫助的花精

過度
敏感
龍芽草
Agrimony
幫助帶著
偽裝的人
矢車菊
Centaury
幫助意志
薄弱的人
冬青
Holly
幫助帶著憤怒、
仇恨的人
胡桃
Walnut
幫助處於
變動中的人

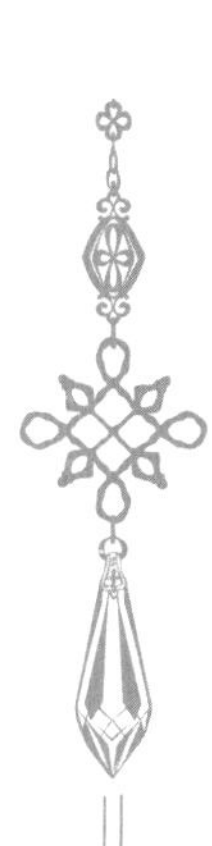

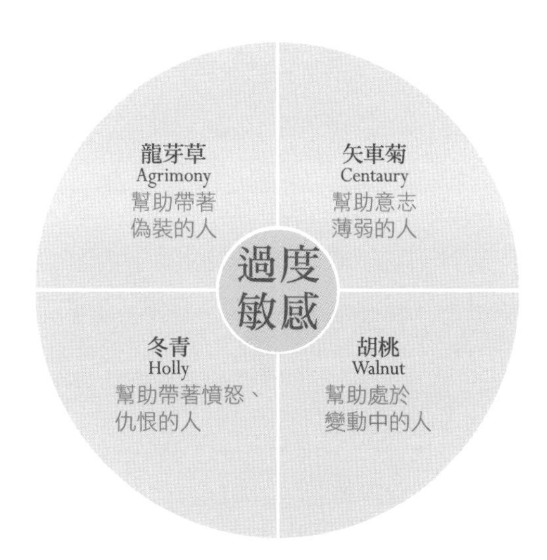

⑳龍芽草

Agrimony

幫助帶著偽裝的人

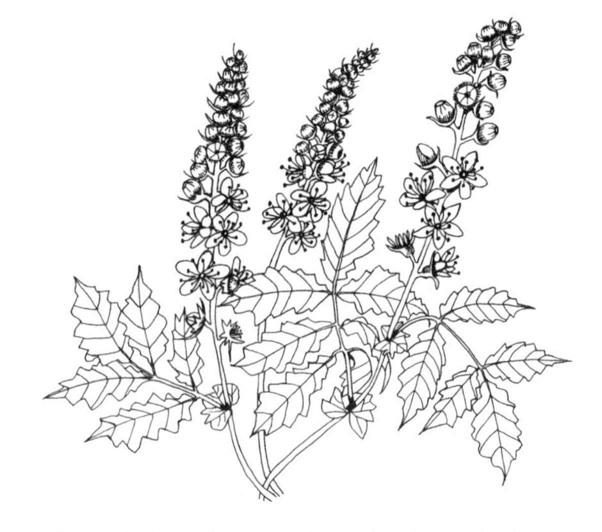

巴赫醫生眼中的龍芽草型人：

「他們是好交際、心情愉快、歡樂、風趣幽默、愛好和平的人，爭吵與失和令他們煩惱，為了息事寧人，他們十分願意讓步。儘管他們有困難、煩惱、身心憂慮，卻假裝不在乎，用幽默、逗笑打趣將憂煩隱藏在背後，人緣很好。他們常酗酒或吸毒尋求刺激，並幫助自己繼續強顏歡笑。」

☑ 情緒花精 （短期速效花精） 短暫服用 用於突發狀況／短期的情緒	☑ 人格花精 （長期調整體質花精） 長期服用 用於根深蒂固的情緒模式	☑ 12 名療癒者 （巴赫醫師最早發現的花精之一）	□急救花精成分之一	□基礎花精

龍芽草小檔案：

龍芽草（學名：*Agrimonica Eupatoria*），亦稱「仙鶴草」或「教堂尖塔草」，原生並遍布於除了蘇格蘭以外的大不列顛群島。蘇格蘭的氣候對龍芽草太嚴峻，限制了它的生長。

龍芽草，長年生植物，薔薇屬，它的花是黃色，長得像釘子尖尖的形狀，外觀和氣味聞起來和薔薇一點也不像，事實上也有人說它的花聞起來像杏仁。花季從夏季中期開到夏末。

龍芽草被當作醫用藥草，用來滋補和利尿，這一點使它在巴赫花精系列中變得格外特別，因為巴赫醫生一向避免採用任何有醫學藥用史的植物。

建議使用龍芽草的狀況：

意外、上癮、腎上腺失調、健忘症、牙齦出血、抽筋、飲食疾患、中年危機、消化性潰瘍、鼻涕倒流、不寧腿症候群、睡眠問題。

龍芽草的心理側寫

有一部電影《迷離世界》(Harvey),劇中男主角艾爾伍(Elwood P.Dowd)嗜酒,還有一隻別人看不到的6呎高巨兔朋友。龍芽草身邊親近的人,就像男主角的朋友和家人,如果他們能給出某種藥完全治好當事人的負面情緒狀態,使得他回到理性的正常思緒,他們會選擇讓當事人繼續以他原本的方式過活、不需改變。

典型的龍芽草型人十分樂於拔刀相助、風趣、極端溫馴,為了避免對峙的局面,他們甘願做任何事。

龍芽草型人用開玩笑代替生氣,用微笑代替傷悲。他們就像好萊塢電影喜劇班底,出現在主角身邊的甘草人物、好朋友,通常如蘿西・歐唐納(Rosie O'Donnell)飾演的類型,擁有一顆善良、慷慨大度、品德高尚又願意為朋友付出的心。在電影情節中,這類陪襯人物的個人需求和欲望是完全沒有戲分,這樣的人彷彿只活在影片世界裡。

人格分析

龍芽草型人向世人展現一派風趣幽默,問題在於那不是真的,只是一個面具而已。這些需要龍芽草花精的人,特別是在性格上有這種情緒狀態的人,他們通常在早年已學到這樣一堂課:求生存的上上之計就是幽默,而且當與人處在對峙的狀況下,幽默常常是最有效的方法。因此,我們常發現龍芽草型人會這樣想,如果他本人都先拿自己開玩笑,好比自己的體重、身材、髮際線,那麼就沒有人會笑他了。

非常脆弱(玻璃心)的當事人需要龍芽草,某些事在他們生命中留下難以癒合的情緒創傷,使他們發展出一種幽默輕鬆的假面來掩護這些傷痕。龍芽草型人總是一派輕鬆、樂善好施的樣子,給人的第一印象是,他們似乎有無窮精力與他人分享——樂於付出自己的時間、情感,甚至是私人財物,而且常常連問都不用問他都會給。他們對朋友的關切看起來那麼真心,聽朋友傾吐剛失戀的心事時,他會為他們泡上一壺茶,附上一碟餅乾。誰需要他們,他們就來,給生病的人帶上一碗雞湯。既然如此,為什麼有人想治療龍芽草型人呢?(註2)

由於此型的當事人無法對自己誠實,無法直視自己生命中的陰暗面,用幸福歡樂來掩飾自己的否認,因此造就他們的負面情緒狀態。不幸的是,正因為他們用否認作為權宜之計,而並非真實地面對生命、跨越生命中的問題,如此繼續否認下去,終究只是製造更多的問題而已。在過度敏感組裡的四種類型之中,龍芽草型跟其他型不一樣的地方在於——他們對其他人的煩惱沒有感覺,也許這就是為何傾聽他人對龍芽草型人來說,這麼輕鬆不費力;他也不在意他人的評論,他自有一套生活哲學,他也不是那麼在乎。

[2] 我知道這些特質聽起來都很棒,但是就讓我在此提醒——這相當重要——龍芽草型人對別人無論多麼慷慨給予,都並非來自他真的憐憫、同情別人的處境,也非真心想幫助或支持他人,那些看起來非常想支持、取悅對方的行為是假的。事實上,龍芽草型人的這些行為,出自於否認自己的內在傷痛,極度想避免生活中出現衝突和緊張。

然而龍芽草型人倒是對他周遭的憤怒、緊張，以及任何情緒動盪的狀況極度敏感，主要來自於，他感受到自己內在的情緒震盪，而他費了好大的勁想要忽視這種震盪。這份持續的壓力和精神消耗，使龍芽草型人容易跟酒癮和毒品搭上線。

龍芽草型人幾乎難以避免不知不覺朝毒品而去，尤其酗酒也是這類人最大的弱點。如果此型人真正如同他們所佯裝的一樣快樂，哪裡需要藥物或酒精的化學作用來幫助他們維持表象呢？然而他們那近乎狂躁的想撐住、假裝自己幸福快樂，卻帶來一種持續性的內在壓力。這種內在深處非常不快樂，同時對任何形式的緊張或壓力都過度敏感的人，當他們每分每秒扮演人生時，他們已經在給自己製造與日俱增的緊張情境了。一旦龍芽草狀態的情緒根深蒂固，隨著時間的累積，當事人會處在一種虛幻的存在狀態，與他實際的情感生命及表現大相徑庭。

找出你的朋友或家人是否處在龍芽草式的情緒型態，最好方法之一就是先問問自己，到底瞭解他多少；甚至那些認為自己跟他非常要好的人，常在反思過後才明白，其實自己對他瞭解很少。若好好想一想，這些人就會恍然大悟，即使跟這人當了那麼多年的朋友，他依然像某種加密的密碼，在記憶裡，他的樣貌逐漸變得模糊不清，這個人實際需要什麼、有什麼願望、有什麼樣的動機？他看起來仍舊是一團迷霧。跟這種人結交的友誼是建立在虛假上的關係，龍芽草型人很會轉開別人對他的注意力，保護他隱藏起來的情感自我，就因為這樣，結果到最後通常都是他知道朋友一籮筐的事，關於他自己卻一點也沒透露（註3）。

不是說龍芽草型人不愛說話，他們愛說話，事實上，他們是話最多的一群。他們通常能言善道，機智又風趣。當他們喝太多酒，便醉開懷了，盡說那些上次酒醉後重複說過的趣事來娛樂賓客，上次是這樣，再上上次也是這樣（註4）。

龍芽草型人的問題核心就在於不誠實。由於他的動機出自於一種強烈想要避開衝突的需求——內在的或外在的，於是他設下日益增強的虛偽機制已經使他變成另一個跟自己完全不一樣的人。

找出你的朋友或家人是否處在龍芽草式的情緒型態，最好方法之一就是先問問自己，到底瞭解他多少；甚至那些認為自己跟他非常要好的人，常在反思過後才明白，其實自己對他瞭解很少。

---

3. 這是瞭解龍芽草型人很重要的關鍵：雖然他表現出和善友好的樣子，但實際上不帶真情感。他把他的痛深藏在內心，表面似乎很親切，同時心裡卻是完全疏離。

4. 這點帶出龍芽草型與壓抑有關。具某種羞恥感或痛處想隱藏的龍芽草型人，通常是很壓抑的一群。就像酒精會讓他們鬆口，也會讓他們再也壓抑不住。喝醉酒的龍芽草型人變得腦筋不清楚、跳舞跳到舞池外、踢到女生鞋子、動手脫別人衣服；通常他們對性的壓抑也會在此時釋放出來，或是行為失態、失去正常理智、不遵守規範以及酒駕。以上兩種情形及其他類似的狀況都會導致慘痛的後果。以上所言，屢見不鮮。喝醉的龍芽草型人看似是株快樂的龍芽草，然而情況並非如此。由於此型人有藉酒釋放壓抑的傾向，以及他們總是表面快樂，內在深處有著相當的憤怒與敵意，因此酒精也會使他們變成一頭脫韁後具有攻擊性的怪獸。

若是由我來選擇此種「情緒」的分類，我會把它歸在絕望類型裡。在我看來，龍芽草型其本質是一種絕望的情緒，通常臨床表現出憂鬱的狀態。這些人是如此不願面對自己人生的真相和所作所為，而如此費心粉飾自己虛浮的言行，以至於把本質自我弄得混淆和迷失了。他們這麼做或許很成功避開外界以及內在憤怒的衝突；然而，這樣只不過是賠上巨大的代價而已。通常等到跌到谷底，這些人才會終於鼓起勇氣面對自己生命的實相，不再虛情假意、不再嗜酒，開始過著坦誠的人生。

在我的經驗中，有幾種用來治療如體質般的人格模式，多過於處理突發情緒的花精，龍芽草正是其中一種；而且它是以單方使用即能發揮得極好的花精。當它在協助受困於負面情緒的個案，一步步通過生命課題時，能帶來非常卓越的轉變，通常這過程還有其他輔助療法和專業諮商的共同幫助。

時常與龍芽草搭配成複方的花精有：山毛櫸、落葉松、矢車菊。在各個案例中，龍芽草型那佯裝的逍遙愉快假面，皆使過度敏感的負面情緒狀態雪上加霜。話說回來，龍芽草同樣存在運用在突發狀況的需求。在我們感到窘迫尷尬的時候，比如當我們被公開羞辱、恨不得馬上消失的情況時，就是一個很棒的使用時機。龍芽草能協助我們恢復情緒平衡，協助我們依情境本身的實際狀況適度反應情緒。

龍芽草花精在我們情緒上變得過度敏感的時候能夠有所幫助，因此當有感覺自己並非呈現真實自我時，你一定要想到龍芽草；當拜訪父母時，覺得自己在他們面前彷彿還是個孩子而非成人，這支花精亦十分有幫助。

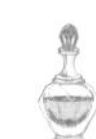

龍芽草的複方花精

龍芽草 × 鳳仙花	龍芽草有個有趣的「醫學」應用方法，跟鳳仙花一起服用。對身體有疼痛的人很有幫助，能減緩當事人的不適，使疼痛痊癒得更快一些。
龍芽草 × 山毛櫸	那些需要山毛櫸加龍芽草的個案，他們的假面包含一張笑臉和好工作，加上否認自己真實的問題，以及他內心具有嚴苛的價值評判，戴著一張兩層厚的面具站在世人面前：當事人看起來超乎自然的和平，而且完全致力於把外界營造為一片祥和的局面，藉著他政治性或宗教上的手段，讓一切都非常公平
龍芽草 × 落葉松	若個案的問題是龍芽草合併落葉松，那麼就會呈現出外表覆蓋著一張龍芽草型的笑臉，背後卻是深洞般的不安全感，然後龍芽草型僅有的一點獨立性就會被落葉松型的缺乏自我價值感而消耗掉。
龍芽草 × 矢車菊	需要龍芽草與矢車菊花精複方的個案，其特徵則是臉上笑容很僵硬，因此這種當事人的快樂幾乎是病態的。

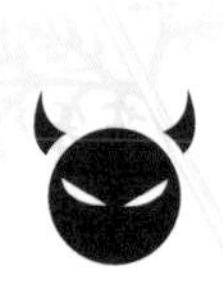

龍芽草型的負面特質

關於龍芽草型的負面情緒狀態，真正的問題以及最有害的事實就在於，一切都是建立在謊言之上，用虛偽的幸福臉孔來面對外界，假裝關心朋友，若此模式持續下去，他們的真實人生就會愈來愈建立在同樣的謊言和自我否認之上。有些龍芽草型人技巧還更高明一些，讓人真看不出來。但是無論如何，在所有的案例中，每一個龍芽草型人呈現的人格特質，以及與他人之間的關係，全都建立在謊言上、通通都是假的。

這一點總是導致災難性的結果。

如上所述，龍芽草型人一定會用一籮筐的方式成功虛偽作假，排名第一的通常就是喝酒，而不用藉酒裝樣子的人，則藉著吃東西來當作對應機制，也很常見。龍芽草型是狂吃狂喝的一型，通常在電視、電影中，身材苗條又吸睛的主角身邊會有位「胖好友」，這個角色就是我們對龍芽草型人格常見的刻板形象。

為了自欺欺人，他們必須把自己的痛苦埋藏起來，盡可能不去面對和處理令自己感到害怕的情緒傷口，但這樣會使他的本性受到嚴格的控制，使得自然情緒和行為舉止的壓抑有增無減。結果，這些如同緊身衣般的壓抑，很容易戲劇化的當場失控，尤其是他們過度放縱而大吃大喝的時候。

一個簡單的事實就是，龍芽草型人渴望就此成為自己所假裝的人，可是內心又深深知道，他向世人展現出的樣貌並非真實，這份自知之明使他煎熬不已。龍芽草型人拒絕醒悟的是，他首先得面對自我，跨越自己的問題，才能如實成為自己想成為的人，才能從自己的壓力解脫出來，免於內心的憂懼不安，免於擔憂於自己一直假裝熱忱溫暖；現在沒什麼好擔心的了，可以大大方方、盡其在我做一個真誠、慈悲的人，讓自己成為一位這樣真實的人。

龍芽草型的正面特質

對於已經從負面轉到正面情緒狀態的龍芽草型人，他們有很多值得讚賞的地方。他們能夠像其他人一樣，成為有社交能力又真實坦白的人。他們自然成為一位樂觀、帶來和平的人，他們能扮演如外交官和律師般最佳調解人的角色，使失和的地方恢復和平。一旦龍芽草型人達到他們的正面潛能，他們能夠瞭解、誠實直視自己的問題，但依然保有充滿希望的性情和快樂的面貌。

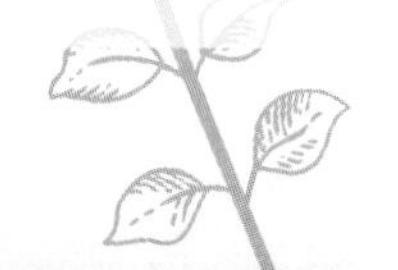

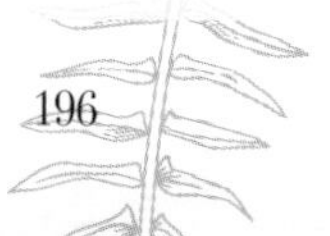
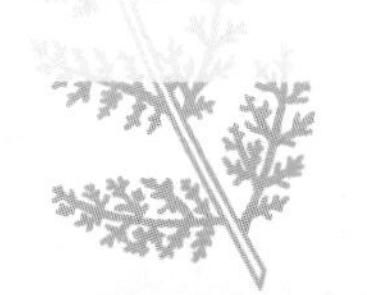
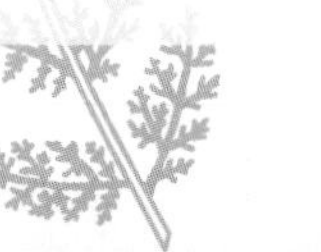

龍芽草型孩童

龍芽草型的負面情緒狀態很可能從童年時期就開始發展，尤其當大人的管教方針是無論如何孩子都只能閉緊嘴巴。孩子被期待永遠不能發牢騷，永遠要有禮貌，而這一型的孩子也經常被教誨「只聽、只看，不用說話」（而且還要保持乾淨、整潔的儀容）。

龍芽草型的孩童是那種永遠心情都很好的孩子，總是一臉笑容和快樂。通常他們很會表現好心情，使得家長和老師都看不出他們內在的混亂。因此，孩子「沒有」憤怒、恐懼、悲傷和其他負面情緒的表現，常常是選用這個花精的基準；而非以他「有」什麼情緒為基準。對於覺得自己必須一直隱藏負面情緒的孩子，龍芽草花精將能夠安撫他，讓他較能變成：快樂是因為真的很快樂，而不是覺得自己必須裝出快樂的樣子。

龍芽草型動物

我還沒發現龍芽草應用在動物身上的案例。如果有的話，我假設這可能是一個從險境中獲救的動物，或是受虐過的動物，因此使牠快樂起來格外困難。不過在治療動物方面，龍芽草並不是我認為動物會規律用到或必備的花精。

龍芽草型成人

龍芽草型成人的表現與龍芽草型孩童如出一轍，他們看起來幸福快樂、充滿熱忱、一片祥和。但他們的愉悅卻是對現實的否認，對真相的壓抑（註5），而非達到健康生活的方式。

生命中的任何時刻，都有可能演變出龍芽草型的情緒狀態，因此亦不足為奇。然而，在我的經驗中，我發現它常好發在某一性別。

先前我就注意到，成年男性比成年女性更需要龍芽草，也許因為在我們的文化傳統中，男性多被教養成不要表露他們的真實感受。女性受傷時想哭就哭、想氣就氣；而男性則試著對外展現一副堅強的面孔，裝作若無其事。一個男人若是認同外表要堅強、要討人喜歡，並決心裝也要裝出來，以此獲得好處（言下之意是，他面對情傷也會看起來毫髮無傷，面對一切都能一笑置之），像這樣的男人就很可能掉入龍芽草型的負面情緒狀態，然後他們就會開始看到那隻隱形的巨兔了。

5.順勢醫學對於壓抑的概念，對我們在瞭解龍芽草式情緒很重要。在順勢醫學中，我們藉由藥物的作用來教導學生一個觀念，即藥物要麼壓抑，要麼表達出患者的症狀。對抗式醫學，也就是我們認為的西醫，是藉由短暫壓抑患者的疼痛來治療病人；然而真正產生作用的，事實上是當事人自己的免疫系統承擔起沉重的工作，帶來真正的療癒。相對地，順勢醫學致力於幫助患者「表達出」自己的症狀，真正擺脫症狀，因此，一旦症狀消失，病人也就永久治癒了。順勢醫學的醫生相信，任何形式的壓抑對生命體的各個層面而言都是件糟糕的事，長期這樣做，只會削弱免疫系統和整個生命。（順勢醫生反對壓抑式治療法的另一個原因是，這樣的治療方式並沒有治好什麼，因為任何以此法治療過的頭痛、關節痛或其他病痛，都會復發。）所以當我指出笑容可掬的龍芽草型人，他是戴上面具、壓抑自己的真實情緒時，我要說的意思是，他也是在削弱自己的情緒健康，嚴重傷害自己。

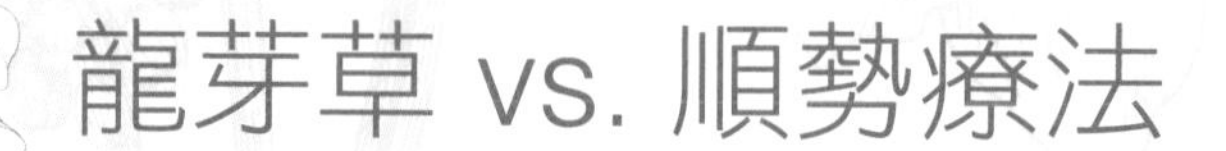

龍芽草 vs. 順勢療法

在諸多順勢藥物之間，並沒有絕對的比照方式，不過龍芽草和順勢藥物白頭翁（Pulsatilla）最有共通性，它們兩個對應的症狀都是自我感覺薄弱，以及費盡心力以避免生氣和緊張。白頭翁型人同樣常常否認自己的痛苦，包括身體上和精神上的，無論內心多麼的哀傷，他永遠是笑臉迎人。

山金車型

另一個可以和龍芽草比照的是山金車，共同特色是兩者代表的情緒皆為厭惡真實自我，也都有受傷的感覺。對於這樣的情況，山金車型人跟龍芽草型人一樣，會堅稱自己沒事，然後如同行屍走肉般重新展開生活（如果他還撐得下去的話）。

★結論

行文至此，我都還沒有講到關於龍芽草型人的偽裝策略是否真的奏效，我也尚未講到他是有意或無意（通常是無意）努力矇騙身邊的人，在不快樂的心境裡，仍讓人相信他是再快樂不過的人。

答案取決於周遭人對他的觀察有多仔細。第一眼看去，他的面具很逼真，龍芽草型人看起來是完美的溫和敦厚之人，幽默風趣、溫暖的關懷、雙臂敞開；然而再看他第二眼，事情變得另有蹊蹺。

即使說不上來哪裡不對勁（不同於單純認為「他很假！」），但還是可以感覺他某些行為舉止怪怪的。人們通常可以從他眼裡看到傷痛或悲傷，即使他笑臉迎人。

㉑矢車菊

Centaury

幫助意志薄弱的人

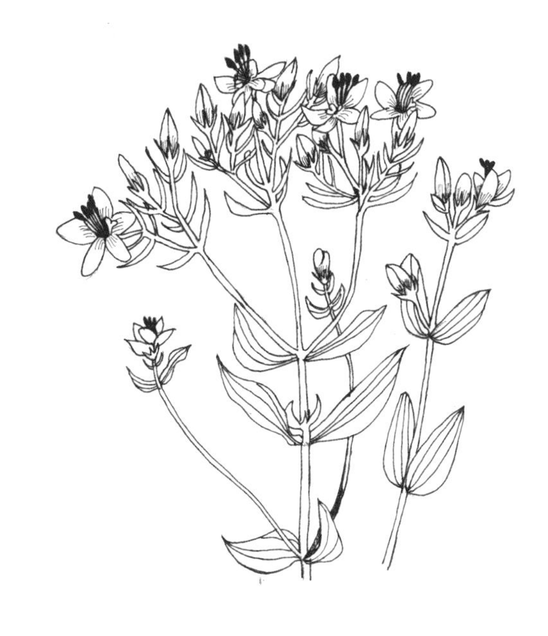

巴赫醫生眼中的矢車菊型人：

巴赫醫生寫道：「他們是一群善良、溫順、安靜的人，卻過度殷切於服務他人。在他們承擔時，他們透支自己的精力。他們的那種欲望壓倒性使自己做得不像個樂意的幫手，反而像是個奴才。好人的天性使他們做了超乎自己份內工作的量，當他們這樣做的時候，可能會忽略自己獨特的人生使命。」

☑ 情緒花精 （短期速效花精） 短暫服用 用於突發狀況／短期的情緒	☑ 人格花精 （長期調整體質花精） 長期服用 用於根深蒂固的情緒模式	☑ 12名療癒者 （巴赫醫師最早發現的花精之一）	□急救花精成分之一	□基礎花精

矢車菊小檔案：

矢車菊（學名：*Centaurium Umbellatum*）為一年生草本植物，常被看成是野草，長約1呎高，亭亭玉立，纖細高長。性喜生長於貧瘠的土壤、馬路邊、塵土小徑和荒廢空地，亦經得起含鹽分的土壤，因而在美國大西洋海岸線一帶常常能發現其芳蹤。

矢車菊原生於北歐，並遍及於大不列顛一帶，整個夏季都是它的花期，人們可以見到一朵朵粉紅色小花簇開在植株的最頂端。

建議使用矢車菊的狀況：

受虐、老化、關節炎、慢性疲勞症候群、低血糖、淋巴疾病、母親問題、近視、流鼻血、完美主義、類風溼性關節炎、坐骨神經痛、牙痛及慢性顳顎關節痛。

矢車菊的心理側寫

使用幾劑矢車菊便獲改善的人，也將會學得一個新的日常用字，這個字就是：「不。」

吩咐矢車菊型人去做某某事，他們就會去做，不管有沒有時間、有沒有精力，不管自己是不是想做。他們照著去做，僅僅因為被人吩咐去做。

矢車菊型和胡桃型有個共同點，他們大多跟隨在別人後面，對自己的人生大業不大關切。

野燕麥型 話說野燕麥型人，對自己的人生大計毫無主見，連試著尋找看看也猶豫不定。

胡桃型 矢車菊型和胡桃型的表現則是他們對人生大計已有所察覺，卻寧可置之一旁，很容易就漸行漸遠。不過，胡桃型人會覺得自己好像站在人生的十字路口，總是瞬息萬變，而這些變化感覺起來充滿威脅、好嚇人，他們的問題跟矢車菊型不同，不要混淆囉。

矢車菊型 矢車菊型的情緒是外向的，甚至天性是好心慷慨之人（這一點似乎和總是把場面弄很歡樂的龍芽草型人很像），不過矢車菊型人離此賢良行誼還是太遠，他們的情況並非服務他人那麼純粹，他們對其他人的行為態度簡直變得有如奴僕，把自己的需求和想望往肚裡吞，把自己的要務擱置一旁，以便其他人盡得所需、達到目標。

在矢車菊型的負面情緒狀態裡，有著失去自我的成分，失去我們所謂的「正當性」、甚至是「創造性」的利己。當我們在宗教信仰裡喚彼此為「弟兄姊妹」，當我們被文化要求在社會上做個負責任、慈悲為懷的人，我們並非被要求為了他人而活、放棄自己的人生視野，真有這種要求，也不應該。

人格分析

矢車菊型的問題核心在於，縱然他們似乎給得太過大方，甚至不恰當地付出，他們做得也並不開心快樂。（以我所見，真正的自我犧牲顯現出來的不會是負面情緒。）他們如此付出是因為他們缺乏說「不」的勇氣。

顯而易見，這就是為何矢車菊型的狀態對個人和周圍人是消極且有害的。他們在付出裡找不到快樂，特別是當一頭跳進去「做好事」的初心，演變成長時間的自我犧牲，白天忙得像做牛做馬，晚上又為之煩惱不已。

一如龍芽草型的假造無限歡樂，對他人表現出近乎做作的興致或關心的狀態；矢車菊型的狀態同樣不真實。這樣的人好比戴著一個樂意十足的面具，他讓我們相信他，那些我們自己都不想做的事，對他而言卻是沒有比這更好的，他說除了服務我們他沒有別的人生志向，然後表現出恐怖得令人起雞皮疙瘩的愉快風度，藏不住他有多開心。

說真的，沒有人能有跟他一樣程度的開

> 矢車菊型的問題核心在於，縱然他們似乎給得太過大方，甚至不恰當的付出，他們也並不開心快樂。他們如此付出是因為他們缺乏說「不」的勇氣。

心，沒有人能跟他一樣眼神幾近痴傻空洞。「自得其樂」也許是形容情緒模式如體質般長期存在的矢車菊型人之最佳字眼。他可能會在四周貼上一些偶像照片或標誌，幫助提醒自己要保持笑容；他可能喜歡有笑臉的馬克杯、微笑貼紙、閃閃發亮的東西，還會在寫每個字母i的時候，把字母i頂端的小點畫成小愛心形。

但是跟龍芽草型一樣，矢車菊型人表現出來的喜悅常常與真實感受相反，他把內在的判斷當耳邊風，而繼續自欺欺人。他把內心判斷的聲音消音了，但那是我們與種種自我情緒保持平衡的重要工具。他不聽內心意見的聲音，也就失去自己可以負荷多少的判斷。因此，很可悲地，許多矢車菊型人礙於人際關係上的情面，做超出能力範圍的事。他們奴僕般委屈的奉獻做事，而達到的成就往往遠不及於發展自己的願景和天賦。

當情緒模式如體質般長期存在的矢車菊型人與不適合的對象結婚時，還卑躬屈膝伺候對方，朋友和家人看了老是想不通。矢車菊型人多半會支撐家計財務，會按時把家裡打掃乾淨，按時端上晚餐；同樣在工作崗位上也是投入全部的自己，對著做牛做馬只換來一丁點滿意或獎賞的霸道上司盡心盡力。

可能是某種天生被虐狂使然，矢車菊型人拒絕幾乎所有帶給他快樂的事物。對矢車菊型合併虐待狂特徵的馬鞭草型或葡萄藤型的個案，應多加注意，因為兩型合併，會使人糾結在一場毀滅之舞裡。

大體而言，矢車菊型者寧可把個人對自己的責任交給別人。因此，相對於其他較具主導型人格，矢車菊型人特別弱。當時機到了，應該好好發展自己的人生大業，他們卻把全部的關注放在別人的人生大業上，把別人的志業或替人達到目標的過程，當成是自己的「偽志業」。矢車菊型人會把自己的整顆心和整條命都交出去：交給另一個人、交給政治活動或交給宗教運動，全都熱忱十足與滿心歡喜奉上。

今日，我們的社會基本上希望人們都有某些程度的矢車菊狀態。人們把自我治理權交到當地政府手上，讓它掌管一切運作。假如我們全部的人都能夠用正面和成熟的方式來達成諸多共同目標，就沒有政府存在的必要了。

但真正的矢車菊型者會讓事情過了頭，那樣一來，原本一件有美德的好事反而變成有害的意氣用事了。把自己的生命能量交給別人或交給某種主張、運動，這種人對崇拜或膜拜心態特別招架不住。他會尋找讓他成道的大師，以便指示他該如何生活和思維；而不是靠自己探索生命的本質，寫下自己的心得。

某些事終會讓矢車菊型所有的努力和活潑作風消耗怠盡。在他內心深處，他知道原本假設如何過好自己的生活範本是錯的。即使他已對利己感到無感；即使曾誤以為失去自我、讓自己吃虧是通往幸福的捷徑，但仍有一些事情告訴他，他可以做得更好、做得更多。他還是可以找到對自己忠誠的方法。

這種在無我和利我行為之間的掙扎，以及不得不去平衡這兩者時，對矢車菊型人來說，掙扎產生的變動會引起一定的不適感。儘管他高興，所承受的壓力可是很大的。事實上，許多巴赫花精師都覺得，矢車菊型跟白楊型一樣，是所有情緒類型中最敏感的代表。當白楊型人來到臨界點，他非常容易焦慮，特別對溫度、光線、天氣型態以及其他，例如身體狀況的改變；而矢車菊型在所有巴赫情緒類型中，為情緒最外向又容易有移情作用的一型。矢車菊型人不可思議的敏感，特別是對他人的受苦受難——尤其他們最容易對無家可歸和生病的人動情，以及對兒童和動物。在以幫助兒童和動物為主的機構或組織服務的員工，大多有著矢車菊型狀態，正面或負面狀態的人都有，差別在於，他是否進化到除了能帶著正面心情把工作做得很好之外，也能給自己時間和精力；而比較負面型人則是把生命通通交付在工作上。

當事人陷入負面矢車菊情緒狀態時，他會失去平衡自我人生的能力，他整個人生都在為其他人而忙，相當於把對自己人生大業的責任交給別人。因此，人生不論成功或失敗他都不必負責、不用面對人生困難的決策，別人決定結果是怎麼樣就怎麼過。

我無法解釋更多了，儘管他的動機似乎是正面的，甚至是單純的，然而失去平衡的情況卻是事實。他急於行好事，卻離自己的人生遠遠的。如果他都沒有真的去活過，他或我們之中任何一個人要怎麼說他的人生已有所成就呢？他只不過是用其他人的視野過活，讓自我埋沒以躲過世界的誘惑和擔負。

過度埋沒自己，隱藏不讓人見到他不為人知的今生使命、想望和需要，假裝堅持自己真的沒有個人需求或願望。矢車菊型人創造一個複雜化的謬誤形成了他的人生，那麼，得到自己從未真正過得快樂的結果，也不令人意外吧？

一定有某種程度的自我退縮駕馭著矢車菊型人。他會偶爾回想什麼事是之前沒做而後來已經做好。但通常矢車菊型人是不想去追究，他會置之不理、推得遠遠，一如當龍芽草型人要面對自己真實的人生時。因突發、臨時狀況方面，可以考慮調配；在突發、臨時狀況方面，當我們感覺缺乏說「不」的力量時，矢車菊很有幫助。當對方是比我們更強勢支配型人，對我們的要求太過分時，矢車菊有助於讓我們穩住自己的立場；以及當你臉上只是堆滿笑容卻毫無感覺；或是當你佯裝笑容來掩飾其實不想待著的情況，都可參考使用這個花精。

矢車菊真是一個我們都會不時需要它的普遍妙方。當我們把自己的聲音和骨氣忘在什麼地方時，它幫助我們找回來；以及當我們被迫讓步時，矢車菊幫助我們正正當當做真實的自己。

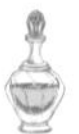

矢車菊的複方花精

矢車菊 × 野玫瑰	由於自我退縮所帶來的沉重感，在調配花精時，可考慮在矢車菊中加入野玫瑰，幫助當事人達到情緒上的平衡。
矢車菊 × 栗樹芽苞	帶有這種奴性習慣的當事人，若他本身願意但還是改不過來的話，可以在矢車菊中加入栗樹芽苞，它是與矢車菊融合得特別好的另一種花精。這個複方能幫助當事人打破舊的思想模式及行為模式，邁向新的人生。
矢車菊 × 松樹	與矢車菊融合得最好的，我認為是松樹。許多案例顯示，矢車菊型人的意志薄弱、習於為奴的模式底下是一層深深的自責感，或是跟自責感糾纏在一起的狀況。孩子的羞愧感和罪惡感，通常會使他性格較軟弱，這一點在矢車菊型中十分常見。

矢車菊型的負面特質

當矢車菊型人的狀況極糟時，會變成一名專業受害者，他從不替自己的行為負責。作為一個人，卻太被動、太不上進，經常處於一貫犧牲還有不斷耗竭的狀態（註6）。

矢車菊型的正面特質

當矢車菊型人處於正面狀態，即使喜歡回答「是」，參與鼓勵和支持的行動，在必要時，他們也能開口說「不」。他們是一群願意與團隊共事，讓我們的社會運作良好的人。拜他們合作之賜，一切得以發光發熱。

更進一步地說，對其他人而言，具利他精神的矢車菊型者是亮眼的典範。如果我們將眼界從只見個人需要和欲望，提升到以造福天下為抱負的話，矢車菊型便成為我們人生處事的楷模，並且展現在這世界上能夠達成的目標。

矢車菊型孩童

那些成為校園霸凌目標的孩子，多半是被動的孩子。被別人欺負時，他們根本無法招架，只盼有人快來幫忙。這類孩子的想像力發達，而且對靈界很敏感。他們是一群乖巧的孩子，能夠安安靜靜玩自己的玩具幾個鐘頭，叫他們去做什麼他們就去做。不過要注意，矢車菊型的孩子很容易成為任何他覺得對方比自己大的人的目標。例如，他可能容易成為猥褻兒童之徒的目標，叫他上車他就上車了。

矢車菊型孩童的家長們需要後天培育孩子的力量，不論在校園還是在家裡，幫助孩子發現自己的天賦和表達之聲，堅強以對。而未能幫助孩子相信自己和信任自我意志的家長，尤其是那些用打罵、內疚感為手段來調教孩子的大人，可是在冒著製造危險動力的風險，將導致矢車菊型孩子常年處於削弱的狀態。

矢車菊型動物

矢車菊能幫助發育不良、最孱弱的那隻初生幼犬，或任何不敢為自己發聲、維護權利的動物，以及性格較順從的動物。

它對精疲力盡或忍受長期不適而難於恢復元氣的動物也有幫助，尤其是加入橄欖的複方。

6.這種耗竭的感受是矢車菊型人長期的問題之一。矢車菊型人似乎無可避免陷入慢性病症，最常見的就是慢性關節痛。對於一些讓自己精疲力竭到生病的矢車菊案例，可以用橡樹或橄欖來調理，幫助他們重新找回體力和內在自癒的能力。

矢車菊型成人

矢車菊型成人和矢車菊型孩童差別不大，他們一樣比較害羞、被動（或是用以退為進的方式出擊）。他們一樣缺乏説「不」的能力，一樣保有從小就對靈界敏感的天性。這些十分敏感的人，缺乏一個夠強的核心本位。

矢車菊型成人活在一種混沌的狀態裡，他不明白那些選擇以服務他人為角色的人必須具有強而有力的本位感，不能一直以替別人幫忙當作藉口而不去發展本位自我。當一個人持續被這種「矢車菊狀態」淹沒，情況就會變成有如一個人把愈來愈多的精力用在伺候他的師父，用在照顧自己生活上的精力變得愈來愈少。

這種混沌經常反映在矢車菊型人的住家。家可以是個讓人一眼望去，整整齊齊、乾乾淨淨的地方，但它也可能是一片混亂。矢車菊型人的混沌反映在他的健忘、一臉傻笑，常找不到東西、賬單、支票簿，也拙於持家。

雖然我們多數人到中年便走出矢車菊狀態，但矢車菊型並不與特定年齡有關。世上總會有年紀到了卻行為舉止不甚成熟，或是年紀輕輕卻一直假裝超齡的人。

倒是矢車菊與性別有著相當程度的關聯。它和龍芽草一樣，處理的皆是在世界上真實活著的基本課題。由於我們的文明對男性和女性的行為舉止，加諸如此嚴重狹隘的期望，我相信落入矢車菊型態的女性比男性多；而患有龍芽草型態，佯裝歡樂卻實際無感的男性比女性多。

這並不是説男性和女性對這兩種花精的實際需求不同；也不是説世上找不到長期矢車菊型的男人，或世上沒有需要龍芽草花精的女人，我只是分享我注意到的模式而已。

矢車菊 vs. 順勢療法

矽型

和矢車菊相似的順勢藥物是矽，取材自純燧石。一如矢車菊型人過於把自己的生命能量交諸其他人。矽型人亦同，缺少骨氣、膽識，缺少讓他們有力量、有個性活出自我生命的格局。

★結論

我發現有些矢車菊型人帶有憤怒，他們傾向投射出一種幾乎病態的歡樂性情，但某種程度上，他們沒有覺察到自己的困境。

許多快樂又性情被動的矢車菊型者面具底下，藏著強烈以退為進的被動式攻擊行為傾向。表面看似快樂的他們找到一種方式，透過這些行為，讓自己潛在的不開心得以釋放、表達。

在這些行為舉止中，排名第一的，是幾乎一貫不變的拖拖拉拉，矢車菊型人好像活在跟其他人不一樣的時間感（註7），說話的方式也一樣。假如有一天他們能用「是」或「不是」來回答簡單的問題，可就讓人嘖嘖稱奇。他們還有一種了不起的搪塞方法。我指的是，他們為了減輕一時壓力，會跟任何上級承諾他會不計代價、盡一切努力，任何事都滿口答應；但其他人終將明白，之後再問他之前答應的事情何時會做？做到多好？完成到什麼程度？他則絕口不提。

當所有技倆通通沒用了，矢車菊型人也只好說謊，或是編出一套故事，來避免衝突或對峙的局面，藉以逃避處理任何實際情況。矢車菊型人製造藉口的功夫無人能贏，他們能編造一整套藉口網，一如他們無數的承諾，是一張美妙又使人混淆的網，每個細節都周全，但什麼都沒解釋到。

帶著這些行為型態的矢車菊型者，雖然他一貫幸福愉快又全然服從的樣子；然而還是有一些掌控力在握，某些控制他人生的人事物，他會予以保留，並伺機報復那些壓在他頭上的人。諸多這種行為舉止，跟童年時期的依賴與無能為力有關；而在成年時繼續感到依賴和無力的人，則是由於內在混亂和缺乏自我，才會繼續著這樣的行為模式。

7.矢車菊型人有各式各樣的拖延方式，他們完全無法準時把事情做完，生活過得一塌糊塗，以致於若不予以一番警惕，若一點壓力也不給他，大家就別期望他會有所成就。

22 胡桃
Walnut
幫助處於變動中的人

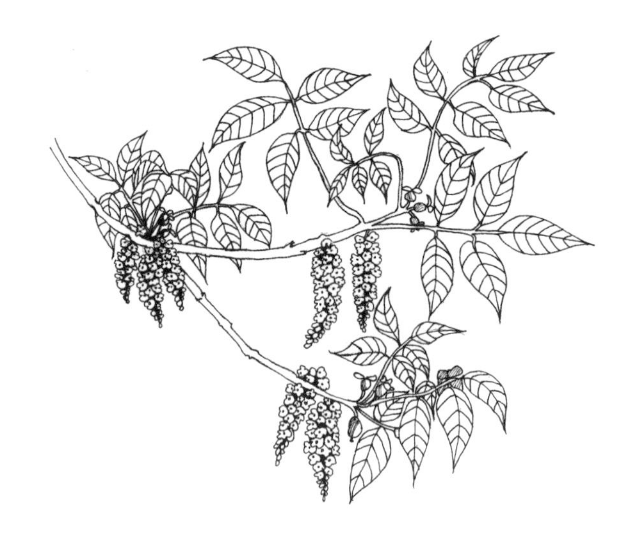

巴赫醫生眼中的胡桃型人：

「胡桃花精適用於對人生有明確理念與抱負，正全心全力實踐之時，一時受熱心人士慫恿而聽從強烈意見、以致於脫離原本理念與目標的人。胡桃將幫助我們持續不被打斷，保護我們免受外界的影響。」胡桃是為決定「人生向前跨越一大步」、「打破舊信念」、「拋下過往的限制與阻礙」以及「邁開新方向」的人準備。

☑ 情緒花精（短期速效花精）短暫服用 用於突發狀況／短期的情緒	☑ 人格花精（長期調整體質花精）長期服用 用於根深蒂固的情緒模式	□ 12 名療癒者（巴赫醫師最早發現的花精之一）	□急救花精成分之一	□基礎花精

胡桃小檔案：

胡桃樹（學名：*Juglans Regia*，又名核桃樹）在人類歷史中是為備受珍視的植物，甚至受到不尋常的膜拜。它能生長到超過 100 呎高，生長在保護區內的胡桃樹相當茂盛，尤其果園裡。胡桃樹喜歡肥沃濕潤的土壤，日照欠缺的地方則不利生長。

胡桃樹原生於南大不列顛，至今已遍及整個歐洲、亞洲及北美洲。

胡桃樹為雌雄同株，雌花與雄花開在同一棵樹上；開花期為春季四月或五月。

胡桃樹與它的花及果實一直以來被認為具有很高的醫療效用，或許是這個原因，人們長久以來將它視為非常重要的植物。

建議使用胡桃的狀況：

虐待、上癮及戒癮治療、青春期、不良習慣、出生、職涯轉換、共同依賴症、臨終與死亡、發展遲緩、消化系統疾病、飲食疾患、畢業與求職、頭痛（特別是偏頭痛）、荷爾蒙失調、關節疼痛、免疫系統失調、醫學治療（麻醉前後、長期住院期間及出院後）、更年期、中年危機、人生里程碑、搬家、肌肉痠痛、懷孕、皮膚問題、牙齒發育、轉變期、失業。

胡桃的心理側寫

巴赫醫生說，所有的花精都會被所有的人需要，只是程度多寡、時間點不同而已，對此我認同無疑。然而我不得不注意到，有些花精比其他花精更具有萬用的性質，有些花精被需求的頻率比其他花精更頻繁；而有些花精的需求人口比其他花精多。那麼胡桃呢？它是最常被需要以及最多人需要的花精。

對於人生中所有變動不定的情形，可以考慮使用胡桃。舉凡生理上的蛻變，從出生、長牙、學步、學說話，自嬰兒期乃至青少年期間各成長階段，都可以參考運用它。心情上的過渡階段也可採用胡桃，例如青少年的叛逆期、學校上學的第一天和最後一天、住所的喬遷或是家庭變化，比如新生兒的誕生，或是離婚、臨終等等。

同樣地，生命的里程碑及各個階段的進場與離場時，都可以使用胡桃。胡挑花精對於青春期、更年期，出生或死亡的時刻都是極佳的處方。

由於巴赫花精中的胡桃所針對的是過度敏感的情緒，它和那些在生命中因陷入自我懷疑，導致應變與改變能力瓦解的時刻有關——我們可能會執著於熟悉的事物，只因為那是熟悉的，只想留在自己的安全領域。

胡桃能適當幫助人生中的任何過渡階段，從換工作到新家入厝。喬遷期間，確定讓全家人都使用胡桃花精，對象包括你的寵物及盆栽，如此可為大家帶來一段較為輕鬆的過渡期。事實上，多年來我發現使胡桃幾乎能發揮到最佳狀態，是施用於團體而非個人（其他的巴赫花精大多用於個人）；而且胡桃在原子排列上無定形的特性，所以調製複方花精時，它和其他花精配方的搭配比大多數花精更好。栗樹芽苞和伯利恆之星是另外兩種我發現總是很「合群」的花精。

人格分析

請記住，需要胡桃的人並非是喪失能力的人，亦非不確定自我、人生目標或生活願景的人。胡桃型狀態的特徵是：無法好好設定自己的目標與堅定自己的感覺，卻對周遭的人事物太過敏感——朋友和家人喋喋不休的遊說、他人所給的諸多評論意見，以及似乎當他欲有所成就（特別是一些很重要或創新發明的事情之時），半路突然出現的障礙。胡桃能幫助從眾說紛紜中，聽見內在的聲音；在陷入情緒危機之際，即時帶來力量；當一個人不知道該走哪條路，胡桃幫助他找到明確的方向。

當然，其他還有幾種巴赫花精型似乎與胡桃型顯現的課題相互呼應。有些同樣是在「過度敏感」類型：

> 對於人生中所有變動不定的情形，可以考慮使用胡桃。同樣地，生命的里程碑及各個階段的進場與離場時，都可以使用胡桃。胡挑花精對於青春期、更年期，出生或死亡的時刻都是極佳的處方。

> 無論當事人的情緒或狀況對應的是哪一種花精，胡桃、栗樹芽苞和伯利恆之星這三種花精融合其他花精使用，似乎都能夠表現和諧與平衡。

線球草型 **矢車菊型** 這兩型人反應出的軟弱與不安和胡桃型十分一致。

榆樹型 其他類型中，有些反映出和胡桃型一樣的失去自我方向：榆樹型，因工作所導致的心情沮喪及不堪負荷，這點看起來跟胡桃型很像。

橡樹型 橡樹型亦同，過度責任感的驅使導致崩潰當機。

紫金蓮型 以及不可不提的紫金蓮型，缺乏說「不」的能力，與胡桃型相似。

然而，假如你仔細回想這幾種花精型的特點，或重新再讀一遍，就會發現每一型相關的分別為十分特定的情緒狀態或生命經驗。每一型都呈現出某種行為反應模式，久而久之，這些模式變成生活習慣。每個案例都會發生這樣的狀況，某些事使當事人產生某種行為模式，剛開始它是很成功的生存技巧，讓當事人感覺比較好、或是讓他較能在逆境中適應；但隨著時間，這些模式持續固著在當事人的行為裡，甚至到後來變成成功的絆腳石。也就是說，儘管懷疑、絕望、過度敏感的模式不再幫助當事人感覺比較舒服，儘管這些行為事實上已經成為一種有害的模式，有害於他自身或他的人際關係，當事人卻還是一成不變。

這就是某些當事人如此難以治好的原因所在，他們的行為模式就更不用說了，習性是如何逐漸形成的他們最清楚。

胡桃型就另當別論了，因為它與個人特定行為模式的關聯較少，它談的是「進場與退場」的概念，意味的是人生中的遭遇，無關乎我們喜不喜歡，例如當工作終止、關係結束、所愛的人離世等，所以胡桃並非針對當事人的思維上、言語上或行為上的任何固定模式（註8）。

在以下的時刻請想到胡桃，在生活中當我們感到軟弱之時——並非是志向、抱負方面的軟弱，也不是健康方面，而是個人性情方面。針對當下片刻，胡桃可說是很棒的突發速效花精——我的意思就是單純的當下，比如當我們的注意力一時被抓走，不是被手上的工作或目標，而是被其他房間響起的一陣歡呼。當你缺乏專注力；當你就是意志力薄弱到無法抗拒布朗尼蛋糕、外面放的煙火，或是樓下大廳嘻笑聲的誘惑，而不能好好把心放在工作上，快拿胡桃花精。

胡桃針對的情境是每當我們發現自己處在人生的十字路口時。當外界因素、其他權威者之主張或命運的本身左右，使我們往常賴以生活的原則產生改變。情境無關乎個人喜不喜歡，不論改變讓人感到舒不舒服，我們都突然被這份改變推著走。藉由胡桃花精的幫助，可增進我們對改變的反應方式、適應改變，以及讓生活重新步入軌道所需花費的時間。

順勢療法有個「病瘴」(miasms)的概念。miasm字面上即「感染」(taint）之意，由順勢療法之父山姆・赫尼曼醫生首度提起。

---

[8] 這點並非意謂其他花精——即巴赫系列的其他37種——不能應用於處理臨時的心情變化；並非意謂其他各型的情緒狀態不會來得快、去得快。但是有些花精，如上面提到的幾種，較常用於處理長期如體質般的人格特質，並意謂某一相當特定範疇的情緒與行為；胡桃則較少專治某特定方面及長期以來的人格特質。

那時赫尼曼醫生正苦思於幾個治不好的案例，他已經有很多成功的案例了，然而那些治不好的案例讓他感到棘手，終於，事情將他引領向一個重大發現，也就是「病瘴」的概念。

依赫尼曼醫生所見（請大家理解這是二百多年前的研究，時間比遺傳學家孟德爾及基因治療概念更早），「病瘴」為使人致病的因子，它們也可以說是誘發疾病的傾向。在赫尼曼醫生發現的「病瘴」（一種微生物感染）中，例如「梅毒」（Syphilis）和「髫鬚瘡」（Sycosis）是與性接觸有關的疾病，特別是西醫的對抗抑制式治療有時也會致使這類的結果。

銀屑病

再來就是「銀屑病」（Psora，俗稱牛皮癬）。赫尼曼醫生覺得銀屑病是一種病瘴的概念，徹徹底底是慢性疾病。「銀屑病」是抑制式治療產生的結果，抑制式治療可能會導致健康上的問題，從最單純的小病到對身體系統造成較深度的破壞，一代接著一代。「銀屑病」是為病瘴，特別是整個功能運作失調疾病的病瘴——在一開始的時候沒有任何症狀，任何檢驗都無法單獨驗出這些病症，這些病症就是我們所謂「必須與之共存」的病。銀屑病或者功能上的病痛都會困擾我們的正常生活，更嚴重的甚至會減損壽命，不過這些疾病本身並不會致人於死，像是皮膚病、過敏、偏頭痛、關節炎、神經痛、慢性暈眩，皆歸類於功能性失調疾病，而這些也都是銀屑病的症狀。

我先解釋銀屑病為何，這樣我才能簡單的解釋胡桃。依我看，在巴赫花精系列中，胡桃最等同於順勢療法中的銀屑病藥物（我認為在巴赫花精系列中，胡桃和栗樹芽苞是兩種最未充分發揮潛能的花精）。

一如我們大多數的人至少得過一種或一種以上的疾病，它們很可能就像銀屑病那樣難纏，而一如宿疾纏身般，大多數的人也在生命中飽受缺乏意志決心之苦。多數人可能會相當輕易變換跑道，只要對方提供飲食、金錢、性或娛樂等，就像多數人無論如何也想知道樓下大廳一陣笑聲是發生什麼事，這般易受影響。

因為這個緣故，美國卡通辛普森先生（Homer Simpson）才會變成無人不曉的人物之一。他容易辨認的地方不只有一手四指、黃皮膚、禿頭的外表特徵，還有他的情緒特徵。我們喜歡辛普森先生因為我們自己就是辛普森先生。我們都貪吃甜食、愛看電視，還心喜偶爾能夠這樣放縱自己。

我想古羅馬是第一個因掌握人民性情而獲益的國家。古羅馬政府注意到人民對自己的命運和多數領導者的無能感到些許不安，決定提供一些可安撫使民心的之物，於是發明「麵包與馬戲團」策略：人民可以領回一些免費的麵包、觀賞免費的娛樂節目，而政府發現一個天大的好消息——人口增加了。

從此以後，社會便開始提供民眾各式各樣的食物與娛樂。

無論你的弱點在哪裡，無論什麼驅使你脫離原本的跑道或使你看輕自己，胡桃都能幫助你回到平衡。

我使用胡桃的經驗使我相信，雖然我們有些人可能會停在胡桃型的情緒狀態很長一段時間，但大多數人只在突發狀況才需要它。常常是假如我們忽略或沒有好好處理這種情緒，它就會演變成前面所講的——長期處於漫無目標的模式，此即為長期胡桃型人格的主要特徵。胡桃型人格根深蒂固的人有點浮浮的，用球隊打比方，相對於其他花精隊員，胡桃人格的人像跑來跑去的守門員（註9）。

通常胡桃花精對外界因素影響而導致的情緒狀態幫助最大。例如，當事人失業的原因與他個人的努力不相干，也許是因為公司經營困難而必須縮減人力，胡桃對這類的當事人而言可能有巨大的助益，幫助他面對失業和無薪，以及陪他度過赤手為生計掙扎、重新謀職的這段時期；而當他返回工作狀態，自然就會發覺不再需要胡桃了。

胡桃大致就是這樣。需要胡桃的時間有多長，通常依事情的情境而定，而非依當事人的行為。不過胡桃在任何過渡時期，在任何動盪不定的期間，或是在任何混亂或注意力無法集中的片刻，皆能發揮極大的價值。

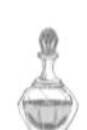

胡桃的複方花精

胡桃 × 野燕麥	胡桃能與其他所有的花精調製成複方。它和野燕麥調合得特別好，能針對漫無目的、迷失方向或一直尚未找到人生方向的個案。
胡桃 × 溝酸漿	胡桃和溝酸漿也調合得相當好，所針對的是似乎飽受驚恐的折磨，充滿恐懼而變得十分警戒又非常膽怯，導致生活過得非常侷限、驚魂不定的個案。
胡桃 × 橄欖	胡桃和橄欖合成的複方也很棒，它針對的個案是健康狀況引起的內在崩潰和精疲力竭，致使對其他人的意見無力招架，以及似乎自我意志不足者。
胡桃 × 線球草 × 紫金蓮 × 矢車菊	記得運用胡桃和以下這三種與意志力薄弱有關的重要花精來製作複方：線球草、紫金蓮、矢車菊。胡桃與它們皆能融合得很成功，針對當事人被自己的情緒模式所拖累，或情緒模式形成已久。
胡桃 × 伯利恆之星	最後是胡桃加伯利恆之星的複方，針對任何起先看來像是屬於伯利恆之星的案例，然而卻未能使他重新振作的情況；或是任何陷於不知所措、困惑迷惘的個案；或是因情緒或心靈受創，而對他人過度敏感的個案。

9.一如我前面說過，胡桃和其他每種花精幾乎都能融合得很好。只要當事人感到不能聚精會神或狀態令人聯想到胡桃型；或是正在經歷改變，生活處於動盪未定，不用遲疑，你可以大方用胡桃加榆樹、矢車菊或紫金蓮，或其他任何一種花精為當事人調製複方。

胡桃型的負面特質

處於負面胡桃型情緒狀態的人，不確定下一步要做什麼。他原本正常堅定的意見已化為一灘困惑和猶豫[註10]。當事人剛好處於對他人意見過於開放的狀態，特別是杞人憂天者的言論。胡桃即是針對這兩種狀況：發覺自己位於人生的十字路口，卻只想坐在原地，等著有什麼人或什麼事來拉他一把及指個方向；或是一路走在人生道路上，半路卻被某個亮晶晶的或別的東西抓走注意力、搞得迷惑又分心的人。

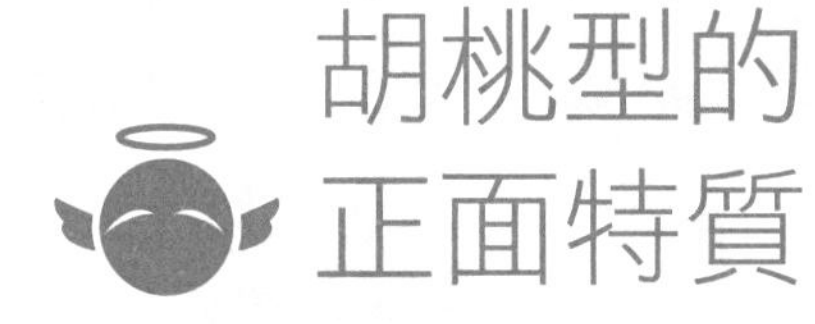

胡桃型的正面特質

在正面狀態裡，胡桃型人能勇於迎接人生中的變動並真實待己。人生變動帶來的壓力與對未來的恐懼，都無法驅使正面胡桃型人做出有違自己本性的作風。雖然他對人、世界、未來抱持開放的態度，他亦能夠選擇分辨哪些意見是他願意傾聽，而哪些會對其人生造成干擾。

胡桃型孩童

童年無疑是對胡桃花精需求高的人生階段。所有主要的成長階段皆為胡桃的適用時機，這是因為家庭變化會影響成長中孩子的內在力量。例如雙親離異、工作調動、失業等事件，皆為孩子需要胡桃的時刻，幫助他因應從父母那一輩而來的變動。

胡桃型的孩子知道什麼是自己想做的，知道什麼是老師出題的正確答案；然而卻無法表達、無法施展才華和能力。他們可能會被唆使去做自己根本不想做的事，胡桃花精可以幫助這些孩子找回自己的內在力量，做自己真正想做的事，而不受人唆使。

胡桃型動物

當新動物成員來到家中，可以運用胡桃。不只給新來的動物，其他全部的家庭成員都要用，它將有益於大家適應這個轉變的過程。

胡桃在幫助動物經歷所有生命中的重大里程碑很有用，一如它對人類。但多數寵物有個特別的轉變——結紮。手術之後，可給予牠胡桃。

胡桃可幫助我們在哀傷中面對心愛寵物的臨終過程。對所有正在穿越生命臨終過程的動物，或在牠們安樂死之前，一定要給牠們胡桃；以及在牠過世後，對所有疼愛牠的人，也應給予胡桃。

---

10. 當我們需要一記當頭棒喝時，胡桃是很棒的花精。當我們明知該做什麼事、該做什麼改變，卻不能讓自己全心邁入新局以及更好的人生時，胡桃能幫助我們集中智慧與力量；讓原本陷在情緒低潮的過渡階段，轉變為身體力行；並可針對萬事只欠東風的時刻。

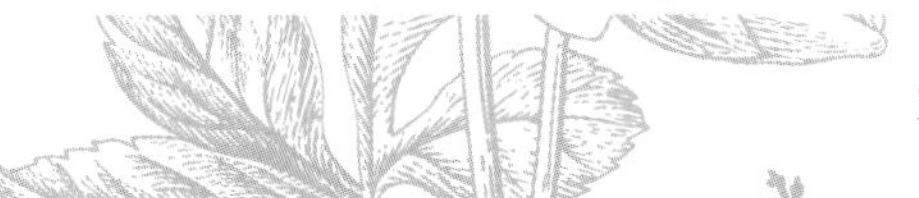

胡桃型成人

通常胡桃被派上用場的時機，就是當我們發覺自己位於重大人生交叉路口，而又不確定該往哪個方向走，此即胡桃的普遍用法。

但或許胡桃發揮更大效用的時機是因應人生中的大變動或大轉型的危機時刻——危機經常帶來強烈的外力，緊迫逼人，與我們的本意相對抗。當我們即將成為一個全新的人，卻被某些東西往回拉，這時胡桃是個好選擇，它助我們一臂之力；對於遭受虐待、準備好逃離卻沒有走的婦女，記得給她們胡桃；以及針對想戒菸而戒不掉的人。胡桃在以上這些時刻皆能發揮很好的作用，它推動著我們一路通過大門並踏上新生活。

胡桃 vs. 順勢療法

洋馬錢子型

胡桃最令我聯想到順勢藥物洋馬錢子，其用途在協助我們斷除過往的糾結，帶著新能量步入新的人生方向。洋馬錢子是出了名的解憂藥，但它針對的是無法從過往的背叛或哀慟走出來的人。這些人的生命凍結了，眼看其他人的人生都已有進展，自己卻無能為力。一劑或兩劑的洋馬錢子可以幫助他們釋放過往的悲慟，朝新生活邁進。

和洋馬錢子一樣，胡桃多半作為突發情緒的花精。真正屬胡桃型人格的個案很少，洋馬錢子型亦同。這兩種人格多半是因為處境不勝負荷，而使情緒凍結。

硫磺型

談到較屬於長期體質般的人格層面，最能與胡桃型的迷惘困惑和缺乏方向感相提並論的順勢藥物非硫磺莫屬。硫磺是赫尼曼醫生治療銀屑病最好的藥物，它也是一位美國籍順勢療法前輩肯特醫生（J.T. Kent）常常運用的藥物，肯特醫生一度如此評論：「當我要配方時，就給硫磺。」

硫磺是一個重要的順勢藥物，針對機能失調的疾病、所有類型的過敏、各種皮膚病、消化系統疾病及各種疼痛；它並針對具有週期性自我毀滅行為的當事人；以及性喜追逐新奇勝於專心職志或篤修於學的人；還有針對過度被自己的哲理思想綁架整個人生的人。

針對所有可能造成生活秩序巨大混亂者，例如某種觀點或主義，順勢藥物中的硫磺最有用，它最能與巴赫花精系列的胡桃相比。

★結論

我讀到有些巴赫花精師認為在處理許多長期人格的個案時，剛開始有兩種花精最是好用。我的意思是，當你坐在當事人對面、知道巴赫花精對他們有益，但又不確定讓他們從哪個花精開始用起，那些巴赫花精師便認為冬青和野燕麥兩者之一總是會有作用。當事人的態度較強勢，就給予冬青；當事人的態度較消極怯懦，就給野燕麥（註11）。

我完全不同意這個概念，並且認為那不是正統的巴赫花精處方原則。這就跟很多順勢療法治療師想找治療捷徑的情形一樣，如此千篇一律的方式對巴赫花精療法而言，充其量是偷懶的作為。當你提供給當事人的不是切合於他的個別化處方，而是別的，你是在剝奪當事人以盡可能單純、容易、安全康復的能力。

多年來我發現，有些花精剛開始發揮作用時比其他花精來得猛烈：一個是冬青，再來是野生酸蘋果，第三個是楊柳。由於這三種花精針對的狀態皆為較激進的行為模式，以及相當的負面情緒；我發現這樣的當事人首次使用花精時，可能還會製造某些更嚴重的侵略性——情緒上和肢體上的。通常複方花精對他們的作用是最好的，有了其他花精的成分，幫助在堵塞不通的情緒開啟一個出口，他們會比較好。

然而，胡桃永遠是溫和的。也因為它是與我們最親近的一種廣用性花精——意即它是一個在所有的時機、對所有的人都很好的花精——無論你給的對象是誰、在什麼時機給，它會發揮很好的作用、帶來很多助益，這就是契機。

所以，若是讓我來說，作為處方開頭的「最佳」花精——不論個案的情緒屬於短期或長期的人格模式——我會說是胡桃；不然就是伯利恆之星；再不然就是栗樹芽苞了。

> 世上沒有這種一律用來當作療程起頭的單方或複方花精。但如果真的有……那會是胡桃。

11.這主意無疑是根據巴赫醫生視冬青與野燕麥為他的兩種「基礎花精」而來。這兩種花精之所以被視為基礎，是因為冬青處理的是個人內心根本的不和諧，野燕麥對治的是個人與外界關係的根本不和諧。雖然這個概念很有意思，但就實際處方而言，它是否能夠作為萬症通行的可靠基礎，我抱持問號。

23 冬青

Holly

幫助帶著憤怒、仇恨、嫉妒的人

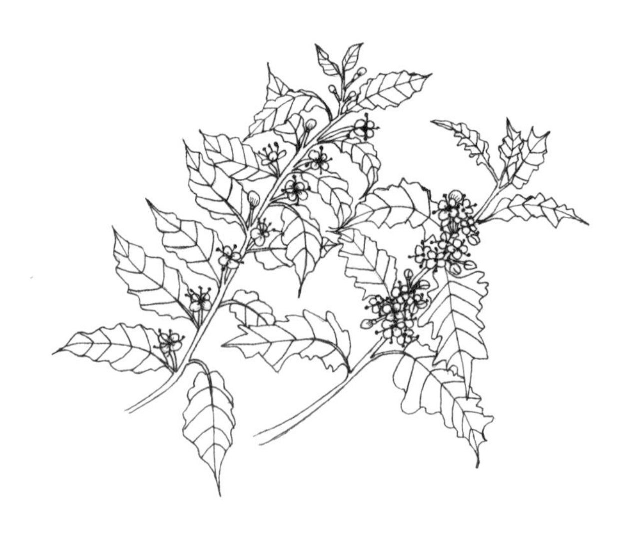

巴赫醫生眼中的冬青型人：

「針對的是，有時候被嫉妒、羨慕、復仇、猜疑這類念頭攻心的人；以及針對各種不同的惱怒，通常並不是真的有事情引起他們不快樂，而是他們內心可能就是不快樂。」

巴赫醫生也強調：

「冬青保護我們免於受所有非大愛能量之事物的干擾，它打開我們的心靈，與非凡之愛統合在一起。」一語道出，冬青盡為普世所需。

☑ 情緒花精 （短期速效花精） 短暫服用 用於突發狀況／短期的情緒	☑ 人格花精 （長期調整體質花精） 長期服用 用於根深蒂固的情緒模式	□ 12 名療癒者 （巴赫醫師最早發現的花精之一）	□急救花精成分之一	☑ 基礎花精

冬青小檔案：

英國冬青樹（學名：*Ilex Aquifolium*）為多年生喬木或灌木，可生長到 50 呎高。性喜全日照或半日照，以及乾性的土壤。排水不良的環境、高濕度、嚴寒或烈日的氣候則不利於其生長，要不然就得時常加以保護，以助存活。

冬青樹的花季在五月或六月，花朵小而白，略有花香。冬青樹最為人所知的特徵是帶著光澤的綠葉和一簇簇的鮮紅漿果，所以在傳統節日期間，人們常用它來作裝飾。

冬青樹或許比其他植物更帶有悠遠的神話背景，對凱爾特族（Celts）及德魯伊賢者們（Druids）具有特別意義，因為冬青在他們眼中是「戰矛」的標誌。他們相信，冬青象徵人類勇猛激昂的天性，而且擁有把光明帶進黑暗甚至地獄裡的力量。

因此，冬青便帶著一個強而有力的，甚至先毀滅後建設的激進猛烈，一個正面救贖的概念形象，穿梭在人類歷史時光中。

由於冬青對大英歷史而言帶有特殊意涵，巴赫醫生想要將它納入花精系列中，自然不令人意外。

建議使用冬青的狀況：

過敏（特別是食物過敏）、動脈硬化、口臭、癬、燒燙傷、結膜炎、耳部疼痛、發燒（特別是突發性高燒）、心臟病、高血壓、各種感染、關節疼痛、喉炎、牙關緊閉、神經痛（例如坐骨神經痛）、麻木、小兒麻痺（脊髓灰質炎）、狂犬病、各種扭傷及創傷、牙痛。

冬青的心理側寫

巴赫花精系列中的冬青，針對的是一種全副武裝的負面情緒狀態和行為模式。在諸多情緒狀態中，與冬青型相通的主要為：防衛性、煩躁易怒、過度敏感、生氣、狂怒、猜疑、不信任、嫉妒、偏執、羨慕、報復、仇恨、侵略性，乃至所有破壞式的行為舉止。簡而言之，單單這一種花精即用於平衡與克服種類相當廣泛的爆發式行為，尤其是那些毫無預警式的即刻爆發行為。冬青可作為短期速效花精，也是長期調整體質花精，它是巴赫藥局中最常被調出來用的花精之一。確實，就我們所知，巴赫醫生視冬青為「基礎」花精之一。

由於冬青對治的是相當強烈的情緒狀態，因此它本身自會誘發出頗有威力的反應。從我運用巴赫花精的經驗顯示，冬青、楊柳、野生酸蘋果這三種花精，都是針對強烈的情緒狀態，剛開始可能會讓當事人原本生理上和情緒上的失調更加劇。

「加劇」(aggravation)」一詞在順勢醫學上指的是症狀暫時性的增強，尤其發生在調理突發狀況的過程，通常被視為在治療初步階段會有的現象。順勢療法藥物在開始發揮作用時，在大大改善症狀之前，當事人的症狀會被激起，短期內變得更嚴重。所以對病症加劇現象的性質有所瞭解是很重要的，如此當事人——尤其是孱弱的當事人——才不會被迫接受非必須的治療過程而產生不適。

人格分析

在冬青及其他巴赫花精個案中，我便曾見過當事人在使用第一劑花精時，出現更不穩定的情緒狀態，不時心煩意亂，反映出當事人自身的內在狀態。當事人——尤其是冬青與野生酸蘋果的個案，可能也會出現身體上的症狀，例如胃部不適或頭痛；當這些不適都過去了，便不再復發。隨著當事人走過症狀加劇的階段，你可預期並發現他的情緒狀態改善很多。

然而由於冬青這種使症狀加劇的傾向，不僅於情緒、常常還包括生理方面，所以如果可能的話，必須避免火上加油。因此，如體質般已根深蒂固的冬青型人格，會有攻擊慣性與敵意模式，我不認為第一次就要配冬青。這類個案可以從比較單純的花精開始，例如伯利恆之星，當他適應巴赫花精、理解花精對他的作用之後，冬青便可開始逐步介入了。

最適合以複方運用的花精

我還發現冬青與其他花精合成複方是最佳的用法。有些花精是以單方能發揮得最好，實際上有些花精在單方的效能比複方更好；而冬青則是與其他花精合成複方運作得最好，尤其是和適合當事人其他性格面向之花精調合的複方。

論當事人的情緒或狀況對應的是哪一種花精，胡桃、栗樹芽苞和伯利恆之星這三種花精融合其他花精使用，似乎都能夠表現和諧與平衡。

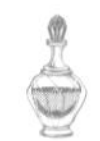

冬青的複方花精

冬青 × 伯利恆之星 × 溝酸漿	若當事人害怕自己潛在的憤怒，我可能會給他配冬青加伯利恆之星的複方；或加之前提過的溝酸漿（這是很常用、非常有幫助的配方）。
冬青 × 鳳仙花 × 馬鞭草 × 葡萄藤	我不會一開始就把冬青與鳳仙花、馬鞭草或葡萄藤加在一起，因為這每一種多半具有激發作用，加在一起對當事人來說強度可能太重了。當然這每一種或是這三種終究可逐步輪流加入配方裡，特別視當事人的情況而定。
冬青 × 白栗花	我又發現對冬青型而言最佳的複方之一，就是冬青加白栗花。（再次提醒，我這裡談的是針對原本人格的長期情緒。當你處理的是單純短暫的情緒時，也許用任何一種或所有的花精都可安心調配成複方；或是每一回就使用一種單方花精。）我常發現，對執著於某些小事或某些原因而心生報復之冬青型人，冬青花精能鎮靜他的憤怒情緒，白栗花則可以幫助他放掉那些使他憤怒的因子。此複方能帶給人平靜，甚至憤怒到極點的當事人，都能在相當短的時間內平息下來。
冬青 × 山毛櫸 × 野生酸蘋果	冬青的另一個用途是，將當事人的情緒合併身體狀況來應用，這與過敏有關。當過敏嚴重發作，甚至是「過敏性休克」的狀況，可給當事人冬青加上山毛櫸，或是加入野生酸蘋果之複方（註12）。假如當事人有些失去意識，例如：「我不知道我怎麼了？我發生什麼事？」可給予冬青加山毛櫸之複方；假如當事人知道他們中毒，而且病勢反應劇烈、蔓延擴散、躁動難安或苦痛難當，可給予野生酸蘋果。山毛櫸和野生酸蘋果對過敏和中毒都是強而有力的花精，所以它們的重要性與價值就在於此。不論肢體上或情緒上，任何有爆發性、攻擊性的反應發作時都建議使用冬青。

[12] 我知道我前面說過，在一開始我不大會把這兩種花精加在一起作為處方，那是針對慢性如體質般、根深蒂固情緒模式個案的考量；而這裡我們談的是臨時的危機。

不過在我們討論諸多情緒及發作動機為何的時候，冬青型又是怎樣的呢？為什麼在38種花精處方中，巴赫醫生列出5種花精對付不同面向的恐懼，6種花精給懷疑，7種花精給冷漠的態度，而他卻只用一種花精去因應各種負面的攻擊性情緒？

答案就是，巴赫醫生發覺，與野燕麥並列為基礎花精的冬青，對付的正是人們的這類狀況。現在，我知道結合這兩種花精的複方看似很奇怪。

冬青型　冬青針對的是顫動不已、爆炸型的情緒，這種人常封閉在深度毀滅性的情緒模式中，不論他有沒有實際爆發出來。

野燕麥型　野燕麥恰好相反，針對的是溫吞的類型，它處理的比較是處境而非心情，例如當一個人寧可賴在原地不動，野燕麥能幫助他振作起來。

兩種基礎花精處理的情緒

然而巴赫醫生聰明瞭解到，用最簡單的角度來說，人們只會有兩種失去平衡的情況：我們對所處的世界感到迷惘，或是我們對自我感到迷惘。野燕麥是應用在（再次提醒，這裡就一般狀況而言）當我們跟外在世界關係失調的時候，以及處在這世界中，不確定「我是誰」的時候；冬青則針對發生在我們內在世界的失調，也就是當我們與本質的自我失去連結，與最為基本和最具創造性的情緒——亦即與愛失去聯繫時。

所以，假如把38種巴赫花精去掉36種，只留下2種花精分別給兩種最基本的情緒失調狀態，那一定就是野燕麥和冬青了。

也就是這個緣由，才會有一些巴赫花精師寧願盲從認為這兩種花精可當作所有個案的開頭處方：假如案主看來臉色蒼白、模樣怯懦，他們就給他野燕麥花精；假如案主看來面泛紅光、舉止間有某種侵略性，就給他冬青。

當我發現巴赫醫生有兩種基本或「基礎」花精的概念，所謂其中一種花精平衡另一種花精的「陰／陽」——巴赫花精中代表情緒最激進、最直接的就是冬青；而幾乎是另一個極端、情緒消極而隱晦的則是野燕麥——我不主張對每個案例給予冬青、野燕麥花精二選一，因為（若沒有別的原因）在一開始，冬青並不是所有的當事人都能承受得住，一如前面所提。更重要的是，我之所以反對這種挑選花精的方法，是因為當事人的狀況不是那麼容易可以被定義，可能他們情緒發作因子沒有那麼極端到非此即彼。巴赫醫生開發出其他花精，以補充介於冬青與野燕麥之間的光譜色彩，以因應介於這兩者之間變化莫測的情緒型態。

有鑒於此，冬青為的不是處理每一種激進的個人情緒狀態，如前述所列；它也許是用來對治一個人對於愛——人類最強大正面情緒的缺乏或扭曲，這麼說更為實際。

究竟，冬青對應的是人類所有最負面的情緒狀態：憤怒、仇恨、嫉妒與羨慕。這些狀態是由於阻斷了這份能夠在生命中分享和享受的愛、感受不到愛與被愛；而各種負面情緒又填滿這種空虛，在對自己和對他人都有害的前提下，可以看出這些冬青型人寧可變得冷漠或是絲毫沒有情緒。因此，冬青型爆炸性的心情與行為是一種包裝，在這包裝的底下其實是渴望愛的天性。或許沒有其他類型能代表愛，但可以肯定的是，沒有其他類型像冬青型這般非常渴望愛或想要被愛；然而又因為某些原因，例如：某些情緒創傷或事件，阻礙冬青型人感知存在身邊的愛與被愛（註13）。造成的結果是，沒有其他類型像冬青型這般，讓圍繞在他周遭的和平、希望或喜樂流失殆盡。

我不斷用「爆炸性」這個字眼來形容冬青型的情緒，它指出此型的一大特質：他們是非常衝動的主動者。若說楊柳型的情緒發作是因內心苦楚，長期傾盡心力以獲得所想要的（報仇，或他們會以「正義」為名），那麼慢性如體質的冬青便傾向於思考短淺，假如他真有思考。冬青型是非常衝動的人，甚至當他們到達平衡和正面情緒狀態之時依然如此，他們幾乎不會思考到行動的後果。

13.再一次，與其他許多巴赫花精一樣，這是有關感知的課題。冬青型人失去感受愛的能力，不論是對他人的愛，或他人給予他的愛。這種情形可能是長期慢慢成形，或可能是只有在發怒的時候才會關閉所有他認為是「軟弱」的情感，好感受純粹駕馭於憤怒浪頭的感覺。無論以上何者，都使嚮往愛的他們無法感受到愛，即使實際上他周遭充滿著愛的支持和關懷。

當人們處於慢性的冬青情緒型態，任性不顧及後果的行動，這對其他人而言簡直有如行走在地雷區。到底是什麼引爆了他們？其家人、朋友、同事對此常常毫無線索。從外表看去，冬青型人似乎已如半沸騰狀態，他們勃然大怒、一時陷入嫉火中燒，甚或單純突發的一陣惱怒，其發作皆毫無預警、毫無原因。冬青型人在爆發他們所謂的正當反應之前，或許已累積一段時間，感覺某種被利用、被壓榨、遭遇不公。當他們一旦爆發，言語和行為舉止上卻有某種任性妄為的傾向。因此，冬青型人經常是動粗的那個人，以肢體或情感侮辱對方，又或兩者皆有。當他們藉由攻擊別人來釋放積壓的怒意之時，他們常會用肢體壓制受害者。當憤怒獲得釋放，他們會感覺好很多，但對周邊的人而言，我們可以理解，當然感覺糟透了。一個為了消耗積壓的憤怒而完全任性妄為的冬青型，可能破壞了整個群體的安寧。

當冬青型人恢復平靜，對自己的所做所為常常感到相當懊悔。有些冬青型人對自己的言語和行為會一直不停道歉；有些人會發誓絕對不再發生（還是會再犯）；有些人則不表示什麼；而有些冬青型人既心無悔意，還十分不悅，甚至說：「看看都是你把我搞成這樣的！」把自己的所做所為輕鬆怪罪於人，以掩蓋事實真相

倘若這些說法成立，巴赫醫生決定將冬青與其他「過度敏感」情緒類型的花精歸在一起，似乎有點奇怪。既然冬青與絕望組的楊柳並列為冷血姊妹花，為何不歸類於此（註14）？

但是，冬青型的情緒是屬於過度敏感的，敏感到幾乎令人難以置信的程度。

在生理方面，冬青型人對任何東西、任何環境的變化，每項感官知覺都很敏感，尤其是對聲響。在心情方面，他們很在意別人說了什麼，不管其他人正在談論的人是不是他，也不管在說他什麼（他都會往負面和損害的方向想）。而生理方面，他們受不了噪音，聲響大作的音樂會讓他們火冒三丈，氣得猛敲事主的門；高音調的聲音也會惹惱他們，狗的吠叫聲會令他們抓狂不已。

同樣地，聲音也能夠為冬青型人帶來安撫。聆聽他們喜愛的音樂，可以使他們平靜下來關注自己；聽著喜歡的聲音，也會帶給他們平靜。聆聽通常是他們最佳的體驗方式，他們通常能夠從大自然與戶外的恬靜之聲中感受愛，例如：鳥鳴聲、流水聲，其悅耳無比（註15）。

冬青型人對光線也很敏感，如果他得忍受刺眼的光線，可能會變得相當暴躁。相同地，他們對溫度也很敏感，尤其是寒冷的低溫，因寒冷而變得不舒服的冬青型人也會極度煩躁不安。

冬青型人對他周邊環境中的每件事物都很敏感，而且十分無法容忍任何冒犯他的事物。這個情形常引起各種身體上的不適，排

[14]這兩種花精肯定時有相似之處。兩型人可能言語上相當尖酸刻薄，嚴重傷透那些愛他們或相信他們的人；以及他們似乎有著把快樂建築在別人痛苦上的傾向。界定兩者的不同之處很簡單：楊柳型的報復表現是不吝費時從長計議，冬青型則是一怒衝天、速戰速決。

[15]市面上各種平緩煩躁不安的「聲音安撫助眠機」，對冬青型人並非毫無作用，因為它常內建自然聲，而這可幫助神經緊繃的冬青型人或多或少睡一會兒。

名第一的就是消化功能失調和慢性過敏，特別是食物過敏。冬青型人通常酒量不好，雖然他們很想喝、只因誤以為在忍受了一整天的壓力之後，酒可以平撫他們的心情。

然後，在壓力管理方面，沒有比冬青型人更糟糕的了。對其他人而言，事情可能僅是稍稍不悅而已，若是冬青型人，則會氣到要採取報復手段。因此，「路怒症」（Road Rage）便是一個可形容冬青型負面情緒狀態的例子，任何在盛怒之下的行為都被媒體冠上「怒」這個字眼。

很顯然地，冬青型的情緒狀態自然會讓自己不健康，他們常不能倖免於心臟病和高血壓，也常發生突發性高燒，以及嚴重的發炎、慢性病痛等，尤其是神經痛。

在情緒方面，冬青型人同樣甚為敏感。由於多疑的天性，造成他對每個人表達的意見過度敏感。他常會感覺每個人都在評論他的不是，然後立即反問：「你那是什麼意思？」速度甚至快到要出手反擊，即使對方沒有這意思。

敏感的冬青型當事人會感覺好像所有的目光都集中在他身上，處在任何團體中常常感到煩躁不安。所以他需要不斷感覺自己被其他人所支持，尤其他在乎、被他視為朋友的人對他的支持（這個世界對冬青型人而言，是一個非黑即白、非友即敵的世界——這點真的反映在其私人、政治立場以及宗教信仰上），他完全不能忍受一個朋友應該要在大家面前支持他，卻沒有做到。若是在商場上遇到類似情況，他無法忍受到會議結束，就立刻從友人名單上踢除這位冒犯他的朋友（八成會把他列入私人的黑名單）。

因此，很多冬青型的爆發性行為源自於他的過度敏感，一起生活或工作的人需要充分理解他易受刺激的狀態。若說有哪一種類型人需要「用戶指南」，那就是冬青了。

冬青用於突發狀況

當生活中遇到突發狀況時，我們不時都會需要冬青。當你似乎沒來由地心情不好；當你家人或朋友把你惹毛了；鄰居大清早在緊鄰你家的車道修車；或是鄰居養的狗整天吠叫直到深夜等。對所有生活中的煩擾，以及當你被激到把持不住怒氣，氣話就要脫口而出，就要任意出手為快的時刻，且慢，試試冬青。

冬青型的負面特質

當個案帶著負面的冬青型特徵而來，你要從哪些癥結開始著手呢？嗯，他的騷動難安、焦躁不已；他不可預測的狀態；他不信任人；他愛嫉妒的個性；他言語刻薄；他有暴力和攻擊傾向；他偏執狂妄；他永遠寧可將他人想成最壞的心態。簡而言之，冬青型的行為舉止有如一隻被踢了太多次的狗，那般滿腹敵意。

冬青型人受自身情緒所役，有相當激烈的反應，帶有以下三者之一的高度負面與激進的情緒狀態：憤怒、嫉妒或偏執。這些負面情緒毒害著此類型人，阻礙他們表達愛和接收愛。冬青型人不喜歡看見其他人成功，喜歡見到其他人失敗。他們會逕自大發雷霆；他們常會故意誤解別人的話語或行為，以當作報復的藉口；他們會把自己怒氣怪罪到別人身上；他們長期覺得別人都在害他、損他，這點又讓他們生氣起來；他們企圖讓其他人嚐到失敗的滋味，這樣他們心裡才會覺得比較舒服；他們多疑、懷恨在心、滿腹怨懟。

在38 種花精中，冬青型的負面情緒狀態或許最具毀滅性（和楊柳型相較也許不分軒輊）。冬青型人肯定是最難靠近的人。

冬青型的正面特質

在真正的正面狀態裡，沒有其他型人會像冬青型這般充滿愛。他們成為愛的最佳代言人，也因此，他們是所有類型中最有創意的人。正面的冬青型同萬物活在和諧之中，有著真心愛護周遭人的天賦，為他人的成功感到喜悅。

冬青型人也有另外兩種積極的層面：

第一，很少有人提到這個事實，就是冬青型人往往是非常很率真的人。

即使會破壞好事，他們傾向說實話。直言不諱，沒錯，但儘管如此，他們說的都是事實，這就是為何他們講的話讓人聽了那麼痛苦——負面冬青型人擁有能夠看見事實的強大天賦，他們把它用在破壞性的目的上。例如：當你拍照拍到一半時，他們會說你牙齒裡卡了菜渣。他們會用真理來作為武器來暗中削弱別人的能力。因此，當冬青型人轉到較為正面的狀態時，他們一樣能夠運用事實，然而是運用在創造性方面，為他人帶來啟發和引導。

第二，冬青型那衝動且主動的天性。

當他們轉到正面狀態，會比較容易活在當下，這讓他們思緒流暢並且行動充滿創意。當這份自發性能夠被妥善運用，即成為創新與成就的泉源。

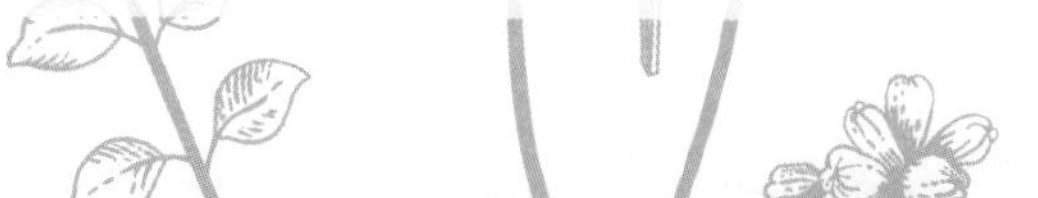
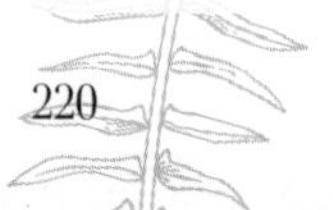
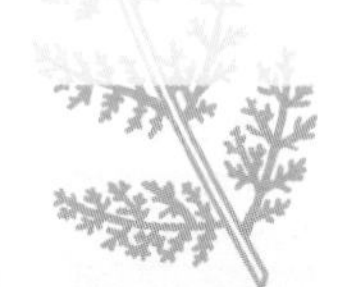
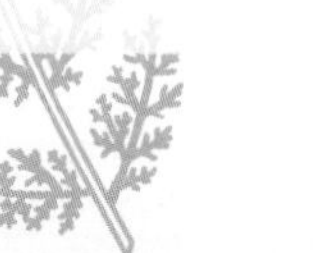

冬青型孩童

冬青型孩童的原型就是個小霸王，帶著滿腔恨意、嫉妒以及滿腦子的報復慾。為了發洩自己不如人的感覺，他們企圖使別的孩子感覺自己比他們更糟糕。冬青型的孩子會對其他孩子的家庭、寵物、成績、玩具感到嫉妒又羨慕，然後要求這些孩子對他畢恭畢敬，否則就欺負人家。

對任何言行舉止激進的孩子，冬青是極佳的參考。對於用攻擊來掩飾恐懼的孩子，冬青加白楊與溝酸漿的複方對他們特別好。對於似乎過動及處於亢奮狀態，凡所碰到的東西無不破壞的孩子，可以給他們冬青加馬鞭草的複方。

在青少年的應用方面，冬青是特別重要的花精。雖然人類的心智在 25 歲之前還不成熟，但 18 歲左右已到達成年人的體型了（科學家認為，腦部的成熟事實上是由後往前發展。腦的各部位主宰著我們的行為和起心動念，而使我們暫停下來、三思而後行的區域是在前額葉，這個部分發展得比較慢。）。

當成年身體的精力旺盛與尚未成熟的心智混合在一起，情況只會更糟。一般來說，冬青型的孩子多半受到父母、師長、社會的監護。然而冬青型的青少年，他的心智確實會慫恿他任由自己的血氣方剛，出現暴力的行為。所以，冬青對處於戰鬥狀態、一觸即發的年輕人，常常是必要的備品。這種情況使用冬青加鳳仙花複方花精特別好，它會幫助他緩和下來，深呼吸，冷靜思考他正要做的事情。

冬青型動物

對於必須面對具有攻擊性動物的人，冬青真是一份天大的恩賜。它對猛踢亂撞的動物效果奇佳，尤其假如牠的行為是毫無明顯原因而突然發生。

不過，動物的攻擊性或許是基於害怕。因此，在冬青型的動物個案中，或許牠們也需要溝酸漿。假如經諮詢後得知那隻動物曾經受虐待，或有段不為人知的背景，先考慮予以溝酸漿；如果沒有起作用，再使用冬青或冬青加溝酸漿的複方花精。

對治狀況還包括突然生重病的動物，例如：突發性的高燒或發炎，也可以給牠冬青。

冬青型成人

由於冬青道出人性最大弱點之一，是為一種憤怒、嫉妒與報復的傾向，所以對冬青有所需求的人，反映在每個年齡層，無分性別、社會階層與種族。如果說有種花精為所有年齡層的人所需，不論兒童或成人，那必定是冬青了。

冬青 vs. 順勢療法

馬錢子型

在順勢藥物中，顯而易見與巴赫花精的冬青相提並論的便是馬錢子。它取材自馬錢樹有毒的種子（毒鼠劑的原料）。馬錢子型的特徵也是缺乏愛並帶有嚴重的沮喪，而且以憤怒和暴力的方式表現。冬青與馬錢子兩型人皆太過於咄咄逼人，於口頭上或是肢體上都好爭。兩型都唯恐天下不亂，使那些不幸需應付他們的人，還得面對一個被他們弄得很糟的世界。

石松型

另一個我想到可以與冬青比對的順勢藥物是石松。石松型和冬青型的共通點是壞心腸。

烏賊墨汁型

還有烏賊墨汁（Sepia），它對照的特徵跟冬青型一樣，都是怨恨與憤怒。洋馬錢子對照的則是對他人的嫉妒以及爆發式的行為。以上是順勢療法中主要與憤怒和嫉妒有關的藥物，整個名單列出來很長，因為順勢療法跟巴赫花精不同，它沒有單一一個藥物可指出範疇較大的情緒和行為

★結論

冬青型人很容易成為眾矢之的。此型人通常就像舞台劇、電影和電視連續劇裡面的反派。我們都會覺得這類人很容易看透，而當我們看透了，我們一定會討厭他們。在電影快要結尾的時刻，通常會出現一位正義英雄，一手抱住受害者，勸告他不要扣下板機殺死這個大壞蛋（冬青型），至少看在某人的份上。「不要殺他！」，英雄疾呼：「因為如果你開槍殺了他，你就變成比他更不如的人了！」

這意味著，冬青型之下的受害者自然比冬青型人良善，在我們的邏輯思維裡，世上沒有比冬青型更壞的人了。

但是，如果我們夠誠實，便會不得不承認我們每個人多少都有一些冬青型的情緒狀態。那名受害者顯然也有一些冬青型的成分，因此那位英雄才必須阻止他扣下板機，而我們都一樣。

然後，如果有種花精是讓人難以承認需要它，一定是冬青。如果你和當事人坐在一

起，對他們一一介紹所有的花精，每個都解說一點，他們聽完後八成會表示需要一種或數種花精來幫助自己增強自信心；或者他們通常想要角樹或橄欖，因為覺得疲憊。言下之意，他們想要的是份補品，沒人想承認自己也會憎恨、嫉妒和偏執。

再來，巴赫醫生認為，冬青與野燕麥花精同為「基礎花精」。它是一個指出人類缺陷的花精，事實上它直指核心，指出我們一切所為以及對己對人保持誠實的所有認知，其動機皆在一己。

冬青的要點就是指出我們墮落得離伊甸園有多遠，指出我們是與非、真言與謊言、實際與虛構的認知有多少錯誤；以及指出我們對周遭世界的反應，和我們內在感受的扭曲程度可能有多少。

一次又一次，當你研究這些巴赫花精的情緒類組時，你會看見每一種花精演示著一種偏差。某些因素致使這些類組的人，將相關特定情緒做出錯誤結論，並視之為威脅或挑戰。一旦出現這些偏差想法或情緒，它會一再被強化，即便已證明它是錯的。

如果，愛是最偉大、最有創造力的情緒，那麼缺乏愛就是我們最大的失敗，而那將促使我們產生最具毀滅性的行為。事情是這樣的話，或許，此刻就是所有人開始重新考慮冬青需求的時候了，於是我們便能真正重新評估自己，實際為人生帶來的創造力有多少。

巴赫醫生的兩個「基礎花精」——冬青與野燕麥，使我們看見自己最大的偏差。野燕麥能夠打開我們的雙眼，用多元的方式去認知這個世界，看見世界運作的方式，並且看見置身其中的我們有所偏差的部分；而冬青能讓我們看見自欺欺人的行為動機和各種情緒需求。

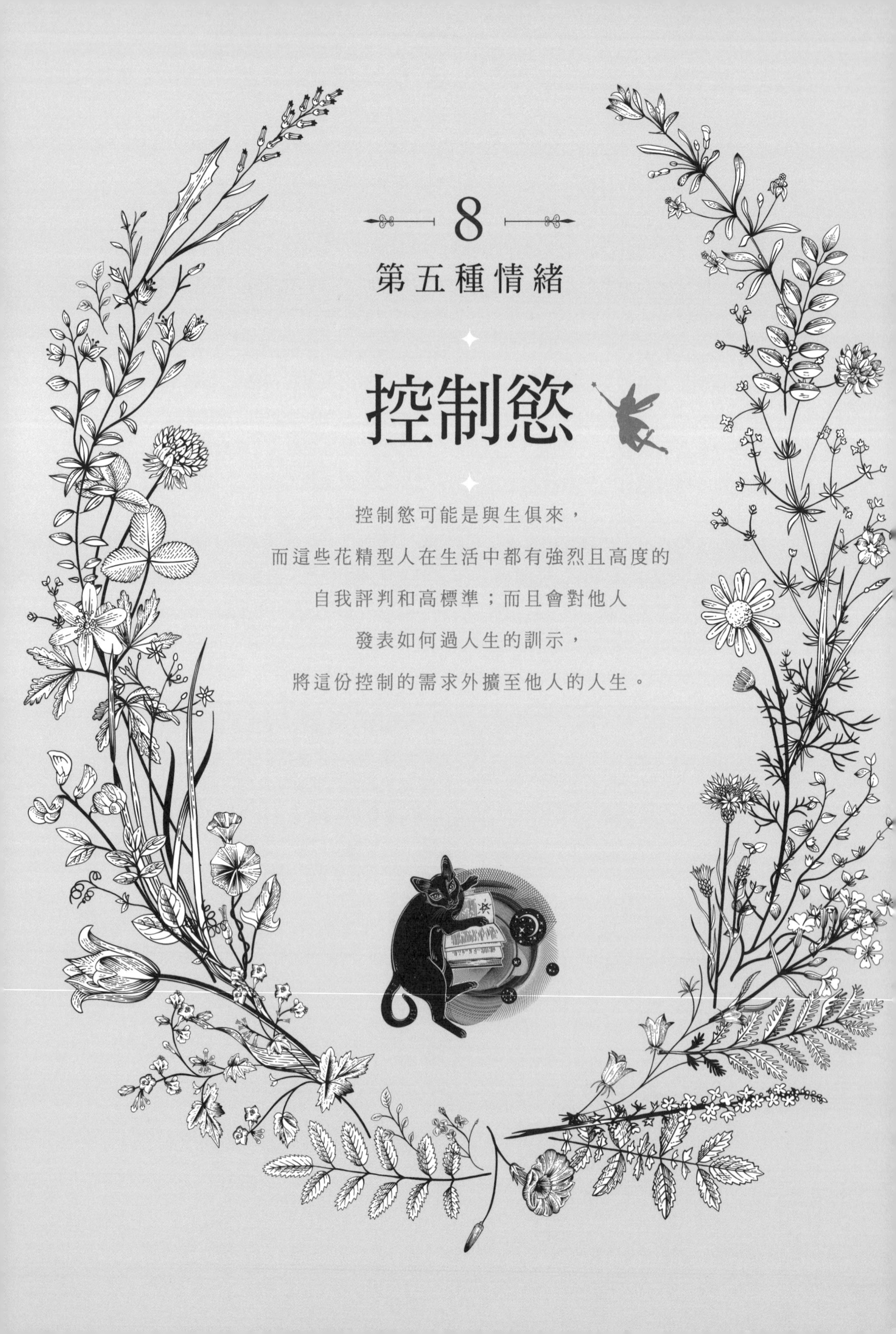

8

第五種情緒

控制慾

控制慾可能是與生俱來，

而這些花精型人在生活中都有強烈且高度的

自我評判和高標準；而且會對他人

發表如何過人生的訓示，

將這份控制的需求外擴至他人的人生。

巴赫醫生稱這樣的情緒為「過度擔憂他人的福祉」。但我認為這樣的形容過於客氣，我認為這裡列舉的花精型都有個共同點，就是「想要控制他人」。

這控制慾可能是與生俱來，而這些花精型人在生活中都有著強烈且高度的自我評判和高標準；然而，往往會對他人發表如何過人生的訓示，將這份控制的需求外擴至他人的人生。最好的狀況是，這裡列舉的花精型人只是好管閒事和打擾他們身邊的人；而最壞的狀況，跟其他的花精型人一樣，以自己的方式破壞周遭，毀壞他人的生活。

因此這裡列舉的類型，往往在某種程度上相當有侵略性的。他們是外向的人，姑且不論他人是否想要，至少這些人傳遞給世界他們的「好消息」或建議。這五種特質截然不同的花精型，都有著一項共通點：傾向於把自己的情緒倒到他人身上，以及（又或者）以才智提供旁人協助。

這使得他們與另一種情緒分類（也就是懷疑組）產生強烈的對比，歸在懷疑組的花精型人，相較之下相當害羞和內向。因此，這裡描述的花精以及花精型人，與那些懷疑組的人恰好相反（通常這些有控制慾的人，當涉及到他們那自視甚高的自我時，也會產生較健康的懷疑意識）。這個類組裡的每種類型共同有著自我表述的傾向，無論是大聲說到讓眾人都知道或低聲呢喃。

當我們不經思考就以這裡列舉的行為模式過生活時，我們事實上是允許自己逃避，讓自己免於為生命中的作為負責任；反而過度聚焦在他人的言行和別人的人生（註1）。

這些需要服用本章提到的一種或多種花精的人，他們往往看不到「自己眼中的樑木」，但卻太清楚看見他人的小缺失。

根據我過去的經驗，我認為本組的各個花精有最強的相互關聯性，而歸於恐懼組的花精們則緊隨其後。

本章裡的花精類型，意味著具有比一般人更強的意志和自信，**因此我發現當事人比較不需要並用懷疑組的花精，因為懷疑的情緒與這裡列舉的情緒相反。**

同樣地，具有本類型任何一種如體質般的長期人格的人，較不太可能需要搭配冷漠組的花精。

將「野生酸蘋果」納入你的考量

如果讓我分類巴赫醫生的38種花精，將它們分成7組或者「情緒」類型的話，我會把野生酸蘋果放在這組，而不是巴赫醫生歸納的「幫助絕望者的花精組」。因為我相信野生酸蘋果花精不只探討控制的問題，它本身就適用於有控制問題的人。

我把我的想法特別標注在此，因此當你閱讀本章節，希望在其中找到最適用的花精來幫助有控制問題的人，你就能夠同時想到野生酸蘋果，並將其納入你的考量清單。

1. 對我來說，這是對此種情緒的極度諷刺。這裡列舉的每種花精型人，都認為負責任和自制是人類最偉大的美德，但他們每一個人卻都缺乏這些美德。他們越是尋求控制周遭的人，他們自己就越傾於情緒失衡和失控。

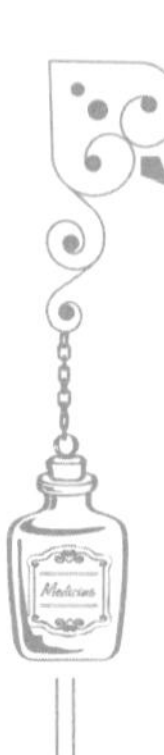

另一方面，在我的經驗裡，本章列出的花精與絕望組的花精有密切的關係。這兩種類型的花精共享一個能量水平，以及相似的人生觀——許多人具有較強勢的個性，倚著他們的個性和能量，他們是堅定有力的。然後這兩種花精類型，以及過度敏感組的花精，都牽涉到熱情奔放的特性。這些是具有侵略性的一群，如果試著形容的話，可謂之「熱」花精。

除此之外，這些花精全都涉及非常負面，甚至破壞特性的花精類型，也因此它們能夠相輔相成，帶來療癒。這些特性通常非常明顯表露出來——我的意思是對所有人而言都顯而易見，這也包含當事人本身，即使他不見得會承認。這使得他們與冷漠組的人處於相反的位置，冷漠的情緒狀態通常比較深沉且隱晦，甚至連當事人自己也沒意識到。這再一次說明，控制組的花精不太可能與冷漠組的花精協同使用（栗類花精除外，它們如同百搭牌，與其他所有花精都搭配極佳）。

不過上述的內容我帶著聲明，與巴赫花精一同作用時，任何事以及任何搭配都是有可能的。

具侵略性的「熱」花精	
控制組	菊苣、山毛櫸、岩水、馬鞭草、葡萄藤
絕望組	落葉松、榆樹、橡樹、野生酸蘋果、楊柳、松樹、甜栗花、伯利恆之星
過度敏感組	龍芽草、矢車菊、胡桃、冬青

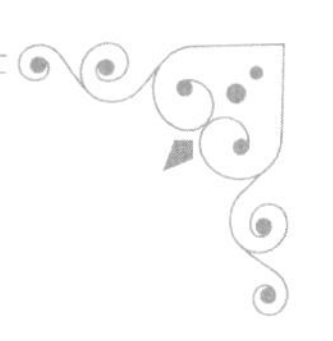

控制與順勢療法

在順勢療法的症狀索引裡，並沒有描述有控制慾問題的人會產生的想法、情緒症狀；相反地，控制的問題是以更細、更特定的症狀描述分布於藥典中。

在眾多順勢藥物中，處理強烈控制慾的類型：砷。砷型人大概可以說是所有順勢類型裡控制慾最強的，他們想要掌控周遭環境和其中一切；氯化鈉型人，他們是一位完美主義者，這得以從他們的外表得知，還有個人的環境整潔、行為舉止，還有孩童的說話方式；苛性鈉型人，他們對於追求自認關乎眾人的公平正義，具有高度的熱情；還有烏賊墨汁型人，他們將沉重、死板的概念帶進自己的生活，尤其是他們的工作環境。

在巴赫花精中屬於「控制組」花精型人（與順勢藥物代表型人有類似的表現），他們的外表往往令人意外的保守。他們的改變很緩慢，因為他們打從心裡相信自己所說的、所想的、所做的都是對的，而且都是為所有人的利益著想。事實上，控制組類型者的改變過程就如同絕望組要改變一樣，都非常困難（尤其是橡樹，還有野生酸蘋果、榆樹及楊柳）。對一名控制型人而言，改變可說是他生命中最有壓力的一件事。因此，你可以觀察列於本組的人表現出的蛛絲馬跡，當他改變住所、換工作，或者在選舉後改變自己的政治立場之後，他會呈現壓力極大的反應。留意這些人在這種壓力之下的身體困擾，尤其是過敏和消化方面的問題。

為「控制族群」帶來幫助的花精

控制
菊苣
Chicory
幫助有強烈佔有慾的人
山毛櫸
Beech
幫助愛批評他人的人
岩水
Rock Water
幫助一成不變的人
馬鞭草
Vervain
幫助過度興奮激動的人
葡萄藤
Vine
幫助強勢霸道的人

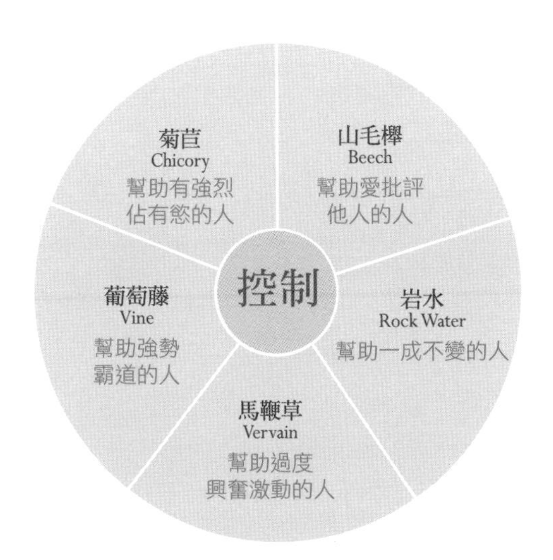

24 菊苣

Chicory

幫助有強烈佔有慾的人

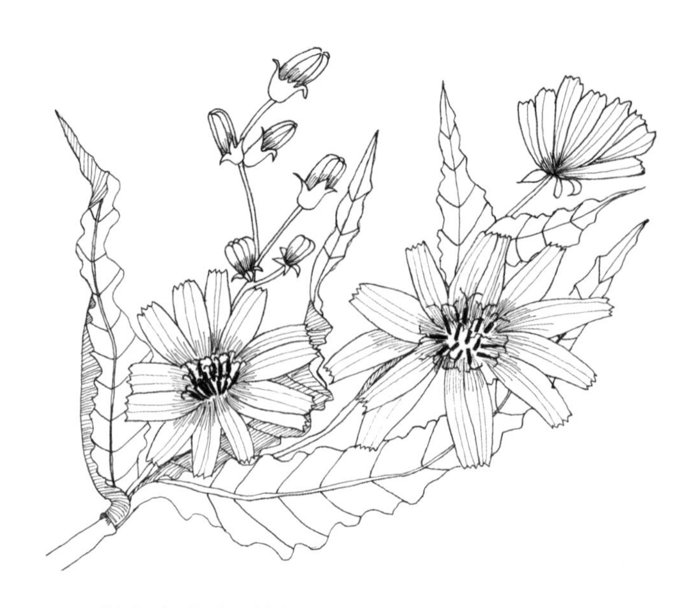

巴赫醫生眼中的菊苣型人：

「對他人需求非常留心的人；他們往往過度照顧小孩、親人、朋友，總是找得到其中應該導正的事物。他們持續糾正他們認為錯誤的事情，並樂在其中。他們渴望他們照料的這些人應該要親近他們。」

☑ 情緒花精（短期速效花精）短暫服用 用於突發狀況／短期的情緒	☑ 人格花精（長期調整體質花精）長期服用 用於根深蒂固的情緒模式	☑ 12 名療癒者（巴赫醫師最早發現的花精之一）	□急救花精成分之一	□基礎花精

菊苣小檔案：

菊苣（學名：*Chicorium Intybus*）也被稱為苦苣。苦苣有兩種類型，有著菊苣常見的平葉。這些植物常見於路邊、田野，甚至我們熟悉的花園中，雖然我們常常認不出來，以為僅是一般的野草。

一般的菊苣長得非常高，多莖和開著亮藍色花朵。它的花期不長，被摘取後即刻枯死，早晨開的花下午就會凋謝。

菊苣在沙拉中作為綠色葉菜食用。它們能強力佔領整個花圃，並需要好好照料。

建議使用菊苣的狀況：

遺棄、老化、動物照顧、共同依賴症、腹瀉、虛弱、腎臟問題、母親問題、咬指甲、麻木、風溼病。

菊苣的心理側寫

若要舉出負面菊苣型人最典型的呈現，莫過於「好管閒事的母親。」她是那個闖入成年孩子們生活裡的媽媽，在未告知也未被邀請的狀況下就出現在家門口，告訴子女要如何打掃房子、煮飯，以及選擇適當的伴侶。

這名母親以完全沒有任何情緒界限的方式付出關愛，她無法容忍回嘴，也沒辦法接受孩子有自己獨立的想法。這名母親以鐵腕統治她的家庭，還有她孩子的家庭；但這鐵腕以絲絨手套包裹，而這柔軟的手套也是這位母親對愛的想法。

菊苣型人的行為舉止對外展現他是一名充滿愛的人，一個為愛付出、渴望幫助自己所愛的人，並付出真正行動的人；然後，藉由「幫助」所愛的人，菊苣型人不可避免的控制對方，同時一邊告訴所愛的人，這麼做、這些為他的付出「都是為他好。」

菊苣型的狀態也可能表現為「暴怒的母親」，這是更具破壞性的情緒狀態，這種狀態的菊苣型人已經不只讓人感覺受到侵擾，而是成為情緒化的暴君。

戴著面具的花精類型：

溝酸漿型	以堅強的外表掩蓋內在的恐懼。
山毛櫸型	以接納的外表掩蓋批判的天性。
龍芽草型	以虛假喜悅的外表掩蓋絕望。
菊苣型	以無條件愛人的面具，給出一種有條件的愛。

能夠代表這個花精型人最出名的角色，是音樂劇星夢淚痕（Gypsy）裡的星媽蘿絲，她堅持所有的事都發展順利，對她的孩子所受的苦毫無察覺。她是那種嚴格管教孩子、並將孩子塑造成她自己想要的樣子的母親，忽略孩子的需求、無視甜心小六月其實還只是個孩子；而孩子們唯一能為自己的生活作主的方式，就是逃家以逃離母親的魔掌（註2）。

巴赫醫生將菊苣型的狀態拿來與「大地之母」互相對照。大地之母的愛滋養著萬物，而這種滋養的能力也存在每位男性與女性身上。當處於負面的菊苣狀態中，這個滋養他人的能力就不復存在了。菊苣型人沒有能力培養出一名獨立堅強的孩子；他們沒有能力與另一個獨立自主的成年人建立起愛的連結，沒辦法進入成人式的那種愛的關係，即便對方選擇與他們分享自己。對負面菊苣型人而言，任何形式的獨立自主都是恐怖的東西，在他們認知裡，愛的連結就是依賴，一種令人感到窒息的限制關係。

在菊苣型人的身上，堵住了巴赫醫生稱之為「大地之母」的愛的泉源，而本該自然流動、沒有限制的愛人本性，變得不僅有條件也自私；換句話說，菊苣型人給出的「愛」完全不是真的愛，而是一種以控制和自私為基礎，負面、高度破壞性的情緒表現。在這

菊苣型人沒有能力培養出一名獨立堅強的孩子；他們沒有能力與另一個獨立自主的成年人建立起愛的連結。對負面菊苣型人而言，任何形式的獨立自主都是恐怖的東西。

2.希臘神話中的人物美狄亞（Medea）是典型的「暴怒的母親」，她殺死自己的孩子作為對丈夫的報復，這是菊苣型人的愛最極端的例子。

個愛的把戲中，菊苣型人是殘酷的操控者，控制著他們所愛的對象、逼迫他們，並利用自己唾手可得的武器——最常見的是罪惡感和同情心——好讓他們愛的人繼續留在自己身邊。

於是，菊苣型人，像許多的巴赫花精型人一樣，將正面的情感連結變調了，本應用作滋養所愛之人、使得雙方都能更有信心和力量去創造能量，變成既負面又具毀滅性。在負面的菊苣案例中，遭受曲解濫用的情感連結——也就是最強大、最純淨的「愛的連結」[註3]，而連結的另一端，也就是受到菊苣型人所愛的對象，則會感到自己逐漸變得軟弱和被限制。

對菊苣型人而言，透過做些什麼才能換取愛。更重要的是，他們認為的「愛」是：自己可以獲得別人的關注。對他們而言，能夠自由掌控「何時獲得關注」或「想被關心多久」，這才是愛。

菊苣型用愛別人來填補自己內在的空虛。如同龍芽草型必定會用酒精讓自己感覺完整；菊苣型人必會尋求愛、並專注在一個所愛的對象上。

確切的說，這個對象不必然需要是單一個人，或者不一定必須是人類。

最常見的是，一名處於負面菊苣情緒狀態的人，會專注在他們的孩子身上，或者是伴侶身上，以他們稱之為愛的自私情感連結與對方互動；有一些菊苣型人則是專注在群眾上，在眾人中尋求自己生命中缺少的那部分；其他的會轉向動物，特別是家中的寵物，如一隻狗或貓，以填滿自己內在的空虛（這種效果往往特別好，因為相較於自己的孩子，狗狗們通常更加願意聽命行事；並且，和孩子不同的是，狗狗不會有長大成人的一天，未來不會有自己的主見，不會想離家自立）。

菊苣型人一直以來將自己的私慾和需求，凌駕於他所愛的人之上，還自認是能「滋養」關係，這顯示出他們對愛的想法是幼稚的；同樣地，他們用來獲取自己想要東西的手段也是如出一轍。負面的菊苣型人會轉向操控、引發罪惡感、欺騙，甚至會破壞和入侵（當然，這是為了所愛的對象好）以獲取並維持他在關係裡的控制權。以上所有行為都顯示出菊苣型陷入某種程度的情緒退化，就好像矢車菊或紫金蓮的負面情緒狀態，都牽涉到情緒的退化。

菊苣型人會凍結在如同孩子般的情緒狀態裡，想要什麼就一定要得到，需求什麼就一定要滿足。他們在這個狀態裡，完全沒有能力以理性對待所愛的對象，或者以一種成熟和滋養的狀態去愛別人。取而代之的是，菊苣型人的「愛」牽扯混雜進自我和自我價值，為了使自己感到欣慰、快樂，別人都必須絕對服從他們的話、想法與意志，此外，套句威利・羅曼（Willy Loman）的話：「必須成為被關注的焦點。」[註4]

3.「母愛」的原型代表母親與孩子間存在的理想狀態，而菊苣型人將之扭曲，使得雙方都受到傷害。事實上，任何的真愛在負向菊苣型人的手上都會扭曲變形。成人之間愛的連結關係，也會受到菊苣型狀態的攪擾，當菊苣型人感覺自己不被愛時，他們的反應會變得黏人，甚至會跟蹤、監視自己所愛的人。在父母與孩子的連結中，也有可能孩子才是菊苣型，他們會強烈表現出要父母親順著自己的意思，然而卻宣稱他或她想要的是愛。

4.羅曼是亞瑟・米勒（Arthur Miller）的劇作《推銷員之死》（Death of a Salesman）的主要角色，角色本身不是菊苣型，但這個引句是。

人格分析

在我的經驗，菊苣較常作為長期使用的花精，協助情緒體質的轉化，多過應用於急性突發狀況。**而且菊苣型與楊柳型及野生酸蘋果型人一樣，同屬最難治癒的類型，因為他們深深相信自己是愛的使者，起心動念完全都是出於愛，並拒絕看見自己的所作所為會導致破壞性的結果，所以他們通常不認為有任何需要服用花精的理由，特別是與自私相關的原因。**

當他們感覺別人試著告訴他這樣的行為不對的時候，沒有人（楊柳型可能例外）會比他們更防備，更加覺得備受侮辱。對他們而言，他們的起心動念是所有人裡最高尚的——純粹的愛；而他們覺得這毫不費力——他們可以輕而易舉地愛任何一個人。

合併菊苣和野生酸蘋果的個案

需要合併使用菊苣和野生酸蘋果的個案，狀況依然難以處理。這樣的當事人不僅將自己表現有如一位有愛的母親，也是完美的母親：乾淨的家、餐桌上有晚餐、晚餐時間時守紀律的孩子已經完成功課。這樣的當事人通常如此勒緊自己和她整個家庭，所以完全無法接受自己需要改變。

合併菊苣和楊柳的個案

需要搭配菊苣和楊柳的個案，也一樣難以回到平衡。當事人若在任何一刻感受到所愛之人有出於自身的獨立思考，就會強加忘恩負義的標籤到對方身上。因楊柳型狀態連帶著苦澀、尖銳，可預期當菊苣／楊柳型人於任何時候感受到遭遺棄和忽視時，即變得更加的憤怒和苦澀。

無論需要單方或搭配其他花精使用，當事人通常是長期需要菊苣。當菊苣型人能夠逐漸平衡自己的情緒時，會慢慢看見改變。

但這並不是說菊苣花精在突發狀況下沒有用處。

當失去愛人的震驚，慢慢轉變為在愛的關係中感到失落的深層哀慟，菊苣對於處在這樣處境的人，幾乎可說是意義重大。在日常生活中，當你覺得自己沒得到想要的注意力，或想要自怨自艾的時候，想起菊苣是能幫上忙的花精。任何時候，當你感覺自我受到傷害時，與其想在他人身上尋得慰藉、耗費他人的時間、精神或注意力來讓自己好過一點，不如服用菊苣，然後繼續前進。

菊苣的複方花精

菊苣 × 甜栗花	若當事人試圖緊抓這份關係及連結不放時，以菊苣合併甜栗花能幫助他們放下，並能獨立。這個複方不會結束個案的悲慟，因悲慟是自然且需要的一個過程，但它能夠讓他們不執著於想緊抓已逝的愛，並展開自己療癒的過程。

菊苣型的負面特質

負面的菊苣狀態是支配他人，要別人聽話照做，並認為要付上代價才能換來愛。負面的菊苣型人會堅持她的孩子必須從事什麼工作，甚至強加善行於他人，告訴他人這純粹是為了他們好。諷刺的是，負面的菊苣型人也會追蹤著這些他們強加於人的「好處」，並在某個時間點強烈要求對方就她所付出的「善行」予以回報。菊苣型人欲深深操控他人，且訴諸情緒勒索強迫他人就範。如同楊柳型人，菊苣型人一輩子心懷怨恨，且不太能寬恕。最後，菊苣型人可能脾氣不大好，無論他們是成人或孩童，如不按他們的意思行事，往往就會大發雷霆。

菊苣型的正面特質

在他們最正面的狀態下，菊苣型人能夠成為母親之愛的化身。菊苣型人能夠真正無條件去愛人。當事人處於負面狀態時，控制著所愛的人，讓對方感到束縛窒息；而處於正面狀態時，同一名當事人則能讓他所愛的人，感受到他們可以展翅高飛、成就大事，感受到穩定流向他們的愛和支持。

正面的菊苣型人，男性或女性不拘，可稱得上是「大地之母」，提供安心、安全感以及滋養。他不只同意獨立，也鼓勵獨立，透過給予愛來滋養所有富創意的契機。

菊苣型孩童

在很多案例裡，在童年時期就會出現負面的菊苣型情緒狀態。我們當中存在著許多年輕的菊苣型人，這些就是將父母聚會裡的賓客視為自己的客人一樣招呼的孩子們，他們喜歡成為被關注的焦點，並且在關注的鎂光燈下遊走時顯得容光煥發。

當他們最終被告知該回房睡覺時，他們會變得憤怒。這些孩童的父母，在這個情況下，被視為硬生生剝奪這些菊苣型孩童渴望的關注，在這個父母創造出來的局裡，菊苣型孩童會轉而採取他們始終有的方案 B。對菊苣型孩童來說，方案 A 是一直透過扮演可愛、討好來獲得全然的專注，他會在聚會裡到處告訴每一個人對方是多麼漂亮，並且他多愛對方；同樣地，當他和父母獨處時，他會爬上父母的腿，說著他有多麼的愛爸媽。一切都好，只要他們的父母願意中斷和別人的對話，然後專注在他身上。

但當這樣的孩子被要求離開聚會時，或者當他們父母因忙碌而無法全心關注他們時，方案 B 就啟動了。

在方案 B 中，非常簡單，菊苣型孩童以任何想得到的方式，繼續成為被關注的焦點。

菊苣型的孩童很早就得出這樣的結論，就如同小野洋子（Yoko Ono）做過的一樣，負面關注次於正面關注，這好過於完全沒被注意。

其他的孩子在短暫露面後被要求離開聚會時，他們會道晚安後上床睡覺；或者上樓，然後停在不被看到的地方繼續觀看大人們；然而，菊苣型的孩子，在每次被要求離開客廳回自己房間時，就變得越來越躁動，最終他們會像火山爆發一樣大發脾氣，然後父母必須用拖的才能把他們帶離客廳。

但是，就算他們被帶離，他們仍舊是被關注的焦點。

菊苣型孩子想要受到關注，無論他們必須做

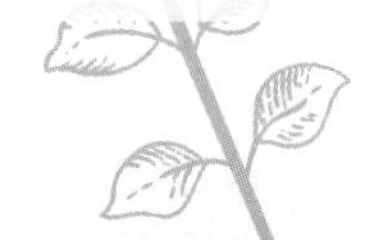
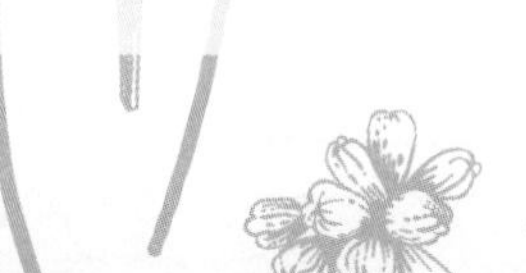
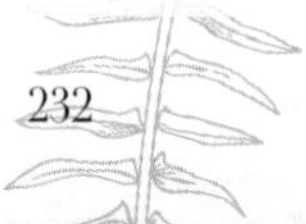
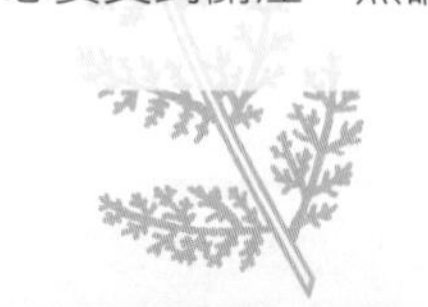

什麼來得到關注，他們都會想辦法得到。

因為如此，菊苣型的孩子對他們的父母來說很難搞定，他們也可能成為婚姻裡巨大的壓力來源。除非他們的父母能嚴加管教，否則家庭會因這孩子的行為而受到制約。在極端的例子裡，他們甚至會成為家中新生兒或者愛犬的威脅，由於他們極度需要所有的關注，這個看似充滿愛又友善的小菊苣型孩童，當父母在場時也許看起來是多關愛家中新來的成員；但在父母離開後，新成員（新生嬰兒或寵物）隻身與他們獨處時，他們或許會用小手狠狠捏對方一把（註5）。

菊苣型動物

將菊苣花精用在動物身上，它的作用並不像使用在人類身上如此有深度，但你可以將它運用在你知道牠被遺棄過，或者獨處時神情憔悴的動物。這也非常有助於為了要得到你的注意力而不斷磨蹭你的腳的貓；或者明知這麼做會被懲罰卻還是不停止，渴望得到注意力的狗。

菊苣型成人

通常，深深影響菊苣型成人的重要關鍵是「被遺棄」。無論他們是否有自覺，基於一些過去的經驗，他們有著強烈的被遺棄感，以及害怕再次被遺棄。這種遺棄感使得他們在面對所愛的人時，非常戒慎恐懼。他們的「愛」多是體貼自己，而非為了對方。他們表面上看起來充滿愛的舉動其實是一種偽裝，讓自己能夠在底下操控他人的情緒和行為。

菊苣型人需要學會「真正的愛」的課題。他們必須放手一博，表現出真正的自己，在放下操控和要求的情況下付出真心，允許對方接受或拒絕他們的愛。一旦他們進步到這個程度，他們就會在自己內心找到自由，能夠自在地付出愛和接收愛。

菊苣不是一種在生命過程中某個階段會較常用的花精。如同我說過，它很常見於童年時期，也常出現在青少年時期。當菊苣型人第一次墜入愛河的時候，他或她會錯認這種情緒體驗，以為自己必須透過控制對方來掌控全局。

你也會在各個年齡層發現菊苣型的成人。當邁入中年，開始害怕再也不會被愛的時候，就會出現負面的情緒狀態。當他們對愛的絕望與渴望交織的時候，他們在愛的關係裡就會變得越來越自私。

而老年人肯定也會栽進菊苣狀態的坑裡。通常，當我們邁入老年後，這種菊苣狀態是對準我們的孩子。當菊苣型老年人邁入生命中最後那幾年的時候，他們以身體、情緒、財務的需求控制自己的孩子；同時還有他們與日俱增想被關注的需求。就跟菊苣型孩童一樣，這些年長的父母鐵了心認為自己寧願因負面的原因受到注意——比如，假裝生病——都好過完全不受關注。

5.其中一部我最愛的電影《壞種》（*The Bad Seed*），手法呈現很有娛樂效果，但事實上電影改編的小說內容非常嚴肅。在電影中，小羅達看起來是完美的孩子，她穿著得體，並不斷告訴別人她多麼愛她的母親。不幸的是，母親後來發現小羅達的生母有重大的問題，而且被刻意隱瞞。這部電影和小說都揭示出一個議題：血脈遺傳還是家庭薰陶較容易形塑一個孩子的人格跟行為。當小羅達表現出她真實的面貌，並且開始在地下室縱火殺人，淹死她的玩伴時，答案似乎不言自明是血脈遺傳會。不過無論是血脈或是教養方式——小羅達都是好萊塢演繹菊苣型孩童的絕佳代表。

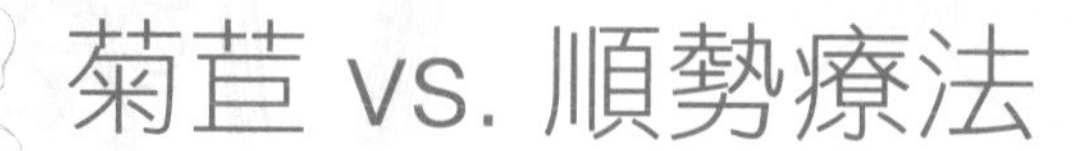

菊苣 vs. 順勢療法

我認為烏賊墨汁是最接近菊苣的順勢療法藥物。對烏賊墨汁型人而言，一樣的，愛是有任務要執行，要活在所扮演角色的行為裡。烏賊墨汁型人沒有辦法真正愛自己心裡那個深愛且真正愛的人，對她而言，愛是衝突的，是使人動彈不得的困境。

★結論

在巴赫醫生的38種花精中，有兩支處理與愛相關的議題——第一個是冬青，第二個是菊苣，同時探討純粹的愛，以及其滋養的能量如何被阻塞或被曲解成為有害的連結關係。冬青和菊苣在某些方面是類似的花精，因為兩者都在處理對愛的想法，以及愛如何體現在我們切身的關係裡。這兩型人最類似的地方，在於他們的行為模式都具有相當的破壞性。

冬青和菊苣都會爆發：冬青型人會在幾乎沒有原因的情況下暴怒；菊苣型人更像是情緒爆發或發脾氣，而不是爆氣，他們震怒的時機通常是在被忽略時（以及沒有成為受關注的焦點），或者感覺對方沒有好好感謝或重視自己的慷慨大方。

冬青花精指出的議題是當事人對愛的感知是疏離、陌生的，因而即便有人對他付出愛，冬青型人也感受不到；菊苣型人則是穿戴著「愛的面具」偽裝自己，遮掩自己內心自私又貪婪的動機。沒有人會比負面冬青型人還更冷漠與殘酷；同理，也沒有人能像負面的菊苣型人這般自我中心與黏人。

這兩種類型的人在行為上有相似之處，且兩者皆為處理與愛相關的議題，但冬青和菊苣代表兩種很不同的類型：一個是與愛切割、斷開與愛的關係，另一個則是為了自己的需求而曲解、濫用愛。

25 山毛櫸

Beech

幫助愛批評他人的人

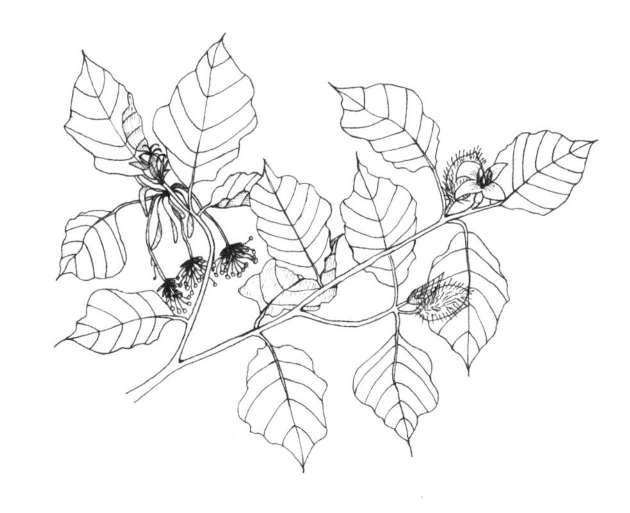

巴赫醫生眼中的山毛櫸型人：

「對想要在生活周遭看見更多美善的人會帶來幫助；此外，具有正面特質的山毛櫸型人即使所見所聞無法盡如人意，但仍能看得到當中的美好之處；同時，能具有更寬廣的心胸、更柔軟、仁慈，接納每個個體的獨特性，並且知道萬事萬物皆是以自身獨特的路徑邁向完美」。

☑ 情緒花精（短期速效花精）**短暫服用** 用於突發狀況／短期的情緒	☑ 人格花精（長期調整體質花精）**長期服用** 用於根深蒂固的情緒模式	□ 12名療癒者（巴赫醫師最早發現的花精之一）	□急救花精成分之一	□基礎花精

山毛櫸小檔案：

山毛櫸（學名：*Fagus Sylvatica*）樹通常能長到60呎高，且樹形呈現金字塔般的錐體形。因其樹幹較低矮，部分樹枝會接觸到地面，其他植物也較難在樹下生長。

山毛櫸是落葉樹種，以秋天時鮮艷紅色的樹葉廣為人知。雌花與雄花同時生長在同棵山毛櫸樹上，花朵在早春隨著葉子生長時盛開。

山毛櫸是北歐及大不列顛島的原生種，現今分布在全世界的溫帶地區。

建議使用山毛櫸的狀況：

老化、過敏、免疫系統失調、更年期、母親問題、咬指甲、紅疹及其他皮膚問題、風溼、癬症、坐骨神經痛、耳鳴、疣。

山毛櫸的心理側寫

就像前面提到的菊苣一樣，山毛櫸型人同樣也是戴著面具。菊苣型人表現出充滿愛的言行，但事實上他們卻利用愛的枷鎖來滿足私慾；而山毛櫸型人，他們看似心胸開放、公平公正，但相反地，他們卻是十足批判、充滿成見。

有一些山毛櫸型人，是完全的偽善者，他很清楚知道自己內心真實的想法，但卻也「真誠地」表現出虛假的一面，這在我們的文化中很常見，不論你是否喜歡，我們別無選擇，規則已經改變了。有些人過去會針對特定群體或是某類型人，以不禮貌的方式開玩笑，現在學會要謹言慎行、閉上嘴巴，但他們內在的偏見卻未曾改變。這種隱藏到檯面下的小鼻子小眼睛，即是一種負面的情緒狀態，而山毛櫸能對此對症下藥。

另一些山毛櫸型人，他們的偏見藏在潛意識的深處裡，自己卻渾然不覺，甚至還真心認為自己對他人非常開明。在我的經驗中，這種類型更常見。大多時候，山毛櫸型人看起來心胸寬闊，且他們維護、支持保障所有人被公平對待，擁有平等權利的政治訴求。但當他們極力爭取舉凡種族、宗教和少數族群的權利，並將錢捐給「正確」慈善機構的同時，藏在他們內心深處最真實的真相卻是，他們一點也不認同這些對象，即使是那群他們正在幫助捍衛權益的少數族群。

所以，以上這兩種——雖然分別在山毛櫸型的行為中完全相反，但他們的差別僅在於對事物無法接納的程度，以及自我覺察的能力。但無疑地，那些選擇不誠實正視自己的人，一定能避免掉所有令人不愉快的事實。

可以確定的是，從各方面來說山毛櫸型的狀態令人不舒服，就像其他也是立基於謊言之上的負面情緒狀態，山毛櫸型的狀態對於他自己或是周遭的人來說都很有殺傷力。

即使看起來立意良善，但山毛櫸型的狀態無疑是讓當事人的內心天人交戰，追根究柢，他一方面將自己投身於追求公眾福祉的真理及正義；但另一面，又隱藏起他心裡無法接納、拒人於千里之外的那部分。這種人的道德信念是要求自己真誠面對內心，允許自己自由感受，但是因為他清楚知道自己的內心感受和堅持的立場互相抵觸，因此在這種自相矛盾的狀態下，他無法好好做自己，無法自在地表現出自己的感受。

人格分析

讓我更清楚說明——山毛櫸型的情緒狀態之所以有害，並非因為當事人缺乏接納的胸襟。在我們的文化中，我們認為接納是好事，不接納是壞事，我們甚至還通過法案強化這樣的觀念；但接納什麼、不接納什麼究竟是好是壞，或是若一個有虔誠宗教信仰的人，當他的道德判斷違背國家法律的時候，到底該遵守他的宗教信仰或是國家法律。這些都並非由我決定，這裡的重點也不是保守主義或是自由主義，而是關於真誠這件事。

山毛櫸型人甚至無法接納自己，因此經常承受情緒上的高壓。如果他能夠自然察覺自己的感受，不論是好的壞的，開放的或封閉的，他至少能夠有個可以改變、成長的起始點；但是，一旦他因為理智而拒絕自己的感受，用評斷取代中立，他就建立起自我批判的輪迴，一個永遠也無法掙脫的情緒模式。

就像其他巴赫花精型人一樣——尤其是那些表裡不一的類型，面對外界總帶著面具，表現出異於自己內在真實「自我」的人——山毛櫸型人首先一定要面對真實自我，才能坦率為自己下定論，再來決定是否要改變。

比較這三種花精

龍芽草型 龍芽草型人，他得先承認自己並不快樂（並且正視可能發生的酗酒、嗑藥、吸毒）。

菊苣型 菊苣型人，他得承認自己是以愛之名行操控之實。

山毛櫸型 山毛櫸型人，他無論如何都必須要能看見、承認，並接受自己的心口不一，如此才有可能改變。

我們經常可以發現山毛櫸型的狀態不只出現在個人身上，這樣的氛圍常常充斥在群體或是整個家庭。在巴赫醫師列出的所有負面情緒狀態中，山毛櫸這種無法接納又苛刻的特質，似乎具有傳染力，尤其容易從父母傳給孩子；在公園裡互相玩耍的同一群孩子間也容易彼此影響；或者是在任何沒有大人看著的兒童社交場所，默默散播開來。

若一個團體中具有影響力的權威人物是山毛櫸型——像是學校裡的老師、教會裡的牧師，或是公司裡的老闆，他個人這種無法接納的特質會像野火般延燒到他底下的所有人，使得大部分人都被同化成為無法接納的人。這就是山毛櫸狀態對周遭環境具有破壞性的例證。

與這個情緒類型裡的其他花精型一樣，山毛櫸型人尤其缺乏幽默感，他們的性格相當強勢且想要支配，常常也比較外向。

他們的人格特質也顯得死板，墨守成規，對家人也不通人情，對孩子採取嚴格的紀律教養，如同這個情緒類型的其他花精型，山毛櫸型非常注重規矩、規則，採取非常高的標準來審視事物。他們的家裡必須一塵不染，回到家時，要看到餐桌上已準備好晚餐。跟野生酸蘋果型人一樣，他們極力追求完美，更好、更棒、更傑出是他們心中不變的目標。

山毛櫸的複方花精

山毛櫸 × 野生酸蘋果	當完美主義與不接納兩種特質同時出現時，使用山毛櫸搭配野生酸蘋果的效果很好。
山毛櫸 × 岩水 × 葡萄藤	若當事人特別死板又苛刻、愛指揮人，山毛櫸和岩水加上葡萄藤，三者並用也效果很好。

最後——這點非常重要——有些山毛櫸型人打從心底認為自己表現得很真誠，看起來應該是表裡如一；但事實上，他只不過在自欺欺人罷了。說他在騙自己是因為，當我們以巴赫醫生的邏輯來看待山毛櫸型的偽裝情緒時，我們探討的是當事人的內心狀態，而非外人所見的客觀呈現。

很多山毛櫸型人，尤其是那些在公眾的關注之下生活和工作的人，他們認為自己在大眾面前的表現非常公平公正、心胸開放，但真相是他們表裡不一。有些山毛櫸型人主

> 最終，就是這種「詐欺」的行為，導致山毛櫸型人的負面狀態，並成為自己壓力的來源。如同田納西·威廉斯著作的《未門巧婦》那位老父親的抱怨，山毛櫸型人是當今社會中最會睜眼說瞎話的一群。

張人應該具有開明、自由的氣度，但自己卻儼然成為這個理念的受害者，他們給人一種印象——受過良好教育、心思純正的好人；然而，在他們的靈魂深處，其實是否認、沒辦法接受自己，看什麼都不順眼。有些山毛櫸型人，則是以自己僅有那麼一丁點的公正、包容的偽裝形象，掩耳盜鈴、欺瞞自己。在電視上，我們看過無數張掛著標準笑容，但眼神卻是空洞、毫無笑意的臉。還有些山毛櫸型人，他們對於自己的偏見毫不遮掩，但卻老幻想自己在鏡頭前的呈現能讓世人覺得他們真誠良善。

最終，就是這種「詐欺」的行為，導致山毛櫸型人的負面狀態，並成為自己壓力的來源。如同田納西・威廉斯（Tennessee Williams）著作的《朱門巧婦》（*Cat on a Hot Tin Roof*）那位老父親的抱怨，山毛櫸型人是當今社會中最會睜眼說瞎話的一群。

巴赫花精中，有些歷經長期養成已根深蒂固的性格，內化成為我們人格特質的一部分。因此，具有這樣性格的人，需要先使用對應的花精一段較長的時間，然後當事人才會慢慢有感覺，山毛櫸即是這類的花精之一。此外，它和其他花精搭配使用，通常會達到最好的效果。軟化強硬態度可以考慮調配；就療癒生理狀況而言，山毛櫸也是有效的工具，因為它幫助的對象是那些無法接納、看什麼都不順眼的人（這種不容於人的特性可視為一種情緒「過敏」），所以山毛櫸對於生理性的過敏也很管用。追根究底，過敏也是一種生理上無法接納的表現，當事人的免疫系統不容其他，因而產生過度的反應。因此，山毛櫸既然能幫助情緒「免疫系統」過度活躍的人，也就是內在的批判論斷，它理當也能協助生理免疫系統過度反應的人。

在突發情境中，若有遇到以下任何狀況，可以試試山毛櫸：為了想表現最好的自己，而隱藏最真實面貌；勉強自己要慷慨大肚，卻超過能接受的範圍，試圖掩蓋自己真實的感受；或是假意維持一段虛假的友誼或是假裝的善意。

下次因季節轉換而過敏要去藥房買市售的過敏藥之前，你不妨試試山毛櫸，可能有所幫助[註6]。

山毛櫸的複方花精

山毛櫸 × 落葉松	當山毛櫸型人基於自己的道德標準，因而不能開誠布公表現自己無法接納的情況時，山毛櫸和落葉松會是很好的組合，因為落葉松型的軟弱特質，可以軟化山毛櫸型的強硬。
山毛櫸 × 岩石楠	若是當事人將這種不接納、看不順眼的特性徹底展現出來，毫不保留批判、刻薄的言論，使自己成為具有指標性的人物，可以考慮同時給予山毛櫸加上帚石楠，這類型人，常常都跟群眾走在一起，為他們贊成或反對的特定議題高聲疾呼（一旦確定哪方的意見最有利於自己）。
山毛櫸 × 龍芽草	龍芽草與山毛櫸的複方也很強而有力，這樣的組合對於虛情假意的山毛櫸型人非常有幫助。這種當事人會給他不認同的朋友一個大大的微笑，但轉過身卻從背後捅人一刀，這樣的人綜合了山毛櫸與龍芽草的特質，也就是對任何人都無法坦誠自己最真實的感受。

6.野生酸蘋果屬於清理型花精，對過敏也很有幫助。你可以就山毛櫸或是野生酸蘋果二選一，再加上冬青，這樣的複方搭配特別適用猛烈的過敏情況。

山毛櫸型的負面特質

或許我們可以很輕鬆地說，山毛櫸型人的負面特質就是無法接納，無法包容有別於他們的人，像是不同的膚色、不同的宗教信仰、不同的性傾向，但重點其實不在於他們支持的任何一方是好是壞，而是他們活在表裡不一的狀態裡。山毛櫸型人的問題在於他們為自己戴上面具，遮掩自己內在的偏見、容不下別人的那張臉，講著不符合他們真實想法的話語，表現出並非出真心的舉止。

事實上，對自己真實的感受和偽裝出來的樣子，山毛櫸型人多少都有自覺，正是感受這種裡外的落差，而持續累積了巨大壓力，使得他們逐漸無法坦率地生活、思考和感受。

山毛櫸型的正面特質

我不能保證當山毛櫸型人進入到正面狀態時，一定會依照你的期待、同意你的論點，或是認同你的政治傾向。我能說的是，正面的山毛櫸型人能夠真實面對自己，內外一致地活著，而且能夠檢視、認同自己的感受。當改變勢在必行時，他願意改變。正面的山毛櫸型人樂於享受以上這些特質帶給自己的內在力量（這些特質在過去並不存在，都只是假裝出來的），而這股力量使他能夠廣納自己各個面相，成為一個完整的人，合一又和諧。

也因為如此，正面的山毛櫸型人能夠打從心裡接納不同族群融合在一起時會產生的各種需求，因為他理解自己在自我整合時也會有多元的需求。最終，他真心能接受所有人的生存與發展權利。

山毛櫸型孩童

我個人不認為天生就會有山毛櫸型的狀態，如同其他巴赫花精型一樣，我認為是後天習得的。

如前述，我相信山毛櫸型的負面情緒狀態具有高度的傳染力。毫無疑問，這在我們文化中很普遍，特別關於種族的議題。與其說我們的社會包容各式各樣的人，事實上，我們的文化其實支持各種形式的排他、不接納；而我們的孩子，正是我們這種想法、語言和行為上的繼承者。

我們的孩子在年幼時即學會了分別心，然後也學我們這些大人，利用人與人之間的差異好讓自己從中得到好處，他們小小年紀就學會手指著別人辱罵對方。隨著山毛櫸的特質愈深化時，如果他們覺得別人「用錯誤的方式」對他們提出要求，他們也學會要因此不高興，而且會大聲抱怨。最後，這些抱怨將轉為像酸民般的嘲諷與挖苦。

這種將分別心深深內化到骨子裡的山毛櫸型孩童，當他們進入青少年時期，常會變得非常難搞、難以管教。

山毛櫸型成人

沒有哪個特定年齡層需要山毛櫸，也沒有性別需求的顯著差異。事實上，它適用於我們之中的絕大多數人，且多少適用於每個年齡層。

無疑地，當我們年紀越大時，越難對事物保持開放的態度，因此有個很重要的現象，有些年長者有著日益加深的山毛櫸模式。在老年時期，山毛櫸型人常常還會伴隨楊柳型的情緒，無法接納、看不順眼且抱怨連連。

對於自己內心的山毛櫸狀態，許多成人不願表態，除非他被逼問，才會稍微透漏內心的偏見；大多時候，因為他覺得面對自己真實的感受是不舒服的，所以舉凡任何會讓他感覺自己心胸狹隘的議題，他都會避開。

有些山毛櫸型成人對抗著自己的自卑感，但他們又將內心的這種拉扯轉嫁到別人頭上，藉由貶低他人來讓自我感覺好一點。他們藉由譴責別人來讓自己好過，才能好好跟自己相處。

此外，山毛櫸型人對於外在環境、社會氛圍很敏感，也因此，他們極度關注自己的舒適以及能擁有的財物，到了一種過頭的境界。

山毛櫸型動物

我尚未在我的動物身上找到山毛櫸花精的使用時機。其他花精，像是冬青、馬鞭草、葡萄藤，對於具攻擊性或會欺負體型比自己小的動物身上，效果會好得多。

也因為我認為無法接納、偏執的性格特質是人類獨有，動物並不會這樣，因此我認為山毛櫸在獸醫的藥櫃中並沒有讓它發揮的空間。

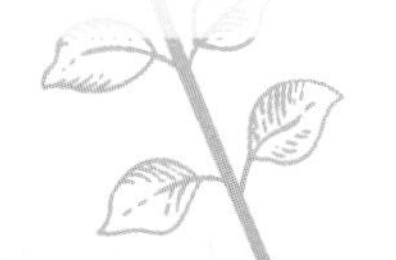
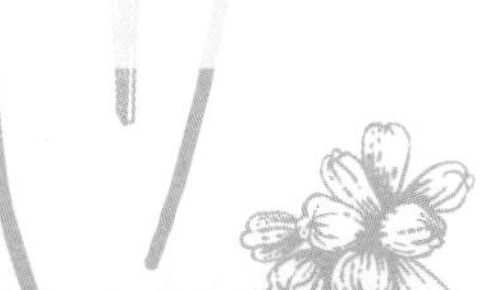
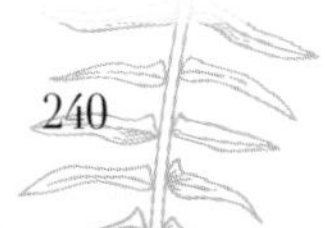
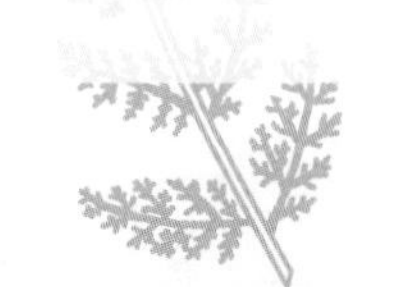
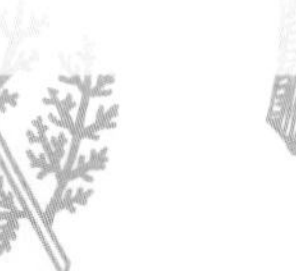

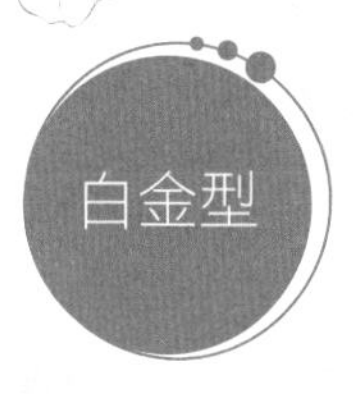

山毛櫸 vs. 順勢療法

白金型

在順勢藥物中，白金（Platinum）相關的人格特質與山毛櫸型人有許多相似之處。白金型人相當自我，總是對人品頭論足、加以評斷，彷彿自己「出身於貴族世家」，他們面對別人時帶著一種姿態，讓他人感覺自己是次等的，而且理當受他們的評斷。

★結論

人們對山毛櫸的需求較隱性、不易有自覺。若此刻在讀這個章節的你，或讀到其他提及山毛櫸的篇章時，如果腦中出現的念頭是：「噢！這我不需要，我不是這種人！」那你最好開始使用它。

山毛櫸帶來的提醒是，如果我們希望自己身心健康，那麼就要隨時誠實面對自己；而且，我們評斷自己的動機時，要像我們試圖評斷他人動機時那般的坦率。如同我想知道是誰或哪個單位資助某醫學研究，使研究結果變得可以預期，而且會為某特定公司帶來上百萬的獲利一樣；我也想知道，我的性格裡有哪些面向「資助」某些特定的觀點、想法、行為，而我又會因此而付出什麼代價。

最後，山毛櫸花精著墨的重點，其實更多是關於真誠，而非不能接納、沒有包容心。的確，山毛櫸型人可以是非常冷酷、死板，對於他人的權利視如糞土；但事實上，一個看似狹隘心胸的人，比起他人可能算是寬宏大量了，這只是比較值的差異。真正重要的，是我們能夠擁抱自己內心真正的聲音，為自己認同的站定立場，並心甘情願承擔隨之而來的責任和後果，而不是用包裹著糖衣的字句、虛偽的笑容來掩飾自己的真心。

㉖岩水

Rock Water

幫助一成不變的人

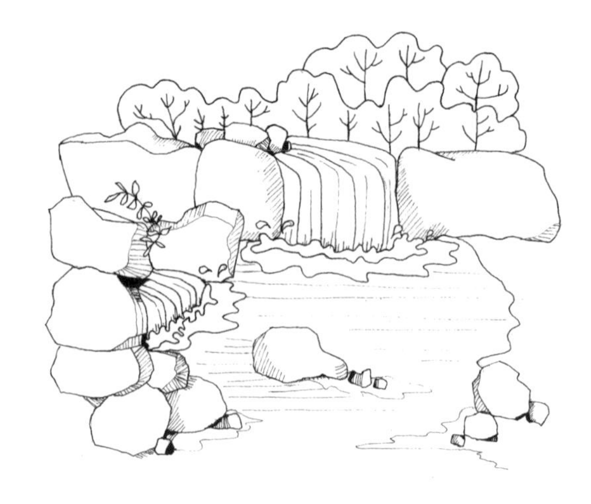

巴赫醫生眼中的岩水型人：

「他們有著非常嚴格的生活方式；否決生活中許多的喜悅與樂趣，認為這會干擾他們的工作。他們是自己的嚴師，期望成為優秀、強大而積極的人；任何他們相信能讓自己保持在這種最佳狀態的事，他們都會去做。他們希望成為典範，吸引他人願意跟隨他們的主張，並且因此變得更好。」

☑ 情緒花精 （短期速效花精） **短暫服用** 用於突發狀況／短期的情緒	☑ 人格花精 （長期調整體質花精） **長期服用** 用於根深蒂固的情緒模式	□ 12 名療癒者 （巴赫醫師最早發現的花精之一）	□急救花精成分之一	□基礎花精

岩水小檔案：

岩水（學名：*Aqua petra*）岩水或許看來奇怪，這方「花精」並不是由任何植物素材製成，而是取自天然岩泉的純淨之水。

建議使用岩水的狀況：

意外事件、氣喘與其他呼吸障礙、慢性背痛、消化問題、飲食疾患、父親問題、迴腸炎、失眠、頸肩疼痛。

岩水的心理側寫

岩水型是嚴厲的監督者，通常也是完美主義者。其他完美主義者是手指向外——例如野生酸蘋果型，將自己的能量需求擴展至他人身上，要求別人也得要愛乾淨、井井有條；而岩水型人，則是對自己最為要求、最為嚴厲。岩水型人猶如苦行僧，他的信念是，否決掉生命中特別讓他享受的事物，就能讓自己更純良、潔淨與健康。

如同我們負面情緒狀態一貫的發展，岩水型人崇尚某一項美德特質，但卻過度推崇以至於失去平衡，使得實踐美德變為一種扭曲變形的無益行為。在這種情況下，岩水型人把遵守紀律這項美德內化成為自己最鮮明的人特質。他這麼做，卻使得原本讓他更好的美德，從助力變成阻力。

事實上，岩水型人幾乎不太相信有什麼東西可以不費吹灰之力就能得到，總體而言，岩水型人對於任何來得太簡單、太輕易的東西，都抱持高度的懷疑，或許正是這樣的人格特質，對應到岩水花精的由來。岩水型人非常固執僵化，這可見於他們的行為、舉止態度，甚至包括他們的身體。他們硬梆梆的樣子，正如湧泉輕撫流過的那些岩石塊一般，而這個湧泉本身即是岩水花精的來源。

岩水型人深信「不經一番寒徹骨，焉得梅花撲鼻香」，因此對於「輕易」這樣的概念，他們基本上充滿不信任、很難相信；多疑的同時，他們又很容易受到自己想追求的個人成長或身體健康的驅使，反而給自己帶來反效果。例如他們可能在試圖「變得更好」的情況下成為「就醫成癮者」，遊走於不同醫生之間，不斷換醫生看；他們升起雷達密切搜尋自己認為「很科學」的任何事物，他們往往會自學所有與健康相關的主題，為自己也為他們所愛的人，只要有任何與自身健康相關的新科學研究，他們多會隨時跟進。岩水型人通常也會跟風最新的健康熱潮，他們吃「正確的」穀類早餐，並且確保只購買最純淨的有機蔬菜。

當然，如果這一切在平衡之下運作，就會非常好。但是，請記得，岩水型的狀態意味著當事人是失衡的。岩水型人起初或許是想讓自己變得更好、更健康，而開啟他的旅程，但是長期下來，這個當初正面的念頭慢慢制約他，結果造就他那些強迫性的習慣與行為。

人格分析

但是，不同於這個類組的其他花精型，岩水型人並不會強迫他人做不想做的事；相反地，他覺得如果他能活出完美的生活——如果他的生活風格能首先成為成功的典範——那麼別人將會受他吸引，並且透過模仿來努力趕上他。這就是岩水型人所希望的，希望他人能夠認出自己生活方式的智慧，並且開始像他一樣生活。

在這個部分，岩水讓我們同時看到本組另外兩種花精的影子——葡萄藤與馬鞭草。

葡萄藤型　岩水型這種毫無樂趣可言的生活方式，包含葡萄藤型一意孤行。

馬鞭草型　岩水型也像馬鞭草型有高昂的信心。

岩水型人活在舊約聖經的時代，對他而言，生命中的大小事都必須透過犧牲與下苦功才能得到。新約聖經裡提到神是恩典的概念，自我實現或個人成長也來自於此，這種想法在岩水型人的世界裡從未存在。

野生酸蘋果型　岩水型也有類似野生酸蘋果型的完美主義、不能變通和折騰人的要求。對於岩水型人而言，就算疲倦也不能休息，總是可以下更多功夫讓自己變得更強壯、更健康，提升靈性。岩水型總是有更多事要做，好讓自己成為值得他人跟隨的典範。

岩水型要求自己成為典範（而非要求別人）以作為他的領導方式，但結果證明，這樣的方法與站在街角恐嚇勸世，兩者並無太大差別。因著他對飲食的嚴格標準、非常人能達到的日程安排、快步調的個人優越感，待在岩水型人身旁簡直猶如身處審判庭一般，隨時都要繃緊神經。

如同墨索里尼（Mussolini，法西斯主義的創始人），岩水型人相當可靠，可以確保所有的事情按照既定計畫如期發生。他們是行程表的忠誠信徒，並確保自己日程表的每項都能準時進行。他們無法忍受其他人拖拖拉拉，也從不允許自己遲到。如果有諸如此類的事情發生，岩水型人提早5分鐘到場時會質疑為什麼其他人還沒來會合。

岩水型這種目標導向、無法變通的特質，延伸貫穿至他生活中的各個方面。他會甘願犧牲任何財物、任何關係來達成這個目標。岩水型人通常覺得他們日常的「活動行程」比他們的職業生涯更重要——確實，他們的活動行程很容易變成職業生涯——所以他們往往會從事令人驚訝的低階職業，賺取剛好的收入使自己能夠繼續進行他認為「真正的」工作，同時也有足夠的自由讓自己能沉溺在這些需求裡。岩水型人或許有顯著的聰明才智，而且足以勝任高階職位，但他反而會安於那些不會干擾個人研究與訓練的工作崗位。

「訓練」這個字眼，可以很好說明岩水型人的生活方式。在最嚴苛的情況下，岩水型人會如同運動員為奧運準備般驅動自己，只不過對他們而言，總是有奧運比賽在前面等著他們，他們沒有非賽季的休息——他們嚴苛的生活規則沒有能夠放鬆的時段。

岩水型人通常對個人健康有所偏執（也可能到達疑病症的程度，意即沒生病但一直覺得自己有問題），但是這種死心眼的偏執也可能聚焦在其他領域。岩水型或許就是那個若不完工則不下班的人，不管是多小的事，彷彿人生取決於滿足每個最後期限；岩水型人通常是每個團隊中的烈士，他們鮮明的態度就是「如果我不做，事情就不會完成」，雖然岩水型人不會主動說出這樣的想法，但他的白眼或大聲的嘆息已經說明了一切。「我全心全意貢獻給這個工作，而你沒有。」或是「為什麼你不能多學學我呢？」。

如同葡萄藤或野生酸蘋果型人，岩水型極度確信他正在做的是對的。而且「對的」對他而言非常、非常重要[註7]。事實上，這是他的全部，因為他把其他也想追求的事都視為次要，就是為達成他那遠大的目標。一旦岩水型人被說服他過去的努力是錯的，他的世界將崩毀坍塌。

對於岩水型人而言，特別是那些專注於宗教，將宗教作為他們的「專業」大道的人，這是非常嚴肅的事情。若岩水型嚴格恪守特定的宗教信仰或儀式，當他們的信仰開始動搖或被證實是錯誤的時候，他們將會經歷難以言喻的煎熬痛苦，這是震盪他核心信念的災難，讓他開始質疑生命中的一切。

如同野生酸蘋果型人，岩水型人也能夠好好學習變通與順其自然，並將他對完美的追求置換成追求卓越。為了卓越而努力的過程中，他能將生活中其他層面帶回平衡——

特別是他一直以來忽視的——情緒生活。他最終能瞭解，如果完美真的存在，那這所謂的完美，只會是來自上天的禮物，而非人類勞力下的產物。

由於岩水型人在情緒、心理與精神上的僵固，通常他的身體也有僵硬的困擾。岩水型人通常苦於各種與僵硬、疼痛有關的症狀，可能受苦於慢性背痛、關節疼痛，或尤其是頸肩的疼痛。他的肌肉總是繃緊的，這使得他一旦過度運動或提拿重物時很容易受傷。而且許多岩水型人對運動的刻苦程度與對其他事物的努力一樣，所以你常會看到他們綁著繃帶跑步，或是在明明很痛的狀況下鍛鍊身體。

如同其他主要用於處理慢性情緒狀態的花精，當事人在他能感受到岩水的效用之前，可能需要使用好一段時間；也如同那些較為下意識主觀的花精型人，岩水型人可能會覺得自己沒有問題，不需要治療，基於他可能會把自己鑽研且認定有效的方法都試過一輪，而且他覺得自己最需要的就是健康跟強壯，所以他可能不認為自己有任何需要花精幫忙的地方。當事人沒有自覺，使得在岩水型人身上用花精治療相當困難。

不過，岩水能夠和多種花精搭配帶來良好的效果，協助當事人尋獲生命中的溫和之道，如同我前面提過的溝酸漿、馬鞭草、葡萄藤與野生酸蘋果，這些與岩水搭配起來作用都特別好。關於岩水在短暫情境的應用，可以想想那些過度自我要求的時刻：當我們過度思考如何處理某個狀況和計畫對策時，若這些計畫與思慮讓我們像是無頭蒼蠅，而且看似沒有足以達到目標的好計畫，使得最終我們仍在原地打轉時，岩水會是推薦的選擇；而當我們開始無法自拔地拼命賣力時，也應該想起岩水；當我們過度嚴格控管飲食，或是過度運動；當我們犯了截止日期達標的強迫症時，岩水也非常有幫助；岩水特別能夠協助那些準備考試的學生，協助他們在達到目標與生理需求上取得平衡，進而好好準備考試。岩水對我們而言都有相同的助益，讓我們在趕著任何種類的截止日期到來之前，仍舊以有效率的狀態工作，而非陷入焦頭爛額和日夜顛倒的混亂作息。

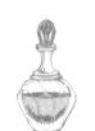

岩水的複方花精

岩水 × 水堇	水堇可能是與岩水搭配的最佳花精。適用這個花精複方的當事人特性：自認藉由自我否認和遠離俗世人群，就能使自己超越人性。岩水合併水堇型人渴望呼吸純淨的空氣並過著清心寡慾的生活，這讓他感覺自己超越凡人的境界、與眾不同。
岩水 × 野燕麥	適用這個複方的當事人特性：他緊揪著刻意計畫的道路來取代生命的自然目的。當事人會受到狂熱崇拜組織與其他團體的吸引，那些組織團體提供一套嚴格的規則與自我否認的生活方式，用以取代他們自己獨特的生命道路，而這個複方非常適合用來幫助這樣的人。

[7] 岩水型人活在一種負面情緒的狀態，在那狀態中他寧願成為對的而非快樂的。而成為對的，意味著岩水型人不允許自己因為任何理由從軌道上偏離。若自己有任何與計畫相悖的想法，腦中浮現任何懷疑的聲音，他也必須一概否認。而事情就是這樣，否認自己合情合理的感受，長期下來不僅削弱岩水型人，並且也成為他生命中持續性的壓力來源。在大多數情況下，岩水型人會隱藏不安全感，儘管他時不時感受到它們。岩水型人在內心深處害怕他們有可能是錯的，他們可能奉獻所有心力在一些愚蠢的事物上，或是那些不管他們多努力嘗試都無法實現的事物。如果岩水型人能夠直面他的恐懼，就能夠學習創造改變，進而將自己帶回平衡。由於岩水型人有恐懼的問題，所以加入溝酸漿花精將可成為一把鑰匙，使他開啟大門，看到花精能夠幫助自己學習活在當下，安適自在面對生活。

岩水型的負面特質

岩水狀態的主軸是固執、死腦筋。岩水型人追求著心理、情緒和精神層面的成長之際，他們的行為與習慣變得越發僵化、死板。諷刺的是，在他們長時間追逐著讓自己更完美的目標時，實際上卻是削弱自己的成就，因為他們在過程中不僅消耗過多的精力，也一點一滴流失掉達成小目標時該有的喜悅；同樣地，這種驅力也會侵蝕岩水型達到終極目標的能力。岩水型人希望是成為優秀的榜樣，但是當旁人總是缺乏幽默感、充滿壓迫感時，他就越不想成為那樣的人。

岩水型人容易受困於自我否認的模式中，他們拒絕讓自己享受任何事，因為樂趣，如同其他事物，都必須是掙來的。而他們為了更健康所做的事，例如特殊的飲食習慣與運動項目，通常反而損害他們的健康，削弱而非強化他們的身體。岩水型人或許會看著鏡中的自己，覺得自己美好而健康，但在旁人眼裡，他們卻是憔悴緊繃的；而且，同樣地，幾乎不太可能想向他們看齊[註8]。

最終，岩水型人常常憂慮，認為自己的生命缺乏意義、沒有中心思想——他並沒有活出自己，只是有冗長的規矩清單。遲早，岩水型人或許會心生懷疑，覺得自己的生活裡好像只剩下自己非做不可的事情；覺得自己對他人的觀點好像過度開放、過度相信——這些「他人」指的是飲食或健康照護的專家，還有設定人生計畫的大師。岩水型人對這些總是躍躍欲試、無法抗拒；但與此同時，除了專家的說法或透過自己研究的決定，他們卻又完全不信任其他任何的方式。這份懷疑不斷打擊著他原本深信不移的堅強信念，創造出極大的心理壓力，這使得岩水型人日漸動搖。

然而，他們依舊僵在那邊，默默承受由自己的固執創造出來的心理壓力，除了達成目標，他們完全不願意讓自己有一絲生活樂趣，例如，他們連一塊生日蛋糕也完全不願意吃。

岩水型的正面特質

儘管處在負面情緒狀態中的岩水型人，仍同時存在著非常多的正面特質。他們和橡樹型人很像（在巴赫花精中，橡樹型人是我們認為很正面或甚至稱得上是優秀的花精型人了），因為岩水型人造成的傷害通常是損害自己而非他人。旁人或許會認為岩水型人很無趣或有殉道者情節，但不會認為他特別具有攻擊性，也不會受到他脅迫；事實上，這些人可能反倒很享受岩水型人，就像橡樹型人一樣勤勉、可靠，他們會欣然仰賴岩水型人在截止日到來前完成不可能的任務，或在其他人放大假的時候幫忙完成他人的工作量。

岩水型人通常被認為是和善的，因為他們不會去煩其他人，也不會將自己的觀點強加於他人。因為他們滿心期待自己會成為別人跟隨的榜樣，所以不願被領導的人反而很容易忽略他們。

不過，一旦岩水型人收獲更正面的情緒與行事狀態，他們終於能夠將新的想法囊括到原有的生活規則中。他們學會以不那麼如履薄冰的態度看待自己的健康和生活方式，可以過著更無為的生活，在過去無法變通的地方學會適應。

還有，或許也是最重要的，是他們能夠學會與他人交流並交換想法。岩水型人曾經一度拒絕分享他的生活哲學，現在，則能夠將一些相當有價值的訊息給予他人，並讓對方決定是否採用。岩水型人隨著嶄新而流暢的思維方式，現在能夠敞開心胸、接納新資訊與新方法，也能夠活得更盡興充實。

---

8. 這些認為食物、飲食方式有嚴重問題的岩水型人，他們像野生酸蘋果型一樣，可能淪為厭食症或其他飲食疾患的受害者。野生酸蘋果型的失調來自於飲食控制，而岩水型人則是受害於持續精煉「健康」食物的許可清單，直到他們的飲食不足以維持自己的生命。

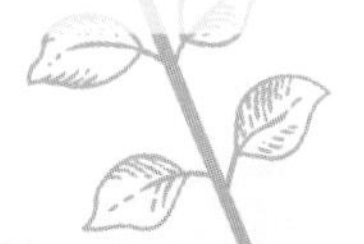
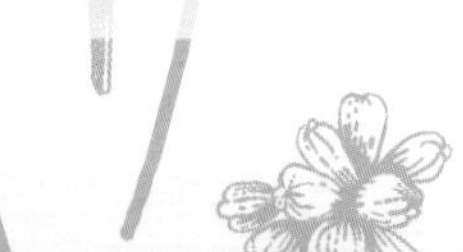
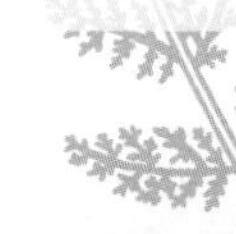

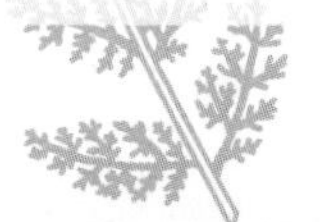

岩水型孩童

不要期待岩水型孩童會有什麼自然流露的輕鬆神態；相反地，典型的岩水型孩童會像成人一樣，自我激勵並且相當自律。岩水型狀態是經由後天學習的行為，而且發展速度相當緩慢，所以在孩童身上通常不會看到全系列的岩水型行為。即使是那些曾被強行灌輸堅忍概念的孩童，如果放著不處理的話，也只會表現出自我否定的初始徵兆。

在自然狀態下的孩童，通常都喜歡輕鬆有趣、快樂且可探索的事物，並被樂在其中；而通常有著岩水型傾向的孩童，在使用岩水一到兩次之後，往往就能很快重獲生命中本具有的喜悅。

適用岩水的孩子，包括那些對事情特別容易耿耿於懷、太用力取悅他人，以及太過聽從自己心目中權威人士的孩子。

岩水型動物

很多動物喜歡重複、可預期的日程安排，牠們喜歡日復一日在同一時間、遵守同樣的日常作息，所以我並沒有找到任何需要長期使用這支花精的時機。不過，如果你今天較平常晚放飯，或牠的日常作息受到你突發變故而打亂時，岩水能帶來助益。一劑的岩水能夠協助牠舒緩，並幫助牠適應這些突如其來的變化。

岩水型成人

岩水型的成人往往對過去有強烈的執著，事實上，他們可能看上去比較老成。他們通常會基於古老的健康哲理或宗教來生活，他們通常尊崇並研讀歷史。岩水型人似乎也非常未來導向，就算在前進目標的道路上已是焦頭爛額，他們依然聚焦於始終在前方的目標；也因此，他們唯一忽略的就是當下。他們深陷於過去並且直指未來，但卻丟失了當下活著的時刻。或許正是因為如此，典型的岩水型人無法自發簡單的活在「當下」。

通常他們喜歡簡約的服裝、食物與環境。他們對走在時尚尖端一點興趣也沒有，他們的穿著看起來有點過時，而髮型著重的往往是實用性而非造型。

同樣地，岩水型人不會大手筆購入豪宅或新車，他們擁有的一切都同樣著眼於實用性。如果岩水型人有大筆消費，則會花在書本、教育或是能夠協助他們完成更多工作的高端電腦（註9）。

許多岩水型人在健康領域找到他們的道路，終其一生強迫自己研究這項主題之後，終於找到了天作之合。你特別能夠在營養和運動的領域找到他們，他們能輕易運用所知的一切，並且在你的要求之下，很樂意激發你朝完美前進。

他們也受啟發而專注於宗教的某些領域，即使他日後可能因為自己的僵化死板而從未真正的追求靈性，反變成鑽牛角尖的執守教條。

由於未受治療的岩水型只會在長期累積下加深情緒狀態，因此在年長者中可以發現許多岩水型人。這些岩水型的年長者運用退休時間來強化他們的研究，並盲目為「完美」奉獻一切。

[9] 作家克里斯多福·伊薛伍德（Christopher Isherwood）在一個嚴格的宗教社團閉關時，他在日記裡寫道：「沒有玩具，只有工具。」

岩水 vs. 順勢療法

砷型

要說砷型人與岩水型人程度相當的話，似乎太過輕率，但他們確實不相上下。兩者都著迷於健康強健的身體，兩者都對飲食主題近乎瘋狂；但沒有砷型人是享受人生的，同時他們也不讓別人享受生活的樂趣。當他人失敗的時候，砷型人無法面不改色；每當有人在他們面前大吃起司漢堡時，他們立刻就擺起臉色來。

蜜蜂型

岩水型人也讓我聯想到蜜蜂（Apis），任務導向的忙碌蜜蜂，終日飛行，日日不斷，就為了完善牠的蜂巢。如同蜜蜂型人捍衛他的領土一般，岩水型人也會如此捍衛他的生活方式與環境。在這兩種情況下，能讓岩水型人或蜜蜂型人真正動怒的唯一時刻，是當他們的領土受到侵略，備感威脅的時候。

★結論

岩水並列在巴赫醫生的花精處方裡，很明顯它迥然不同。它本身並非草本，而是出自於富含礦物質的純淨之水。

由於它物質來源的天然特性，岩水像是一座橋樑，銜接巴赫花精與其他替代療法，以及其他類型的治療哲學。

岩水將巴赫醫生的花精療法連結到所謂的寶石精素（gemelixirs），它的療癒精華源於特定礦物結晶的特性。岩水花精也代表細胞鹽（cellsalts）的可行性，這是順勢療法舒思勒醫生的發現。如同巴赫醫生，舒思勒醫生後來退出純順勢療法的做法，將治療變得更簡化，引導至特定的作用面向。巴赫醫生將他的治療帶入心理與精神層面，而舒思勒醫生僅專攻身體層面，他不看當事人的情緒症狀，如同巴赫醫生不看生理症狀。

在巴赫花精中有著岩水的存在，這意味著巴赫醫生或許沒有全然投入「真正的療癒只能透過和善、非藥用的草本精素而發生」這樣的觀念，這意味著巴赫醫生對於他所使用草本之外的療法保有開放的心態。這不禁讓我們思考，如果巴赫醫生活得夠久並繼續這份工作，他會發展出其他什麼療法呢？岩水的出現也使得巴赫的療癒哲學出現了混淆；然而在他的著作當中，他非常堅持自己這些取材自植物的花精遠遠勝過其他療法，因為花精十分溫和、並且能夠觸碰到疾病真正的原因（靈性層面的起因）。

隨著巴赫醫生的離世，留給我們諸多同樣的疑問；赫尼曼醫生過世時亦然。如果巴赫醫生活得久一點的話，他可能會選擇的道路，以及隨著他治療經驗逐步成長後，他的想法可能會如何發展演變，這些現在我們都只能推測了。

岩水代表的意涵，隨著巴赫醫生去世留下許多問號。一方面，岩水無疑是種療癒工具，能協助符合它象徵的情緒狀態當事人；但另一方面，所有的人都不禁想問一個簡單的問題：在這支花精處方中，花在哪裡？

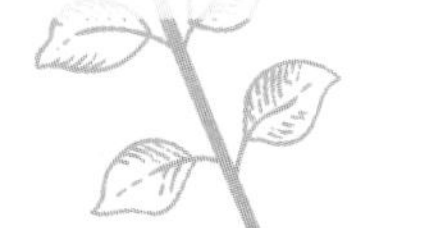

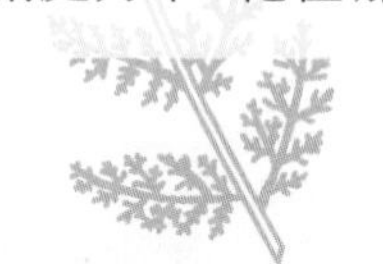

27 馬鞭草

Vervain

幫助過度興奮激動的人

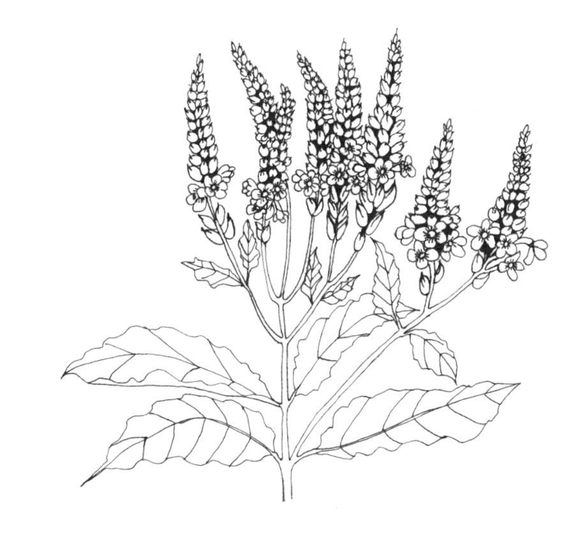

巴赫醫生眼中的馬鞭草型人：

「他們有著不能變通的原則與想法，自信且認為自己的信念是對的，而且極少改變。他們極其強烈希望將他們周遭一切都改變成自己看得順眼的樣貌。他們堅定不移信仰著自己想教導別人的信念，並且為此意志堅定、充滿勇氣。在疾病中許多人可能會放棄他們的責任，但馬鞭草型人會抗爭很久。」

☑ 情緒花精	☑ 人格花精	☑ 12 名療癒者	□急救花精成分之一	□基礎花精
（短期速效花精）短暫服用 用於突發狀況／短期的情緒	（長期調整體質花精）長期服用 用於根深蒂固的情緒模式	（巴赫醫師最早發現的花精之一）		

馬鞭草小檔案：

馬鞭草在植物學的定義上通常也稱為馬鞭草屬植物（學名：*Verbena Officinalis*），它又稱為「十字架象徵」或「榮耀恩典」。歐洲馬鞭草原生於北歐和英國，但現在於全世界範圍內廣泛生長。

馬鞭草時常被認為是一種雜草，它的生長有很強的侵略性，可以在貧瘠的土壤以及炎熱乾旱的地方存活，例如道路旁、空地上。它是一種結實的植物，生長得筆直，有著紮深而粗壯的根系。

馬鞭草在仲夏或初秋開花，開出淡紫色的花朵。馬鞭草的花與葉均可藥用。馬鞭草在神經衰弱和憂鬱情況下可當做鎮靜劑。孕婦不可使用。

建議使用馬鞭草的狀況：

骨折、腕隧道症候群、慢性喉炎、消化問題、眼皮跳及抽痛、心臟病、高血壓、顳顎關節疼痛、免疫系統失調、感染和各種炎症、創傷、失眠、口腔疼痛、頸部疼痛、神經痛、精神崩潰、夢魘、風溼、類風溼關節炎、坐骨神經痛、壓力。

馬鞭草的心理側寫

反映在馬鞭草的負面情緒狀態正是「陽」的展現。馬鞭草型的注意力、情緒和高昂的生命力都是向外發散：他們正是「外向型人」的表現，總是處於運轉狀態，腦袋、身體及精神永遠不會停下來。正如芭芭拉・史翠珊（Barbra Streisand）在《往日情懷》（*The Way We Were*）中飾演的角色，馬鞭草型人到處宣揚自己的信念、威嚇，盡其所能說服別人買單他們的論述——無論這論述關於什麼、內容如何，總之他們說的絕對正確，且應該被全盤接受。他們是天生的銷售員，也是「強迫推銷」的實例。

事實上，馬鞭草型人天生不安又精力充沛，並不表示這種不安有助於他們的目標和理想，也許結果反而令人驚訝。馬鞭草型的心理狀態是「固著」跟本組其他花精一樣，尤其是岩水（參見馬鞭草的介紹）。馬鞭草型人將自己固定在某個特定的主題或緣由上，無論此「緣由」是與健康相關、政治性、道德性還是宗教性，他的生命都取決於此緣由和它發散的結果。馬鞭草型人是天生的福音傳教士，跟岩水型人一樣，馬鞭草型人會在無意中發現改變其生活的事物；但不同之處在於，岩水型人沒有興趣到處宣揚，而馬鞭草型人需要和你分享他們的發現、觀點，以及歷經洗心革面的時刻多充滿激情[註10]。

馬鞭草型人的「流動性」展現在他說出口的話——馬鞭草型人比較機敏伶俐，跟鳳仙花型人一樣，易於語速過快又內容過長——這其實是他們用來吸引觀眾並使其維持注意力的技巧。馬鞭草型人如果對他的主題正在興頭上，就會以極度誇飾、情緒勒索、威嚇等方式，使他的觀眾保持聚焦專注。事實上，曾有一個由多數馬鞭草型人組成的狂熱互助團體（或稱邪教組織）拒絕觀眾以任何理由在講座中途離席，包括不能去上廁所。

由於馬鞭草屬於控制組花精，指的就是當事人會受控制問題的困擾。但是，岩水型和野生酸蘋果型人（後者與馬鞭草型人有諸多相似，並且我認為它也屬於這個花精組）大多將他們的控制需求轉而向內，折騰自己；馬鞭草型人則是將這些問題向外拋，企圖控制他人的意願，把他人意願視做是自己的。

話說回來，這並非總是使人不愉快的經歷。事實上，無論負面還是正面情緒，許多馬鞭草型人都非常富有魅力，並具有領袖氣質；然而，他們如何運用與生俱來的魅力，取決於他們自身的內在動機。正面的馬鞭草型人用創意的方式運用領袖魅力——許多最好的演奏者、演員、歌手、舞者，都是馬鞭草型。他們能夠散發出獨特的個人魅力，觸碰到擠在劇院每一個角落的每一個人[註11]，讓觀眾覺得自己與台上的他們直接面對面交流。然而，負面的馬鞭草型人運用他的天賦只為了一個目的——控制。極少其他花精型會像馬鞭草型人一樣貪婪且渴望權力。當涉及成功和聲望時，榆樹型人可能帶著強烈野

> 如果你曾經歷這樣的時刻：你在和一個人打交道，但他似乎一下子就開始從各個角度攻擊你，運用他的能耐火力全開，讓你失去平衡，讓你覺得被質問，你生活的每方面都備受批評，那麼你單挑的對象很可能是馬鞭草型人。而另一種情況下，你和馬鞭草型人的接觸則愉快不少，你覺得他的眼睛直直望進你的靈魂裡，你以前從來不覺得有人這麼深層的理解你——之後，你發現你捐了錢、買了車，而你還沒足夠瞭解這輛車呢！

心且所求甚廣；葡萄藤也可能將其人生盡數投入到獲取金錢和權力中；但馬鞭草型人缺少的是付諸努力實踐，而且他反而以個人能量和動機去彌補這部分的缺失。

人格分析

在個人魅力作用下，馬鞭草型人極其自信。他們對自己的長處和能力充滿信心，自認自己所說的每個字句都正確無比。基於這個原因，許多負面馬鞭草型人缺少「7秒緩衝按鈕」[註12]。他們自信——可能過度自信了——所以他們想到什麼就說什麼。如果要說的話太過強勢或尖銳，他們確信他們的魅力可以掩蓋過去。當然，不是永遠都這樣。馬鞭草型人的用語可能很傷人，甚至可能被認為是惡意中傷他人。

馬鞭草型人通常不太會注意到自己的話會傷到別人，看不見自己造成的言語誤解，也不太容易注意到自己正在傷害或得罪人。他全部的注意力與精力都是向外發散，沒什麼時間和精力用來自我檢視。如果馬鞭草型人將自己的評論長才發揮得淋漓盡致，那麼他們的砲火會對準別人，不會對著自己。

事實上，馬鞭草型人不會做任何破壞自信的事。也許他們懷疑，停下來檢視自己，檢視自己的行動、言語和動機，他們就不能在選定的道路上繼續走下去了。如果我將馬鞭草型人比擬成一幅圖像，那他們會是在跑步機上奔跑的人，跟電視上賣電池的那隻兔子一樣，他們就這麼往前跑啊跑啊跑啊……。

馬鞭草型人渾身散發著看似永無止境的精力，尤其在他們年輕的時候，使他們成為頭痛人物（下面會詳述）。「過度活躍」這個詞彙常用於形容馬鞭草型，以及那些處在負面馬鞭草型狀態，通常被施予極具毒性對抗式藥物的孩童（這些孩子其實能使用馬鞭草花精而得到極大的幫助。）

所以，馬鞭草是有魅力的、自信的，但還剩下一個詞彙能完全形容這種類型：停不下來。就像一位已經滿頭大汗的喜劇演員，仍然不停講出讓人哄堂大笑的笑話，馬鞭草型人絕不會離開聚光燈，人群的視線必須在他身上。馬鞭草型透過人們的注目得到成長，而且比起得不到關注，他們寧願獲得別人的負面關注。他們就是那種藝人——無所謂名目，永遠樂於看到自己的名字上頭條；就算是列在「最差衣著排行榜」，他們看到自己的照片上雜誌就會開心。

馬鞭草型人永遠在「開啟狀態」，永遠處於機動與衝動行事。他們往往是先做先說，然後再想，結果說了做了許多他們之後必定會後悔的事情。通常，他們會不小心打破東西，顯得很狼狽，或甚至喝酒喝到醉倒，這都是因為他們沒有先想清楚就去行動，對自己的狀態、自己的能耐毫無自知。

---

10. 這通常是唯一比較能區分岩水型和馬鞭草型需求的方式。兩種人皆沉迷於飲食和健康，皆專注於每一口他們吃下的食物；不過，馬鞭草型人真的會把你拉到角落，細細解釋他選擇生活方式的優越之處，而岩水型人則認為自身就是謹慎飲食的典範。

11. 這裡並不是說高度武斷又囉嗦的馬鞭草型人，不會給人留下多嘴多舌的印象，或將自己的想法強加於人而令人厭煩的。相信我，他會；同樣地，他也可能看上去只是自我吹噓又未經世故的人。但上述情形都不會改變一個事實，那就是只要馬鞭草型人願意，他可以非常迷人。

12. 所有電台直播節目都有個「7秒緩衝按鈕」，讓製片人能防止咳嗽、打噴嚏和各種傻話直播出去。大多數人都有一個內建的7秒緩衝按鈕，讓我們在說話的時候還能在心裡編輯一下。馬鞭草型人要麼沒有這個按鈕，要麼就視而不見，他們說出口的話基本上就是他們當下腦中的念頭。

所以，馬鞭草型人摔跤可能真的會摔得頭破血流，或者是因為自己的言行在人生裡重重摔一跤。無論哪一種，他們的人生其實就是一場試圖讓所有鍋碗瓢盆都在掌控之下，在空中流暢翻飛的雜技演出。

雜技演出，還有持續在跑步機上奔走（這種實質上動來動去的狀態，總能夠演繹出馬鞭草型的情緒狀態，其實也不無道理），實實在在給馬鞭草型人帶來了諸多壓力。

而且最為重要的是，與所有人相比，馬鞭草型人最會自己左腳絆右腳，並為之深受困擾。做飯會切傷、燒傷自己，走路會跌大跤，玩玩具會弄壞玩具，並且同時弄傷自己。（註13）

馬鞭草型人容易肌肉僵硬痠痛，他們的脖子和肩膀通常繃很緊。許多馬鞭草型長期深受「頸部僵硬」（或俗稱落枕）折磨，頸部肌肉痙攣使得脖子無法自由轉動。馬鞭草型人還可能苦於重複壓迫的情況，如腕隧道症候群（俗稱滑鼠手）、慢性口腔及下頷疼痛（註14）。

馬鞭草型與榆樹型、橡樹型人一樣，可能會過度勞累，長久下來耗損自己的身體，導致一種或數種慢性病上身，心臟病和高血壓都相當常見。

馬鞭草型人也有情緒崩潰的傾向，並且在中年可能有一段非常艱難的時期，特別如果他們傾一生之力投注心力的志業，沒有如期待般獲得公眾認可，他們會迎來一段心理上非常艱難的時期。在中年時期，通常不惜一切代價避免反思的馬鞭草型，可能會因健康問題或經濟困難，而被迫重新評估自己的目標，重新檢視自己之前的熱忱是否放對地方。對馬鞭草型人而言，這可能是一種極度的情緒壓力，任何時候都可能導致他們臥床不起。當他們被迫做一件他們不想做的事情：休息，過去時常處於停不下來的馬鞭草型可能會成為最差勁的病人。

馬鞭草型人青春洋溢，無論生理上還是情緒上，表現得比實際年齡更年輕。他們一生都對教育充滿興趣，喜歡新想法和新事物，特別是創新的電子產品。雖然他們對那些認為不夠好的事情非常嚴苛，但他們尤其喜歡學習任何直接適用於他們專業領域的新技術。

馬鞭草型人可能患有一種或數種與免疫相關的小病小痛，因為他們的日常壓力帶給免疫系統太多負擔。

馬鞭草花精不僅能為根深蒂固的習氣帶來強大的療癒，同時也適合用於突發狀況。實際上，馬鞭草花精是本情緒分類裡最有用的急性處方。想像馬鞭草是你的「聖誕夜」花精：當你處於上緊發條的狀態而無法入睡（與白栗花搭配治療失眠症的效果特別好），或者你覺得過於興奮、過分關注，整顆心都還在當下某事時，可以使用馬鞭草。馬鞭草對於天生好奇並且興奮過度的兒童和動物特別有用。

當你感到緊張時，馬鞭草可以作為一種鎮定劑。以及當你真的、真的想被別人聆聽和注意，並且開始過度強調你的觀點時，使用馬鞭草吧。事實上，任何自以為是的情況都建議使用馬鞭草為自己帶來療癒。當任何人對他人有先入為主的想法、並且根據這些草率的判斷行事時，馬鞭草也可發揮效用。

馬鞭草是另一種我們每個人今天、明天或多或少會需要的「萬能花精」，它是家庭療癒包裡必備的一種花精。

13.奇特的是，馬鞭草型人在聚光燈之下就很少弄傷自己。在家中笨手笨腳的馬鞭草型人，在公眾場合倒是舉止優雅。也許馬鞭草型人因作為目光焦點而集中全部精神力，意識不再四散紛飛，才得以保持優雅的行為舉止。

14.請注意，馬鞭草搭配鳳仙花——是絕佳的複方組合，適用具有多種不同需求的當事人——非常適合有疼痛問題的患者。

馬鞭草型的負面特質

禁錮在負面馬鞭草思維和行為模式中的當事人，將表面上的霸道和停不下來的本性，與自身無止盡的能量結合在一起，因此成為我們大多數人會盡可能避免接觸的人，畢竟沒有人希望被拉到牆角叨叨絮絮——如果馬鞭草覺得你沒在聽他們説話，往往他們的處理方式就是——必須聽他的，必須同意，根本沒有其他選擇。

馬鞭草型人做事的動力來自於觀眾能理解他們，動機是讓觀眾都認同他們的熱忱，因此他們往往會過於激烈，以致於其他人其實無法長期忍受他們。他們感知事物過於強烈，又過於強烈、頻繁表達這些強烈的感受。其他擁有強烈個性的人很容易會被馬鞭草的熱情給澆熄，他們不會成為馬鞭草的追隨者，反而變成不再接收馬鞭草説的任何內容，無論對錯；但那些自我意識薄弱，對自己在生活中能完成的事也沒有明確概念的人，則很容易被馬鞭草型人牽著走，獻出一生為馬鞭草型人和他們的志業服務。

美國政治圈與宗教領域中充滿馬鞭草型人。這類人在民調支持下通常顯出兩極化的特性，他們不是被強烈喜愛，就是被恨到極點的政治人物。站在演講台後的馬鞭草型人同樣極富爭議，他們像表達其他任何觀點一樣，強烈且直言不諱自己的宗教觀點，正因如此，他們經常建立起充滿盲從追隨者的教會，於此同時這間教會飽受爭議和其他人的唾罵。

馬鞭草型人似乎總是能捲入某種爭議，他們是那種不容易被人遺忘的人。馬鞭草的熱忱可以在一個看起來無聊又平淡無奇的世界中產生巨大的影響。儘管他們表現出許多負面特質，但他們絕不會無趣，尤其是在你第一次看到他們時。

馬鞭草型的正面特質

事實上，即使是負面的馬鞭草型人也會有一些正面特質，尤其是他們能夠重視自己與生俱來的魅力，超過自我中心的傾向時。但馬鞭草型人必須學會平衡自己個性的各方面，並接受這樣一個事實，即地球上的每個人都有平等讚美別人的權力，平等對待自己關注他人的權力，以及平等發表、接收、評判觀點的權力。

一旦馬鞭草型人接受這些簡單的現實，他其實經常能夠停下來反思自己，反思自己的行為；最重要的是，反思自己的真實動機。那些原本處於負面的情緒狀態，為了權力或名聲而創造佳績的馬鞭草型人們，在他們轉換進入正面的情緒狀態時，他們學會「善用自己的力量」。

出於誠實而無私的動機工作的馬鞭草型人，真的能移山搬海。他們可以用自身魅力引發革新運動，改變世界。

此外，正面馬鞭草型人已經認識到，他認定的真相只是他個人的看法，「他所謂的真相」並非所有人的觀點、也不會適用於所有人。這樣的馬鞭草型人非常樂意讓每個人都各自找到屬於自己的啟發。事實上，他能夠成為一名優秀的激勵者，幫助他人看見和實現屬於自己的目標。

馬鞭草型動物

在我們收養新的寵物狗伽高（Django）時，馬鞭草花精切切實實拯救了我們。我們在布魯克林的街道上遇到伽高走向我們。老夥伴K.D. 剛剛去世，她 14 歲的時候離開我們，我對她緩和溫吞的生活方式已經習以為常，所以對如同發射炮的伽高，我遠遠沒有準備好。伽高似乎一直只留給我們一道殘影，我們開玩笑說他一直在房子周圍瞬間移動。但我們很快厭倦了伽高毫無預警跳到我們膝上，尾巴一甩把東西打下桌子，以及用他的熱烈歡迎嚇壞我們的客人。壓垮我們的最後一根稻草是家裡聘用的女清潔人員辭職了——她在用吸塵器的時候，伽高總是從後面跳到她身上。

如果不是馬鞭草花精，我可能已經放棄伽高了。在馬鞭草花精的幫助下，他很快適應了我們的家，變得平靜下來，我們可以開始和他一起工作並訓練他。現在，他會聽命令坐下，設法重新讓自己受控——除了大雷雨天氣時例外，不過我們在研究這個問題了（是的，因為他害怕雷聲，我們已搭配使用溝酸漿。）

任何過度激動、失控的寵物，任何行動無法預測，甚至比較危險的寵物，以及那些大多數時候都表現良好但你就是覺得難以信任的寵物，都可以試試馬鞭草。馬鞭草花精可以幫助放慢動物們的節奏，使牠們平靜、集中注意力。馬鞭草不是萬靈丹，但它能帶出一些空間，讓你可以開始訓練你的寵物、並和牠們建立關係。它與恐懼組的花精調合作用良好——溝酸漿和白楊，也適合搭配甜栗花和鳳仙花，這複方適用於橫衝直撞不受控，或先做後想然後事後又極度後悔的動物。

馬鞭草型成人

馬鞭草型成人在身體和精神上都比較緊張。他們夜晚可能難以安靜下來，未能提供身體實際需要的充足休息。一般而言，如果在白天沒有足夠好的表現，或是計畫完成度不如預期，他們晚上就會難以入眠。馬鞭草型成人深深渴望分享自己的見解，他們相信變革的原則，但往往侷限在「變革是如何以及何時應該發生」的固著概念上。

馬鞭草型的個性混合了對個人魅力的過度自信和人格上某種程度的冷漠無情；但他們同時也大量奉獻。這種人格形成在童年時期，馬鞭草型孩童可能在非常小的時候就呈現出馬鞭草的特徵；同樣地，馬鞭草型的狀態可能是終生的，我們社會上的年長馬鞭草型人與年輕馬鞭草型人，人數幾乎一樣多。

馬鞭草型人有兩段人生階段非常突出：在青年時期，馬鞭草型人可能會花一些時間尋找他人生的事業。在大學裡，他們很踴躍參與政治活動，並會嘗試許多不同的志業，每一項他們都同樣奉獻和熱忱。一旦他們找到「召喚他們」的志業或哲理，馬鞭草型人往往會在想法和行為上變得非常沉迷——對他們而言這種模式會維持下去，直到下一次出現特殊的強烈刺激。

在中年時期，很多馬鞭草型人迫於環境——最常見的是個人健康和個人經濟情況，當然離婚也會發揮作用——重新評估他們的人生，判斷他們的努力是否都是值得的。因此，經常得見馬鞭草型在其人生的這一階段做出一些突然而劇烈的改變。他們以前看上去對人生道路都很確定，但可能突然就覺得自己之前的人生都缺乏目的，同時變得焦躁不安。他們可能突然辭去工作、結束婚姻、突然搬家。馬鞭草型人不是會因為一輛新車就是興高采烈的類型，他們要的是一個新的事業，一個讓他們每天早上起床的新理由，只有這個才會讓他們滿足。

馬鞭草型孩童

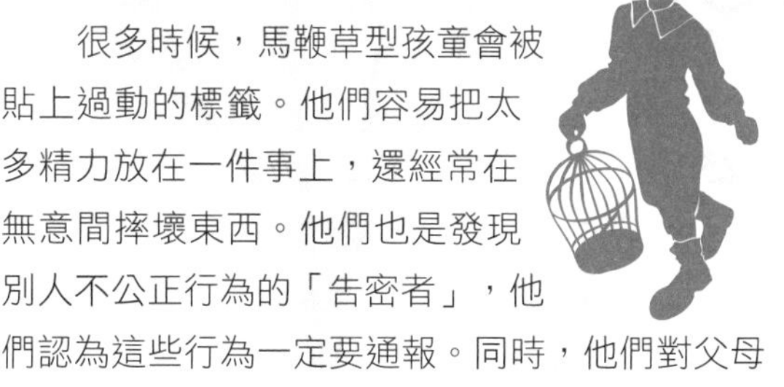

很多時候，馬鞭草型孩童會被貼上過動的標籤。他們容易把太多精力放在一件事上，還經常在無意間摔壞東西。他們也是發現別人不公正行為的「告密者」，他們認為這些行為一定要通報。同時，他們對父母和朋友都很誠實，樂於助人。他們相信世界上有一種超越個人需求的價值體系必須遵循，如果父母的言行不一，馬鞭草型孩童會質疑父母。他們非常認真看待被賦予的責任，並竭盡所能使所有人都開心。馬鞭草型孩童想要取悅他人、取得成就，並且可能在「贏」和「成就」上投入大量的精力。

馬鞭草 vs. 順勢療法

苛性鈉型

在順勢療法裡有苛性鈉型的狀態，還有其他肺結核遺傳瘴毒（Tuberculosis Miasm）相關的順勢藥物。跟苛性鈉型一樣，馬鞭草型人具備洞見，為試著瞭解他們的人帶來美妙的秘密轉變。這兩種人都會有像是風溼和腕隧道症候群那樣的疼痛，這些疼痛症狀都會迫使當事人停止逼迫自己。

★結論

時至今日，我只是簡短提及馬鞭草型人格兩項重要內容的其中之一，那就是奉獻的精神。再沒有其他類型人格願意像馬鞭草型狂熱者那樣，願意為了他的事業或是人生目標做出那樣的犧牲。時間、精力、健康和人際關係——這些和馬鞭草型人心裡念茲在茲的那些重要事物相比，根本不算什麼。無論這種興趣是政治、宗教還是演藝事業——或者任何會讓他們異常癡迷的事情，從商業到法律再到救濟窮人——馬鞭草型人都會以同樣的熱忱迎擊所有的問題。

即使是那些陷在深度負面情緒狀態的馬鞭草型人，以及那些出於錯誤動機而工作的馬鞭草型人，他們都會表現出對任務的奉獻，這足夠令人印象深刻了。

㉘ 葡萄藤

Vine

幫助強勢霸道的人

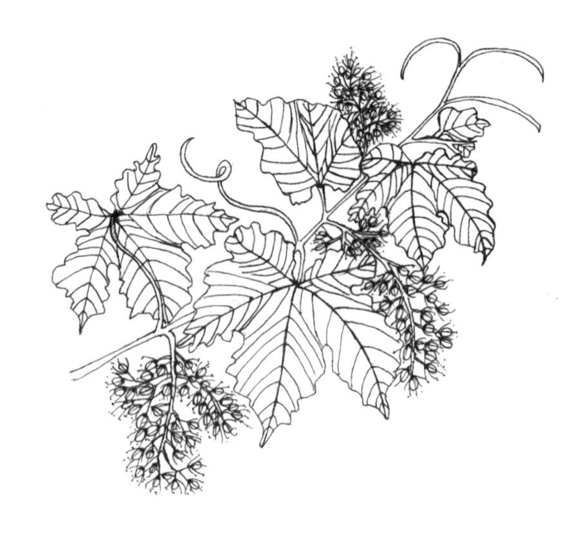

巴赫醫生眼中的葡萄藤型人：

「非常幹練，而且對自己的能力很有把握，抱有必勝的信念。他們打從心裡深深相信，自己若是發自內心做某事，必定能嘉惠他人。即使身處病痛之中，他們仍會指導他們的侍者。在緊急狀況下，他們仍可發揮相當大的作用。」

☑ 情緒花精（短期速效花精）短暫服用 用於突發狀況／短期的情緒	☑ 人格花精（長期調整體質花精）長期服用 用於根深蒂固的情緒模式	□ 12 名療癒者（巴赫醫師最早發現的花精之一）	□急救花精成分之一	□基礎花精

葡萄藤小檔案：

葡萄藤（學名：*Vitis Vinifera*）是多年生木本植物，因其果實為葡萄，使得世界各地廣泛種植葡萄藤。世界上存在許多不同品種的葡萄，因此幾乎無法得知其確切的發源地，極可能生長在中歐，為自然生長於小亞細亞的特有種。

葡萄藤不只種植來當作食物，也被視為一種藥草。葡萄藤的樹液作為醫療使用，應用於腫瘤及癌症的治療，亦可作為補品。

有利生長葡萄藤的自然成長條件：溫暖的氣候、充足的日照，以及乾熱的環境等。

葡萄藤的花朵小巧、翠綠，且香氣濃厚。依據氣候不同，於早春到晚春相繼盛開。

建議使用葡萄藤的狀況：

虐待、野心、問題迴圈、便祕以及其他消化問題、耳部疼痛、父親問題、腸躁症、顳顎關節或口腔疼痛、頭痛、心臟問題、高血壓、感染、牙關緊閉、喉嚨痛。

葡萄藤的心理側寫

音樂劇《黑暗中的小姐》(*Lady in the Dark*)中,懷爾(Kurt Weill)寫了一首曲子,關於一位名為珍妮的女子,內容寫道她「總是信心滿滿下定決心」,卻往往造成災難性的後果。當珍妮還是孩子的時候,她決定在聖誕節夜整理家裡的聖誕樹,而燒毀了屋子;懷爾再一次在劇裡提到「珍妮在聖誕節當天成為孤兒。」長大成人後,珍妮打定主意撰寫回憶錄,導致在全美國有些妻子開槍打死丈夫。珍妮從不畏懼下決心,無論她發現有多少次災難在之後發生,她總是對自己的決定感到很有信心。

毫無疑問地,珍妮是葡萄藤型人。她固執、有自信,而且當她下定決心做某事時,內心是無比堅定的。一旦她的意志盯著某個目標不放(葡萄藤型人,就像同為控制組的其他型,傾向鎖定目標、信念或信仰,接著麻煩事就應聲而來。他們像是精力充沛的梗犬,嘴上緊咬骨頭不放),她就不會動搖、不灰心、也不會被打敗。

因此,葡萄藤型人也可以很有破壞力,特別是對於那些「擋住他們堅持理想道路上的人」;又或持反對意見、並試圖暗中妨礙他們的人。

然而,以積極面來看,當處在危機當中,沒有比待在葡萄藤型人身旁更令人感到安心,比方說飛機正在墜落,或你搭乘的渡輪正因為錯估一個浪潮而瀕臨翻船的時候。

我們習慣尊重葡萄藤型人,特別是葡萄藤型的女性。通常,她們常出現在電影裡,那些能博得大家喜愛或因愛生恨的人物。電影《亂世佳人》(*Gone with the Wind*)中的郝思嘉(Scarlett O'Hara)與瓊・考琳絲(Joan Collins)在電視劇《朝代》(Dynasty)所扮演的艾莉西斯(Alexis)都是典型的葡萄藤型人。葡萄藤型人總是為了目標勇往直前,即使復仇是他們的目標[註15]。當身處危機時,總是能表現出最好的狀態,他們擁有敏銳的思緒,運用縝密的行動,專注於解決當前的危機。他們保有冷靜且專注的心,只要一字不漏跟著他們的指令做,就不會有人受傷。

即使眼下沒有現存危機的日常生活,葡萄藤型人仍會使出面對生死存亡般的堅毅意志力來過生活。如同控制組的其他花精型,葡萄藤型人有「自我囚禁」的人格。在這個情況下,他過多的意念限制了他,使自己變得盲目,就像在特定的狀況下,我們需要花多少意志力來說服自己。在某些場合中,這使得葡萄藤型被認為是好發號施令的人,對待他人徹底的跋扈專制。

葡萄藤型人總是目標導向,以成功至上,不介意自己是否會被人討厭,從不規避也不違背自己想達成目標的想法。他們是容易動武、動怒,且具有潛在暴力傾向的人。

因為他們天生的激烈,有時候難以分辨出葡萄藤與馬鞭草型人。兩者皆堅信自己的想法與行為正確:

馬鞭草型 馬鞭草型人聚焦在每一件事上會提供建議,或用他特有的洞見散

> 葡萄藤型人的人格猶如失控的列車——彷彿機器般不再具有人性。

[15] 這樣的當事人需要同時搭配葡萄藤及楊柳,他們彷彿是復仇天使,因著他們堅定的信念,對傷害自己的人予以懲罰。

播好消息。馬鞭草型人格狂熱且堅持己見，馬鞭草型人不會想全面掌控他人的生活，也鮮少利用他人達成自己的目標。馬鞭草型人常利用自己與生俱來的魅力去操控他人。

葡萄藤型 葡萄藤型人對他人的控制則是更深遠且具滲透力；葡萄藤型人格是設限的，執著於「那我們要怎麼做？」，他們固執且獨裁；葡萄藤型人則是完全站在主導位置。

簡而言之，兩者的差異在於一個是喜愛強出風頭（馬鞭草型），一個是蠻橫霸道（葡萄藤型）。

通常，你會發現一些特定的個案，需要使用葡萄藤與馬鞭草。這兩種花精搭配得很好，對於某些當事人來說，幾乎感受不出是兩種花精的組合。對於一些個案，他完全忠於自己的想法與行為，而且無法接受他人的意見或任何形式的批評指教，此時並用葡萄藤與馬鞭草可以收到很好的效果。

人格分析

葡萄藤型人不只跋扈，他也很挑剔，而且心胸狹窄。他可能列有一串敵人名單，就像美國前總統尼克森（Richard Nixon）的黑名單，以期報一箭之仇。就像內心愁苦的楊柳型人，葡萄藤型人受制於負面情緒模式，對周遭的人或別人的動機深感懷疑（或許因為他強烈意識到自己的動機）。當他聽到任何不是稱讚的話語，葡萄藤型人會很快採取攻勢，馬上問:「你是什麼意思？」最重要的是，他可以變得很固執，對他而言任何形式的失序或混亂都難以忍受，如同野生酸蘋果型人一樣。他要求周遭環境的一切都必須依據他的喜好，任何小細節他都會一一批評。必須再說一次，這特點像極了野生酸蘋果型（很明顯地它能與葡萄藤搭配得很好），當葡萄藤型人走進一個空間，他的第一句話通常會是挑剔這個房間或裡面的某個人，他會說「這裡真的是很熱。」或是「這些人究竟是哪來的呢？」

葡萄藤型人可說是最難搞的個案，困難到我為那些必須治療他們的可憐醫師感到同情。葡萄藤型人會主導自己的療程，且嚴格指控他們的醫師，因他們覺得醫師的技術不夠熟練。同樣地，葡萄藤型人吝於稱讚任何專業人士，且立刻會在他人的工作中雞蛋挑骨頭。他會是個要求相當嚴苛的客人、難相處且愛找碴的老闆。再者，他也不是一個能爽快付款的人。

葡萄藤型人會是一名蠻橫的家長，老是要求他們的孩子照著自己的想法來過生活。即使還沒到截止日，他們會問孩子是否已經完成作業，他們也常會幫孩子完成任務（或是其他人，若是在職場上的話，則是他們的員工、僱員等），幾乎不給對方機會，就會幫他們把工作都完成。葡萄藤型人對於被指派的任務非常拿手，當走進一個房間時，你會發現葡萄藤型人積極忙碌著完成剛剛被指派的工作。

葡萄藤型跟鳳仙花型的人，都認為時間似乎過得太慢了。因此，就像鳳仙花型的人老是不停盯著時間看，不懂為何如此簡單的任務，其他人為何需要花這麼多時間完成，而且結果不比他自己做來得好。

實際上，葡萄藤型人會侵犯他人的個人空間。他們對於打擾他人的私人領域、檢視他人私人物品，看作是稀鬆平常的事。葡萄藤型人當然相當保護自我空間與所有物，但他卻不會以這些嚴格的行為標準對待他人。

正是如此，在其他許多人之中，葡萄藤型人對於自己可接受的行為，只有單純的二分法區別。當他按照一套規則執行（為了所有人的利益），每個人都會發現，他們對於可接受的選擇或行為有著特別狹隘的主觀標準。因此，葡萄藤型人多少可說是一名偽善者，如同其他控制組的花精型人一樣。

最後，還有一種葡萄藤型性格尚未探討，那就是當他堅持執行命令且每個人都遵從的情況下，葡萄藤型人會變得意外的好相處，同時相當迷人。當葡萄藤型人發現他的世界裡一切都好，他可以全然放鬆，甚至表現出令人驚訝的幽默感。若葡萄藤型人經常表現出幾乎可說是出乎意料的幽默感時，他可以是名冷面笑匠且很詼諧。即使他們非常緊繃或容易被激怒，但他們富有高度幽默，足以讓所有人卸下防備。關於幽默感，非常有趣的是葡萄藤型人時常讚嘆他人的幽默。他們往往忽略那些使他們發笑的人顯而易見的錯誤，並給予這些幽默者特權。而當他發覺自己是勝利的一方時，神經緊繃的葡萄藤型人也會意外放鬆下來。

然而，任何推翻寧靜與繁榮的計畫落空，會突然改變葡萄藤型人的行為。只有在他處於幸福狀態的前夕，他才會關心自己失落沮喪的根源。葡萄藤型人又會很快回歸原本的人格特質，讓周圍的人感到吃驚和緊張。

通常新員工或有潛力的盟友在初次與這類型人見面時，會發現葡萄藤型人格正是其魅力的本質，但也僅止於他們的第一次見面。也許當他們對葡萄藤型人的意見表示不認同時，他們即會看見他真正的樣貌。

葡萄藤型人喜歡讓別人理解自己的規矩，當他人越界時他通常會予以懲治。他們會讓新認識的人步入自己預期的陷阱或行為模式，並在他們走路時突然懲罰他們，突如其來，使他們步入地雷區。我們不時都需要葡萄藤用作突發治療，尤其當我們固執、吹毛求疵或過分要求的時候，當我們毫無任何理由封閉自己的想法時；而最重要的是，當我們表現得像是自以為無所不知時，必須立刻求助葡萄藤花精的療癒。在這些時刻，你甚至沒有意識自己所說的話、所想的或所做的事實上完全大錯特錯，便是達到葡萄藤型的境界。

葡萄藤的複方花精

葡萄藤 × 馬鞭草 × 野生酸蘋果	葡萄藤很適合與同組的其他花精搭配使用，特別是馬鞭草與野生酸蘋果（我認為後者也同屬控制組）
葡萄藤 × 楊柳	同時也能與楊柳搭配得很好〔內心愁苦與任性的結合造就出最恐怖的怪獸家長，就像電影《揚帆》（*Now Voyager*）中貝蒂·戴維斯（Bette Davis）的母親〕
葡萄藤 × 冬青	與冬青搭配使用也能收到很好的效果（當憤怒與執念碰撞時）。
葡萄藤 × 山毛櫸	當不容得半點異議的家長，將他公平合理的面具放到一邊，取而代之的是鋼鐵般的意志時，要想到葡萄藤加上山毛櫸的複方。
葡萄藤 × 岩水	岩水能使葡萄藤型嚴謹僵化的內心轉而向外，適用於非常嚴厲的當事人，他們不只需要他人尊重，也要求他人完美。

葡萄藤型的負面特質

從許多方面來看，負面的葡萄藤型人是唯一能與內心愁苦的楊柳型人格匹敵。他有著看不見盡頭的規矩跟要求，總是滔滔不絕批評，以及驚人的意志力，葡萄藤型人格足以使所有人都疲憊不堪，直到他可以得到自己想要的；再加上葡萄藤型人很顯然認為自己都是對的，不管是在任何事情或手段上。而為了證實自己對，他們擅長使一些卑劣的小手段。葡萄藤型人為抓住權力，他們會不惜脅迫、抱怨甚至是肢體衝突。權力通常是他們終極的目標，而其他的人生經驗都相對次要，且他們大多會中途放棄。他們要求絕對的服從，並且是苛刻、無情、殘酷的。在葡萄藤型人的眼中，他可以使其他人失去身分地位，移除所有阻擋他的障礙。（註16）

葡萄藤型的正面特質

當這些擁有負面特質的類型，如葡萄藤、楊柳及冬青等，設法讓自己變得正面積極時，他們有能力去完成大事。

作為一名渾然天成的領導者，正面的葡萄藤型人是積極肯做事的公僕。葡萄藤型人懂得何時才是站出來領導的時機；懂得何時適合作為追隨者。他們很樂意為那些愛他的人及他所愛的人而謙卑自己。另外，正面的葡萄藤型人不僅瞭解自己有優點也有缺點，同時知道自己也有犯錯的時候。對他們而言，更重要的不是讓自己的想法與意見被認同，而是正確的意見與觀念才是普世的價值。

積極正面的葡萄藤型人是我們最好的老師之一，他們會用愛與溫柔來教導我們。在我們社會的各個階層，他們同時也是一名公正且富有同情心的領導者。也許最重要的，他們也是強而有力且慈悲的家長。

16. 或許以希特勒以及納粹主義來比喻葡萄藤型的狀態有些草率。雖然很多時候我們會藉由文學或電影資料來討論各式各樣的個案，但所有最負面的葡萄藤型人所期待達成的純粹榮譽，完全在書本之外。而德國納粹是最佳的葡萄藤型範例，他們極度負面，所作所為代表一個極度邪惡的葡萄藤型人會有的狀態。他們扭曲他人甚至是群眾的思想。他們通常會說服他人，對於傷害別的群體或個人沒有任何疑慮，因為他們認為這些人不配為人。這些備受批判的葡萄藤型人善於利用偏執當作工具，達成他們的目標。請注意，最常見於人類歷史——又一次，兩次世界大戰間的德國就是鮮明的例子——在遇到巨大危機時，民眾會變成葡萄藤型人，就像在危機爆發時，一個人會轉變成為葡萄藤型一樣。很多時候，葡萄藤型人非常樂意領導，而且會利用危機、用盡一切奪取個人權力。在這情況下，負向的葡萄藤型領導者總是會在最終背叛他的子民。

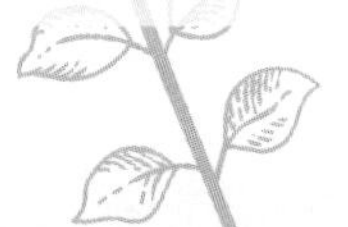

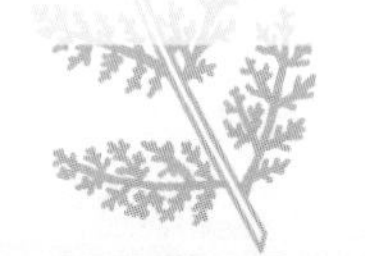

葡萄藤型孩童

我聽說過有些孩子生來就剛愎自負，但我從未親眼見過這樣的孩子。曾經有人告訴我，有些孩童只相信自己的想法，拒絕接受其他。從出生的那一刻，他們第一眼見到父母，在寶寶的眼睛背後，有著一顆不被任何理由約束或外力介久而動搖的心。這或許是真實的案例。但，我期望這只是少數。

葡萄藤型人格往往不常見於孩童階段，而是在青年期開始逐漸形成。通常，安靜且順從的孩子，似乎會在一夜之間，變成叛逆、好戰的年輕人，因他封閉的心開始與父母之間展開一場長期抗爭。

當孩子不願意配合的時候，除了建議使用花精來療癒，我沒有可以輕鬆解決這艱難問題的方法。而若父母也記得使用花精，會很有幫助。

葡萄藤型動物

葡萄藤花精會是絕佳的療癒方式。在我的經驗裡，它是特別適合用於狗的花精，因為牠們非常有占地盤的意識。試想葡萄藤可應用在那些只要感受到自己領域被侵犯時，即使面對主人也會咆哮且猛咬的狗。

這對於那些面對他人、較弱勢的動物或排拒新來動物時，都表現出強勢主導行為的動物而言，都能起作用。

葡萄藤型成人

雖然沒有資料顯示，在人生中是否有某一個特定期間最需要葡萄藤花精，但或許對於年輕人與壯年人來說，他們相對需要。在具有根深蒂固葡萄藤型習性的人當中，年輕人會比年長的人更能承受這樣的強度，這並不是說較年長者沒有長期使用葡萄藤花精來調整性格的案例。在年輕時具葡萄藤型性格的人，若沒有接受任何治療讓自己的情緒達到平衡，到了老年通常會轉變成內心愁苦的楊柳型人。我發現這兩種花精以及需要這兩種花精的當事人有很多相似之處。許多個案需要同時並用這兩種花精，有些個案則需要交替使用。

我的經驗告訴我，當涉及對葡萄藤花精的長期需求時，施以相同的方法及方式，男性較女性更為顯著。部分原因是，從文化角度來看，我們傾向認為男性的葡萄藤型人是反派的角色，而女性的葡萄藤型人就會被塑造成女英雄或是女強人的形象（請再一次回想郝思嘉）。就像男性若具有固執、堅毅的性格，通常導致他們產生破壞性的行為；然而同樣的情況發生在女性身上，這些特質會引導她們邁向更偉大崇高的成就。我不打算轉移話題來討論這些假設的真實性，但我發現男性比女性較容易被認為具有葡萄藤花精的需求，而且女性葡萄藤型人的負面情緒狀態，通常不如男性當事人般容易並快速能辨識出來。所以不能低估女性當事人對於葡萄藤的需求，也千萬別低估這會對她們生活帶來的衝擊。

葡萄藤 vs. 順勢療法

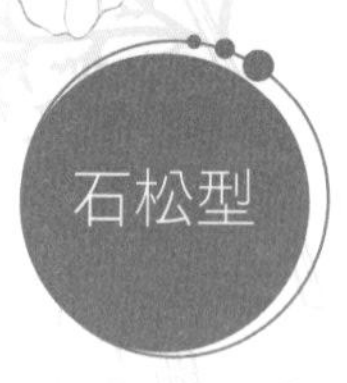

毫無疑問的，我認為石松是一個與葡萄藤對照的順勢藥物。不過，葡萄藤型人自信十足、十分確信自己的地位；而石松型人的核心問題則是缺乏自信心及安全感，且藉由張牙舞爪過度補償了自己的缺乏。

馬錢子型

另一個順勢藥物馬錢子，代表另一種強而有力的行為模式類型，它更接近葡萄藤。馬錢子型人就像葡萄藤型人一樣鍥而不捨，而且以主導的姿態自居。

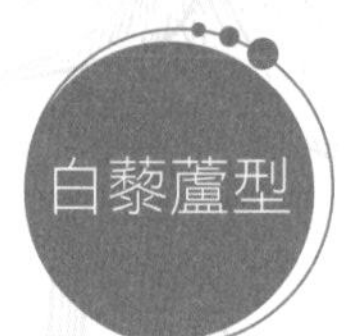

白藜蘆（Veratrum Album）作為對治根深蒂固性格的順勢藥物，它代表的人格類型——老覺得自己是上帝的信差，替上帝傳達信息給世人，也許這類型人更貼近葡萄藤型的性格。白藜蘆型人總是在知識中得到啟蒙，並且變得自以為是。就像葡萄藤型人一樣，他們的進攻變得強勢，且會用盡任何方法奪得勝利。

★結論

當我們想到葡萄藤，我們必須牢記——這個花精往往是被我們自己貼標籤，被視為是不好的，就像我們看待所需的其他花精一樣。因此，當我們在思量葡萄藤時，我們必須時常提醒自己：巴赫醫生認為我們在人生的某個時刻，有朝一日我們全都有需要用上所有的花精。在所有人身上都常見這些花精代表的情緒狀態，也可能成為持續的性格基調。當我們用花精治療自己或他人時，承認自己真的需要這個花精的協助並不容易，特別是葡萄藤、楊柳與冬青，更是大部分人不願意接受自己需要它們（即不願意接受自己是這個類型人）。

但當我們說一個人需要葡萄藤時，並不意味著當事人就是冷血的殺手，這樣的認定跟我們說一個需要栗樹芽苞的人是蠢蛋一樣的不合宜。當我們學習花精時，我們通常需要透過處理極端案例來學習這些花精代表的屬性，但我們常常會因此而忘記那些更貼近日常生活的應用。事實上，那些只倚賴自己的意志力，不試圖尋找情緒平衡點的人，往往非常需要葡萄藤，這樣的人對葡萄藤的需求遠遠超過我們的想像。當他們傾注所有決心達成目標時，他們開始感受到壓力，而結果變得非常負面且暴躁易怒。他們開始以某種方式抨擊，使別人覺得受到威脅、覺得他獨裁。

當然，我並不認為這是個好的模式。葡萄藤型的狀態，就像本章每一種其他的情緒狀態一樣，都是具破壞性的。但這無非只是一種情緒模式——當事人賴以生存和用以達到自己目標的手段。如此說來，葡萄藤型的情緒狀態與其他37種並無不同。

每一種巴赫花精描述的行為模式，都是當事人盡他們最大努力向前邁進的方法，雖然實際上，這每項行為或多或少是一種阻擾，使當事人與真正的成功漸行漸遠。其實想實現成功，唯一的方法只有透過平衡的情緒，且對於自己以及眼前的情況有著誠實的理解和接納。巴赫花精，無論使用單方或複方，即是能為我們帶來這種想法和心的平衡狀態。

當我們使用葡萄藤或其他任何一種花精時，無論我們如何看待它代表的類型，我們絕對要避免價值觀上的評斷，並必須幫助當事人不要批判。我們每一個人都會有需要花精協助的時候，在不同的時候需要不同的花精，也就是每一種花精類型代表的情緒狀態都存在我們的內心。當我們選擇及使用花精時，不管是對自己或對他人，我們都必須懷著同理心，帶著慈悲來融化批判。

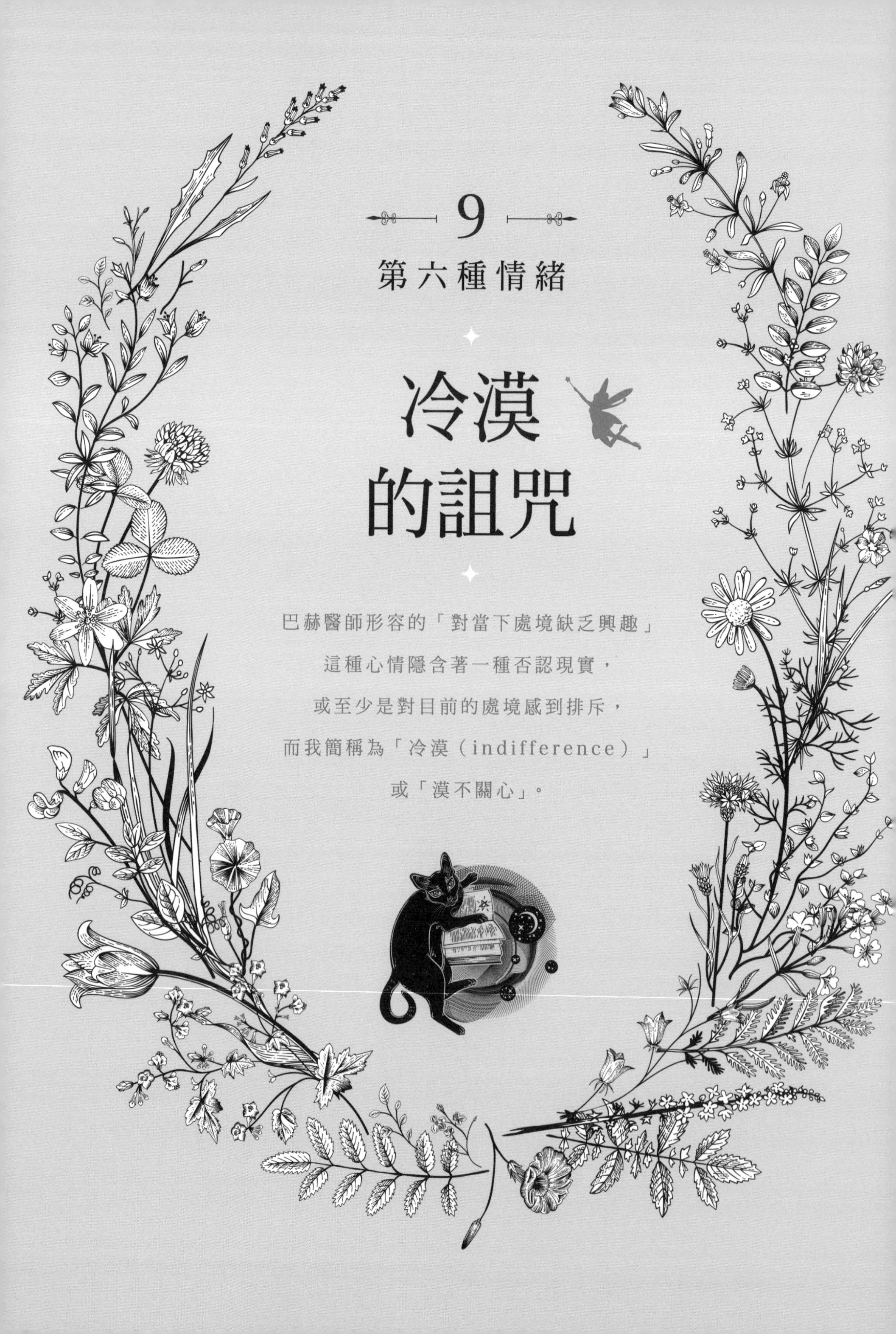

9

第六種情緒

冷漠的詛咒

巴赫醫師形容的「對當下處境缺乏興趣」

這種心情隱含著一種否認現實，

或至少是對目前的處境感到排斥，

而我簡稱為「冷漠（indifference）」

或「漠不關心」。

巴赫醫師形容的「對當下處境缺乏興趣」這種心情隱含著一種否認現實，或至少是對目前的處境感到排斥，而我簡稱為「冷漠（indifference）」或「漠不關心」。這樣的人總覺得自己被困住、動彈不得。因此，他們會想盡辦法逃離當下的處境，彷彿他們心身分離，心沒有與身體一起留在現場。

這裡的花精型人皆用冷漠作為他們的生存策略，每一型各自的表現略有不同，但都出不了這個範疇：他們對於周遭環境以及別人的需求皆沒興趣。以野玫瑰型人為例，他什麼都不缺，卻全然放棄改變、也不想轉換，只安於現狀，並且認為所有事都是命中註定，而他只能順從命運的安排。因此，最終如同槁木死灰般了無生氣，對周遭一點興趣也沒有；程度比較輕微的，是鐵線蓮型和忍冬型人，他們對現實同樣也舉白旗投降，只不過鐵線蓮型人會編織美夢，忍冬型人則是逃避到過去、白日夢或往日的回憶，讓他們感到舒適的時空；芥末型和橄欖型的共通點，則是承受壓力和感到疲憊，芥末型人扛著疲乏的情緒和憂鬱的重擔，橄欖型人則苦於體力的消耗，並感到精疲力竭。

接著是栗樹系列。栗樹製成的花精共有3種，都有無法克制自己且重複進行的行為或思考模式，其中2種屬於本章範疇。白栗花型人失去對當下的興趣，因為他被困在某種特定主題，可能只是微不足道的念頭，也可能是他全心投入的人生哲理。但無論是哪一種，總之這樣的強迫式思考占據了他整個腦袋，使他當下心不在焉。

栗樹芽苞型人，同樣具有這樣的強迫特性，但困擾他的是行為而非思慮。情況嚴重的栗樹芽胞型人會有如強迫症的行為，他可能每次爬自家樓梯都必須數有幾個台階，必須開關燈固定次數後才能接著做別的事；或是更常見的情況，被自己的慣性綁架，特別是壞習慣，像是抽菸或是睡前吃宵夜。有些人出現週期性的強迫式行為，有些則不然，可能偶爾發作一下，或是完全無法預期這些壞習慣何時再次上身。但不管哪種，當這些慣性出現時，栗樹芽苞型人就像與當下的時空脫節，如同白栗花型人被他的思緒帶離現場一般。

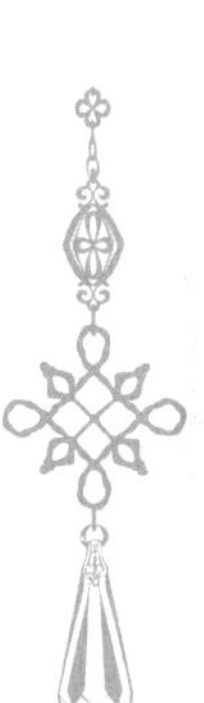

若是長期處在這種狀態裡的人，通常也是被自己的想像力給強行帶走。他們逃避現實，進入腦中那個幻想出來的世界，在那裡獲得滿足感。因此，你會發現，沉浸在白日夢裡的鐵線蓮型人、活在照片情境裡的忍冬型人，他們都是用別的情境去取代當下的真實現況。

除了白栗花型人以外，本章提到的其他花精型人，他們都相當被動，要麼沒有熱情、要麼欠缺力量，不想追求目標、付諸行動，或者相當常見——不願參與周遭的世界。

本章花精型人，都與他們生命中的每個當下脫節。當我們用最健康的方式過生活時，我們以平衡的觀點看待時間和時間的流轉。因此，我們能夠從過去經驗中「萃取」——學習什麼是行得通的，謹記什麼是應該要做的；其餘的時間，我們能夠放下——此外，我們可以展望未來，而且時時刻刻都活在當下。我們必須讓自己的身、心、靈三者同時安住在當下，才是最理想的狀態。若要安全行駛於高速公路上，我們不只需留意車輛位置，也要專心駕駛以確保安全；但即便這樣，我

有這種情緒的人，同時也有種人在江湖身不由己的感覺，因此他們要麼不願意面對那些被迫接受的處境；或者不願意付諸實際行動、轉換情緒來改善現況。

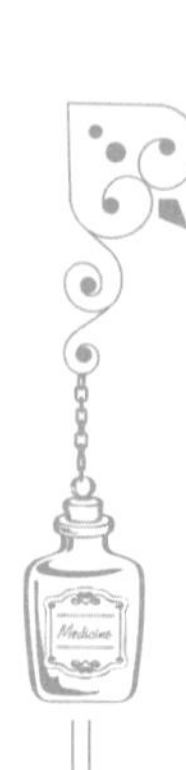

們的注意力還是容易四處飄移（我們都知道這樣很危險，而且根據統計，這大概是危險駕駛者最常犯的毛病），譬如聽到廣播傳來我們喜歡的歌，或者分心化妝、講電話。

本章的花精帶來的提醒：我們必須活在當下——我們需要關心的不只是自己，還有身邊的人，以慈悲之心，在自身與旁人的需求間取得平衡。要這樣生活——關注自己的同時，也看看身邊的人——我們必須把注意力留在當下，並提醒自己「不要為明天憂慮，因為明天自有明天的憂慮，一天的難處一天當就夠了」（《聖經》馬太福音6：34）。

這些花精正可以協助我們明白，如果我們全心全意把今天過好，我們就已經為明天打下美好的基礎。

回到1970年代，當時我年紀還很小，我記得我姊姊在讀一本有著迷幻圖騰封面、既厚又大本的哲學書，這本書是拉姆・達斯（Baba Ram Dass）著作的《活在當下》（Be Here Now）。那個時候，我對藍藍橘橘顏色的字母比較感興趣，但現在我更欣賞書中的觀念。如果想全然活在當下，我們要能接納自己身處的時間和地點，要能夠整合自己的身心靈，並融入環境；我們也必須融入工作社群、家庭生活，並與家人朋友和諧相處。唯有如此，我們才得以活出生命的全貌。本章的花精，正是為了這個目的而創造，使我們將自己全然投入，與這個世界合而為一。

若要調配複方花精，請記得，本章的冷漠組花精，與恐懼、懷疑組裡的花精搭配起來作用特別好，這些花精代表的情緒狀態與本章所列的花精一樣，大多都有侷限和耗盡的特性。

冷漠與順勢療法

整體療法書籍探討的主題，圍繞在冷漠對身心造成的影響，我覺得巴赫醫師也會同意有些看法，冷漠的狀態所指的是或多或少否認事實，將接收到的外在現實，在心裡刪減修改成另一種版本，有時會出現自我否定或否認自身需求的現象。例如：順勢療法中的氯化鈉型人，常常不容許自己擁有內心真正極度渴望的事物，而這種傾向通常是女性多於男性。有意思的是，氯化鈉型人往往是對當事人朝思暮想的事物產生過敏反應，以此顯現內在的情緒狀態。比方說，氯化鈉型人可能收養一隻她很愛的寵物，這隻寵物填補了她內心深處的空虛，但結果她開始對這隻貓嚴重過敏，所以最終必須把牠送走；同樣地，氯化鈉型會對自己喜歡的食物過敏；或者他們對熱愛的陽光、沙灘上的沙過敏。

在順勢療法的症狀索引彙編裡，有非常多關於冷漠的外顯症狀描述，光是查詢「冷漠」，就可以找到數千種的治療藥方。治療冷漠型人，最重要的順勢療法藥物包括：磷（Phosphorus），這類人漠不關心時的外顯特徵，通常是昏沉想睡、內向寡言，如同鐵線蓮型人一般；飛燕草，這類人在旁人眼中常常是非常活躍、熱情洋溢，但原本他最為熱衷的事物，卻可能轉變為長期不過問、不關心，這種沉鬱的狀態宛如芥末型人；胡蔓藤（Gelsemium），常被使用於急性階段，像是感冒、病程緩慢又消耗體能的疾病初期（根據這個概念，它常用來治療多發性硬化症的病人，以此類推），胡蔓藤型人常常是精疲力

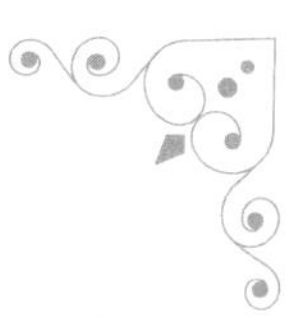

竭，沒有餘力顧及任何事情，這與巴赫花精裡的橄欖型人極為相似。

在順勢療法的症狀索引彙編裡，藉由症狀描述將冷漠的概念細分成許多類別、思維模式和行為舉止。有種人對任何事都很冷漠，他們的心理狀態與野玫瑰型人相似，治療這類型人，首先要想到的藥物是植物碳（Carbo Vegetabilis），這個藥方代表的人格特質，最出名的就是甘願坐在一旁，看著身邊的人事來來去去，彷彿世間一切都與他無關。有一個耐人尋味的症狀標題叫做「對開心很冷漠」，在這個分類底下，一定不要錯過非常情緒化的白頭翁（Pulsatilla）。通常他人看白頭翁型人對每件事都興致勃勃，不過，一枚銅板具有兩面，一個特質必定有其相對應的反向呈現，所以你可能會看到一個白頭翁型人，他瘋狂熱愛那些讓他開心的事物，例如使人發胖的高熱量食物；然而，另一位白頭翁型人，則可能對她曾經喜愛過的事物，表現出同等強烈的冷漠。

本章裡的巴赫花精型，如同上述順勢藥物類型人，他們皆以自己獨特的方式表現出冷漠的狀態。巴赫花精型的情緒狀態也是一體兩面，有些人會像坐雲霄飛車一般，一下對身邊的某些事物和人極度關注，一下又變得全然冷感，不同於自始至終都興趣缺缺，他們在兩個極端裡切換，這樣不連貫的劇烈變動，無論如何都會讓身邊的人困擾。最糟的情況——他們若是為人父母——這種難以捉摸的情緒表現，會讓倚賴或在乎他們的人覺得很沒有安全感。

我們一般都認為冷漠這種特質比較無所謂，相較於其他更激烈的情緒狀態，冷漠較能被接受。這樣的認定，也許是覺得冷漠的表現並不擾人，當事人的小劇場只不過默默在自己心中上演；而不像前一章的過度敏感類型，把自己的想法和感受加諸他人；然而，事實並非如此，當你繼續往看下就會明白我的意思。

相較於其他的情緒狀態，冷漠較難診斷，也較難治療，因為這種情緒狀態往往掩藏在內心深處——在我看來，本章的花精是所有巴赫花精中最容易被忽略的（尤其是栗樹芽苞）——正因為如此，充分瞭解這些花精，以及全面思考它們與其他花精的配搭，就顯得格外重要。

為「冷漠族群」帶來幫助的花精

冷漠
鐵線蓮
Clematis
幫助模稜兩可的人
忍冬
Honeysuckle
幫助活在回憶裡的人
芥末
Mustard
幫助處於憂鬱中的人
橄欖
Olive
幫助身心俱疲的人
野玫瑰
Wild Rose
幫助無動於衷的人
白栗花
White Chestnut
幫助無法停止思緒的人
栗樹芽苞
Chestnut Bud
幫助有強迫式行為的人

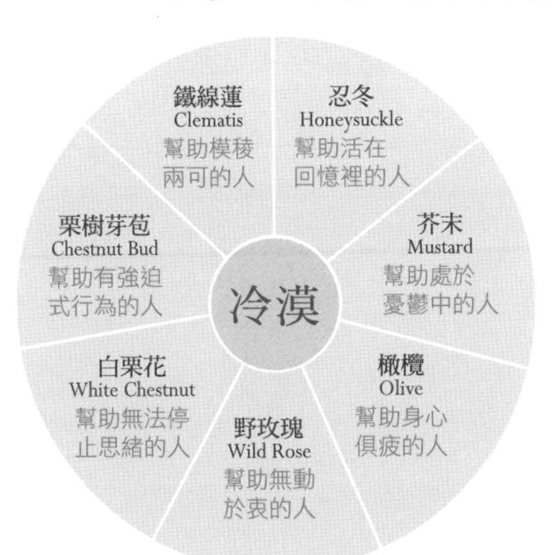

冷漠是種冷冰冰的狀態，而過度敏感則是炙熱的。冷漠是癌症的根源，過度敏感則會導致心臟及循環系統方面的疾病。冷漠看似無聲無息，但實際上，它與巴赫花精的其他六種情緒狀態一樣具有強大的傷害力。

㉙鐵線蓮

Clematis

幫助模稜兩可的人

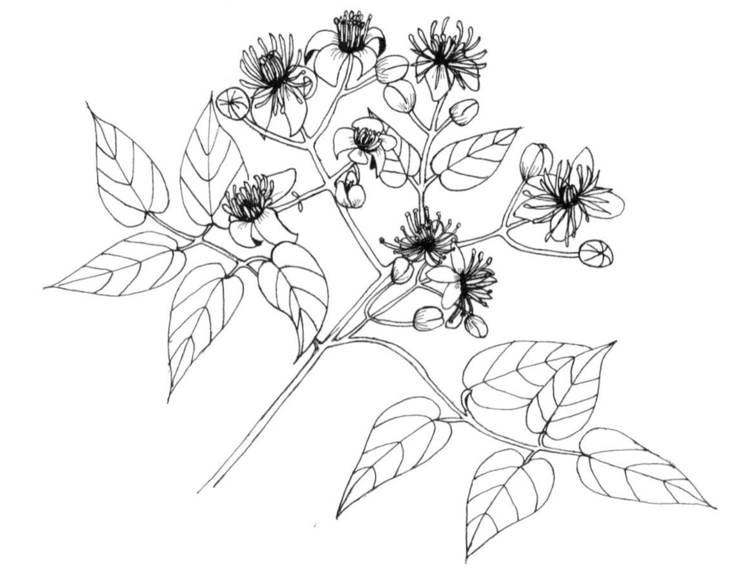

★巴赫醫生眼中的鐵線蓮型人：

「心不在焉、昏沉睏倦，一副睡眼惺忪的樣子，對生活沒有太大興趣。話不多，對身處的境況不甚滿意，活在幻想中的未來多於關注當下，只有想到美夢可能成真時，才能為他們的生活帶來些許快樂的曙光。」

☑ 情緒花精 （短期速效花精） 短暫服用 用於突發狀況／短期的情緒	☑ 人格花精 （長期調整體質花精） 長期服用 用於根深蒂固的情緒模式	☑ 12 名療癒者 （巴赫醫師最早發現的花精之一）	☑ 急救花精成分之一	□基礎花精

★鐵線蓮小檔案：

鐵線蓮（學名：*Clematis Vitalba*），亦稱旅人的喜悅、老頭兒落腮鬍，是一種生長快速的落葉藤本植物，能在一季之間就長滿遍布整個林地。一株鐵線蓮在一季之內就能產生多達十萬顆種子，隨風或水傳播繁殖。

鐵線蓮屬於中歐及南歐的原生植物，在花園、路邊、河畔，以及全球溫帶氣候區的森林外圍皆可見到它的蹤跡。

鐵線蓮的花期為夏末到初秋，花朵色淺，多半是白色，並且氣味芬芳。花謝後的種子頭部呈現絨毛狀，由秋季一直高掛到隔年春天。絨毛般的種子外型因而獲得「老頭兒落腮」的俗名。

★建議使用鐵線蓮的狀況：

老化、氣喘、尷尬難堪、脊椎側彎、失智、低血糖、學習障礙、肺部問題、嗜睡、胰臟問題、乾癬（牛皮癬）、夢遊、口齒不清、壓力、創傷、失去意識。

鐵線蓮的心理側寫

鐵線蓮型人或龍芽草型人哪個比較討人喜歡，在我看來，還真難分軒輊。這兩種人的外在呈現都挺幽默、對人友好。龍芽草型人的代表是電影《迷離世界》裡的男主角艾爾伍，他有一個隱形的、只有他才看得見的巨兔朋友；而鐵線蓮型人的代表，則是詹姆斯·桑伯筆下的華特·米堤（Walter Mitty）（電影《白日夢冒險王》主角），他總是盡可能逃到自己的白日夢裡，在幻想裡將乏善可陳的日常生活，變為一幕幕華麗的冒險行動。龍芽草型和鐵線蓮型人，就如同這兩位男主角一樣，都有著溫和又友善的靈魂，他們就是一般人眼中的好人，因此你不會想把花精用在他們身上；請放心，這些人在使用花精之後，他們良善的特質並不會就此消失，反而能夠真正活出這些美德，而不再需要從現實中出走：龍芽草型人不用再閃躲到酒香國度裡，鐵線蓮型人毋需再隱身到他的幻想世界。

鐵線蓮型的負面情緒狀態，在別人眼中不見得是負面的——因他給人的感覺，既沒有攻擊性，也不引起破壞，不像冬青型或楊柳型人；事實上，正好相反，鐵線蓮型為人既溫和又好相處。不過，他的負面特質慢慢會露出廬山真面目，讓旁人越來越有感：他的模稜兩可讓人搞不清楚他真正的想法，幾乎對所有事情都很冷漠，甚至在至關重要的議題上也依然如此。

如果你問鐵線蓮型人晚餐想吃什麼，他會回答「隨便，都無所謂」，這不是客套話，他是真的不在意，拿到他眼前的任何東西他都會開心吃掉，無論那是你親自下廚或是外帶便當。只要不被賦予發想、做決定的責任，叫他做什麼他都好。(註1)

如果問他想看什麼電視節目，他會說「隨便，我無所謂」。問他想要什麼聖誕禮物，他會說「隨便，無所謂」。最終，鐵線蓮型人對於發生在自己身上的任何事，全都無所謂，這樣的冷漠不僅侷限他的生命經歷，也自然迫使旁人承擔他本該自己負起的責任。

接下來舉個相當極端的例子，不過，這是出自於美國最偉大作家之一，赫爾曼·梅爾維爾（Herman Melville）對於鐵線蓮狀態的見解：1853年他發表一篇短篇小說《錄事巴托比》(*Bartleby the Scrivener, AStory of Wall Street*)，故事中，一個名叫巴托比的溫吞男子，在一家公司應徵上公證人的職務，起初似乎一切順利，同事都還滿喜歡他，他也如實完成他的職責；直到有一天，老闆要求他一項業務，而他是這樣回答的：「我傾向選擇不這麼做。」鐵線蓮型的表達方式儘管模稜兩可，但不失禮，他不需要交代婉拒的理由；同時他又能維持堅定的

鐵線蓮花精的主題，即是關於「我們跟這個真實世界的連結」，以及這個關聯性可不可靠、夠不夠緊密。

1.只要有人告訴他該做什麼，他其實也樂於幫忙做晚餐。鐵線蓮型人通常不愛帶頭決定任何事情，即便只是像選擇晚餐這種芝麻小事，也是一樣。他們常常神遊他方，等著別人做好決定，再來告訴他們下一步是什麼。即使當他們知道自己是主事者，鐵線蓮型人往往會迴避帶領的責任，他們寧可聽令配合，也不要當發號施令的人。

立場，他傾向選擇不這麼做。

巴托比用這種禮貌而客氣的方式婉拒老闆指派的工作，在故事裡像滾雪球一般擴大開來，直到他「傾向選擇不這麼做」的作風延伸到他生活中的各個層面，而雇用他的老闆出於關心，開始將巴托比的責任越來越多攬到自己身上。故事的結局是，巴托比死了，因為他最終單純喪失活下去的意願。

急救花精——鐵線蓮

這是鐵線蓮狀態會有的進程，不過在我的經驗中，還未見過到致命的程度。如同其他巴赫花精型的負面情緒狀態，鐵線蓮型是由一個個事件堆疊而成，從一堂無聊的歷史課裡發白日夢開始，當事人單純、短暫的神遊，進展到長期慢性的狀態，最終失去與現實的連結，抽離到虛擬的美夢裡。在身體層面，急性的鐵線蓮狀態為暈倒，而長期則是指深度昏迷，正因為這種失去意識的特性，巴赫醫師將它用作急救花精的配方之一。

要瞭解這個類型，關鍵在於先理解我們與周遭客觀實相的關聯性。我們每一個人都是用感官跟想法去接收外在實相，同時也把收進來的資訊過濾一番，我們每分每秒都是用自己的角度去詮釋和認定事情的樣貌。就像攝影師和主編通力合作，決定一個事件要如何呈現給大眾，在電視螢幕上播放的內容皆是他們形塑，報導的畫面、對事件的描述有多貼近事實，取決於攝影師的功力與報導者的意圖——我們內在也有一組攝影師和主編，我們的眼、耳與思維協力運作，形成我們對事件的認知，也決定這樣的認知與客觀事實吻不吻合。

如同本章開頭巴赫醫生描述的：「心不在焉、昏沉睏倦，一副睡眼惺忪的樣子，對生活沒有太大興趣。話不多，對身處的境況不甚滿意……。」最後一句點出了鐵線蓮狀態的根本原因，鐵線蓮型人對自己的生活並不滿意，至少對他當下身處的情境沒有好感。既然缺乏動力，也不曉得如何擺脫這樣的處境，他轉而選擇浮誇的情緒模式，用天馬行空的想像力在腦中編織。

因此，鐵線蓮花精對以下這類人堪稱是最為理想的選擇，它適用於：幻想自己有虛擬玩伴的寂寞孩童、因無聊不顧工作整天神遊的員工，也適合所有這種傾向的人——當他們眼睛的鏡頭、耳朵的麥克風接收到不喜歡的情境時，他們就開始美化修飾自己對現實的認知，而不是起身改變這個處境，於是，客觀事實蒙上主觀認知帶來的霧霾，改變了原本的顏色。

如同所有其他的巴赫花精類型，鐵線蓮的情緒狀態我們多少都曾有過，我們多少都曾採取鐵線蓮型的生存策略，迴避那些讓人不舒服的處境。我們都曾在腦中自顧自哼著歌，正當眼前面對的是台上絮絮叨叨的教授或是正在批評我們的上司。若鐵線蓮型的情緒狀態暫時出現，這只不過代表我們用一種讓自己開心的方式，去逃避眼前令人不悅的現實；然而，若是長期都處在這樣的狀態下，錯用的想像力反而會帶來傷害，這些傷害來自我們對正面思考的錯誤認知。若是用在對的地方，我們本身自有的創意跟想像力能夠創造出新的實相，可能是一件藝術作品，或是作為未來科技或文化成就的願景；但若用錯方向，同樣的創意跟想像力，卻會變成一股將人捲進海底的下層逆流，強大而致命的拉力只會讓當事人越陷越深，與現實情境漸行漸遠。

人格分析

鐵線蓮模式已根深蒂固如同體質般的人，走路很容易被自己絆倒，只因為他對正在進行的事不夠專注，沒有留心好好走路（或者，他過馬路時根本不會注意有無左右來車）；此外，無論在工作、學習、做白日夢，他寶貴的時間都不斷從中流逝。(註2)

忍冬型　忍冬型人是心繫於過往，對當下沒有興趣。

鳳仙花型　鳳仙花型人則是一股腦奔向未來，對過去視而不見。

鐵線蓮型　跟忍冬型及鳳仙花型人一樣，鐵線蓮型的時間感是錯亂的，不僅僅出於對事物的認知與實際情況有所出入，也因為他沒辦法好好專注在當下。

2.現代的電子產品提供很多吸引人的方式，讓鐵線蓮型人能夠長時間逃避現實。鐵線蓮型人在電視、電動遊戲中找到很大的慰藉——特別是以奇幻為主題的遊戲——還有上網、用電腦、iPod。上個世代的鐵線蓮型人，他們尚且需要先閱讀奇幻小說，再根據小說內容作白日夢，但拜現代科技所賜，生在現代的鐵線蓮型人，有更多條路可以直達幻想世界。

鐵線蓮型人，則是根本就對時間的概念模糊不清，一如他對現實的認知一樣混沌不明。鐵線蓮型人可能對過去更感興趣，特別當他覺得過去比現在更令自己滿意（請注意，對於回不去的過往，鐵線蓮型人會比忍冬型更加容易黯然神傷；忍冬型人則是對於所有消逝的事物都懷抱深深的眷戀）；或者，鐵線蓮型人也可能較關注未來，如果他相信眼前無望而未來充滿無限光明（很多鐵線蓮型人是科幻小說、奇幻文學的忠實粉絲，他們似乎對星際爭霸戰、星際大戰描繪的世界瞭若指掌，甚至比對自己還要熟悉）；又或者，鐵線蓮型人單純就是與當下不同步，彷彿從時間的脈絡旁邊輕輕飄過。

無論是上述哪一種錯亂的時間感，鐵線蓮型人幾乎都長期有著遲交、遲到的問題。他會低估完成任務所需花費的時間，或高估自己的能耐以為早早可以做完。他在計畫交通時間的時候，常常估不準，以至於他要麼就是早到太多、不然就是晚了一天才抵達，但無論是哪一種結果，他看起來就是一臉茫然的樣子。

而且，可以預期的是，在他臉上常常都可以看到那茫然的神情。鐵線蓮型人既非落錨於時間也非現實世界，總是有點茫然。當有人跟他講話的時候，他的反應看起來就好像剛從睡夢中被搖醒。一個長期處在鐵線蓮狀態的人，就像夢遊者在自己的人生裡遊蕩，只能仰賴陌生人的善意才可能保有安全。

鐵線蓮型這種迷糊的特性，讓人聯想到白楊。白楊型人對現實的認知同樣非常薄弱，不過雖然也是誤解跟錯估時間的推移，白楊型呈現出的是焦慮；而鐵線蓮型人，由於他如夢似醒的迷糊，則更信賴他人。當鐵線蓮型人跌跤時，他百分之百相信有人會接住他。

在日常生活中，當我們失去該有的覺察力，當我們的專注力從現實中飄開，進到自己的內心，這時鐵線蓮花精就很重要。

我之前提到，鐵線蓮花精用在暈倒或是起因於身體創傷造成的失去意識，相當有用；甚至在一些重度創傷或長期重病的病人，若他日益萎靡，喪失想活下去的意志力，鐵線蓮也能幫得上忙。

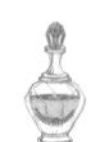

鐵線蓮的複方花精

鐵線蓮 × 白楊	當事人若同時集焦慮與迷糊於一身，合併使用鐵線蓮加白楊能夠為他帶來極大的好處，它們協同作用非常好、而且相當有效，我幾乎在很多個案上都把這兩種花精的組合當作一劑配方來使用。
鐵線蓮 × 忍冬	像我之前提過，忍冬型人心繫於過去，留戀記憶中更為美好的時光。當事人若是極度寄情過去，甚至到達一種無法在當下正常運作的程度，可以合併使用忍冬加上鐵線蓮。
鐵線蓮 × 線球草	當事人若是態度模稜兩可，凡事無所謂的冷漠又優柔寡斷，連選吃雞排或魚排都感到困擾，則適合用鐵線蓮加上線球草。
鐵線蓮 × 白栗花	如果當事人陷入內在的自我對話，到達與現實世界脫節的極端程度，混合鐵線蓮和白栗花會很幫助。
鐵線蓮 × 荊豆 × 橄欖	如果病人飽受疾病的折磨而氣力耗盡，而產生求死的念頭，可以考慮合併鐵線蓮加上荊豆，再加上橄欖；或者鐵線蓮加橄欖。

鐵線蓮型的負面特質

鐵線蓮型人幾乎總是迷迷糊糊，常常心不在焉、健忘。不過，通常這樣的健忘始於一個明確的目的：他們忘了要把壞消息告訴別人，或者為了不想當壞人而「忘記」通知別人一些重要訊息。他們可以長時間做白日夢，而且當工作進度開始落後時，他們還會花更多時間停留在發夢狀態，因為他們這種人就是以幻想作為起始點。因此，當鐵線蓮型人感覺被逼或被警告時，他們會越發更加退縮回自己的內心世界；然後，越來越頻繁「忘記」告知，無論是他的同事或伴侶需要知道的實情，他只記得自己的生命目標。

這使得鐵線蓮型人在各方面都是極難相處的夥伴，跟他共事或住在一起的人必須學會認清一個事實，對鐵線蓮型人而言，掌握訊息是握有控制權的象徵，所以記憶（或失憶），即為他們選擇用來保住主控權的方式。他們不會準時繳帳單或不會準時回家吃那頓精心為他們準備的晚餐。對他們的伴侶而言，鐵線蓮型人有時候就像長不大的孩子或是難以拖動的重擔，事實是如此，鐵線型人經常表現出這種被動攻擊行為，與矢車菊型相似的負面情緒狀態，矢車菊型同樣擅於採取被動攻擊行為。出於這個原因，鐵線蓮及矢車菊花精很常並用，用於已然成為他人（同住者或同事）負擔的當事人，效果相當好。

鐵線蓮型的正面特質

正面的鐵線蓮型人具有遠見卓識，他們正是世界需要的人才。他們是浪漫的務實主義者，能夠在現實與實現夢想的可能性中取得平衡。情緒狀態平衡且協調的鐵線蓮型人，有能力區分孰為現實、孰為想像中的美夢；同時將他那天馬行空的想像力付諸落實，為現況帶來新風貌。正面的鐵線蓮型人內外一致，能夠協調自己跟上現實與時間，並安於過去那些曾讓他感到無聊或壓力的瑣事。當他處於全然覺察的狀態時，他就有能力達到極高的成就。

鐵線蓮型動物

對動物而言，鐵線蓮最重要的應用也許是生理層面，而非情緒狀態。它能協助無意識或意識狀態越來越模糊的動物；因久病而生命力越發衰弱的動物（合併給予橄欖或荊豆）；隨著歲月日漸萎靡的老年動物，鐵線蓮特別能給予幫助。

對於整天獨處，既無聊又寂寞的動物，使用鐵線蓮也能帶來助益。（在這種情況下，同時給予角樹或白栗花，都能發揮不錯的協同作用。）

鐵線蓮型孩童

鐵線蓮型孩童是位小小夢想家，在生理上往往比其他孩子需要更多睡眠。當他們清醒的時候，則大部分時間都徜徉在自己的幻想裡。他們通常很安靜，很乖、很聽話，也相當願意聽話照做。若被要求做一些他們不想做的事，他們要麼會忘記去做（註3），或者用一種近乎恍神的龜速緩慢進行。

鐵線蓮型的孩子通常都有個虛擬玩伴，這並不是因為他在現實生活中沒有朋友，而是因為他在年紀很小的時候，就發現縮進自己的小世界裡，比面對真實世界還要自在得多。如同白楊型兒童，對年紀較小的鐵線蓮型兒童而言，想像力編織出來的世界幾乎等同於現實生活：他們聽到有人在說話，會跟娃娃或植物交談，彷彿這些東西在與他對話；或當有些情況讓他不舒服或感到壓迫時，會表現出不自在或害怕的樣子。家裡任何形式的紛爭通常都會讓他極度難受，進而從衝突場面抽離開來。

或者說，沒有人會比鐵線蓮型兒童更需要自己爸媽的協助，雙親能夠幫忙他走進現實世界，並將他天馬行空的想像力聚焦回來。鐵線蓮型的兒童需要一個溫和的錨，將他這艘小船停留在現實裡，寵物通常能幫上這個忙。鐵線蓮型的孩子會很溫柔陪伴狗狗或貓咪，相較於沒有生命的填充娃娃，活生生、會呼吸的寵物才能正確教導孩子，讓他對真實世界有真正的理解。

在邁向成年的日子裡，很多青少年會經歷鐵線蓮型的狀態。他們長時間睡著悶覺，而且對於周遭不感興趣，當他們覺得無聊或開始在想像中神遊時，他們變得兩眼無神、呆若木雞。這些青少年有著強烈的嗑藥或愛喝酒的傾向，因為毒品跟酒精都能強化鐵線蓮型的夢影幻象。富有創意的鐵線蓮型青少年特別熱衷吸食大麻，父母要非常留意保護好這樣的子女，他們通常會養成長期依賴大麻或其他毒品的習慣。因為鐵線蓮型青少年缺乏內在的穩定度、也沒有人生方向感，以至於無法平衡內在那股想探索的慾望。

鐵線蓮加上野燕麥或胡桃（或三者同時使用），往往能為鐵線蓮型青少年帶來幫助。胡桃帶來內在的穩定感，野燕麥則能幫助他們找到人生方向，這三種花精協同作用相當好，非常適合那些沒有適當管道抒發創意精力、因而處於「岌岌可危」邊緣的鐵線蓮型青少年。

鐵線蓮型成人

鐵線蓮能夠幫助邁向成年階段的青少年，同樣也能協助年長者。當個案來到人生的最後一個階段，當他選擇活在回憶和想像中，不再正視生活中的現實層面，鐵線蓮狀態油然而生。在這些人身上，他們的身體和靈魂似乎失去連結——就好像，三不五時，靈魂出竅離開身體，漫遊到其他的時空，最後再尋路返回。年老的鐵線蓮型人常常覺得他們老大不中用、惹人厭了。他們對於自己還得繼續活著感到很厭煩，特別是當他們不能繼續住在家中，被送到養護機構時，這樣的感受特別濃厚。他們像是有體無魂的空殼，活著等待死亡來臨。

雖然我發現青少年特別需要鐵線蓮（同時也建議給予野燕麥），走在生命最後階段的老年人也有需要；事實上，處於每個階段的成年人都需要鐵線蓮。它通常適用於覺得人生志業沒什麼挑戰性的人；或完全相反，那些被生活挑戰到毫無反擊之力，因此而抽離自己進到幻想中，藉此逃避無力處理的任務，同樣相當適用（合併給予鐵線蓮和榆樹，通常能夠幫助這類型的個案）。

鐵線蓮型的了無生趣，可能發生在任何時刻、任何生命階段。當我們對生活失去全然的專注，並轉而向內逃避時，鐵線蓮花精能夠協助我們重拾對生活的興趣。

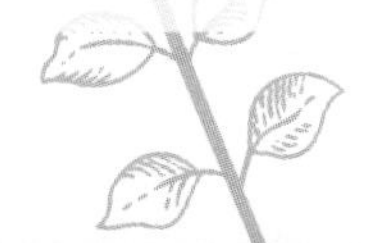

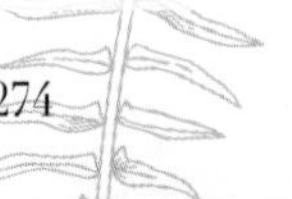
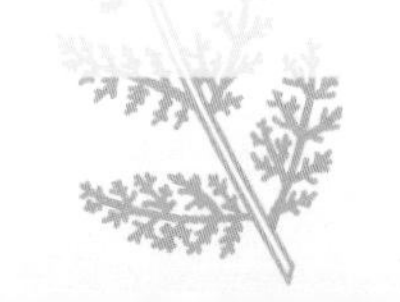

鐵線蓮 vs. 順勢療法

鴉片型

與鐵線蓮狀態最相近的順勢療法藥物是鴉片（Opium），鴉片本身會讓人麻木、失去知覺，而順勢藥物的鴉片則適用於類似鴉片引起的昏迷，在這種狀態裡，當事人處在一種做夢般的境界，表現出恍惚、昏沉而遲緩，覺得愉快美妙。

★結論

如上所述，鐵線蓮型人會自動「編輯」現實生活在他們眼中的樣貌。那些努力讓自己正常運轉於真實世界的鐵線蓮型人（包含正常工作、符合學校要求，或擔起成年人該有的責任），他們雖然能專注在現實，但當他們感覺生活較無趣或較有壓力時，多少還是會變得視而不見、聽而不聞。若是缺乏內在明辨或動力的鐵線蓮型人，無法將自己牢牢固著在現實情境裡，也無法在實際和幻想中取得平衡。這樣的人越發容易死命按住「編輯鍵」而不放手，通常他們會轉向毒品或科技的慰藉來幫助自己逃避現實。鐵線蓮型人最糟糕的地方在於——總是讓愛他們或依附他們（在任何方面）的人感到困惑、失望以及壓力。然而，被愛或者被依賴，可能就足以讓鐵線蓮型人更加退縮回他的幻想世界裡。這樣的行為模式，對於不瞭解鐵線蓮型情緒發展的旁人而言，無疑將帶來更多的不解和壓力。

因此，鐵線蓮型人原本是快樂地鑽進自己的白日夢裡，暫時逃避讓他感覺有壓力的現實情節；殊不知他的求生策略反卻而弄巧成拙，讓身邊的人越來越不安，使他的「現實世界」真的變得越發負面和咄咄逼人。到最後，他就越來越少回到現實了。如同其他巴赫花精型常見的發展，鐵線蓮型人原本用以讓自己比較舒服的手段（他的負面想法和行為），最終卻反而招致（或強化）他起初想要擺脫的窘境。

[3] 鐵線蓮型人擁有絕佳的選擇性記憶，任何年紀都一樣。他們能夠瞬間就忘掉任何不想記住的資訊——截止期限、銀行帳戶裡還有多少存款、要繳多少稅，這些是最常見的——但對於喜歡或吸引他們的事，可是記得相當清楚。

㉚ 忍冬

Honeysuckle

幫助活在回憶裡的人

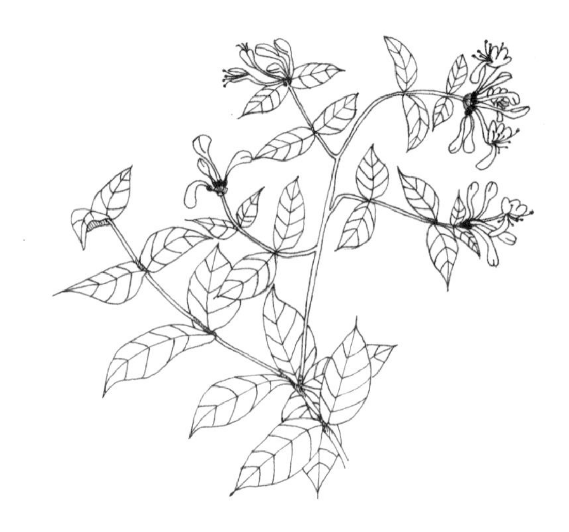

巴赫醫生眼中的忍冬型人：

「活在過去，也許是沉浸在過去的某段快樂時光，或沉浸在對過世好友的追憶，或沉浸在自己未能實現的理想抱負中。他們不期待還會有比過去更開心的日子。」

☑ 情緒花精 （短期速效花精） 短暫服用 用於突發狀況／短期的情緒	☑ 人格花精 （長期調整體質花精） 長期服用 用於根深蒂固的情緒模式	□ 12 名療癒者 （巴赫醫師最早發現的花精之一）	□急救花精成分之一	□基礎花精

忍冬小檔案：

忍冬（學名：*Lonicera Caprifolium*）的藤蔓具有芬芳的香氣以及非常漂亮的花形，因而廣受喜愛。花朵在五、六月間盛開，顏色是外紅內白，於九月和十月結鮮豔的橘色漿果。忍冬是溫帶地區很常見的園藝植物，因其木質藤本的攀緣特性，植株又強健，因此常用來覆蓋涼棚、做花園式拱門的造景。

在非人工造景的郊外，野生的忍冬生長於林地及森林外圍。據說在蘇格蘭的荒原也可見到野生忍冬的蹤跡。

忍冬是南歐的原生植物，俗名叫做「義大利忍冬」。

建議使用忍冬的狀況：

老化、離婚、哀傷、思鄉、低血糖、失眠、肺部問題、失憶、更年期、近視、體重過重、腫瘤。

忍冬的心理側寫

如體質般根深蒂固的忍冬型人格會有種傾向，就是想把事事都用琥珀包覆起來，將「過去」永遠珍藏，拒絕改變，這對他而言比什麼都重要。這種典型人格通常是在晚年階段慢慢形成，在當事人對未來感到不安，又為現況所苦之時，往日種種就成為心的避難所;或者出現在中年，當孩子們都長大離家後，陪伴在身邊的寵物也過世了，原本的家變得空蕩蕩，只剩下當年的回憶充滿其中。

丈夫死後未再改嫁的女人，只想記得屬於過去的快樂時光；孩子搬到外地就學後，仍堅決不更動他房內擺設的父母，這些人都處於忍冬型的狀態，他們通常活在一種黯然傷神的遺憾裡——並非針對某特定事件的遺憾，比方說做了什麼或沒做什麼，而是對於日子再也回不去、快樂只存在過去裡，讓他們遺憾不已。

忍冬型人人生突然沒了方向，同時也失去對未來的盼望，對他們而言，生命再也看不見未來，也不會再有什麼雀躍興奮的時刻，往日才是生命裡最美好的部分，需要小心翼翼的呵護、珍藏。

人格分析

巴赫花精中，在時間軌跡中迷失方向的代表類型，忍冬型即為其一。他們不再意識自己是誰，也失去了時間感。如同鳳仙花型人對過去視而不見，完全只聚焦在未來（即使那所謂的「未來」只不過是接下來的幾秒鐘或幾分鐘）；忍冬型人則是無視於未來，回頭將所有的注意力都集中在過去。跟鳳仙花型人一樣，忍冬型人無法活在當下，於是乎，他限縮了自己體驗人生的能力，自我限制而未能達到本該達到的成就（註4）。

忍冬型人不見得會像其他時間感很差的類型，他們不一定會慣性遲到或無法準時赴約，但他們通常是帶有不多或根本沒有任何的興致過生活。比方說，他按時赴約看醫生，單純只是因為已經預約或別人希望他去；他準時出席會面只是基於履行責任義務的心態。唯一會讓忍冬型人動心感興趣的只有往日回憶——尤其是，那些美好時光、美好場景的回憶。

因此，用懷舊來形容忍冬型人，再適合不過了。

我們可以定義懷舊為「帶著感傷的心情嚮往著過去，特別是當事人認為美好的時間或場景」，這個定義解釋了為什麼巴赫醫生會將忍冬歸類在「冷漠」的情緒分類。因為如同鐵線蓮型，忍冬型對自己的生活漠不關心，因為他們不喜歡現在的生活；也正像鐵線蓮型會隱遁到幻想世界裡以逃離現實，忍冬型會神遊到他們日思夜夢的回憶裡頭，藉此逃避他們不怎麼滿意的現況，這回憶也許是一段坐著搖椅啜飲檸檬飲料的美好午後，或是一段夏日戀情。

忍冬型人感覺內心空了一塊，他們深信唯有回憶才能夠填補這個空缺。

4.在忍冬之前提到的鐵線蓮型，同樣缺乏對時間的概念，缺乏對當下的敏感度。鐵線蓮型人陷入的可能是過去，也可能是未來，所以他的時間感可視為是忍冬型和長期鳳仙花型的加總組合。

忍冬型　忍冬型人越是逃避現實，他就會越來越對周遭的人事物及自己當下的生活感到麻木。他對周遭視而不見，對現行生活的無感，這是忍冬型的情緒及思緒的錯亂。他如同行屍走肉般漠視自己本該要關心的事物——自己的生活，影響到未來過得健康和舒適的那些細節和決擇，但也決定了他是否能達到本該有的自我成就。

胡桃型　胡桃型人是站在人生的十字路口不曉得該走哪條路。

野燕麥型　野燕麥型人是苦於找不到人生方向；忍冬型人則是清清楚楚知道自己的道路但卻棄之不顧，因為他感覺不到意義，也看不見未來能帶給他任何應許。跟龍膽型人一樣，忍冬型人捨棄自己該走的路徑，這麼做讓自己失去繼續走下去就會得到的收穫。

龍膽型　龍膽型人停下人生腳步是因為他太容易受挫於任何阻礙；忍冬型人則是不再前進，遺棄自己本來的人生目標，他只想回頭，因為他仍然抱著想回到過去的一絲希望。

普通的挫折不會造就忍冬型的情緒狀態，只有深刻的感情創傷才會使當事人如此渴望著過去，也因此變得對現況全然冷感。有不少痛失丈夫的遺孀，在過了情緒波動最為明顯的哀慟時期後，這痛轉入內心變成沉默的悲傷狀態，這可以稱得上是忍冬型的情緒狀態（註5）。

進入到忍冬型的情緒狀態，首先必定是當事人對自己的處境感到極度不滿。他們並非僅是出於主動選擇聚焦於過往，其實他們還受迫於強烈的厭煩或難受，被逼得不得不逃回過去。在哀傷、承受巨大壓力、萬般痛苦之際，他們內在有個聲音提醒著他們，這個聲音以一種感覺或回憶的形式出現，說著他們以往在某個時候或某個地方比較開心。於是，這種懷舊的情懷就在內心深處開始成形。

毫無疑問，我們總有些時候會需要忍冬花精。無論我們的生活有多快樂，無論我們的選擇多令自己滿意，我們都曾經歷過這樣的時刻：為了已然失去的種種感到悵然若失。我們都會因失去的愛、已過去的快樂時光而感到難受，只是程度不同。差別在於，單純性的突發狀態是能夠從對過去的依戀中甦醒過來，隨著早晨鬧鐘響起，我們重新將注意力轉到新的一天；相對地，較為強烈，肇因更為複雜且長期養成的狀態（當事人需要長期使用花精），則是每一天都惶惶不安，活在如同行屍走肉般的無感狀態。對長期累積、典型的忍冬型人格的人而言，生活裡僅有的快樂曲調只會在回憶裡播放。

事實上，忍冬型人對自己生活的當下漠不關心，因此也傷害了自己的未來與發展性。對當下的漠視削弱了他正常運作、自我成長的能力，剝奪他對每一刻該有的喜悅感受，也讓他失去所有能夠在未來達到成就的機會。如此為之，不只全面性扼殺了自己的潛能，也斬斷感受力和接受旁人愛你的能力。如同其他巴赫花精型人，忍冬型人真正的問題在於他的認知。他認為生命中最美好的部分已留在過去，所以他看不到生活此刻和未來的給予。這就好像他把雙眼遮起來，置於黑暗中，在一片漆黑裡沉浸到自己的內心深處，只看得到腦中播放的過去種種，專注在他相信是較好的過去（當然了，忍冬型人一定會將過去美化再美化，而且也絕對不會想到其實過去也存在挑戰和困難、不會記得已不復存在的愛人的缺點和過失），即使忍冬型的他是和善的好人，仍看不到現有的美好。忍冬型的情緒狀態事實上極為負面，如果他的回憶受到詆毀或侵犯，他會從天使變成魔鬼；但只要你不去戳他的痛點，忍冬型人是非常好相處的人。只要他身邊的人都照著他回憶裡的劇碼，配合演出「自己的角色」裝裝樣子，一切都會好好的。

然而，一切並非真如表面上的美好，而且，忍冬型人被困在回憶的霧霾裡找不到出路，這個情緒狀態其實並不健康。

在眾多花精中與忍冬混合作用最好的是水堇和菊苣。這三種花精的課題都跟「失去的愛」有關，針對在悲傷中的當事人，皆能按其需要調配使用。

一般而言，在悲傷的初期，當事人的情緒起伏通常是說變就變，而且極不穩定，菊苣（通常搭配甜栗花）在此階段是非常重要的花精選項；當悲傷轉為相對而言較為慢性的長期情緒狀態，且當事人將自己孤立起來，不想與別人來往時，水堇和忍冬就更為適合。

無論如何，這三種花精都很重要，而且不管是並用或是單用，想幫助失去摯愛的當事人在悲傷歷程中向前邁進，要記得將這三種花精納入考量。

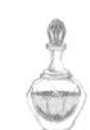

忍冬的複方花精

忍冬 × 芥末	如果當事人因過去的懷念引致沮喪，很常會將忍冬與芥末一起使用（芥末同樣為本章「冷漠」情緒的成員之一）。
忍冬 × 橄欖	若當事人只能在過往裡找到一絲慰藉，這樣的失落感已然使自己身心俱疲，適合同時給予忍冬與橄欖。
忍冬 × 伯利恆之星	忍冬加上伯利恆之星的複方組合。若當事人因現在的某個特定創傷或失落太過痛苦，而退縮到過往尋求溫暖，可以使用這個配方。此外，這個重要配方也相當適用在常常回想起過去創傷的人，或者把無法面對的回憶深深埋藏進心裡，但同時又無法忘懷的人。很多受虐兒長大之後，需要忍冬加上伯利恆之星這個複方的幫助，以釋放過去那些受虐的記憶，讓自己的人生得以繼續往前。通常，這些當事人會堅稱自己的童年充滿了快樂時光，他們通常抗拒回頭檢視這些「充滿快樂時光」的記憶。
忍冬 × 栗樹芽苞	栗類花精特有的強迫式狀態——栗樹芽苞型的強迫式行為（加上本來的忍冬型狀態，二者結合後當事人變得容易恍惚、糊裡糊塗）。
忍冬 × 白栗花	帶有白栗花型的強迫式思緒——都會使得忍冬型的懷舊情懷更嚴重（註6）。

5.忍冬與水堇花精都很適合用來協助傷心欲絕、疏離旁人，獨自面對哀傷的人。這兩種花精有很多共通點，但水堇型人通常不會對過去緊抓不放，他們對照片、過去的物品也沒感覺；然而這些物品對忍冬型人而言，卻極為珍視。這兩種花精互相搭配得很好，特別適用在銘心刻骨的傷痛。

6.如果你發現，即「冷淡」組裡的花精跟同組的其他花精並用，效果比起跟其他組別混合來得更好，你很可能是對的。的確，這組的花精常常能相輔相成，幫助當事人強化自己的決心，在生活中找到新的亮點，重拾對身邊事物的熱忱。

忍冬型的負面特質

忍冬型人每一天都扛著自己的情緒重擔，不願意將過往放下，無論這些回憶是快樂或痛苦，他們都緊緊抓著。他們死命巴著過去不放，歌頌讚揚往日的美好、昔日的榮耀。他們拒絕正視當下或未來，因為兩者都讓他們充滿不安。他們因此如同患了思鄉病，他們是不是真的在自己的家鄉並不重要。重點是，他們真真正正思念著「故鄉」，一個已經消逝、不復存在的地方。（也許就這個象徵而言，忍冬或許是異鄉遊子在想家時最適合短期使用的花精了）當忍冬型人依戀著過去時，他們是出於自願，拒絕讓已過去的就這樣過去，他們緊抓過往，試圖把已歸於無形的塵土再度恢復成為往日美景。他們試著實現這個不可能的夢——讓已逝的回到生活裡，再次建立已消逝的生活方式——如此不只為自己帶來情緒的負擔，同時也造成身邊人的困擾。一名心意堅定、熱衷著幻夢的忍冬型人，他聽不進真相，他只聽得到那些聽起來像是在鼓勵他的觀點；而且，對於那些「他聽起來」像是在詆毀自己的做法，戳破這個美夢的任何話語，他們完全充耳不聞。

一名負面的忍冬型人可以稱得上是苛刻的人。你必須跟他一起停留在過去，還要堅守一個原則，就是絕對不讓關於過去、現在、未來的真相使他感到一絲不舒服，如此，他才允許你進入他的世界裡。這個模式對他個人而言，其實就已經很難負荷了，更不要說他還把這套強加在旁人身上。很多家庭因為有這種負面的忍冬型成員，彼此間的情感和連結大受破壞。

忍冬型的正面特質

一名來到正面情緒狀態的忍冬型人，能夠活在當下，並且有能力從生活中學習。他們能夠汲取和累積經驗，這些屬於他們個人的生活歷練讓他們變成一本活生生的百科全書。他們不再在回憶過往的輪迴裡，而能夠優雅順利地從過去前進到現在與未來。

通常他們在求學的過程裡遭遇過很嚴重的挫折，即便這些打擊毫不留情的降臨，他們能夠從中學習到真正的智慧，不感到失望懊悔。他們具有獨特的天分，能夠藉由活在當下、向過去學習，轉化形塑自己的將來。一個人若無法從過去中學到教訓，他將難逃輪迴的命運。正面的忍冬型人是真正面對過去需學習的所有課題，所以他能夠放下，能夠往前。

忍冬型孩童

孩子多半活在當下，他們通常也很忙碌，特別是年紀較小的兒童，他們時時刻刻收集著各種感官感覺、各種新奇的經驗，所以孩童較少需要忍冬花精。不過，對於經歷創傷、試圖在自己的小腦袋裡搜尋回憶，以尋找慰藉的孩子而言，忍冬滿能派上用場。這樣的孩子通常是失去父母或祖父母，或其他他們所愛的人（出於死亡或離婚），無法從悲傷中走出來。（在前文中已提及其他適合與忍冬搭配為複方的花精。）

忍冬型成人

隨著時間一年一年過去，我們對忍冬的潛在需求增加，時間讓我們累積越來越多的好的或壞的記憶；越來越多成功的或失敗的人生戰役；戰勝的或擊潰人的疾病；維持下去或畫上句點的人際關係。通常，也是最常見的情況，年屆中年或上了年紀的人需要長期使用忍冬；而在年輕人身上，通常只有那些經歷過明確的失落事件，導致身心疲憊又悲傷的典型個案才有這個需求。

像我們這種年過半百的人，相較於想要真實地活在當下，大多數人更想讓自己的日子好過一點就好（尤其是想到那段少不更事的時期）；特別是那些失去了另一半或父母過世的人，或者有時更戲劇性的狀況，像是失去家的人，更有這樣的傾向。任何發生在現在，會讓我們失去內在穩定的失落事件，都足以讓人想回頭到過去裡尋找這份穩定的感覺，如果我們真的這麼做，那就助長了負面的忍冬型情緒。

忍冬型動物

要看出動物是否像人一樣的懷舊，恐怕很困難，不過在某些時候忍冬對動物仍舊能幫得上忙，比方說，飼主帶著寵物一起外出旅遊，但牠對於完全陌生的環境適應不良，在這種情況下忍冬就很有用。如同忍冬能夠協助想家的異鄉遊子，它也能幫助動物在長時間外出的情況下適應得比較好。

同樣地，若有剛領養的動物，牠到新家卻無法適應全新的環境，記得想到忍冬花精（也許可加入胡桃），尤其是剛獲救援的老狗，因為我們無從瞭解牠過去的習慣和作息，這時候忍冬就格外能幫到忙。

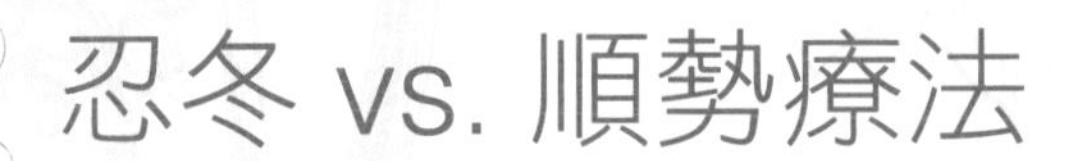

忍冬 vs. 順勢療法

氯化鈉型

鈉劑（Natrums）在順勢藥物中為數眾多，尤其是來自相同組成與食鹽成分的氯化鈉，與忍冬有很多共通點。事實上，適用於順勢藥物氯化鈉的人，通常他會記住自己做的任何事，然後感覺受傷的時候，就會把快樂的回憶當作自我安慰。

辣椒型

另一個順勢藥物，辣椒（Capsicum），與忍冬型對過去和對家的極度渴望很相似。辣椒型的主要症狀是「對過去感到懊悔和悲痛」，它對已然消逝的事物的深切渴望與忍冬型的思鄉非常相像。

★結論

在冷漠這個情緒類型裡的每一種花精，皆以自己獨特的方式呈現冷漠的樣貌。忍冬不僅歸類於冷漠組，同時也屬於另外一個與慣性有關的類型。除了龍膽、胡桃、野燕麥之外，忍冬花精也是屬於一個人停滯不前的類型。事實上，忍冬型人將他所有的能量傾注在試圖回到過去，他的情緒歷程就像滾雪球般，越滾越大、越快，越發抵擋不住，朝著往日衝刺邁進。

忍冬型人停下自己的腳步不再往前，他不再探索此刻身處的世界，也不再關心所有關於未來的可能性；以至於就像其他同屬被動型的矢車菊、鐵線蓮型人一樣，屈從身邊的人，交出他本該自己負起的責任，全權讓身邊的人安排。

31 芥末

Mustard

幫助處於憂鬱中的人

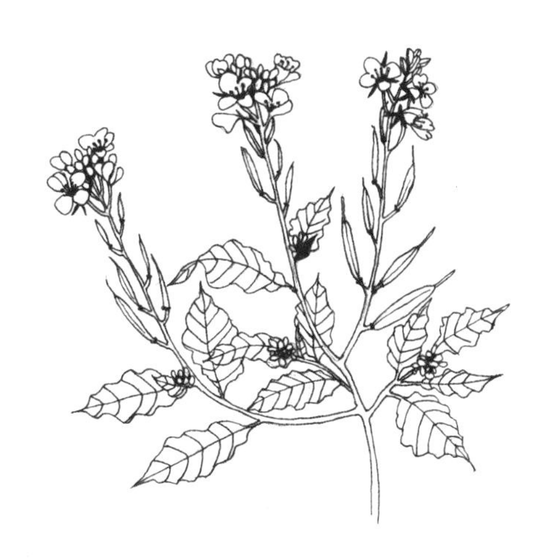

巴赫醫生眼中的芥末型人：

「時常憂鬱，甚至絕望，好像被一團冰冷的烏雲籠罩著，遮住了生命中的陽光與喜悅。這突如其來的憂鬱和絕望，可能講不出原因，也解釋不清楚。在這種情況下，很難讓人展露笑顏或歡愉。」

☑ 情緒花精 （短期速效花精） **短暫服用** 用於突發狀況／短期的情緒	☑ 人格花精 （長期調整體質花精） **長期服用** 用於根深蒂固的情緒模式	□ 12 名療癒者 （巴赫醫師最早發現的花精之一）	□急救花精成分之一	□基礎花精

芥末小檔案：

芥末（學名：*Sinapis Arvensis*）俗名為「野芥菜」或「野生芥菜」，被一些人視作草藥，有些人則視它為不利作物的有害雜草。野生芥菜很容易生存且生長非常迅速，幾乎可以在任何條件下蓬勃生長，花園、路邊、田野和全世界各地的荒野都可以找到它。

野芥菜是英國的原生植物，現在從非洲到西伯利亞，幾乎到處都可以看到它。花朵是黃色的小花，這些小黃花聚集莖的頂部，而且莖上還有許多可見的小刷毛，每年五月到七月是開花期。

野芥菜在早期即被當作草藥使用，據說會使人充滿歡樂和活力，因此可以稱得上是一種具有療效的草藥。比較不尋常的是，一直試圖避免把具有藥用歷史植物放入花精療法中的巴赫醫生，把芥末列了進來。

建議使用芥末的狀況：

青春期、老化、死亡和瀕死、憂鬱、致命疾病或久病、躁鬱症、情緒擺盪。

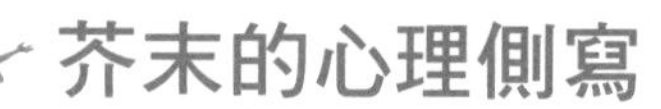

芥末的心理側寫

有過芥末型憂鬱感受的人，他們對此通常都有類似的描述：突然之間烏雲罩頂，沒有任何預兆；或者，突然之間感覺自己掉進一個伸手不見五指的洞窟裡。同樣地，毫無預警。在這個時候，當事人感覺猶如所有的光線都被擋住，也包括所有的希望。黑暗突然出現，又驟然消失，皆沒有任何事前徵兆。在黑暗降臨的期間，芥末型人的憂鬱感受既強烈又沉重，以至於他覺得根本無法掌握自己的生活，就好像他只能被動參與；甚至他可能會覺得這憂鬱好像一個具有自己想法的形體，在某些時刻以近乎附身的方式降臨、控制著他。這種憂鬱以近乎強迫的方式加諸在他身上，彷彿有一股外在推力，使他不得不概括承受憂鬱的到來。芥末型人感覺這種憂鬱狀態好像是外來的，並不出於他自己。這憂鬱不但阻斷他與生活經驗、周遭世界的連結，干擾著他的感知和判斷力，還在他和他以外的世界中間築起一道看不見的牆。

在許多情況下，儘管憂鬱的感覺非常真實，但找不出任何原因。芥末型人無從得知他的負面情緒是怎麼來的，也無法找到導致憂鬱的線索。當事人在情緒症狀開始之前，生活可能既快樂且平衡，但平穩的情緒卻常常被突然的消極感和讓人窒息的憂鬱給瞬間顛覆。

芥末是巴赫醫生用來治療憂鬱情緒的花精，它可用於任何階段的憂鬱狀態，從突發的抑鬱感或「心情不好」，到長期的臨床憂鬱狀態皆適用。這種憂鬱感會伴隨著提不起勁和覺得沉重，通常還會感到疲憊不堪（角樹，是巴赫醫生開給情緒疲乏者的花精，與芥末的狀態多有關聯，且常常會和芥末一起使用）。芥末型的當事人還會有一種處於黑暗中，斷開與世界和周遭人們的聯繫，這邊指的當然是情感連結的部分。除了這些感受之外，還有冷漠和其特質，使得芥末與本組裡的其他花精有相應之處。

人格分析

與其他花精相同的是，芥末型人對他周遭的人事物和生活的細節沒有什麼興趣；與其他有些花精不同之處在於，芥末型人的內在其實住著一個拼了命想要關注（儘管可能埋藏得很深），甚至是熱情面對生活的人，但這個人已經喪失自然與他人交流互動的能力。他再沒能力對事物感到熱忱，這個能力已經受到破壞，使得他與周遭、與那些他最關心的人，甚至是與自己感受的連結都斷開來了，讓他孤身一人。

在巴赫花精療法中，芥末型的負面情緒狀態其實比較特殊，因為它的憂鬱幾乎可說是主動找上當事人，而非出於主動採取生存策略才導致情緒失衡。一般而言，當一個人遇到狀況時，基於他的個人經驗，或出於他從權威人士（如家長）那接收到的強烈訊息，當事人會自己做出選擇來決定該如何因應，這幾乎是其他所有花精型的負面情緒狀態來源，來自於自己建立起一套行為模式，雖然該模式曾經有效，但與日俱增之後，這個慣

芥末是巴赫醫生用來治療憂鬱情緒的花精，它可用於任何階段的憂鬱狀態，從突發的抑鬱感或「心情不好」，到長期的臨床憂鬱狀態皆適用。

性反為自己帶來傷害。因此，大部分都是我們自己養成巴赫花精所處理的負面情緒狀態。

然而，芥末型的狀態，成因無法確定，責任無從追究[註7]。這狀態也許起因於當事人身體系統內特定的混合化學物質，也許來自一個消極的想法，或是一連串連當事人自己都未察覺的消極念頭，也許來於自遺傳，造成這種情緒的原因是我們可能永遠無法定義或定論。

不過，這並不是說，如果當事人曉得導致憂鬱的成因就不適合使用芥末，正如巴赫醫生描述「這突如其來的憂鬱和絕望，可能講不出原因，也解釋不清楚」。換句話說，也有可能是清楚明白的。如果當事人感覺沉重、晦暗，對什麼事都提不起勁、懶得搭理（這是芥末型人很常有的感受），那麼芥末花精仍然非常有助於使他恢復情緒平衡；不過請注意，如當事人感到憂鬱而且清楚知道造成的原因——尤其是如果這原因涉及到工作上的挫折或個人生活裡的危機——那麼可以選擇龍膽，單用或與芥末再加上其他花精一起使用，效果都相當不錯。（**有些人認為龍膽和芥末這個組合，就像白楊和溝酸漿一樣：龍膽用來處理已知原因的憂鬱，而芥末則是用來處理原因不明的憂鬱。我個人並不認為這兩種花精可以用如此簡單的二分法就劃分清楚，這兩種花精可處理的狀況有很多重疊，而兩者並用的確可以收到很好的效果。**）

正如冬青被用來協助大部分的激進行為及情緒狀態，像是小至惱火、大至暴走；芥末則可以用於治療與憂鬱有關的各種情緒狀態。在日常生活中，最常用來治療我們那些來由的單純壞心情；它也可用於治療悲傷或沮喪。芥末的治療範圍，包括：悲觀、不快樂、抑鬱、缺乏幽默感、心情不好、不喜與人來往、消極、常把事情看得過於嚴重、沉鬱和臨床憂鬱症。這些情況都有一種芥末型的基調，那就是：突然或迅速的出現症狀，晦暗或沉重，而且常常說不上來造成這些症狀的原因為何。如果當事人感覺沉重、晦暗，對什麼事都提不起勁、懶得搭理（這是芥末型人很常有的感受），那麼芥末花精非常有助於使他恢復情緒平衡。

請務必記得，憂鬱可以是一種非常嚴重的情緒狀態，而且可能導致嚴重的後果。我的意思絕對不是指在沒有醫療人員的幫助之下，一個非專業人員可以只藉由開立適用的花精就足以治療嚴重的憂鬱症；巴赫醫生的原意是，花精如同家庭常備藥一般，可用來處理突發的情緒狀態例如出現在日常生活裡的憂鬱感。如果有深刻且長時間的憂鬱或自殺念頭時，我強烈建議應尋求醫療的協助。

7.出於這個原因，就其本質而言，芥末是少數我不認為能和栗樹芽苞協同良好的花精。栗樹芽苞花精適用於治療相同錯誤一犯再犯的人，所以它很適合輔助其他「基於自己的錯誤見解而導致負面情緒」的花精；然而，芥末型的狀態似乎沒有固定的成因，所以通常不會用栗樹芽苞來輔助芥末。

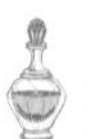

芥末的複方花精

芥末 × 龍膽	如當事人感到憂鬱而且清楚知道造成的原因——尤其是如果這原因涉及到工作上的挫折或個人生活裡的危機——那麼可以選擇龍膽，單用或與芥末再加上其他花精一起使用，效果都相當不錯。
芥末 × 橄欖	當憂鬱與身體的耗弱可能有關時，可以考慮用橄欖加芥末。
芥末 × 橄欖 × 荊豆	如果當事人長期與疾病對抗，而且覺得似乎無法恢復健康，因此感到鬱悶難當，這時可用荊豆加芥末（也可以再加橄欖），這種合併憂鬱與絕望於一身的狀態，可以藉由芥末加荊豆將情緒帶回平衡。
芥末 × 線球草	芥末與線球草的複方，可以幫助情緒起伏很大的人。
芥末 × 白楊	並用芥末與白楊，則可以協助既焦慮又緊張的憂鬱。
芥末 × 榆樹	如果當事人因為太多工作而憂鬱，則可以使用芥末，再加上榆樹或橡樹二者擇一。適用榆樹加芥末的當事人，可能是工作步調很快的行業，是年輕、追求事業成功和晉升的人，通常他覺得要被工作淹沒，快要出包了；他可能認為自己能力不足，很快就會被別人看破手腳，這是長時間工作而不堪負荷的人常有的心理狀態。當這些感受伴隨著憂鬱，覺得情感上被同事及家人孤立，這時並用榆樹及芥末則效果很好。
芥末 × 橡樹	由於橡樹型人傾向凡事概括承受，所以需要橡樹並用芥末的當事人，通常都是默默承受痛苦。大多時候，在當事人自己承認或被發現之前，他可能已經極度憂鬱相當長一段時間。這種橡樹與芥末型人通常不想讓別人知道自己的痛苦，也不想讓人發現其實他已經來到崩潰邊緣。大多數時候，他不會承認他需要情緒上的幫助和支持，他只會因為身體出現症狀而先求助於醫生。
芥末 × 野燕麥	最後，請記住芥末和野燕麥的組合，我不斷發現這個配方相當重要。這類人的憂鬱是關於「出生在這個世界上卻找不到意義」的疏離感。他質疑自己的存在、質疑上帝的存在，當我們感到所有生命的存在似乎都不具意義，當我們在沙漠中徘徊等待神奇食物嗎哪（Manna）從天而降，若有這樣的感覺，那麼芥末和野燕麥的組合非常有幫助。

芥末型的負面特質

讓當事人最難以忍受的芥末型狀態，或許是被隔絕的感覺，他感覺被孤立於原本身處的世界之外。在當事人憂鬱時，這個世界的蓬勃生機與風風雨雨彷彿都不存在了。當事人經歷芥末型常見的冷漠，感覺自己與他人沒有連結，他對自己的生活、想法或問題也都沒興趣關注。即使當事人渴望與他人連結，但他做不到，似乎有種外在力量擋住他，擋在他與世界的中間(註8)。

通常需要芥末的當事人，內心都在苦苦掙扎。因為這種憂鬱狀態感覺上是被強加於身，並不是出於自己，所以芥末型人會與這份憂鬱對抗，這跟其他花精型人對待自己情緒狀態的方式不太一樣。我們大部分的負面情緒都是自己醞釀出來，而且經由一段時間的慢慢發展，所以我們適應得挺好，這些情緒就像是老朋友或熟悉的東西一樣；然而，芥末型通常不是這麼一回事，憂鬱似乎是討人厭的東西，一種說來就來的詭異負擔，當事人只能與之對抗，或默默承受直到它自行離開為止。

那些歷經多次憂鬱的當事人，當他們的憂鬱離開時，當事人會活在陰影中，深怕下一次憂鬱又來「攻擊」；為此，一旦憂鬱離開，當事人可能需要使用溝酸漿，讓情緒平衡狀態完全恢復。

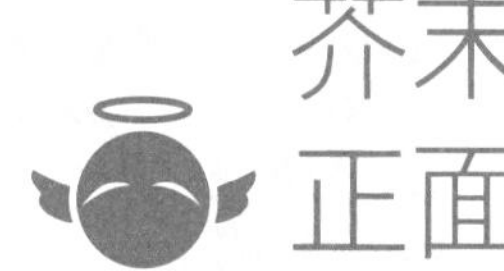

芥末型的正面特質

正如巴赫醫生所說：「這個花精趕走憂鬱，將喜悅迎接進生活裡。」在我的經驗中，芥末可以說是治療工作裡最令人振奮的花精了。有時候，你可以親眼目睹當事人眼中重新閃爍著光芒，看到他的生命力和對生活的熱忱回歸。

曾經與深度憂鬱對抗，並且回復到正面情緒狀態的人，他們瞭解生命真正的價值。正如那些久病復原後重獲自由的人，那些曾被憂鬱重挫又復原的人，他們是真的、徹頭徹尾地好了，他們的想法和心都自由了。如同那些曾身體疼痛的人，當他們完全擺脫疼痛的箝制時，他們能夠再次享受健康身體的美好，好像活過來一樣；所以那些感到與別人情感分離的當事人，隨憂鬱的離開，他能快樂與自己所愛之人重新相聚。

說到能夠在想法和情緒上自由交流，恐怕沒有其他花精型會比正面芥末型更激勵、更振奮人心了。當他看著餐桌上的美食，身邊圍繞著所愛之人的時候，沒有其他花精型會像芥末型人擁有如此深刻的滿足感。

芥末型動物

我不曾在我的動物們身上找到適用芥末的需求，但一位順勢療法的獸醫師曾經告訴我，芥末對關籠的鳥類來說非常有幫助，特別是那些關籠關到開始啄掉自己羽毛的鳥類。

8.當然，這樣的感覺常見於那些長期生病，特別是慢性疼痛的人，以及憂鬱的人。憂鬱與久病之間存在著密切關係，重病的人通常也會嚴重憂鬱。因此，給予這種慢性養成狀態的長期處方，通常需要橄欖、荊豆和芥末。正如我們的情緒狀態通常與身體互為表裡，橄欖和芥末的作用也是相互對應，橄欖用來平衡身體，芥末用來平衡情緒。荊豆，用於覺得復原無望的情況，加上橄欖或芥末，或是三者並用，都能發揮很好的效用。

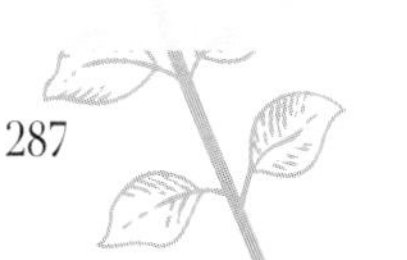

芥末型孩童

年幼的孩子通常不太需要芥末，但對於極度鬱悶的青少年來說，芥末是非常重要的選項。在青少年時期，很多人會質疑自己是誰，以及自己夠不夠好，能不能被這個社會接受。通常在學校被排擠的孩子最可能有憂鬱情緒，同樣地，對自己的性別認同有疑慮的青少年也有極高的憂鬱風險。

通常，對自己的性別認同不安或困擾的青少年會有很強烈的罪惡感，可以透過芥末加松樹的組合幫助他們。這些年輕的當事人出於極度痛苦，可能會有想採取激烈手段的念頭，甚至可能想自殺。當他們為此惶惶不安時，在這些痛苦異常的時刻，芥末加甜栗花的複方可以幫助他們；此外，也可用芥末加上伯利恆之星予以協助。任何始於或基於創傷事件產生的憂鬱，都適用芥末加伯利恆之星的複方；或者是芥末加上急救花精。

芥末型成人

對治憂鬱的處方中，成年期相較於其他階段最為需要芥末。低落的感覺可能在任何時候降臨，無論有無確切的原因。

然而，憂鬱也是生命最後階段裡的主要成分之一。如當事人需要面對自己的死亡時，特別是久病纏身或患有多種疾病，當死亡的腳步越來越近，不僅是當事人本人，還包括愛他或照顧他的人，通常必定都會經歷深刻的難過和沮喪，因此，芥末是最常被使用在臨終的花精之一，不僅老年當事人，他身邊的人也常常需要它；通常，它可以與伯利恆之星合併使用，用來作為面對死亡的安撫和情感支持。

芥末 vs. 順勢療法

洋甘菊型

我想到的順勢藥物是洋甘菊（Chamomile），它也許不是作為治療憂鬱的藥方，但症狀突然出現並掌控全局的特性，與芥末型的憂鬱類似；而且同樣事前毫無預警，當事人好像成為疼痛的俘虜，性格大變，直到疼痛離開才會恢復正常。

金元素

很多順勢藥物能用來治療憂鬱，或許最重要或最常用的是金元素，這是由黃金製成的藥方，具有金元素性格的人經歷深刻的沮喪且會有自殺的想法，他們的沮喪往往與工作或事業有關。順著這個邏輯，金元素的作用相當於芥末加上橡樹或榆樹的複方。

與芥末加上橄欖或荊豆的複方作用最相似的藥物是胡蔓藤（Gelsemium），這個順勢藥物可解決憂鬱與生理性的疲憊衰弱的問題。

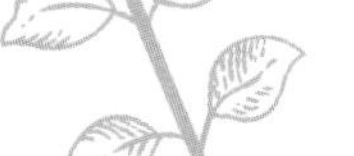

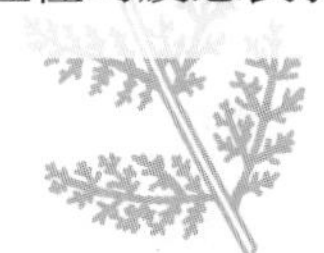

感覺生命只是隨機發生、毫無意義可言的游離型憂鬱，與之最相像的順勢藥物是硫磺（Sulphur）。硫磺型人經常質疑生命意義為何，並為此苦而感到極度沮喪。

其他用於治療飽受憂鬱所苦的順勢藥物，包括：洋馬錢子（Ignatia），可用於既憂鬱又悲傷的人；石松（Lycopodium），幫助感到沮喪和自覺不稱職的人；烏賊墨汁（Sepia），適用帶有情緒和生理上沉重感的憂鬱；白頭翁（Pulsatilla），適用情緒劇烈擺盪的憂鬱（類似芥末和線球草的組合）。

★結論

最後一點提醒：過去的經驗告訴我，芥末和野玫瑰有著密切的關聯，芥末型狀態是憂鬱，而野玫瑰則是認命。野玫瑰型狀態是感到沉重，加上聽天由命的自我放棄，這說明一件事，如果長期放任芥末型的憂鬱，就會導致野玫瑰型這種更深沉的絕望感。這種絕望會讓野玫瑰型人產生一種想法，就是必須硬生生吞下生命中諸多的不可承受之重，因為他們無力改變任何事。

芥末型憂鬱另一個合乎邏輯的結果是產生楊柳型的尖酸刻薄。通常若是芥末型人長期獨自背負著憂鬱狀態，或甚至根本沒人發現他很憂鬱，遲早他會進入一種更深沉的狀態——另一種也是認命的表現——當事人認為自己的命運悲慘，因而變得怨憤不平，這在老年人中尤其常見。當事人往往不會付諸行動改變任何不滿意的處境，不過，不像野玫瑰型默默甘於屈就自己的命運，楊柳型則會變得報復心重，找到機會就要修理對方。

無論是哪一種，如果芥末型情緒狀態未經處理，當事人將隨著時間的推移變得更嚴重，使憂鬱變成一種常態。芥末型人停止與憂鬱對抗，然後舉白旗投降，任由其擺布。過去那個似乎是由外力強加給他的憂鬱，他一直苦於對抗的憂鬱感，最終變得內化了：當事人將憂鬱狀態視為自己天性的一部分，而非不請自來的入侵者；這時憂鬱導致聽天由命、隨波逐流，而當事人正式由芥末型轉換成另一型，隨著這種轉變，治療就會變得更困難（註9）。

9.我一次又一次發現，若當事人越發認同自己的負面情緒狀態，就越難將其帶回平衡。通常情況下，當事人使用的語言會透露出他對這個情緒狀態是抗拒或是屈服。舉例來說，如果當事人說：「我有憂鬱症」，他的意思是自己正背負著這個感受，但並沒有聽任於它，憂鬱跟他「同在」，但憂鬱並不等於他；然而，如果當事人說：「我很憂鬱」，這個說法表示他在本質上與憂鬱有著深度共鳴，這樣的結果就是，他們要花更長的時間治療，而且也會更困難。我發現這個非常簡單能辨別真實狀態的語言技巧，無論順勢療法和巴赫花精治療都可適用。

㉜ 橄欖

Olive

幫助身心俱疲的人

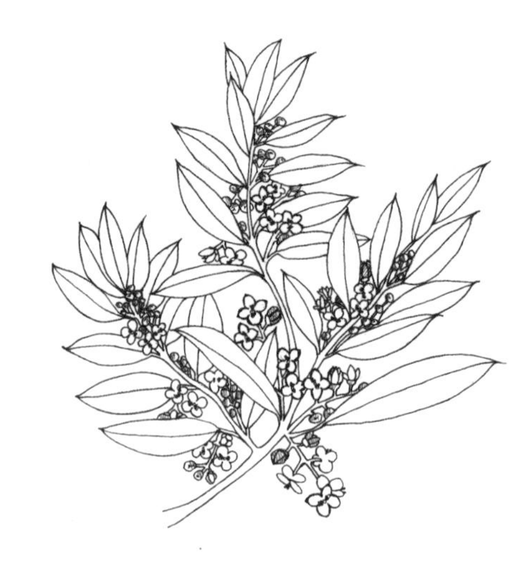

★巴赫醫生眼中的橄欖型人：

「苦於身體或心理上的折磨，百般疲憊且倦怠，以至於覺得自己再沒有任何力氣去付出或實踐。日常生活對他們來說是辛苦的負擔， 沒有樂趣可言。」

☑ 情緒花精 （短期速效花精） 短暫服用 用於突發狀況／短期的情緒	☑ 人格花精 （長期調整體質花精） 長期服用 用於根深蒂固的情緒模式	□ 12 名療癒者 （巴赫醫師最早發現的花精之一）	□急救花精成分之一	□基礎花精

★橄欖小檔案：

橄欖（學名：*Olea Europaea*），橄欖樹屬於南歐的原生植物，同時也原生於印度；也被稱為「黑橄欖」、「綠橄欖」和「樹木之王」。

橄欖具有長壽和耐熱的特質，可長到約 30 呎高，其樹幹具有獨特之美，因此常作為花園中的觀賞樹種。橄欖屬於常綠植物，早春會開出一簇一簇的小型白色或淡黃色的花朵。

許多人會對橄欖的花粉過敏，特別是接觸到樹葉部分。基於這個原因，在產地可買到只有不會開花（不會產生花粉）的橄欖樹。

橄欖樹一直是歷史上草藥治療的藥材來源，例如，橄欖葉的萃取物不僅可作為滋補用，也可用來促進免疫功能。

★建議使用橄欖的狀況：

酗酒、貧血、身體疼痛、慢性疲勞症候群、受傷導致的慢性疼痛、憂鬱、精疲力盡、心臟病、失眠、睡眠不足、腎臟病、口腔疼痛、頸部疼痛、中年危機、精神崩潰、不良的飲食習慣、上或下背部疼痛。

橄欖的心理側寫

當我們探討生命力或缺乏生命力的時候，巴赫花精裡用來處理這個問題的，大概就屬橄欖最為突出。需要橄欖的人，特徵是感到自己消耗殆盡，無論是心理或生理層面，或兩者皆有的透支感，苦於沒有力氣再繼續下去，各方面都浮現喪失耐力的表徵。因此，只要是與「疲憊、精疲力盡」這個概念有關的情緒狀態都會與橄欖有關。大部分的人感覺疲憊耗弱時，通常都是伴隨（或起因於）其他負面的情緒症狀，很少只是單純覺得累，所以橄欖也許是巴赫花精中最少單獨使用的，它幾乎總是需要與其他花精共同使用，在相輔相成之下帶回平衡狀態。

此外，**橄欖是巴赫花精中少數能同時針對心理及生理問題的花精之一（野生酸蘋果是另一個），它能夠處理疲憊帶給身體的諸多後遺症，因此可對治身體的狀況**，如慢性疲勞；它也可用於患有貧血、不良飲食造成的虛弱，心血管循環問題，舉凡與疲勞或「耗弱」有關的問題，皆可適用橄欖。因為橄欖適用的狀況或多或少都牽涉到氣力的過度耗損，所以也有助於平撫過度使用身體導致的慢性損傷，像是抬舉重物造成的身體傷害，也因為如此，它有助於舒緩慢性背痛、肩痛、慢性膝蓋和踝關節損傷，特別是那些反覆發生的疼痛。

橄欖最適合與某些特定花精並用，共同處理疲憊與透支的情緒問題，所以橄欖通常會與芥末、野玫瑰、荊豆、角樹、鐵線蓮、榆樹和橡樹一起使用。

人格分析

簡單列出適用橄欖情緒狀態並不容易，因此相較於其他某些巴赫花精，你很難在第一眼就立即判斷當事人是否需要橄欖的協助。

角樹型

舉例來說，在第一時間分辨當事人處在橄欖或角樹的情緒狀態，其實相當困難，因為兩者似乎極為相似，兩種花精都有慢性疲勞的特性；但請記得，角樹的疲勞只是情緒上的疲乏，如果你能讓當事人發笑，讓他對某個議題感興趣，他的疲勞就結束了，昔日的活力也就回來了；而橄欖的疲勞則是身體的虛弱，完全沒有多餘的能量了。

芥末型

此外，當事人使用橄欖來協助自己時，往往同時也需要芥末（前一章的主題花精）。就像角樹，芥末很常拿來與橄欖並用：芥末型與橄欖型人都會感到沉重、疲憊，也都會憂鬱和低落，但兩者相異之處在於，芥末型人通常覺得憂鬱是來自於外界，然後強加到他身上，而且通常不曉得憂鬱的緣由；而橄欖型的沉鬱，完全是苦苦掙扎後的結果，出於那個讓他越發感到耗弱的過程。橄欖型人與導致其憂鬱的原因有著密切的連結，而且能夠詳加描述。（不過，值得留意的是，芥末型和橄欖型人都會想蒙頭大睡，而且會一直睡。就這一點來說，要區分辨當事人屬於哪種類型，確實滿容易混淆。)

野玫瑰型 野玫瑰型和橄欖型也非常相像，事實上，我相信這兩種狀態為緊密相連。若橄欖型那日復一日的疲勞沒有得到支持，時間一久，當事人很有可能轉變成野玫瑰型的狀態(註10)。野玫瑰和橄欖型人都感到疲憊，在兩者身上皆看不到生命力和衝勁。但相對於橄欖型的狀態，野玫瑰型的狀態更嚴重、負面，而且認命感範圍更廣，通常具有多重成因，例如身體的、情感的或心靈方面，以及人際關係和生活上的困難；相對地，橄欖型的狀態通常起因於與單一事件對抗所致，這個對抗常來自於急性或慢性的過度消耗。

橡樹型 橄欖可能與橡樹混淆。橡樹型人為達目標會過度工作，以至於讓自己過度勞累，因而陷入慢性疾病的狀態；事實上，橡樹和橄欖型人都常因為過度工作而有患有心臟病或發展成為心臟病，使得兩者不容易鑑別，但並用這兩種花精來處理這個問題，似乎也滿合適。

榆樹型 橄欖也可能與榆樹混淆，但請記住，榆樹型人感到不堪負荷，單純是一種情緒狀態；而橄欖型人則是在心理、情緒和生理層面皆有超載的感覺。

荊豆型 最後，橄欖也可能與荊豆混淆，特別是當絕望感與百般疲憊同時存在。事實上，這兩種花精經常合併使用，給予面臨不治之症且與之對抗的病人。不過，雖然橄欖型人是氣力用盡，但不必然是宿命論者。很多橄欖型人即便已消耗殆盡，仍然持續相信事情終有一天會好轉；而很多荊豆型人，他們實際上比橄欖型的健康狀況好得多，卻感到相當絕望。說到底，無論橄欖、荊豆及其他的巴赫花精型，我們都是藉由當事人自己的看法來判斷他的情緒感受屬於哪一種，在治療長期負面情緒狀態時，客觀事實並不是很重要。

請注意，橄欖不只在治療長期疲勞和透支上享有美名，它其實應用於短暫情境也相當重要。當我們在現實生活中的責任，迫使我們不得不榨乾自己的身體、意念和情緒時，橄欖是我們最佳的選擇；當我們花了好幾個星期，不眠不休完成交稿期限的論文或簡報，使自己精疲力盡，這時請想到橄欖花精；同樣地，橄欖的使用不只侷限在生病的人身上，它也可以為照顧者帶來好處，像是照料長期與疾病纏鬥或恢復期很長的病人照顧者；此外，當摯愛離世，尤其如果瀕死的過程拖得很久，當然非常適合使用橄欖來協助自己或身邊同樣哀傷的人；若在世的人在摯愛離世後感到內疚自責、痛心，覺得只剩自己孤零零一人活著，你一定要想到橄欖，此時多半還會與其他花精合併使用，例如芥末、松樹、甜栗花和菊苣。

> 若當事人處在角樹型的情緒狀態，他會因為情緒的關係與本有的活力分離；但若處在橄欖型狀態，如同字面描述的百般疲憊，連一絲力氣都沒有。

橄欖型的負面特質

要定義出「橄欖型人的負面特質」並不容易。橄欖在巴赫花精中很獨特，因為這個花精的重點並不在於描述一種負面狀態，我的意思是，並不是當事人自己創造或主動選擇的負面狀態；相反地，橄欖狀態通常只是一種結果，一個因為先有了其他情緒（如恐懼、憂鬱和絕望）進而產生的結果。橄欖花精本身的意涵並不在於描述出一種負面的情緒狀態；但有意思的是，它確實讓人意會到當事人通常有過一段負面狀態時期——例如身體疾病或死亡——以及其事後的恢復期。

當然橄欖型的狀態會讓人想到悲傷和沉鬱，這說明了橄欖常與芥末並用的原因，有時幾乎不太可能在沒有芥末的情況下單用橄欖。此外，橄欖型的狀態也會讓人聯想到常見於角樹型的情緒疲乏和冷感，在這種情況下常合併兩者作為複方來使用。

要記得，橄欖雖像野玫瑰（下一章的主題花精）和芥末（前一章的主題花精）一樣，巴赫醫師歸類在同一種情緒分類用來處理冷漠，但是，橄欖型的冷漠並不完全只是情緒層面的問題，這部分與同組裡的其他花精不一樣；橄欖型同時與生理狀況不佳有關，或者至少，這種冷漠是當事人與生理問題纏鬥後所產生的結果。

的確，有時候光是情緒上的透支就足以讓一個人身心俱疲，橄欖非常有助於那些與死神擦身而過的人——例如經歷高速公路車禍或飛機失事——在事故中倖存下來，但卻也因此心神耗盡。這種情況下，如果生還者產生自責、內疚感，通常需要橄欖加上松樹。

橄欖型人處在負面狀態時，最外顯、好辨認的特徵大概就是那副「我受夠了」的樣子。負面的橄欖型人可說是完全透支，他傾注所有的力氣至那些讓他掙扎的事件、奮戰的目標、付出的工作，他透支自己所有能量到一絲一毫都不剩，結果就是累到只想要躺下來休息。像角樹型人一樣，橄欖型人對任何事都沒了興致，完全不想做任何事或與任何人對話；也像芥末型人，他想要睡覺，徹底與那些他認為有求於他的人或事完全斷開聯繫，他想睡到不省人事，連話都不想講，在他有機會休息和充電之前，他對所有人的需求完全無動於衷。橄欖型人很清楚知道，如果其他人一直來煩他、不讓他好好一個人休息的話，他是完全沒有餘力能給予的（他有的只剩下辛酸血淚）。所以任何打擾到他休息的人，非常可能聽到他語帶不悅的說：「你想幹嘛？」

最後，對於長期處於橄欖型狀態的人，有個必修的課題。正如梅希蒂爾德・舍費爾（Mechthild Scheffer）在她的精彩著作《巴赫花精療法：理論與實踐》（*Bach Flower Therapy: Theoryand Practice*）寫道：「橄欖型的狀態其實是在呼籲我們學習謙卑，同時也是一個挑戰，要我們學習如何妥善運用我們的生命能量，畢竟這神聖能量來自上天的賜予，但這對橄欖型人而言有難度。身體是當事人的警報系統，藉由生理變化提醒我們已經讓自己的身心靈超載了。而學習謙卑和善用生命能量，對橄欖型人而言之所以是個挑戰，因為他們的這套警報系統已經不再正常運作了。」所以，雖然橄欖型狀態本身並不像其他巴赫花精屬於負面情緒，但它確實點出當事人在根本上缺乏對自己心智和身體的認知，也不曉得自己的極限在哪裡。同樣地，揭示當事人的傲慢，以為自己就是自身力量的源頭，也因此，點出了當事人需要學習謙卑的課題。

---

10. 在我的經驗裡，我認為有兩種花精代表的情緒是「最終狀態」，野玫瑰即為其一。我指的最終狀態是，日子一久，當事人的情緒漸漸轉變成為某種狀態，然後就停留在該狀態裡，不再變化了。野玫瑰型的狀態是聽天由命，對那些曾經困擾的情緒、身體問題或生活狀況，舉白旗投降，放棄任何努力，對所有這些負面的情緒狀態束手就擒，接受這就是自己的命運，這是一種深刻而長久的狀態，比較難治療。另一種「最終狀態」則是楊柳型的情緒，具有楊柳型人格的人同樣認為這是命運而認命，但卻會因此怨憤不平。野玫瑰型和楊柳型的情緒是極度負面的，而且彼此互為陰陽。

橄欖型的正面特質

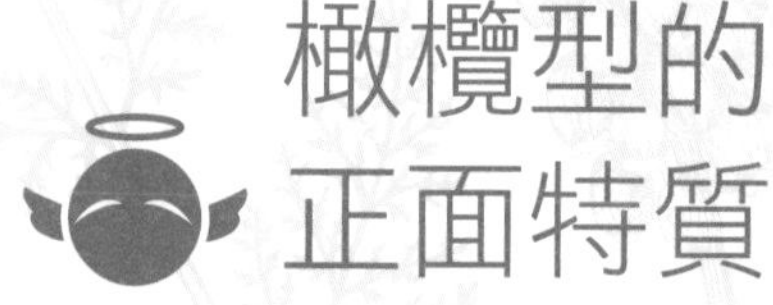

當處於正面狀態時，橄欖型人充滿了能量、力量和活力，他們有足夠的智慧知道如何分配自己的精力，所以不會再透支自己；意識到自己的力量是有限度的，所以當他們承受巨大壓力的時候，不會再把自己逼至極限。他們已經從自我的課題中學到，自己並不是成就他人心願的超級英雄。

此外，正面的橄欖型人非常靈活有彈性，當需要做出改變時，他願意，也有能力改變。他也會謹慎使用自己的個人資源，不濫用它（註 11），維持生活中所有能量的流動。

橄欖型動物

雖然就動物而言，並沒有對應的情緒狀態需要用上橄欖，但是，若動物苦於從重症或重傷恢復過來，請想到橄欖花精。然後據説，橄欖對於剛度過冬眠期的動物來説，也非常有幫助。

橄欖型孩童

對於年紀較輕的當事人而言，使用橄欖處理短期過度工作的狀況，再適合不過了，例如：孩子有時費盡全力完成學校的大型報告；或者家中有人生病時，每位家庭成員都因此耗盡力氣心神乾涸的時候；若是孩子患有嚴重的疾病，在恢復期使用這個花精也相當有幫助。〔在疾病的康復期也建議使用野玫瑰，特別是當患者放棄與疾病對抗時；或者可以在令人感到絕望的情況下使用荊豆。以上提到的花精，任何排列組合或是全部一起使用，都能互相搭配得很好，為年輕的重病患者（無論突發或長期）帶來幫助。〕

橄欖型成人

雖然需要橄欖的人並沒有特別分布在哪一個年齡層，但有一項簡單的經驗法則：年紀越大，就越可能需要橄欖。青春好像一股泉源，為我們帶來力量和活力；而隨著年齡增長，我們需要花上更長的時間從生病中康復，並且需要更瞭解自己在生理、心理和情緒上的極限，這概念對於某些人而言特別真實，像是長期與慢性病對抗的人，或是多種疾病纏身而受苦的人。隨著我們康復所需的時間越拉越長，我們日常生活中花費越來越多的時間在對抗疾病，此時橄欖為我們帶來的助益將會越顯重要——除了對我們自己有好處以外，同時也會為關心我們的人帶來好處。因此，只要是有成年人的家庭，就應該備有橄欖花精。

---

11. 當我們想到個人資源時，金錢也是其中一項。一個人若在經濟上開支過大，特別是把錢都花在與慢性病相關的保健服務時，當事人在情緒上會非常痛苦，這種痛苦的程度與橄欖型人在其他方面的內心掙扎相似。因此，過度消耗之於橄欖型人，除了精神、情緒和身體層面以外，財務方面也是同等重要。

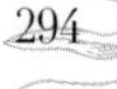

橄欖 vs. 順勢療法

在數以千計的順勢藥物中，少數由各種酸製成的藥物對於疲勞或透支的人特別有用，包括磷酸（Phosphoric）和硫酸（Sulphuric Acid），這兩者都與橄欖型的沉重感和疲憊感有關；而取材自苦味酸（Picric Acid）的順勢藥物苦味酸（Picricum Acidum），則是類似長期養成的典型橄欖型人，在生理和情緒上有許多共同的特徵。在順勢藥物中，只有苦味酸涉及到整體疲憊帶來的綜合症狀，因徹底透支而使身心麻木與癱瘓。

★結論

至此，最後一項需考量的因素：根據我的經驗，當出現與橄欖型負面情緒狀態一致的疲憊現象時，除了使用巴赫花精之外，當事人應該尋求醫療協助來改善整體健康。有一些生理問題是導致橄欖狀態的原因，比較單純的起因像是不良的飲食習慣，或是比較嚴重的成因，像是心臟方面的疾病。因此，對任何經歷橄欖型精力透支狀態的人而言，非常重要的是要正視自己的身心健康，若是這種疲勞是來自或伴隨某特定的生理疾病，當事人可能需要相關的醫療協助，幫助自己重回健康狀態。

㉝野玫瑰

Wild Rose

幫助無動於衷的人

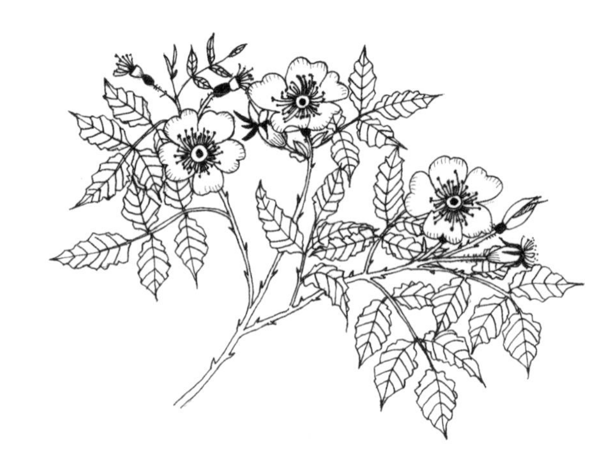

巴赫醫生眼中的野玫瑰型人：

「在沒有充分理由的情況下，就任憑事情如此這般發生在自己身上，屈就自己、照單全收，輕輕帶過的同時不想付諸心力去改變，亦不圖快樂。他們對存在於生活中的困難掙扎俯首稱臣，默不作聲。」

☑ 情緒花精 （短期速效花精） **短暫服用** 用於突發狀況／短期的情緒	☑ 人格花精 （長期調整體質花精） **長期服用** 用於根深蒂固的情緒模式	☐ 12 名療癒者 （巴赫醫師最早發現的花精之一）	☐急救花精成分之一	☐基礎花精

野玫瑰小檔案：

野玫瑰（學名：*Rosa Canina*），人稱「狗薔薇」，為世界各溫帶地區常見的落葉多年生灌木，亦是常見的園藝植物。非常容易生長於各類型的土壤中，是安那托利亞（小亞細亞）及歐洲的原生種。

野玫瑰其扁圓且帶有香氣的五瓣花朵，盛開於六月底、七月間。在花朵凋零後，會在秋天長出玫瑰果。玫瑰果多應用於草本療法與茶飲，其果實含有相當豐富的維他命C。

建議使用野玫瑰的狀況：

失明、瘀傷及外傷（特別是長期受傷）、任何形式的慢性疾病、昏迷、失聰、髖部疼痛、低血糖、腿痛、喉嚨腫塊、乾癬（牛皮癬）、老化。

野玫瑰的心理側寫

具有野玫瑰型人格的人，有著順應天命的傾向。用一句科幻電影裡常聽到的話「掙扎是無用的」來形容，就像是一個失去求生意志的消極患者。這類型人任事態自然發展，不抱過多希望，他不認為多做什麼會為自己的人生帶來改變(註12)。

野玫瑰型人如此徹底的負面特質，通常來自於飽受慢性病之苦、遭受伴侶虐待、面對死亡或瀕死的事件，因此野玫瑰一般多被認定是用來「長期調整體質」的花精，只用於處理長期累積的情緒問題；然而事實並非如此，野玫瑰也相當適合短期使用於突發情況，我曾親眼目睹野玫瑰帶來的立即效用，例如用在一位需要重拾熱情的個案，或是需要增強意志力的人，都幾乎即刻看到不同。因此，與最消極的情緒狀態（也就是放棄）有關的野玫瑰，可以稱得上是我們最有力的強心針，例如當我們正在減肥，卻為一個甜點陷入天人交戰時，野玫瑰能幫助我們不會下一刻就舉白旗投降；或者是當我們起了想放棄的念頭，尤其是對那些我們明知對自己有害的事物讓步時，野玫瑰讓我們把持住自己。舉凡任何時候，當我們認為反正自己終究會屈服、為何還要浪費時間做困獸之鬥的時候，就是野玫瑰上場的時機。

野玫瑰可以改寫必然或非必然的結果，那些生活中看似註定又非註定的命運。當我們覺得自己面對絕境、沒有選擇的餘地時，野玫瑰使我們看到「付諸改變」的選項。正因如此，野玫瑰是一個極其重要的花精，於此同時，野玫瑰（栗樹芽苞也是）卻也是最常被低估實力，未被充分利用的花精。

野玫瑰可以改寫必然或非必然的結果，那些生活中看似註定又非註定的命運。當我們覺得自己面對絕境、沒有選擇餘地的時候，野玫瑰使我們看到「付諸改變」的選項。正因如此，野玫瑰是一個極其重要的花精，卻也是最常被低估實力，未被充分利用的花精。

人格分析

無庸置疑地，具有根深蒂固野玫瑰模式的人，他們極度消極且不願意改變。如同巨石壓在我們的肩頭，而我們就這樣被它的重量擊垮。

我所稱野玫瑰型的負面情緒狀態，嚴格來說，並非所謂的情緒狀態。野玫瑰型人其實恰好相反，因無動於衷正是因為他們缺乏情緒、冷漠處之的習性。這說明巴赫醫生將野玫瑰歸類於冷漠組的原因，而野玫瑰型人也被認為是最典型的冷漠人格：當事人缺乏緬懷的情感或任何開心悲傷的情緒，他們順從命運的安排，不抱怨、安靜頑強的接受他認為的人生樣貌，他們沒有情緒、不求努力、失去動力，因此或許可說是我們最難療癒到的對象。相較於還會試圖與絕望搏鬥的荊豆型狀態，野玫瑰型的狀態是更為低沉、更消

基於他們的心態，野玫瑰型人通常是由周遭人主動給予他們花精。他們通常不主動外求治療，因為他們完全接受自己的處境，而且放棄任何抵抗。從某種角度來說，他們散漫遲鈍，不願意思考改變。他們習慣待在一直以來的環境，而未來也不打算有變化，所以何必浪費精力嘗試做些什麼呢？

12. 自我覺察是任何負面情緒的關鍵要素，這是不變的道理。需要野玫瑰花精的當事人，相信自己的人生已經拍板定案，但事實上，永遠都有變得更好的機會。

極、負面。野玫瑰型人連對絕望這樣的感覺也冷漠以對，或者事實上可以說對任何狀況都無動於衷。

野玫瑰型人就這樣將人生主權拱手交出，選擇當自己生命的旁觀者，從此不再參與自己的人生。弔詭的是，他們常視此舉為一種積極開放的心態，而這也使得治療他們變得更加困難；也因此，他們對巴赫花精或其他治療皆興趣缺缺，畢竟命運已經註定，何必再尋求其他的救贖呢？

就好像若當事人住在美國西雅圖，當地的氣候總是既陰冷又潮濕，即使壞天氣讓他們越來越憂鬱且厭倦，但對他們來說，搬離西雅圖去到洛杉磯從來都不會是一個選項。

野玫瑰是我所稱兩種「最終狀態」的其中之一，因全然的負面消極且完全喪失動力。我這樣說的意思是，大多數的當事人在進入野玫瑰型狀態之前，都曾先經歷過一種或多種日積月累的慢性狀態，最常見的是芥末或荊豆型的情緒，然後負面的程度有如被捲進漩渦裡越發向下。當事人一旦進入根深蒂固的野玫瑰型人格之後，極可能這輩子就維持這樣的狀態，不會再出來了；另一種最終狀態是楊柳型的人格，同樣有野玫瑰型深層的負面情緒及無動於衷，但對於命運，楊柳表現出的是攻擊性（陽），而野玫瑰則是全盤接受（陰）。

我一再發現，基於楊柳與野玫瑰型都有著宿命論及同樣的負面消極，要讓這兩種人重新恢復充滿生命力的自發狀態，最為困難。在諮詢的時候，無論展現情緒或配合度，這兩種人都吝於給予回應。但這也不代表情況都如此絕望，若能說服這兩種類型人使用專屬花精，他們都能得到幫助。（前提是，他們能誠實持續服用一段時間，而不是在你一轉身後就把花精丟了，然後還謊稱自己都有在用。）(註13)

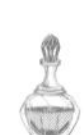

野玫瑰的複方花精

野玫瑰 × 角樹 × 榆樹	野玫瑰通常與一種或多種巴赫花精一起調配使用。最常與角樹、榆樹擇一，或兩者一起搭配使用，可以幫助因工作或生活壓力不堪負荷，且無力改善現況的人。
野玫瑰 × 芥末	野玫瑰也很常與本章同屬冷漠組的芥末與橄欖調配使用。與芥末搭配使用時，野玫瑰用來協助受長期抑鬱所苦的人，以及屈就於自己的負面狀態而放棄抵抗的人。
野玫瑰 × 橄欖	同樣地，在生理上極度疲憊到精力耗竭的典型橄欖型狀態，久了之後也會帶有野玫瑰型的消極和放棄抵抗。（在許多突發的案例，並用橄欖加上野玫瑰，能夠幫助處於恢復期，但復原路走得很艱辛且無力的人。這個複方能夠提振當事人的感覺，而且強化信心，相信自己有一天一定會好轉。）
野玫瑰 × 荊豆	荊豆非常適合與野玫瑰搭配使用。荊豆型人對當下的處境不抱任何希望，而野玫瑰型人是哀莫大於心死，因此兩者並用適用於以下這種特殊的負面情緒狀態——當事人感覺無須再為自己的症狀或現況更努力，掙扎沒有任何意義。他們認為現況是無藥可救，而且打從一開始就感到絕望。需要這個複方的當事人，當他們考慮接受治療或付諸行動之際，通常會嚴厲批評自己或他人，因為他們認為這些事情註定失敗。（荊豆加上野玫瑰也適用於突發狀況，譬如處於任何情況的恢復期，在復原的過程中又遭受挫敗，無論這些挫折在我們眼中有多小，都要想到這個複方。這兩者的搭配可以增強當事人的信心，使他承受得住這些打擊，不會再次墜入絕望的深淵，也不至於放棄這條復原之路；龍膽也可搭配兩者一併使用，或者如果挫折感不是過於強烈時，亦可單用。）

13 特別須注意野玫瑰型人，他們懂得說你愛聽的話，好讓你放心離開。這情況特別容易發生於年長的野玫瑰型人。

野玫瑰 × 龍膽

與野玫瑰混合能帶來很好效果的還有龍膽。龍膽型人抱持著希望與信念，但當他遭遇考驗時，這些卻很容易消失殆盡。龍膽型和芥末型人一樣，如果任憑這樣的狀態一再發生、置之不理，最終就會演變成為野玫瑰型的狀態。龍膽與野玫瑰是天生一對，兩者使當事人能堅定信念，瞭解到所有的療癒皆是過程，在過程中本來就會經歷週期性的變動，它從來就不像我們期待的線性發展。因此，這個複方能幫助當事人意識到治療過程將會充滿起落，並且能承受得住這些高低起伏，即使在他的信念及期待受到考驗時，他仍然能繼續走在自己的療癒之路上。

野玫瑰 × 野燕麥

野玫瑰加上野燕麥能幫助上述這樣的人，他們不只不抱任何希望，也不再相信、不再盼望了。野燕麥型人認為所有的存在都無意義，所有嘗試理解生命的本質、改變、療癒的方法都沒有意義。他總結出一套理論，認為再怎麼與處境搏鬥都是毫無意義，這就如同野玫瑰型人認為掙扎是沒用的。這個複方相當重要，能讓當事人意識到改變不但有可能，而且值得期待。

野玫瑰 × 栗樹芽苞

最後，野玫瑰加上栗樹芽苞這個複方，是另一個皆來自冷漠組的組合。「冷漠」裡的花精常能為彼此帶來協同增效的效果。

野玫瑰幫助連對負面處境都放棄掙扎的人；栗樹芽苞幫助不懂得在錯誤中學習，且持續犯相同錯誤的人。我們的陋習、想法和行為加總堆疊起來，成為一道道監禁自己的高牆，而野玫瑰加上栗樹芽苞的複方，即是幫助我們破除那些自己築起來的高牆，創造出強大且持久的效果。野玫瑰能帶來更強烈的動機和動力，促使栗樹芽苞的思維更清晰，能察覺出我們自身的弱點、壞習慣，以及反覆犯的錯誤，因此它們合併能為改變帶來強大的推進力——為了變好而改變。這幫助我們更正確的飲食、吃適當的量、適度運動，幫助我們更明確且實際衡量自己的生活方式，以及看得到生命中存在著改變的契機。實際上，我對於這個複方非常有信心，因此我建議在使用時，至少在第一次使用時，不要額外再加其他花精。

在眾多類型當中，最難以治療的也許是那種哀莫大於心死的人，這樣的人對自己面臨的處境坐以待斃，而且相信這個世界本來就是紊亂不堪又愚蠢至極。這樣的人不僅缺乏動力做出改變，即使改變是可行的，當事人也會打從心裡覺得這些行動無用，所有的事情都是徒然。

每一種花精不僅傳達著獨有的訊息，更是一種獨特的語言，關於使用花精的數量，我喜歡一次使用最少種來達到幫助當事人的效果。因此，在加入其他花精、其他說法之前，我會先試試野玫瑰加栗樹芽苞，單獨使用，使得傳遞的訊息能夠盡可能清楚被當事人接收。如果隨後你認為產生的效果不夠完善，就可以更清楚看到個案的需求，再根據需求加入其他花精即可。每次只多增加一種，並注意觀察是否出現任何改變。(註14)

14.我知道我的順勢療法訓練背景，使得我的看法有時候與眾多其他花精書的作者意見相抵觸，例如在這件事上，大部分的作者都認為巴赫花精可以按自己的喜好混搭。我發現如果我一開始只選用一種或兩種花精，再適時以一次一種的方式加入其他適合的花精，我更能完全掌握每一種花精的效用，並盡可能提供最純粹的療程。因此，我建議以單方或混合兩種花精的方式，尤其是初診的個案，或你本身仍在學習花精及其效用。如果一次給予過多種類，你會難以得知哪支花精起了什麼作用，哪一支花精帶來效果，哪一支是無效的。當然，同時給予多種巴赫花精並不會像其他的醫療一樣造成個案的危險，但這麼做仍然顯得過於輕率，且使得個案的療癒過程多走冤枉路。

野玫瑰型的負面特質

在探討野玫瑰時，我們必須非常謹慎定義「負面」指稱的意涵。野玫瑰型人與楊柳型人有不相同的負面特質，即使野玫瑰型的情緒狀態與楊柳型內心愁苦的程度不相上下，但與楊柳型人不同的是，野玫瑰型的負面狀態從來不會外顯於行為上，從來不具有任何攻擊性。事實上，這類型人的基調就是不抱怨，對任何事都聽天由命。因此，整個人尤如槁木死灰一般，了無生趣，對任何人事物都不想搭理。野玫瑰型人沉進了比抑鬱還要低落的狀態，進入一種灰色的境界，在那裡只見永無止境的一片混沌。

野玫瑰型孩童

孩童有野玫瑰型的負面特質，恐怕來自天生的遺傳。以我的經驗來看，從孩童時代就產生這種特質的人，幾乎少之又少，不過仍有某些野玫瑰型孩童，很顯然從出生起就是這個狀態。就像野玫瑰型的成人，需要野玫瑰花精的孩童不會抱怨，也不曾反抗他們身邊的負面環境。通常他們可能患有慢性或危及性命的疾病，或家庭成員中有人生病而為整個家族的情緒蒙上一層陰影。有時候，他們出生在一個處於爭執衝突的家庭、使用暴力的家庭、遭受文化動盪或戰火遍野的時代。通常你發現一名孩童若擁有野玫瑰型人格，他可能遭受性虐待。他們看起來死板僵化、無感，就像是一塊石像般。年輕的野玫瑰型人幾乎無一例外看起來比實際年齡老成，他們面對世界時缺少一般孩子擁有的好奇心、振奮感與年輕的氣息。

野玫瑰型的正面特質

一旦野玫瑰型人選擇往正面思考及行動，他們會瞭解生命是流動的，而且從出生到嚥下最後一口氣為止，永遠具有改變和成長的能力，他們就找到過去自己遺失的動機。事實上，野玫瑰型是最有行動力的一群，不只為了自己，也為了他人。他們是渾然天成的激勵型演講者，用自身的人生經驗去幫助需要的人，找到自己身上改變的力量與對自己的期許。正面的野玫瑰型人，從不屈服於眼前的負面情境，在找到可能的改變之前，他不會停下來。

最驚人的是，不論到了什麼年紀、什麼樣的身體狀況，野玫瑰型人能一直維持這個正面特質。我見識過年屆高齡的野玫瑰型人，一旦他們戰勝了坐以待斃、抑鬱的狀態後，即使當下他們人還在醫院病床上，他們都能激勵鼓舞著身邊的人。

正面的野玫瑰型人，他們生命的每一刻都充滿熱情和創造力；同時他們知道自己力量和能量的極限。

野玫瑰型動物

野玫瑰對老年動物很有幫助，尤其是年老後突然被棄養。野玫瑰也能幫助那些被丟進收容所，因而失去活力的動物。任何正經歷疾病後的漫長復原期，看起來對自己的食物不感興趣、對周遭環境也病懨懨的毫無興致時，野玫瑰都能有所幫助。

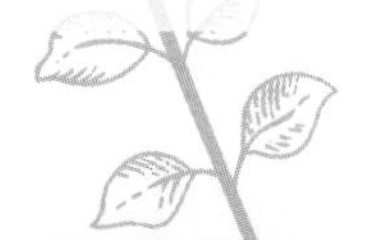
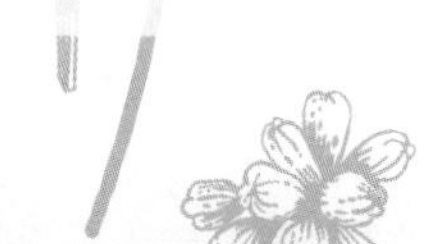

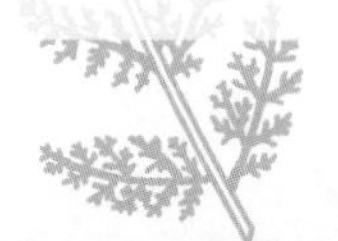

野玫瑰型成人

就像冷漠組大部分的花精型，野玫瑰型的負面狀態通常可見於年長者身上。青春正好時，自然對生命很有熱忱，對於每一天遇見的新事物感到興趣盎然，直到我們增添年歲，漸漸對生命失去熱度，演變成各種冷漠狀態，一如冷漠組其他花精型呈現的各種樣貌。

除非在極端的環境下，野玫瑰型這種自我放棄的負面狀態是經年累月下的產物。在進入野玫瑰型這種全然了無生氣的階段前，當事人通常會經過一種或其他多種性格演變，常見如角樹、榆樹、橡樹、芥末或龍膽。

通常高齡長者容易進入野玫瑰型的狀態，有時候是當事人被診斷出有不治之症，有時候則是失去摯愛的伴侶、小孩，這會讓他們選擇從自己的人生中出走，徒留一具沒有靈魂的軀殼、空洞的眼神，這樣度過餘生。有時候一些年長的當事人被迫不能住在自己的家，被帶到別的地方安置，若是此舉違反他們本身的意願時，他們會自我放棄，甚至喪失活下去的動力。

野玫瑰型狀態，雖然可能因某特定事件或診斷而突然出現（針對這種情緒創傷，可並用野玫瑰與伯利恆之星），然而比較常見還是累積而來，隨著當事人的人生愈發退縮，而且他想要對抗的意志與改變的決心也隨之消滅時，就緩慢建築起野玫瑰型的狀態了。

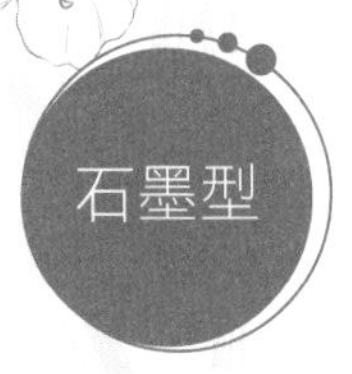

野玫瑰 vs. 順勢療法

石墨型

順勢藥劑中，石墨（Graphites）代表的狀態與野玫瑰有很多共通點，兩者都是無動於衷並帶著沉重步伐過生活，甚至對於一些即刻處理就能改變或終止的處境，他們也毫無興趣或付諸行動。事實上，石墨型的人格在各方面都很散漫，不管在心理上、情感上或生理上皆然。就跟野玫瑰型人一樣，他們通常屈就所在的處境，缺乏反擊或恢復健康的能力。

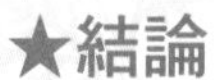

★結論

我想要用知名的《寧靜禱文》(The Serenity Prayer)來總結，因為它點出了野玫瑰型人的關鍵性格：缺乏動力，也沒有興趣為自己的生命做出積極的改變。這篇禱文十分簡單：「我的上帝，請賜我寧靜，去接受我不能改變的一切；賜我勇氣，去改變我能改變的一切；並賜我智慧，去分辨兩者的不同。」(註15)

野玫瑰型人的課題是，當禁錮在負面情緒中，他們缺乏能力去辨識人生中哪些是可以改變，而哪些又是不可改變。他們看到的盡是存在生活中那些改變不了的負面狀態，還有雖然痛恨自己的處境，但又必須忍受這種無力感。正因如此，他們放棄了改變生活方式的能力並同時也遺棄了自己生存的能力。

最諷刺的是，多數野玫瑰型人認為他們是對上帝的旨意讓步，並視放棄為正常。他們通常意志堅定、守口如瓶，且相當固執己見，他們堅信自己立足於「接受」的聖地，但其實並沒有。真正的接受是臣服於一個更高的力量沒錯，但仍然會努力活出熱忱和創意，這樣的人反而是藉由生命中的重大痛苦將自己交託出去，盡自己最大的能力去成長和改變，即使飽受慢性病摧殘、長期病痛纏身，仍然可以活出積極樂觀的一面；而野玫瑰型人，則是處在自己的冷漠狀態裡，拒絕生命中的美好事物，頑強忍受著面臨的處境。

某種程度上可以這樣說，他們其實是享受這個狀態。他們對外界完全冷感，深深沉浸在自己的冷漠狀態裡，硬生生切斷與所有人的連結，不再愛人也不再接受被愛。他們將自己禁錮，把生命本身也擋在外頭，因為生命的常態之一就是改變。

15.這篇《寧靜禱文》廣泛運用在匿名戒酒會，戒酒會的創辦人比爾‧威爾遜(Bill Wilson)指出，他第一次讀到這篇禱文是在1942年的一場會議，當時出現於《紐約先驅論壇報》的一篇訃聞。據說《寧靜禱文》是來自神學家瑞合‧尼布爾(Reinhold Niebuhr)的布道內容。這篇禱文在這裡很重要，因為它幾乎分別歸結了野玫瑰型的正向積極與負面消極狀態。我發現很有意義的是，當中描述當我們在生命中遇到不可能改變、必須接受的狀況時，他用的詞彙是「接受」，對我來說，接受現況與聽天由命有著根本上的差別：當我們接受命運早已天註定的想法時，我們默許宇宙中有一股力量在支配著我們生命的形狀與結果，於此同時，我們與這股力量共同合作以帶來最美好的結果，這不只是為我們自己，更是為我們所愛，以及為了普世大眾；相反地，當我們放逐自己，則等同於選擇消極以對，且不再為人生的至善至美奮鬥，我們會蜷縮起來、選擇放棄。選擇「接受」，比方說若是患有慢性疾病的人，絕不會放棄爭取最好的生活品質和該有的生命，這樣的人絕對不可能選擇冷淡以對，跟屈就自己疾病(聽天由命)的人完全不同。

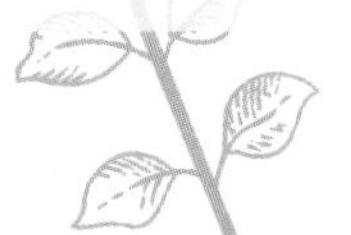
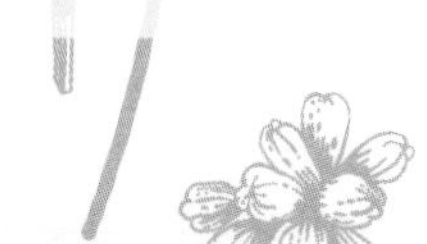
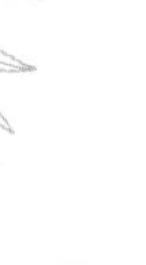

34 白栗花
White Chestnut
幫助無法停止思緒的人

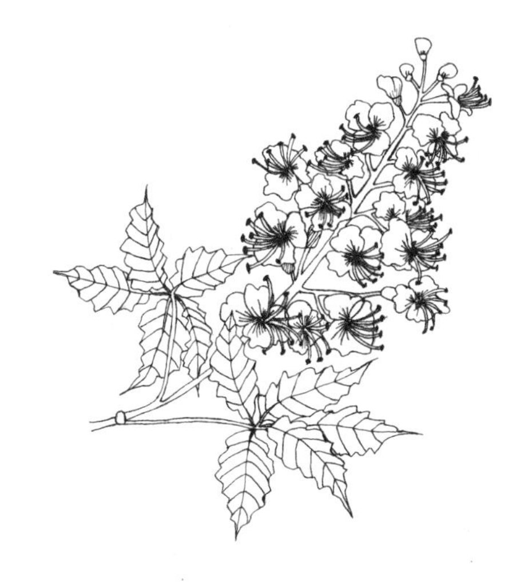

巴赫醫生眼中的白栗花型人：

「針對無法避免不想要的思緒、觀點、辯論進入腦海裡的人，通常在不夠投入當下而使心中空虛時，最容易發生這種情況。這些趁虛而入的念頭多是擔憂、掛心的思緒且迴旋不去，或者一度將它們拋開卻又會再回來。它們似乎不斷循環並導致精神折磨。存在如此令人不快的念頭，趕走了平靜，而且形同干擾，使人不能專心於工作或只想著一天當中愉快的事。」

☑ 情緒花精（短期速效花精）短暫服用 用於突發狀況／短期的情緒	☑ 人格花精（長期調整體質花精）長期服用 用於根深蒂固的情緒模式	□ 12 名療癒者（巴赫醫師最早發現的花精之一）	□急救花精成分之一	□基礎花精

白栗花小檔案：

白栗花花精取材自馬栗樹（學名：*Aesculus Hippocastanum*，又稱歐洲七葉樹），可生長達40至60呎高，樹幹直徑1至2呎。此樹原生於亞洲以西，位於希臘與阿爾巴尼亞一帶，然後擴散繁殖到整個歐洲，今已遍布全球。它是許多園藝造景的一部分，在庭院或森林中呈現樹冠覆蓋的景象為人所熟悉。

馬栗樹為雌雄同株的植物，意謂雄花與雌花開在同一棵樹上。雄花因生長在樹的頂端而有樹的「燭台」之稱，雌花則生長在樹的較低處。五月為花期。

人們採用此樹入藥已有很長的歷史，最常使用的是種子。這些藥材多用作止血與滋補循環系統，據說它們對靜脈曲張特別有益。

建議使用白栗花的狀況：

老化、過敏、腕隧道症候群、感冒、嗑藥、精疲力盡、頭痛、高血壓、感染、失眠、下頜疼痛、喉炎、口腔疼痛、頸部疼痛、夢魘、風溼性疼痛（尤其是天氣變化引起）、肩膀疼痛。

白栗花的心理側寫

為了讓自己的無意識思緒乖乖聽話，白栗花型人會將意識保持在非常活躍的狀態，不過，這又使得他固著於此，等同又把自己給綁住了。白栗花型人必須過分嚴格控管自己的意識，如此他才得以抑制住一直出現的無意識念頭。他擔心，假如讓自己的意識鬆懈，即使只是片刻的放鬆，假如像鐵線蓮型人那樣讓想像力主導一切，輕而易舉、欣然被想像力掌控，那麼他將會再度掉進自己思緒的網裡，再度回到無限的焦慮輪迴，周而復始的回憶、悔恨或者不斷地投射到未來。因此，他會非常專注手上的工作，好讓腦內喋喋不休的聲音降到最低。基於這個原因，白栗花型人（他們通常會自己找事情做、專注在上面，因著他們的天性以及停不下來的聰明才智）經常受到需要高度專注的工作吸引。舉例來說，他們可以在最忙碌的新聞編輯室裡輕鬆勤奮地工作，並仍保持專注，即使他們周邊呈現一片混亂。

有些白栗花型人也會運動過度，藉以讓頭腦安靜下來。而且大多數情況下，是採取鍛煉的形式。白栗花型人發現，如果他們的身體很疲勞，就可以讓頭腦安靜下來好好睡覺。睡眠對白栗花型人來說可是個大問題，這個在稍後會討論。

所以，這些白栗花型人又再度進入運動的循環。他練舉重，在跑步機上揮汗，加入體育活動團隊，並在團體賽中一心求勝，不過好勝心之於他也沒什麼好訝異的，然後終於可以累到睡著。這種強迫式的行為循環又成為他日常生活模式的一部分。

有些白栗花型人不會投入在運動上，而是讓自己變成工作狂。他們發現如果工作時間夠長、強度夠大，足以耗盡身體和意識的精力，他們就能順利入睡。因此他們開始工作直到深夜，無時無刻都帶著電腦，如果當他們準備上床睡覺時發現意識還不夠安靜到可以入睡，他們會重新打開電腦繼續工作（總是把電腦放在臥室或手邊）。白栗花型人經常會被這樣的想法安慰：如果無法入睡，至少還在利用自己的時間完成某事，而不是浪費時間躺在夜色中嘗試放鬆。

很快地，這種模式本身又變成一個跳脫不開的圈套，決定靠工作來消耗精神的白栗花型人常會發現，念頭老是停留在工作上，對他而言亦形同牢籠。任何時候每當他想要鬆懈一下，就會因一心掛念工作而變得放不下且飽受折磨：想著那些他必須做但還沒有完成的工作，上司是否滿意自己的表現，二十年前那件工作上出的紕漏仍然記憶猶新。

「放下防衛」這個概念對瞭解白栗花型人至關重要，一直以來，「強迫」正是與控制有關。栗樹芽苞型人會在行為上變得強迫、執著，是因為感覺生活失控，所以他寧願操控某些行為層面的東西，而不是掌握自己的命運。同樣地白栗花型人覺得自己的內在失控，覺得和自己的思緒分離，覺得無法控制自己的種種念頭，如果他無法好好控制自己的想法，那麼這些想法就會傷害自己，這使得白

> 白栗花型人並非退隱到一個由想像力創造出來的溫馨安全所在，他是陷在自己的思緒當中而無法自拔。白栗花型人可能會陷入回憶和懊悔的循環，反覆想著自己當初應該怎麼說、應該怎麼做；或是聚焦在即將發生什麼事情、將面臨的悔恨和失敗。而無論哪種走向，白栗花型人都因自己的思緒而飽受折磨。

栗花型人持續焦慮。這就是白栗花經常和白楊混合使用的原因。白栗花還經常與榆樹花精混合使用，因為他們有相同的模式：藉由過度工作來達到放鬆舒坦。

白栗花型人還有另一種常用的逃避路徑，這在某些人身上特別明顯，尤其是那些偶然間發現可以藉由過度運動或工作讓自己累癱而放鬆休息的人（別忘了，在白栗花型的想法裡，唯有精疲力盡才能帶來放鬆和一夜好眠）。通常，找不到其他方式讓自己放鬆的白栗花型人，轉向酒精和藥物來作為逃避的手段。大眾文學作家田納西・威廉斯《朱門巧婦》的主角布里克先生就是最具代表性的人物，深陷於往昔悲劇回憶中的布里克先生藉酒消愁，直到耳邊聽見一聲喀啦的聲響，聽到這聲他就知道已經喝夠，接下來頭腦可以平靜個幾小時，人也能放鬆一下了。

其他依賴酒精或藥物的白栗花型也是大同小異，他們用這些物質迫使自己無法抑制的思緒停下來，無一例外，他們對藥物或酒精成癮（提醒一下，白栗花型人多半傾向選擇能使人平靜的藥物，通常是止痛藥，而不是讓人興奮的東西，例如古柯鹼）。與栗樹芽苞型相同，白栗花型人同樣具有高度上癮的人格特質，因為他們很容易執著到依戀成癖，一旦有任何事物能帶給他們想要的結果，哪怕是一次，他們接下來肯定會為獲得同樣的效果，一試再試（註16）。

人格分析

許多巴赫花精都是相互對照，我的意思是，許多花精的作用正好相反，例如，有意氣風發的葡萄藤狀態，就會有意志軟弱的矢車菊狀態與之呼應，這或許因為很多巴赫花精對治的情緒模式，基本上都屬於失衡的情緒狀態，有如鐘擺，不是盪到太左就是太右，產生不是過於強勢，就是過於消極的思想和行為模式。

巴赫系列中的白栗花與鐵線蓮正是位於天秤的兩端，兩者的特質分別是兩種極端。這兩支花精的相同之處在於，都是直接處理心靈及想法，而不是真正所謂的情緒。事實上，鐵線蓮與白栗花的特質皆是趨於理智型人，他們多是頭腦主導，而不是跟著心走。

這兩種類型的情緒模式裡，當事人會退隱到思考的世界，而非待在「當下」。

鐵線蓮型　鐵線蓮型人會在他的想像中尋得避難所，從周遭的真實世界隱遁進入幻想世界，他短暫的逃避了現實，在他的想像國度裡找到慰藉。鐵線蓮型人是常常穿梭到腦袋裡的另一個世界去，他們必須時刻對周遭人的存在保持覺知，但是鐵線蓮像是個做美夢的人，使得他即使回過神來嘴角仍會泛著愉悅的微笑；然而對白栗花型人而言，每一次冷不防被旁人打斷醒來，這經驗無一例外都是魯莽的，錯愕、怔住、彷彿被鞭子揮到般跳起來，無論發生多少次，那從來都不是什麼愉悅的經驗。

白栗花型　白栗花型人的心靈則形同牢籠。

16. 同理，白栗花型人也傾向相信運氣，他們執著於任何感覺會帶來好運的東西。他們會收藏一些幸運物，或認為能帶來成功的幾件服飾。雖然他們從不承認，但他們其實非常相信運氣這回事。

通常在他脆弱的時候，這些想法開始入侵。最常發生在他漸漸入睡的過程中，忽然間，幾乎能聽得見似的，他的想法應聲破門而入，白栗花型人會選擇用枕頭塞住耳朵，使腦袋裡的聲音安靜下來；而鐵線蓮型人則是趕緊煽風，生起想像力的熊熊大火以刻意逃離這些想法。

如巴赫醫生所言，白栗花是用來幫助「無法避免不想要的思緒、觀點、辯論進入腦海裡的人」，此處的關鍵字是「不想要的」。白栗花型人無法控制自己心理和情緒上的病態固著，也無法讓思緒停下來，沒辦法控制奔騰的念頭；反之，白栗花型人會藉由一種或多種行動讓自己的腦袋安靜片刻。

有些白栗花型人會盡量讓自己保持忙碌，他們發現當自己專注且有意識做著事情時，他們無意識的念頭便會安靜下來，或至少能暫時忽略。因此，你經常會發現白栗花型人看上去似乎神經緊繃、僵硬、極度專注，他們常常對手上的工作或任何此刻吸引他注意力的事物如此專注，以至於他們聽不到別人對他們說話，也沒察覺有人進來找他，直到猛然發現房間裡突然蹦出一個人而驚愕不已。白栗花型人很容易會有嚇一跳的反應，因為他們通常極度聚精會神，而不是任想法自由來去，所以和其他類型人相比，他們對周邊空間的覺察力通常沒有那麼強，而且常常覺得「別人鬼鬼祟祟地靠近自己」。

巴赫花精中有三種取材自同一種植物，就是白栗花、紅栗花和栗樹芽苞（此和白栗花型有著共同的漠視傾向，本章之後即將談到的就是它）。

這三型都擁有同一種特徵：無法克制的強迫式狀態。

紅栗花型　紅栗花型人是不由自主關切所在乎的人是否都好好的，因而高度擔心受怕。

栗樹芽苞型　栗樹芽苞型人是陷入一種循環的強迫式行為而無法脫離。

白栗花型　白栗花型的強迫狀態則是在頭腦的思緒裡，無論他有意識或無意識，兩者皆是不斷回到一個點上，無限循環，並且不由自主地自動發生。在白栗花型人的無意識思緒中，一遍又一遍重播他的回憶，這些回憶並非如忍冬型人所憶及的甜美、榮耀事蹟，白栗花型人的記憶專注在失敗、傷痛、不公平的對待，他記起多年前發生的事情，並且一次又一次回味這些無用的、有害的記憶。

白栗花型的記憶和忍冬型人一樣有缺陷，但忍冬型人會粉飾他的記憶，成為如同忍冬花一樣的芬芳好聞；而白栗花型人，則把他們的回憶塗滿非常晦暗的色調，尤其是在他即將睡著之際。每一個記憶都猶如一場惡夢，使得白栗花型人奮力掙脫出這些如同鬼打牆似的記憶時，感到耗弱又疲憊。白栗花型人的記憶對他自己而言是痛苦的根源，這使他感覺自己是有缺陷的、壞掉的，如果他是虔誠教徒，甚至會一再重播他的各種罪行，認為自己應該下地獄。

⚠ **叮嚀**

注意，對大多數白栗花型人而言，如果有一個壓倒一切的問題，那就是失眠。他們往往重視睡眠更勝於一切，因為睡覺是他們唯一可以放鬆的時候。他們多半睡得少，尤其是他們又很難入睡。

正如他們生活上很多面向一樣，他們的睡眠有週期性，我的意思是：

第一，白栗花型人在漫漫長夜裡要能睡著，每次的睡眠週期有如一扇機會之窗，如果坐在電視機前面打盹，一旦醒了過來，然後上床準備繼續睡覺，他們又得在床上等上一兩個小時，直到下個睡眠週期再度來臨，才得以進入夢鄉。通常這意味著他們會起床工作或者打開臥室的電視，再看一兩個小時的電影。其他類型人可以隨時入睡，但白栗花型人就是沒辦法，因為他是栗類花精型人，睡眠有它自身的儀式、週期和規則。

第二，白栗花型人還有另一種較大的睡眠週期，以數週或數月為循環。他們的生活裡多半有著可睡期和無法入睡期，這兩種狀態不斷循環著。如同害怕他們自己的想法入侵生活一樣，白栗花型人更害怕失眠突然來臨，因為他們知道一旦失眠，就會持續好幾個星期。在此期間，即便整個房子安靜得連根針掉在地上都聽得見，睡不著的白栗花型人只能枯坐整晚，憂愁煩惱、瞎忙、來回踱步，常常等到破曉之際才終於得以入睡，只是不久之後馬上又被鬧鐘喚醒。

白栗花型累積的疲勞狀態，事實上與他那像野馬般不受駕馭的思緒有很大關係。由於白栗花型人讓自己弄得很累，而喋喋不休、持續奔騰的思緒又使他在深夜裡更疲憊耗弱，以至於他發現第二天無法清晰思考，所以他必須更專注才能正常工作；因為白天高度集中精神，又使得當天晚上變得更難放鬆和入睡。如此這般，又形成另一種惡性循環，受到另一個強迫式行為模式制約。

就像大多數的巴赫花精類型，白栗花型在精神和情緒上的痛苦，起因多半也是自己持續增長這個狀態。正如其他類型人，白栗花型人的內在失衡了。由於他在精神與情緒上一直處於壓力和緊繃的狀態，導致他非常易怒，而且難以相處。因為他經常陷入自己

解開栗類花精之謎

在巴赫花精中，有三個栗類花精互相關聯，它們都帶有「強迫」的特質，分別是：白栗花，帶著干擾正常生活的強迫式思緒；紅栗花，強迫式的替他人操心；栗樹芽苞，強迫式的行為與長期的壞習慣。如果沒有第四個栗樹花精的出現，那麼一切都很好瞭解，這第四個栗類花精是甜栗花，它與前述三種最大的不同，在於它沒有栗類特有的強迫性質。甜栗花對任何一時之間處於絕望中的人非常有幫助，因此通常認為是用於突發狀況的短期速效花精，因為人在面對絕境時，當下的崩潰情緒其實相對來說是短暫的。而正是因為甜栗花這種快速短暫的性質是如此不同，所以讓我們在探討栗類花精特有的強迫習性時，很難將它與其他三者產生連結、找不到什麼關聯性。

為何甜栗花和其他三者如此不同呢？答案就在於取材的樹種。栗樹芽苞和白栗花取自同一種植物的不同部位，即馬栗樹；紅栗花取材自紅栗花樹，兩者屬親緣樹種。

甜栗花則取材於完全不相干的植物——甜栗樹。雖然俗名看起來和其他栗類植物有些相關，但事實上毫無關聯性。甜栗花與紅栗花或白栗花之間的關係，不會比巴赫醫生的其他花精來得更多。

基於這個原因，強迫的特質僅僅屬於取材自同屬同科的栗類「三人組」。

的沉思中，會用好像不認識你的眼神望著你，雖然只會出現在一瞬間，但你會非常清楚知道他活在自己的世界裡。事實上，當我們聽到自己的念頭叨叨絮絮太吵的時候，我們可以隨時用上白栗花。當我們晚上覺得躁動不安而無法入睡，或者做惡夢的時候，白栗花可以安撫心神，平靜我們的思緒。我經常說，一劑白栗花猶如週末的海灘假期般為人帶來放鬆。

由於白栗花是用來對治精神上的強迫狀態，所以它幾乎可以搭配每一種巴赫花精，效果都很好。（然而，我不認為你會碰到既需要鐵線蓮又需要白栗花的個案，至少不會在同一時間需要。）它和幾種帶有相當侵略性特質的花精格外相輔相成：

白栗花的複方花精

白栗花 × 楊柳	搭配楊柳，幫助一直暗恨在心的人。
白栗花 × 冬青	搭配冬青，幫助存在無可救藥的好鬥情緒的人。
白栗花 × 葡萄藤	搭配葡萄藤，幫助葡萄藤型人針對某人或某事而專制強硬。
白栗花 × 鳳仙花	搭配鳳仙花，幫助心理有執念又易受刺激的人，這使得當事人奮發圖強到極致，一旦設定目標，會不惜一切代價實現它，沒有人能勸阻他。

白栗花也可以和屬性較為消極的花精協同使用，用於治療深陷受強迫式思維影響的當事人。我想（特別說明以下兩種花精，這兩種花精任何一種與白栗花協同使用，都有特別好處。）

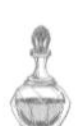

白栗花的複方花精

白栗花 × 溝酸漿	由於白栗花型人在思緒上具有不由自主的強迫式狀態，因此他總是飽受非常具體的恐懼之苦。溝酸漿和白栗花一起使用，可以消弭當事人的恐懼，讓他思緒安靜下來，為他帶來一夜好眠。
白栗花 × 鳳仙花	鳳仙花對伴隨長期失眠的白栗花型人具有特別重要的價值。在用來處理失眠的巴赫花精中，鳳仙花本來就占有一席之地，因此**同時使用白栗花和鳳仙花，即便是最頑固的失眠都能得到緩解**。對於和失眠搏鬥的當事人，這兩種花精應該在睡前並用，無需添加其他花精。如果當事人需要服用別種花精，可以在一天的其他時段服用，而白栗花加鳳仙花的複方則留待就寢時服用。

白栗花型的負面特質

白栗花型人經歷精神上的喋喋不休，彷彿可聽見在腦海裡打轉的思緒，聲音中斷他的專注力，擾亂規律的睡眠作息。因為這緣故，許多白栗花型人有多種的身體毛病，包括慢性頭痛及眼睛疲勞。（我前面說過，白栗花型人傾向高度集中注意力，結果就是過度用眼，導致視力問題、眼睛痠痛，以及慢性乾眼症。）他們的肢體也很緊繃，並且因身體習慣常導致慢性肌肉痠痛，特別是在頸部和肩膀，還有慢性口腔及下顎疼痛，也常發生夜間磨牙的情形。雖然他們的肌肉非常緊繃，但通常不想讓人碰觸身體，也不願接受對他們有益的按摩。

白栗花型人不太好相處，因為他們大多時候處於「高度緊繃」狀態，所以他們的話可能未經思考就脫口而出，他們多半說話坦白，但可能聽來冷酷無情；他們可能極度吹毛求疵、愛挑剔。基於這個緣故，白栗花常與野生酸蘋果並用，特別當白栗花型的強迫性卡在清潔或整齊的問題上。合併野生酸蘋果型和白栗花型的當事人，他們走進房間，第一句話便是提供高見，說這房間哪裡有問題，或是你哪裡有問題。在任何情況下，對任何人，這個類型人必然會盯住需要解決或改變的事物上。白栗花／野生酸蘋果型人可能高度關注個人衛生到了潔癖程度，他們可能有細菌恐懼症；或者，像馬克白夫人（Lady Macbeth）那樣，整天花大量的時間洗手。

也許白栗花型最負面的特性是強迫症似的永不停歇、決不放手。一旦他盯上某個主題，他絕不放過，除非他把這個主題研究到透徹或精疲力盡，就看誰先陣亡。如果他盯上一個學術或科學主題，這些都不錯。在這些情況下，白栗花型人會快樂無比，而且成績斐然；但是假如白栗花型人著眼於家務事或某些小事上，他就會變得毫無建樹。他聚焦在對的事物上很有創造力，而執著在錯的對象上就會令人討厭，只剩破壞性可言。（白栗花型人有一種令人不敢恭維的能力，能將幾乎任何執著的東西變成武器傷害別人。）白栗花型人經歷婚姻的失敗，原因僅僅是因為他們已經把伴侶搞得精疲力盡。他們也會因為同樣的原因遇到生意萎縮，因為這個過程中別人也都變得精疲力盡。白栗花型人正是通過這個過程將自己搞得很疲憊而能入睡，但旁人只覺得耗盡心神。

白栗花型的正面特質

當白栗花型人從舊有的強迫式思維發展到更積極的態度。更重要的是，他終於能夠成為自己，以及思維和行為的主人。他不會失去與生俱來的才智，甚至也不會失去活力四射的驅動力。如果他曾經成為自己思緒的受害者，成為自己嗜好的奴隸，現在他能夠平衡情感和理智，有能力自由控制和選擇自己的想法和行為。

在白栗花型人成功鬆開他的強迫式思緒後，他便能退後一步地觀照這些來來去去的思緒，不會執著在任何念頭上或更好的結果；他將紛擾思緒歸於平靜，且能夜夜好眠。

白栗花型人依舊能夠高度聚焦以及仍具有強大的專注力，但這些能力可以和性格的其他方面達到良好平衡，這讓他具備更為強大的能力完成偉業，當然也更有能力與他人和諧共處。

白栗花型孩童

白栗花型孩童在擔憂中度過很多無眠之夜。他們擔心學校的功課，擔心看牙醫，擔心受到懲罰。他們像成年人般憂心很多事，通常看起來很老成。白栗花型孩童的父母需要幫助他們的小孩活在當下，恢復孩童的純真，別讓他們沉迷過去或擔心未來。

現在很常有白栗花型的孩童，過去非常少見這類型的孩子。這必定和今日世界的現況密切相關——而且絕對與人手一支的電子科技產品脫不了關係——我們對孩子的期望也是原因之一。我們造就越來越多焦慮、發奮圖強的孩子，他們相信自己必須要非常非常努力，幾乎一出生就要盡其所能，好讓父母滿意他們。

白栗花型動物

白栗花相當適合梗犬，可以經常使用，對牠們有幫助。此花精可用來協助任何有強迫狀態的動物，尤其是當動物無法克制、反覆啃咬或搔抓自己時。

白栗花型成人

雖然截至目前為止，我都是以白栗花型人在職場或研究成果上來描述他們，但是我想強調，這些領域也不見得總是他們關注的焦點。毫無疑問，白栗花型人那不間斷的強迫式思緒會投注於任何想法，例如，當事人可能是有年歲的人，念茲在茲的都是半世紀前發生的家族事件（這類個案可給予白栗花加忍冬）。白栗花型人對事情的執著狂熱可能出現在所有年齡層與階層，且沒有性別差異。其實重點並不在於當事人的內在對話是關於何種主題，而是：他被自己的思緒擾亂，使他無法以平衡的方式，舒服、輕鬆地好好過生活。說到強迫式思維，有可能是各式各樣的想法或主題。

此類當事人深受意識不安的折磨，彷彿有一部分的念頭靜不下來，像抖個不停的腿。他們的思緒似乎從來無法自由想像和思考，只是深深陷入難以控制、成癮似的思緒牢籠中。他們生命的精力差不多都流失在一些小題大作的事情上，枝微末節的瑣事、無關緊要的傷害和恐懼，將他們消耗得一乾二淨。

無論當事人的年齡是小是大，從少年到老年，當思緒的浪潮開始逼近，當事人感到片刻都無法駕馭自己的思緒，反被思緒控制的時候，就使用白栗花。

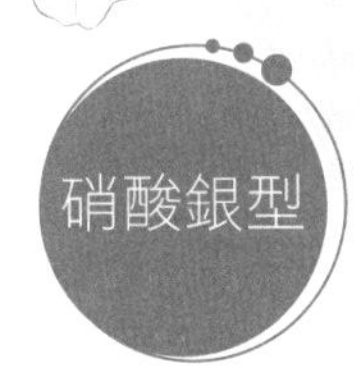

白栗花 vs. 順勢療法

硝酸銀型

和白栗花最相似的順勢藥物可能是硝酸銀(Argentum Nitricum),取材金屬銀。硝酸銀型人表面看來很貼心且討人喜歡,但內在卻深受強迫式思維的困擾,日以繼夜心煩意亂。

★結論

白栗花型人可能會騙你。他們通常口才很好、能言善道,並且非常有見地。他們可能從一個話題跳到另一話題,尤其假如這些話題是相互關聯的(至少白栗花型人是這樣認為)。因為這個原因,你起初可能以為他們的思緒非常流暢,不覺得他們的腦筋會打結,不認為他們的思緒會卡在一個點上,這樣一來你就被他們騙了。白栗花型人通常充滿才智,當然他們也很倔強,因此仍然能夠保持進展並維持好一段時間。他們掩飾內在的緊繃疲憊,外表看起來非常成功卓越,然而事實上卻是即將油盡燈枯。

我已經不止一次看到,一旦辨識出白栗花型人的需求並給予花精治療,會即刻產生效果。他們幾乎在舌頭碰觸花精的時候就放鬆下來,然後在放鬆之後感到非常快樂。

不像其他類型人,你從不用擔心白栗花型人是否會服用花精。一旦他認識花精,知道服用此花精可以入睡的話,他會非常樂意服用。事實上,如果你不夠注意,這種類型人會過度頻繁的服用花精(註17)。當你給一位白栗花型人花精時,你必須記住他有點強迫性,天性容易上癮,因此,必須充分告知他花精的服用方法和頻率。一旦他已經習慣花精的正確用法,你就無需擔心,他自己的強迫天性會執行後續的任務。

白栗花儘管對當事人幫助非常大,但尚不能解決所有的問題。我的意思不是說你可能還須加入其他花精,雖然這是一定的。我指的是,你可能必須協助白栗花型人找到輔助方法,好讓他將平衡帶進生活中。

除了使用巴赫醫生的白栗花花精,這類型人通常也需要瑜伽、太極或其他形式的運動,以及調息吐納,幫助他們實現情緒的平衡和保持良好的狀態。諸如此類的溫和運動形式,不只可幫助疲憊的白栗花型人足以放鬆下來,也能讓他們正確呼吸。當他們在緊繃狀態中,多數的白栗花型會忘記呼吸,他們的呼吸變得急促且短淺,這只會加劇內在的緊張狀態(並且血壓升高)。瑜伽和太極或其他任何輕柔的運動形式和深呼吸,同時使用白栗花和其他適宜的花精,將可以幫助白栗花型的當事人翻轉人生。

---

[17] 請記得,因為巴赫花精在某種概念上走的是順勢療法的原理,所以使用過於頻繁反而比使用過少的壞處更大。對於需要長期使用以調整根深蒂固模式的那些人,建議一天服用一到二次;如果次數太頻繁,產生的效應反而少於正常服用所能發揮。在這樣的個案上,若要看到花精展現實力,在於經過一段較長時間的服用,並且每劑間隔時間更長些,這樣會勝過於頻繁、急躁的在短時間之內服用多劑。

35 栗樹芽苞

Chestnut Bud

幫助有強迫式行為的人

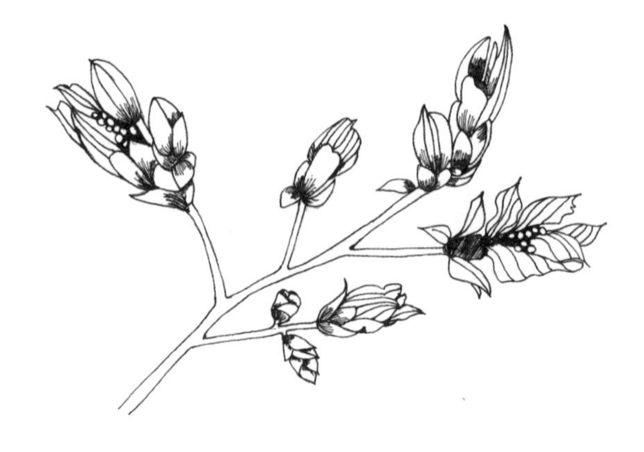

巴赫醫生眼中的栗樹芽苞型人：

「對那些沒有充分利用觀察和經驗的人，他們比其他人花更長的時間來學習日常生活的課題。生活對大多數人而言，受一次教訓便足矣，但這類型人卻必須透過多次，有時候是很多次，才能學會這門功課。因此，他們總在遺憾中發覺自己身處不同情況卻犯相同的錯誤，而且這些錯誤屬於原本一次就該修正，或是透過觀察別人也就能避免。」

☑ 情緒花精 （短期速效花精） **短暫服用** 用於突發狀況／短期的情緒	☑ 人格花精 （長期調整體質花精） **長期服用** 用於根深蒂固的情緒模式	□ 12 名療癒者 （巴赫醫師最早發現的花精之一）	□急救花精成分之一	□基礎花精

栗樹芽苞小檔案：

栗樹芽苞花精取材自馬栗樹（學名：*Aesculus Hippocastanum*），和白栗花花精一樣取材自同一樹種。不過，白栗花花精是使用此樹的白色花朵，栗樹芽苞花精則是採用嫩芽的部分。

建議使用栗樹芽苞的狀況：

上癮、過敏、呼吸道問題、念珠菌病、橘皮組織、囊腫性纖維化、消化問題（尤其是胃食道逆流）、飲食疾患、各種功能性失調、脹氣引起的疼痛、頭痛、消化不良、免疫系統失調、體重過重、皮膚問題、打呼、潰瘍。

栗樹芽苞的心理側寫

我真的覺得栗樹芽苞是巴赫系列中最未被充分利用的花精。它是卡通《辛普森家庭》（The Simpsons）男主人荷馬・辛普森代表的花精：噸位超重、身材走樣，被自己愚蠢的想法和信念所害，想改變卻又從來沒能達成，總是有新的計畫、新的節食方法、展開新的人際關係，但全都失敗。每一回當栗樹芽苞型人眼看又要做出同樣的蠢事時，他頂多像辛普森那樣喊一聲「哎唷！」然後重蹈覆轍。

我們都愛荷馬是有原因的，那是因為我們都和他一樣，或者像其他許多虛構的人物一樣，夢想快速致富，得到更好的生活和工作，擁有更美好的伴侶，但是這些角色都沒有精進自己的能力，為自己帶來更好的明天。栗樹芽苞是治療那些在生活中被自己的行為、顧慮和意見深深困住的人。它適用於有不良習慣的人——儘管他們知道吸菸很可能導致死亡，但他們仍然不改。對於那些不能從一次錯誤中就吸取教訓的人，在他們穿越痛苦和通過屈辱而最終將栗樹芽苞放入他們的腦中，避免再次犯錯之前，他們不得不一次又一次重複相同的錯誤。

我們都聽過腦袋錯亂這個詞彙，它的定義是：重複同樣的行為，期望得到一個截然不同的結果。如果這是腦袋錯亂，那我擔心我們都瘋了。在我們的生活中，我們都反覆犯過同樣的愚蠢錯誤：不只一次徒手去摸滾燙的爐子，人人都要學會的一課，甚至顯然我們自己都知道，卻沒吸取教訓。所以說，我們都需要栗樹芽苞花精。

關於栗樹芽苞的普遍性，我們其實都很瞭解，也都跟這個狀態脫不了關係。如果說有什麼可以描述栗樹芽苞狀態的話，那便是英國一代女歌手達斯蒂・斯普林菲爾德（Dusty Springfield）的一首老歌〈心之風車〉唱道：「如圈中有圈……輪中有輪……。」

這就是裝在栗樹芽苞型人那狂熱小腦袋裡的東西，也是他們生性周而復始的本質。和白栗花型狀態一樣（白栗花和栗樹芽苞有很大的共同之處，畢竟它們出自同一樹種），栗樹芽苞型人生性執著又有強迫症。不過，白栗花型人有強迫式思緒（這些強迫式思考有時會導致強迫式行為）；而栗樹芽苞型人則是有強迫式行為，範圍廣從惡習到儀式般不由自主的舉止都算在內。無論他的行為屬於哪一種，栗樹芽苞型人的生活多像地雷區，大小事都會啟動他們的強迫症。一些人成了迷信運氣的階下囚，凡事依賴數字、顏色或賽馬的名字來主導他們；其他人則被自身行

到目前為止，我認為人人皆需要栗樹芽苞花精，而且，若要我採取行動，我會發給每人一瓶栗樹芽苞花精。我認為把它加在公共自來水系統裡比氟化物更有益處。

在栗樹芽苞型人的雙眼與腦部之間似乎有某種連結障礙，使他學習有困難，尤其是透過閱讀來學習。許多長期需要此花精的人都有學習障礙，很多人是出於注意力不足及眼球運動失調而造成的視力問題。

為慣性制約，變成開車上班非走特定路線不可，或去餐廳用餐就非得坐某個位子；還有些人淪為自己壞習慣的俘虜，他們依附着這些習慣，彷彿這些習慣無害，還當作是自己創造力的最大源泉。

人格分析

用開玩笑的方式形容栗樹芽苞型人很容易，因為我們覺得自己比那些總是愚蠢的栗樹芽苞型人優秀，直到我們想起自己有多少次喝到爛醉，或吃了一些明知會讓自己胃不舒服的東西，或看著自己的親密關係一次又一次觸礁，才會意識到我們一遍又一遍地犯同樣的錯誤，處於栗樹芽苞的狀態。

幾乎所有人都會經常需要栗樹芽苞花精，讓自己從執迷不悟的錯誤模式中鬆綁開來。因此，當你我在面對栗樹芽苞型人時，無須自覺高人一等。我們應該好好面對自己的負面模式、使自己癱瘓的生活模式，無論是大或小習慣。

無論如何，我必須抵抗我自己想簡稱這花精為「芽苞」的衝動，很重要的是須記得，儘管栗樹芽苞型人個性溫和，甚至很開朗，幾乎不會對他人造成危害，栗樹芽苞型的狀態依然有害。由於沉迷於自己的習慣和行為方式，栗樹芽苞型人限制了自身的能力，也損害自己實現目標的能力。他會一次次削弱自己，事實上常常把自己打敗。栗樹芽苞型是那種眼看勝券在握，卻出乎意料在最後關頭落敗的人。如此這般，他又再次讓周遭人對他做的好事留下一陣錯愕。

有意思的是，在負面的栗樹芽苞型狀態中，有個部分剛好與白栗花恰恰相反。

白栗花型　白栗花型人的情緒及健康，往往成為自己過度專注傾向下的犧牲品；而白栗花型人會鑽研有興趣的主題或學問，並且一心一意在那上面直到學問已鑽研窮盡或他本人精疲力盡才罷手。

栗樹芽苞型　栗樹芽苞型人的問題則是缺乏專注；而栗樹芽苞型人，在主題或學問則是難以維持夠長久的注意力或專注來收集或保留訊息。栗樹芽苞型人面對細節有困難，不易保持長時間的興致、持之以恆來聚沙成塔，也欠缺實踐能力去組織細節、善加運用。

巴赫醫生說栗樹芽苞型人是「比別人花更久的時間，才能學會日常生活的道理」絕對是最隱喻的說法，但不得不說的確滿符合實情。栗樹芽苞型人不只是在生活上錯失從經驗中汲取教訓的機會，不斷犯同樣的錯誤，他們在教室裡其實也有著同樣的學習障礙。諷刺的是，學得慢又不甘願，或者沒辦法專心在眼前任務的栗樹芽苞型，會使得嘗試指導或督促他們的老師、家長或上司，反而必須花更多專注力在他們身上。

栗樹芽苞型是花精當中另一種似乎提不起勁、沒有動力的人。他們寧可選擇短暫的享樂更勝於長遠的目標。周遭替他們擔心健康和財務狀況的人，會以為那可能是教育的關係——意即若這些栗樹芽苞型人能明白自己的不智之處，為求成功他們一定會嘗試新的策略；然而，周遭人將逐漸明白，栗樹芽苞型人一直都滿清楚自己正在做的並非他最有興趣的事，他的一些行為可能是自我毀滅。事實上，他往往比那些試圖指導和糾正他的人，更清楚自己的錯誤。問題不在於栗樹芽苞型人不曉得自己的所作所為沒有益處，問題在於他不知道出路。

若是嚴重的栗樹芽苞型人，情況只會更加劇，要花上不只一腳才能讓他上路、往新方向邁進。栗樹芽苞型人深陷於自己的強迫症中，他堅持自己的習慣，好像他的生活需要依賴這些習慣才能過下去。（這可說是十分諷刺，因為他的許多習慣是在逃避生命，而不是維持生命。）

胡桃型

因此，栗樹芽苞型在某些方面滿類似胡桃型。胡桃型人總是站在十字路口，張望新的一天和新的生活方式，但他們需要別人給他臨門一腳讓他上路。胡桃型的狀態往往是短暫的，是一種當我們經歷特定的人生轉捩點時會遇到的狀態；但栗樹芽苞型的狀態，一如另外兩種栗類狀態，有如擒拿術，把當事人禁錮在原地動彈不得。

野燕麥型

在某些方面，栗樹芽苞型類似野燕麥型。這兩種人看起來很像，而且這兩種花精型的當事人甚至可能會膩在一起，覺得彼此有如靈魂知己。通常在治療單一個案時會同時並用這兩種花精。不過野燕麥型是有動力的——如果這樣形容夠貼切的話——他們受到無意義感和無能為力感所驅動。他們認為生命最多不過就是一場混亂，宇宙不過是隨機的虛空。這股無能為力的暗流，侵蝕他們去成就一番人生建樹的企圖心。他們漂泊不定，從一處換到下一處，總是在尋找能夠終止這種無意義感的一道光，尋覓著能點燃內心真正熱情的那把火。當他們真正找到令自己感到熱忱的事物時，會緊抓不放，以一種近乎無法自拔的方式，直到熱情消失為止，然後又轉移到下一個目標。

栗樹芽苞型

雖然栗樹芽苞型人可能會表現出某些類似野燕麥型的行為，但他的動力不同。比起空虛感，栗樹芽苞型人更是活在迷惘與困惑中。他就像個遊走在異鄉，只懂當地片言隻字的旅人，他本身學得慢、理解又慢，他倒也滿接受自己的缺點，常常用幽默看待自己犯的錯；他會自我解嘲，並總是樂於原諒自己再三犯相同的錯。他很頑固，固守於自己的習慣和智性。若說野燕麥是所有花精型中最無定性、像水一般的流動，那麼栗樹芽苞型還有其他栗類花精型，就可謂是最固著，如同岩石般一動不動。他們生來依靠習慣過活，只買特定品牌的東西，是無法忍受最愛品牌啤酒缺貨的那種人。要他們像野燕麥型人那樣換個口味試試看，只會讓他們無所適從又感到生氣。

這裡的意思並不是說栗樹芽苞和野燕麥不能同時使用。它們是一組非常強而有力的複方。對於粗心大意或笨拙的人，栗樹芽苞花精也很有幫助，特別是有注意力不足及缺乏興趣的狀態。由於栗樹芽苞型人有高度自我中心傾向，而且只關注自己，並視自己的慾望和需求更勝一切，所以此花精有助於他們對周遭人敞開自己，產生慈悲感以平衡只顧自己的自私傾向，即使只是短暫使用都很有效。

栗樹芽苞型的注意力不足多半與心不在焉或選擇性記憶有關。需要這個花精的特質是：他們會把不想記住的事物遺忘，對沒有興趣或認為不重要的事情也是一樣（例如生日和結婚紀念日），不管別人認為這些有多重要。栗樹芽苞對於健忘及修復記憶能力都能發揮極佳的作用，即使是短期使用。

在日常生活中，記得在任何習慣失控的時候使用栗樹芽苞。它可以幫助當事人戒菸、改變他們的飲食習慣，最終改變他們的生活，這些他們多年來一直無法做到的改變。

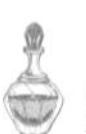

栗樹芽苞的複方花精

栗樹芽苞 × 野燕麥	同時需要這兩種花精的當事人是極粗心大意的人，漫無目標過日子，毫無依歸，蠻不在乎，冒失撞向身邊的一切。這種當事人往往表現出比實際年齡小很多的樣子，身為成人的他穿著打扮像個小孩，對兒童的玩意兒興致盎然——遊戲、漫畫，諸如此類——相對於他的年紀，他對這些事物的喜好顯得不合時宜。

栗樹芽苞型的負面特質

栗樹芽苞型的負面狀態就是無法從經驗中學習教訓：無論是自身的經驗或他人的經驗。因此，他們更不可能從書本上學習，因為那也是靠自己吸收去得到的經驗。例如，有人告訴他們湖面冰層很薄，或事實上他們之前已有過兩次跌入冰湖的經驗，但他們還是硬要挺而走險穿越結冰的湖面。所以，情況好一點的話，頂多是幼稚無知和行為表現比實際年齡不成熟，最糟糕的則是心智發展呈現倒退的狀態。

栗樹芽苞型可能是真的每天重新開始的人，彷彿他們的記憶在前一晚被刪除，使得他們又得再次學習每一項基本的做人道理；或者他們也可能其實記憶猶新，但是並不聽從自己內在智慧的指引，當那個指引要求他們在某一時刻不要去做他們非常想做的事情，例如他們無法抗拒冰淇淋聖代的誘惑，即使體重已大大超重。他們也不會因學業表現不佳就引以為戒，不會因此好好待在家裡讀書。

放任下去的話，栗樹芽苞型人生終會落得不堪的結局。他們也無意收拾自己的爛攤子。事實上，他們顯然還相當樂於活在凌亂裡。如果要他們整頓自己，那是會別人的工作，不會是他自己的事。他們人生諸多方面雜亂無章，財務上、情感上、教育程度上，以及交織之間的一團亂與不清不楚，這得花相當長的時間和功夫才整理得完，超過我們大多數人樂意付出的程度。

栗樹芽苞型的正面特質

正面栗樹芽苞型人將會是學習做人處世最優秀的學生。他們會在人生的殿堂修完所有的課題並謹記在心，從每一次的經驗中學習，並用有趣又有幫助的方法將所有的知識傳授給其他人；而且，他們不會虛擲光陰，會善用每一天，盡可能汲取所有的經驗與知識。

栗樹芽苞型孩童

栗樹芽苞型是生性便是如此。到頭來，他們離不開學習做人處世的功課，需要重複錯一次以上才不會再錯。所以這個花精常作為孩童的短期調理，用於當孩子似乎在特定的問題上遇到關卡、需要幫助，在他學會之後才能繼續前進的情況。

不過，有些孩子可能需要長時間使用栗樹芽苞花精。通常這些孩子在課業上有學習困難，經常被認為是具有「特殊需求」或是患有注意力不足／過動症的學生。

讓我們更清楚說明。栗樹芽苞型學生的學習問題往往更多的是與他們的自我中心有關，而不是實際的閱讀和學習能力。我們必須看到真相：栗樹芽苞型的動力是因短暫追求樂趣和一時興奮而起，大過於其他任何因素，所以對於自己不感興趣的事物，學習效果當然不佳。例如，他們不在乎單字拼音或歷史課本裡的年代日期，所以不會用功學這些東西；再加上，由於他們屬於強迫組的情緒類型，因此往往非常頑固。一旦他們已認定對某件事物感到無聊厭倦或毫無用處，便幾乎不可能改觀。在栗樹芽苞型學生的眼中，那些敦促學生努力用功以習得一技之長的老師們，根本就是在折磨他們。

不過這並不是說某些栗樹芽苞型孩童不會有更嚴重的學習問題。如先前所提，透過閱讀來理解，對栗樹芽苞型的孩子可能是嚴重的問題；也可能是視力上的問題——通常他們的雙眼無法協調運作，讓孩子難以讀取或擷取剛讀到的資訊。請記得他們是健忘的一群，他會在回憶事情的時候遇到困難，即使是幾分鐘前他讀過的東西。

許多年輕人在童年晚期和成年早期經歷栗樹芽苞的萌芽階段。當他們的身體發生變化、荷爾蒙躁動時，要他們集中注意力很困難。這也是孩子們開始經驗到多一點個人自由的時期，因為父母和文化給予他們較大的空間，因此，這個年齡的青少年開始探索、體驗事物，有好的也有壞的，而可能會沉迷於其中，變成終生習慣。

對於家有栗樹芽苞型過渡階段孩子的父母，非常重要的是能夠辨認情況，並明白在這段期間養成的習慣——包括情緒上及身體上——往後可能會持續很多年。

栗樹芽苞型成人

栗樹芽苞型人和另外兩種栗類花精型（即紅栗花與白栗花）一樣（註18），是具有強迫症的人。栗樹芽苞型人被困在重複上演和習慣性的模式中，這妨礙了他們個人在心智與精神上的成長。他們也成為自身惡習的俘虜，這即是為何此花精對上癮症者常常非常有用，尤其對酒癮、菸癮、食物成癮和藥物毒品成癮的人。

成年人對於栗樹芽苞花精的需求不與任何特定階段有關。任何階段都可能發生栗樹芽苞型的狀態，然而它是一種一旦養成就非常難克服的長期模式。需要使用栗樹芽苞來處理自己根深蒂固的習慣的人，均需要服用相當長一段時間。這個花精的運作緩慢，所以若未即時出現效果，請別氣餒。

如上所述，需要栗樹芽苞的成年人往往看起來比實際年齡年輕。這可能不是一件好事。他們似乎有點愚蠢，因為他們的行為與生活中的真實階段不一致。同樣地，他們看起來有點花俏，甚至愚蠢，因為他們的穿著打扮都是年輕人的模樣。有時候，他們可能顯得有點不切實際，尤其是當他們繼續這樣裝扮時，他們的髮型和妝容都

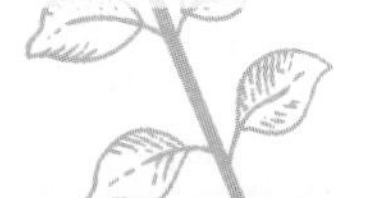
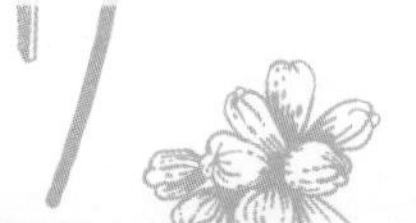
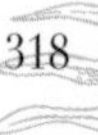

是三十年前的樣子，就好像那些歲月沒有過去一樣。

最後，栗樹芽苞型的成人也以自我為中心。他們可能永遠不會意識到自己的種種行徑會冒犯別人，也會讓別人厭煩。

栗樹芽苞型動物

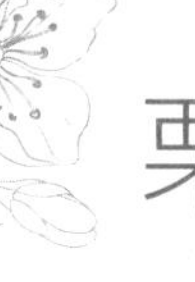

幸運的是，我從沒有遇過需要長期使用栗樹芽苞花精的動物。不過，這個花精在幫助牠們停止壞習慣的方面很受用。例如，當你試著阻止帶回家的新成員狗狗咬家具，或是阻止貓咪抓沙發，都可以運用它。它對會破壞家具的動物是個良方。

栗樹芽苞對那些看起來無法訓練的動物來說非常管用。對重複犯同樣錯誤的動物，以及無法學會不在家裡隨地大小便的動物，使用栗樹芽苞花精後的反應都很好。

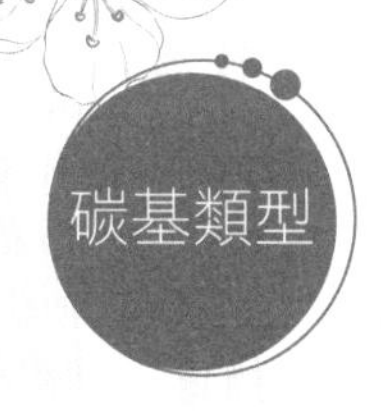

栗樹芽苞 vs. 順勢療法

碳基類型

在數以千計的順勢藥物中，顯然沒有比碳基類（carbon based）的藥劑更能調節慣性行為的問題了。所有的礦物質藥物都是緩慢生效且作用深層，而取材自以碳與其他礦物成分組成的順勢藥物，的確可以處理某些惰性與學習障礙。不過，長期的栗樹芽苞型狀態，包括：持續的執迷不悟、錯誤的思維模式，以及制約當事人生命的錯誤決策。因此，與這些狀況最相近的順勢藥物是碳酸鈣（Calcarea Carbonica），這藥方可針對幾乎無法正確決定在人生中的任何大小事情，以及卡在原地不動的傾向，就像用來製造碳酸鈣製劑的貝類（殼）行為一樣。

[18].再次叮嚀或許有必要，甜栗花花精只不過是名稱上有個「栗」字，它的來源和另兩種栗樹類花精的來源「馬栗樹」毫無關係，因此千萬不要把甜栗花型和另外兩種栗樹花精歸在同一類。

★結論

的確，綜合以上資料可以看出栗樹芽苞型人似乎較不成熟（無疑是指他出現在任何場合所帶來的氛圍），以及較為自我中心。在某種程度上，我曾實際碰過似乎有點怪誕的中年或老年栗樹芽苞型人——行為舉止、說話方式，還有穿著打扮也是，好像他們是來自下一個世代；我也遇過許多目光短淺，只顧眼前的栗樹芽苞型。不過，到目前為止，我還沒提到此類型的膚淺特質。

⚠ 叮嚀

這點很重要。栗樹芽苞型狀態有害的部分原因，因為它剝奪當事人對複雜生命的理解能力。栗樹芽苞型人不只學習遲緩，以及不願意或不想改善現狀，他們還相當固執。

探索生命只探索到他能立即得到需要的東西就好，這是一種簡化的人生觀：為了生存我要付出什麼，而我又能從中獲得什麼。就算是一名想吸奶、想被搖搖、想換尿布和其他小事的嬰兒，他都還有情感的深度。依我所見，沒有接受治療的栗樹芽苞型人會凍結在當初步入栗樹芽苞型狀態的那個生命時間點。一個在兒時就發展出栗樹芽苞型生存本能的當事人，可說是從未成長過。實質上，他從未學到人生的課題，因為他不具備學習的能力，他欠缺情感的深度和智慧的廣度去透析生活的微妙之處。

由於栗樹芽苞型人是魯鈍一族，出於個人安逸只做習慣的事，所以他們缺乏動力去追求進步、更深入瞭解生命是什麼，以及它能提供什麼。因為這樣的緣故，他們阻礙了自己、欺騙了自己，不體驗他們所能經歷的一切。他們從不真正與他人分享自己，也沒有透過經驗與細節的摸索來增添智慧。

這是你我或多或少都會有的情況嗎？

是的。過了辛苦的一天，我們都會選擇把電視轉到電影台，關掉新聞頻道，一如在一天結束之時我們想要小酌一杯。我們通常都會選擇短暫的享樂更甚於長程的目標，而這樣的情節輕重，正是我們需要以最誠實的眼來檢視自己，關於行為、慣性，以及我們的人際關係，是否有相同程度的問題，並捫心自問：「我是不是該用栗樹芽苞花精呢？」

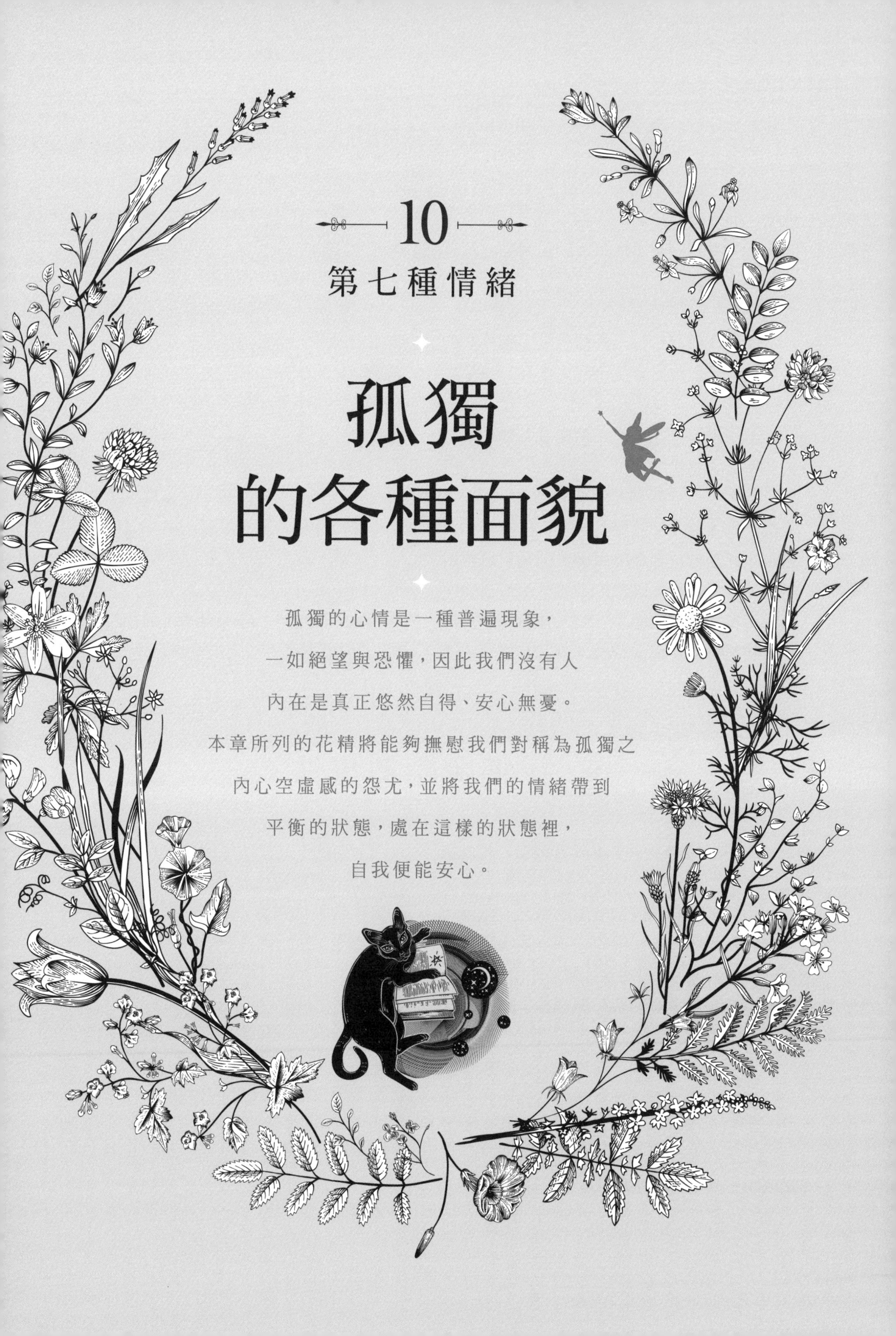

10 第七種情緒

孤獨的各種面貌

孤獨的心情是一種普遍現象，
一如絕望與恐懼，因此我們沒有人
內在是真正悠然自得、安心無憂。
本章所列的花精將能夠撫慰我們對稱為孤獨之
內心空虛感的怨尤，並將我們的情緒帶到
平衡的狀態，處在這樣的狀態裡，
自我便能安心。

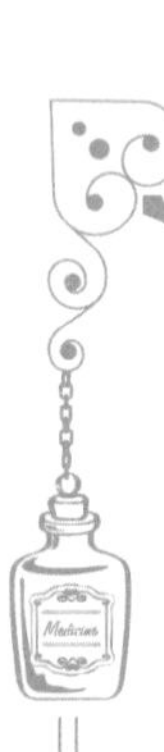

假如我們和真正的自己在一起時，會真的安心又快樂，或許我們永遠不會孤獨寂寞。然而巴赫醫生為孤獨的人蒐集三種花精放在本組裡的事實，顯示他有感於孤獨的心情是一種普遍現象，一如絕望與恐懼，因此我們沒有人內在是真正悠然自得、安心無憂。

本組三種花精型人同樣有著孤獨核心的空洞感，並表現出各個不同思維及行為模式的結果。

其中兩種類型：水堇型與帚石楠型，其行為舉止表現恰恰相反。水堇型的孤獨為隱退於世，帚石楠型人則因孤獨走入世界，容易變得介入過多。老實說，人們不是很樂意被鎖定成為他感興趣的目標，頂多只跟他蜻蜓點水一下而已。因此，水堇型和帚石楠型為孤獨概念的兩個原型。煩人精般的帚石楠型可憐在於需要備受關注，以及在情感上與人交集、身體上與人碰觸；反之，隱士般的水堇型活在只有他一個人的世界裡。

鳳仙花型又有所不同，它是某種雞生蛋或蛋生雞的無解狀況。若說鳳仙花型的行為模式是孤獨所致，恐怕會引起一陣爭議。另一個或許更引起爭議的是鳳仙花型的行為並非孤獨所致，而是他天生不耐煩的性子導致孤獨的結果。鳳仙花型人通常認為自己與周遭的人格格不入，是自己的內心作祟——他時間觀念不清楚，人容易情緒化和精神焦躁不安——而非外在遭遇或創傷所導致的結果。若說在摯愛的人過世後，水堇型人常迴避外界，帚石楠型人因現場變化或境遇轉換而與外界失聯，鳳仙花型的狀態則似乎天生就這樣，幾乎連身體都與他人刻意劃清界線。只有跟他一樣照自己的節奏過生活和缺乏專注的人，才能瞭解鳳仙花的動機是什麼。

孤獨與順勢療法

順勢療法列表中空虛感的類別，概念應是與孤獨有關。令人驚訝的是，順勢療法之父在情緒層面做了這樣細微的研究，這些情緒層面在我們一生當中的許多時刻觸動到我們每個人，無論那是急性或慢性的情緒。

依然有幾種順勢藥物類型和感到孤獨有關，位列第一的是南美蛇毒，這型人經常機伶地與他人保持距離，而且它跟鳳仙花型很像，經常以連珠炮般的言語取代人與人之間的互動。他會擺出一種不需與人互動，卻十分滿足於自身想法和言論的姿態；同樣地，硫磺型人常會用連篇大道理來代替交際互動，當他以一副自以為是、自命不凡的面具示人，反而會落得十分寂寞的下場。

磷型與砷型表現出更明顯的孤獨感。此兩型人皆害怕獨處，差別在於：磷型人會以情緒表現出來；而多數砷型人會哭上一整夜要父母進房陪伴。當砷型人處於落單的狀態，真的會經歷身體症狀的惡化。

石松型展現孤獨的方式不一樣。他不想一個人，又不想跟其他人待在一起。因此，石松型人會想要房子裡有其他人在，然後從別間傳來的悅耳聲音或電視機的聲音會讓他感到慰藉，但他並不是真的想跟其他人在一起。洋馬錢子型人也是，在憂傷中，想要房子裡有別人在，又不能與他們直接面對面共

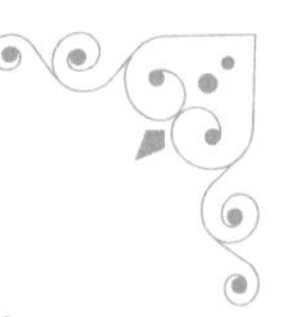

處。如果勉強跟其他人接觸，經常會一發不可收拾，因為他會說錯話或表錯意，這已成足夠的理由讓他奔逃而出了。

還有一種野葛型，這種人寧可盲從也不想落單。如果其他人僅僅只是沒有讓他落單，這種野葛型人願意站著接受幾乎任何羞辱或跟著染上惡習。最後還有一種是白頭翁型，這型人喜歡有人陪伴及任何種類的刺激——身體上、精神上或情緒上——如果放他一個人太久，他會陷入很深的消沉狀態。

孤獨的概念其實很單純，真的。對巴赫醫生而言，它簡單到只有三種行為型態：你可能因孤獨寂寞而屈於退卻，此即「陰性」反應；或為了反抗自己的孤獨而將它推向外，然後苛求別人必須對你付出關注，此即「陽性」反應;又或者你可能就是忽略自己的孤獨，然後生自己的氣，用不斷喋喋不休和各種行動填滿自己，好讓自己不必在意或面對自己有多麼孤獨寂寞。

依巴赫醫生所見，這些就是人類面對孤獨的模式，也是當我們陷入這種情緒狀態時，對外呈現出來的面貌。

本章所列的花精用法皆十分完整，也就是說，它們既能因應突發的情緒，又能處理長期人格模式。對大多數人而言，孤獨是一種暫時性的心情，隨著時間和生活會慢慢沖淡這種心情，不用費心;然而，對某些人而言，一旦孤獨模式固定下來，可能就會變成一種長期的沉重負擔。

他們的行為與孤獨感、缺乏情感上的支持環環相扣（或者，也許說他們是「感覺」缺乏情感上的支持比較正確，因為許多案例顯示，這些孤獨個案的身旁圍繞著很多想幫助和支持他們的人，只不過當事人未注意或不想要這些人的愛與關心；這很常發生在水堇型人身上，這型人總是注視著已逝去的愛)，以及踽踽獨行在成雙成對世界中的事實。

不像其他情緒類型的某些花精型，本組的花精型人並無慣常的行為模式。有些類型人，例如控制組或絕望組，他們的行為模式具有攻擊性。其他例如冷漠組裡的花精型人，表現則較被動消極；然而，本組花精呈現出全範圍的行為型態，從最情緒化的攻擊性到最消極的不作為。

為「孤獨族群」帶來幫助的花精

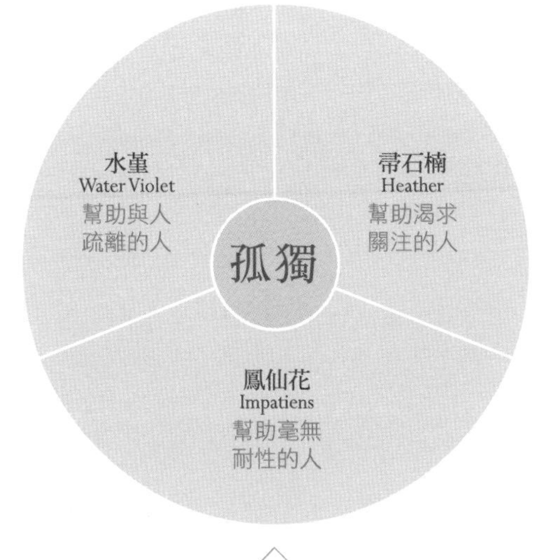

36 水堇

Water Violet

幫助與人疏離的人

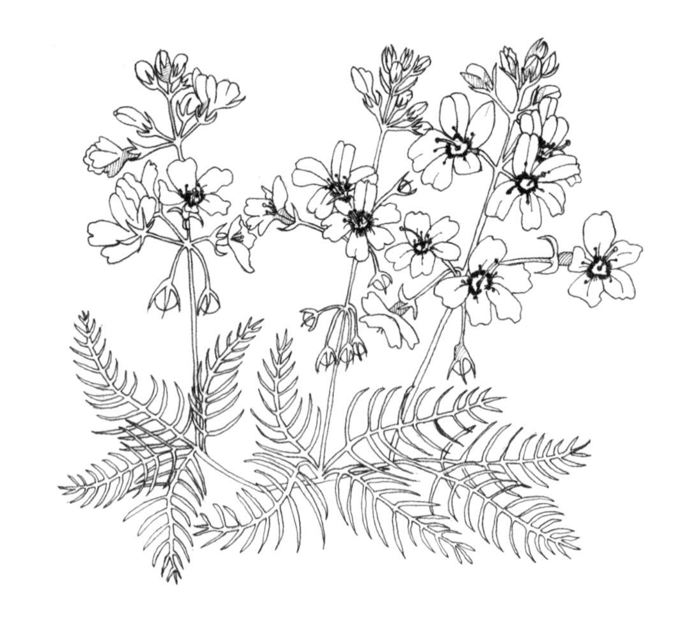

巴赫醫生眼中的水堇型人：

「它是給健康無恙只是想獨處，或是生病不舒服而想獨處的人。水堇型是一群相當安靜的人，舉止行進間不聲不響，沉默寡言而輕聲細語。非常獨立、有能力、自力更生，對他人幾乎沒有什麼意見。他們孤僻、離群索居，如獨行俠。多半精明和天賦異稟。對周遭的人而言，水堇型的平和與冷靜是種幸福。」

☑ 情緒花精（短期速效花精）短暫服用 用於突發狀況／短期的情緒	☑ 人格花精（長期調整體質花精）長期服用 用於根深蒂固的情緒模式	☑ 12 名療癒者（巴赫醫師最早發現的花精之一）	☐急救花精成分之一	☐基礎花精

水堇小檔案：

水堇（學名:*Hottonia Palustris*），又名「水羅蘭」，為一種水生植物。它需要充足的陽光才能生長良好，但對土質或氣溫並不挑剔。它是叢生性的植物，在池塘造景中常可以發現它密密一叢叢栽種於其間；它也可作為室內植物栽種在水槽或水族箱裡。

水堇的原生地在歐洲，在愛爾蘭特別普遍。

水堇的花季在五月和六月。此植物為自花授粉，雌雄同株。

建議使用水堇的狀況：

氣喘和呼吸道問題、膽結石、罪惡感、花粉熱、頭痛、發癢、關節僵硬及疼痛、腎臟問題、肺部問題、體重過重、性功能障礙、性的罪惡感、皮膚病（尤其是溼疹）。

水堇的心理側寫

雖然巴赫醫生把水堇和其他孤獨類型的花精放在同一組，但對哀傷陰鬱的人而言，沒有比水堇更適用的花精了。它並不是給近期內經歷失落的人所用——不論是愛人過世或一段關係的結束——而是針對陰鬱狀態已演變成生活方式的人所用。

對於因哀傷陰鬱而中止與他人聯繫的當事人來說，水堇是極佳的突發或長期花精。這樣的人會持續收回自己的情感，直到放眼望去，看見自己形單影隻站在世界上。

然而，水堇型呈現出孤獨的負面情緒狀態，不只限於悲傷。水堇型的冷漠式孤獨，範圍從內斂到傲慢自負，到隱士般的存在——孤獨不必然是由悲傷引起，雖然這很常見。任何在情感上隔絕當事人與他人的東西，可能就是造成這種狀態的根本原因。即便當事人生活在數百萬人口的大城市裡，依然會在心情上感覺到孤獨。水堇型人藉由變得孤僻、追求盡量完全獨立，從而適應他的孤獨。最重要的是，水堇型人無論如何都不願成為他人的負擔——在健康上、財物上或情緒上，所以他們在周圍築起某種牆，這道牆可能由許多不同材料構成，從光滑、隱形玻璃到帶刺的鐵絲網或堅硬的石材。

因此，水堇型人一心只想與其他人盡可能保持點頭之交。這讓他們得以產生並維持某種比原來的自己更強、更幸福快樂和更高明的假象。雖然他們也許十分樂意傾聽其他人的煩惱，但是他們從來不肯和其他人訴說他們的困難，無論與對方認識多久或多熟。水堇型人也或許樂於提出建議——然而往往給的建議似乎多少有點高高在上，語帶驕矜告訴對方自己只能給予理論上的建議，因為這類亂七八糟的醜事從來不會找上他。

亂是另一回事，跟被惹得一身腥一樣，水堇型人總是極力避免。他們堅持居家一絲不苟、窗明几淨，飲食簡單均衡。不論是情緒或是感官上，他們沒辦法忍受任何形式的過量。他們不喜歡強烈的感官刺激，從震耳噪音到刺眼的光線。

從首次發生背叛或失去這類原始情感的傷害時，水堇型人就開始切斷與他人曾經有過的真實情感。有時這個過程來得十分突然；他就突然變了，並開始過著一種新生活。然而，它大部分是漸進的過程，水堇型人會開始把窗戶一扇接著一扇遮起來。朋友們會一個接著一個慢慢注意到，好幾週或好幾個月都沒有他的消息。而當試圖與他聯絡時，他起先回以模糊的藉口，最後便不再回覆來電。

由於承受了情感上的傷害，水堇型人在內心深處下了一個決定，他們認為自己一個人過比較好。需要留意的關鍵點是，他們不認為這是自己的選擇。在對世界的感知裡，他們是被迫踏上這種空洞的新生活方式。他們不但失去了真正瞭解自己的那個人，而且他們的愛與信任已遭受如此的背叛，以至於這份創傷依然化膿潰爛，讓他們無法再相信人。所以，他們選擇獨自戰鬥。

他們的獨處常常發展出一種高貴優雅的

在電影《慾望街車》(A Streetcar Named Desire)裡，當女主角布蘭琪用紙燈籠把裸露的燈泡遮起來，顯現出她水堇型的敏感度。事實上，布蘭琪無法理解和應付周遭人的態度和行為，還有她孤芳自賞和某種品頭論足的態度，正代表著水堇型情感脫節的特質；她亦是混合高傲氣質與情感脆弱的最佳水堇型範例。

存在感，對最美好的事物興趣很濃厚，例如：富含文化與哲學的事物。他們會研究哲學大家的學問或世界宗教，或將注意力轉向美術、古典音樂和歌劇。他們通常會在偉大的藝術作品上找到情感的慰藉，並且覺得和它很有共鳴——以繪畫、舞蹈、或音樂為主——這是他們跟其他人類在一起時所沒有的感覺。因此，他們對文化和藝術的喜愛成為一種與人類世界保持聯繫的方式。藝術家投入在作品裡的熱情，深深感動了水堇型人，而這是他們唯一允許自己擁有的熱情。

人格分析

在巴赫醫生列出的所有情緒類型之中，水堇型是情感最死寂的一型。水堇型與情緒開朗鮮明型人恰恰相反，例如紫金蓮型和矢車菊型，雖然水堇型人或許在情感上就是比較脆弱。水堇型人得在情緒能量上費一番功夫以維持他們的假象。當他們感覺自己精力逐漸衰退或是露出馬腳，便會隱身退避，躲得更遠。

水堇型人有注重居家品質的傾向。家對他們的意義不只是用來擋風避雨的四面牆，雖然對一個家而言這點也很重要，因為水堇型人也很注重保護和圍牆；然而他們的住家樣貌完全呈現出他們的狀態，他們的獨立自主以及藝術敏感度。因此，住家的風格、房子的陳設對水堇型人非常重要。更重要的是，住家一定要適當劃分出公共空間和私人領域。而現在完全可以肯定的是，水堇型人的整個家都是他的私人領域。水堇型人非常小心選擇誰能到家裡來，不過即使是可以到家裡來的這些人，水堇型也不會在公開場合提出邀請。你可以想像水堇型的家有好幾個房間，有幾間可以給別人進來，有幾間只有他才可以；或者把他的家想成是一座迷宮，水堇型人的睡房就座落在迷宮的正中央。

當水堇型人在情緒上感到筋疲力竭或受到恐嚇威脅，他會退避到自己房裡不出來，直到心情恢復平衡。通常，會躺到床上去可能是健康有問題。頭痛和背痛常常是使他們待在床上休息的原因。

不過，水堇型的整個生活風格，像是古希臘戲劇裡歌詠隊在舞台上從左向右的動作。鬆散的列隊，不是前進就是倒退，水堇型的生活就這樣隨每天的心情作主，再加上與那種心情密切相關的身體毛病。

另一個水堇型人的負面情緒狀態是「拘謹」。伴隨著幾乎有如走台步的進場和退場動作，水堇型人在身體和情感上都很拘謹。他們帶著何為適切、何為不宜的強烈觀感，顯現在行為舉止上，完全欠缺自然而然的自發性（合宜的態度對他非常、非常重要）。有些行為舉止可以，而其他的不行；而有些行為不僅可以，並且還要求幾乎每件人生大事與情境都要做到。水堇型人對這些很清楚，而且期望你也知道這些規矩。帶著對事情合宜與否的強烈觀感，水堇型人不只無法表現得自然，也會受不了其他人鬧著玩的腦筋急轉彎。情感上的拘謹往往也會顯現在身體的健康上，水堇型人容易有慢性關節僵直與疼痛的毛病。即便他們沒有身體僵直的毛病，也會看起來好像真的有這種問題。他們走路時往往會抬起頭，拖著僵硬沉重的步伐。

最後，還有一個水堇型人的主要情緒特質之一，那便是優越感。水堇型人對自己的成就通常非常自豪。他覺得自豪有理，因為他讓自己獨立自主又能幹（至少在他自己的心目中），而且眼前又達到最棒的成就，水堇型人總是掉入高度自豪的陷阱。有些水堇型人只是稍微自負，而有些人的自負高如登上教皇的至尊寶座。

驕傲對水堇型人可能是一大課題，特別是對於那些前來與他們打交道的人。終究，這些人在腦海裡只記得所有水堇型人，無論男女，都把自己當成英國女王伊莉莎白二世般，戴著帽子和藹地對前來瞻仰的人民揮手，還有身上從不帶現金。

水堇型人常給人留下一種傲慢、孤僻、置身事外的印象。他們的情感也很冷漠，而且沒有一點生動的朝氣或幽默感。但是請記住，當你面對水堇型人時，你面對的是戴著面具的人。在厚重、呆板的表面與頂著頭銜的表象之下，他其實是非常不堪一擊、非常孤寂的存在。

作為多半源於哀傷感、失落感或背叛感的花精類型，水堇型和其他情感冷漠的花精型有許多相似之處或許排名第一的就是楊柳。

水堇型 水堇型對情況的反應是高傲和情感抽離，楊柳型則是懷恨在心。

楊柳型 楊柳型人常感覺自己有好幾把斧頭要磨利以及好幾筆舊帳要清算；而水堇型人不會用這樣的方式對待外界和他人。終究，愛與恨製造出一條持久的鏈條，在人與人之間互相拉扯。楊柳型人赤手空拳鍛冶這些怨恨的鏈條，而水堇型人則選擇退避三舍和見死不救。這兩種花精型乍看之下相似，在於都很嚴格，多少有些堅忍模樣以及傲骨，他們的起心動念不會超出這個範圍更遠。

縱然楊柳型似乎比水堇型更負面，而且在態度與行為模式上更有毀滅性，這兩種類型真的有許多共通點，行為表現同樣是建立在憤怒的基礎之上。

菊苣型 另一個針對哀傷的花精是菊苣，但就像楊柳型，菊苣型的一連串情緒反應動機與水堇型反差甚大。菊苣型人不只渴望，並堅持要求與他人有情感的連結。菊苣型人最會黏人又強勢，經常使人透不過氣來。菊苣型以愛為藉口，控制別人的手段，可能會使水堇型人驚嚇又緊張不已。

請牢記，菊苣花精常有助於哀傷初期的當事人。

菊苣的複方花精

菊苣 × 甜栗花	菊苣加甜栗花的複方花精有助於因失落感而導致的情緒失控，也可用於仍處在哀痛初期、震驚的人。（這時也可加伯利恆之星治療這種震驚狀態，尤其遇到有人驟然過世的時候。）

忍冬型 忍冬是另一個針對哀傷的花精。跟水堇花精一樣，它是用於已經走過初期驚嚇與伴隨而來的失落感，變得比較平靜，但是傷感陰霾還持續籠罩在生活中的人。忍冬型人會把自己關在家裡，因為家曾經是一處庇護他過往生命和愛人的神殿。他會走進金黃色朦朧的回憶裡，過往的一切都比現在更美好，對那些從指縫溜走的美好過去痛楚不已。水堇型人則剛好相反，他不會把回憶填滿在隱居的生活裡，他反而會避開那些記憶，尤其那些痛苦的回憶。然後他會把活動排滿，忙著清理和整頓，以藝術事物來增潤生活。這些事物為他帶來久違的熱忱感受，

以及三不五時，他們會忙著找醫生診治自己諸多的毛病。

水堇的複方花精

水堇 × 忍冬	對於合併著水堇型人的抽離疏遠，以及忍冬型深切懷念過去而使生命變得退縮的當事人，都可以使用忍冬和水堇的花精複方。
水堇 × 伯利恆之星	水堇常與伯利恆之星調配成複方。這是非常有助於水堇型處理原始創傷的極佳複方，就是這個原始創傷導致他情感退縮，不論這個狀態已持續多久，這份複方都有助益。

如果水堇型人對被允許和他接觸的少數人帶有傲慢又略具攻擊性，則有兩種花精可以協助他們。

水堇的複方花精

水堇 × 楊柳	第一種花精是楊柳，前面我們已經提過，同時需要楊柳與水堇花精的人，對背叛有刻骨的感受，那便是使他們產生相關情緒反應的根源。這兩型人常常覺得遭受背叛，即使對方因「背叛」而冒著生命危險，而且非出於自願。所以對有感於背叛是強烈課題的當事人，這兩種花精能共同發揮很好的作用。
水堇 × 冬青	第二種花精是冬青，對於具攻擊性的水堇型人作用良好。同時需要水堇與冬青兩種花精的當事人，他那水堇型天生孤僻感及優越感是更深、更具破壞力。他們是憤世嫉俗的人，幾乎不能忍受其他人的存在。他們經常對被他視為他「下人」的人苛刻到超過一般可忍受的程度，苛求的對象不只一個，包括草坪修剪工、女家事清潔員、雜貨店收銀員等。因此，這類水堇／冬青型人很難找到願意長期忍受他們這種態度的人。（假如這位水堇型人有完美主義的強烈跡象，或他強烈要求環境要乾淨整齊，那麼為他調配花精時可以加入**野生酸蘋果**。）

巴赫花精的情緒類型中，有好幾種花精型在特質上剛好成對比。

不調合對照組

水堇　　帚石楠

以水堇為例，與它成對比的便是帚石楠。（另一個巴赫醫生歸在孤獨情緒的花精，下一章要談的便是帚石楠。）這兩種花精型都是孤獨的人，然而在因應孤獨所採取的生存策略上，彼此完全相反。

水堇型　人退隱抽離，執迷於所有的事情呈現出某些優越感和獨立性。

帚石楠型　對每則對話、每個私人領域空間都欲插嘴和干涉。

結論：無疑地，當長期帚石楠型人遇到水堇型，會認為對方是附庸風雅的人；而從黏人的帚石楠型那裡脫逃出來的水堇型人，會說對方是粗俗之輩。

調合對照組

水堇　　橡樹

水堇型　**一如橡樹型**，水堇型人似乎蠻有斯多葛（Stoic）學派的色彩。更關鍵的是，他們內心比實際年齡還要老或者好似屬於另一年齡層級。他們似乎用過去習慣的方式，看待事物一成不變，幾近固執的無視於事物現在的樣子（忍冬型人也呈現這樣的狀態）。以上這兩種花精型人，就好像頂著上一代的髮型或裝扮——那是比他們出生更早的年代。

結論：橡樹花精和水堇色調合得相當好。

水菫型的負面特質

許多水菫型人不只表現出高高在上的態度，還確信自己比人優越。他們可能會變得過分驕傲，對其他人不屑一顧。他們不想給建議，也不接受忠告。他們不想跟人平等應對，總是要求事情拉到他們最高規的層次，雖然這麼做看似巧妙有理、冠冕堂皇，卻也使水菫型人落得剛愎自用，自訂規則來決定什麼才算是最高規格。如此一來，水菫型人可能變得相當盛氣凌人和獨攬專橫。當水菫型人在待人接物上失去用之以情的能力，他們可能變得冷酷而不屑一顧，使得那些真心真意看待他們的人覺得自己在他們眼中總是不夠好。

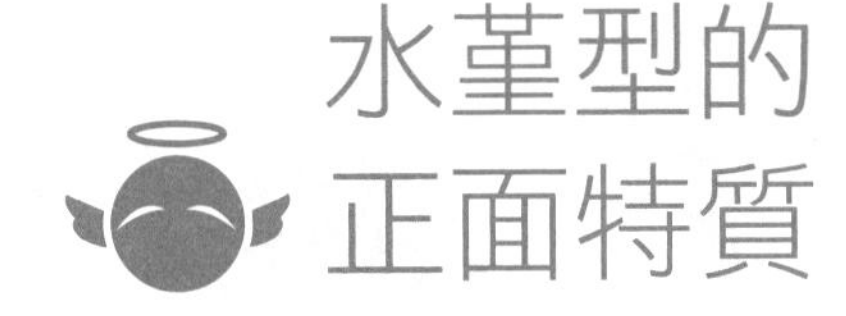

水菫型的正面特質

水菫型人真的在乎負面和正面的情緒狀態，對生活中的思維、理念帶來的衝擊。他會投入時間和精力在覺得需要探索的事物，他不在乎自己是否受人歡迎或一些檯面上的問題。因此，正面與負面水菫型人皆專注於艱深的學問，以便在研究或教育方面有成就。但是，水菫型人必須抱持最正面的情緒狀態，才能發展慈悲心及溝通的能力，實踐一切所學。

當水菫型人處於最正面、樂觀的狀態，他是最慈悲為懷的人，他讓每個人都找到自己的軌道，有人請益才給予明智的建言。他能幫助個體及社會改革更好，但通常默默付出於幕後。正面的水菫型人能成為極優質的老師，特別是大學教師。他們帶著熱忱傾囊相授，並擁有融入智性與情感的得天獨厚能力，和學生打成一片。

水菫型孩童

若還有其他類型的孩子也是以隻字片語應答於人，我就不得而知了。水菫型的孩子通常有點害羞，混合著異於一般的優越感，投射出一種比他實際年齡應有模樣更老成和老學究的個性。

形容水菫型孩童的關鍵字便是「自信滿滿」和「獨立自主」。水菫型的孩子經常像個「小博士」；這樣一個小大人般的孩子，他和成年人聊天或和成人在一起，比起和其他孩子在一起感覺更舒適自在。這型孩子作風謹慎保守，言語不帶情感，他們甚少依照自己的感受說話和對外表現。他們需要明白，他們可以並且應該多接觸人類世界，讓自己的心情感受和智能同樣有力。

水菫型動物

雖然我已成功運用水菫花精在患病而變得孤僻的動物身上，可是我並不因此認為它對動物而言是特別重要的花精。

作為短期用於突發狀況，水菫常用來治療膽怯，或是任何暫時與他人中斷聯繫的感覺。水菫型的課題就是與人交際互動，當我們感到失去連結，特別是對情感或肢體上的接觸有不潔的排斥感，即是須積極使用水菫的時候了。

水堇型成人

發覺自己是水堇型的成年人，真的置身於十分困惑的狀態。他們不知何故失去了與人溝通的能力，失去曾經有過的情感連結，取而代之的是，人際關係變得笨拙。由於這樣的緣故，水堇型人退卻迴避。這種退卻迴避有很多表現形式，從假裝禮貌性的閒聊，到實際身體力行以迴避外界，甚至從世上匿跡銷聲的程度。通常，他們會以自己的健康狀態——這也是個謎，如果那是慢性不明症狀的話——作為隱居避世的藉口。

水堇型人看起來很孤傲，可能有，也可能並非事實。的確，許多水堇型人，久而久之自認為青出於藍或在某方面勝過他人；但有很多情況是，他們想掩飾自己拙於交際和情感孤僻，卻被人詮釋成自傲和優越感的形象，即使他們不是故意這樣。

水堇型的狀態在當事人身上投射出老生心境以及肅穆的舉止，但它實在與年齡大小或處在哪個人生階段無關。所有年齡層及所有性別的人，都可能發現水堇型的狀態。雖然由於它予人優雅的觀感，以及追求舉止合宜，常被認為屬某種女性化的狀態，但是在男性或女性身上都可能發現水堇型的姿態。

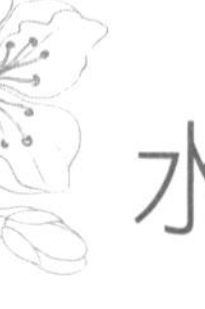

水堇 vs. 順勢療法

水堇花精和順勢療法的鈉劑最為相關，含鈉的順勢藥物包含氯化鈉（Natrum Muriaticum），取材自食用鹽。它們的共同特質尤其在情感退縮，以及疲憊不堪或身體不適時迫切需要獨處的方面。兩者都認為家是他們的堡壘，任何人事物都不許來破壞它。

磷酸鐵型

不過順勢藥物磷酸鐵（Ferrum Phosphoricm）與水堇型也高度相關。一如氯化鈉，磷酸鐵常被應用在症狀「不明確」的案例上。磷酸鐵型的發燒與一般發燒無異，並不像烏頭型或顛茄型會有顯而易見的主要症狀，讓你容易聯想到可用的順勢藥物。所以若當事人忙著「不談論」他自己的時候，我們便會運用磷酸鐵（Ferrum Phos），一如水堇型的案例。水堇型的當事人會大談他們的思想、哲理，而不提關於內心或自己真正的問題。

★結論

雖然你不大會或一時想過用「揮霍」這個字眼來形容水堇型人，但是在這些人身上很常見某種揮霍。由於水堇型人切斷來自他人的情感，既不主動也不接受與人互動，他們有用幾種方式「補償」空虛。

第一，水堇型人可能會是美食饕客或美酒專家。就像美國國家廣播公司電視節目裡疲勞轟炸的脫口秀主人翁費瑟（Frasier Crane），或甚至像他兄弟奈爾斯（Niles）那樣，把自己格調設定為頂級專家一般，對高級餐廳的一頓晚餐激動不已，或是為了參加葡萄酒愛好者俱樂部的聚會，真的不遠千里跋涉一回（註1）。

第二，同樣地，水堇型也會開心地與人交際，聽人分享他們特定熱衷的事物，只要對話內容保持在他們有興趣的話題，或其他像是古玩收藏或室內裝潢，這些都是水堇型人覺得適合聊天的話題。

第三，水堇型人也常常對科學與偽科學的研究主題非常有興趣，尤其是對宗教。當他們熱衷於待在自己所屬的教會裡，幾乎都會迴避外界或社交活動。他們對信仰上提供一籮筐神秘的教會特別沉迷，例如天主教聖公會（Catholic and Episcopal Churches），或那些宣稱擁有神秘知識的教會，例如基督科學教會（Christian Science）。水堇型人忠貞不二，一旦他們決定某個主題值得研究，便一頭栽入，能鑽研多深就鑽研多深。同樣的道理，他們也是虔誠的崇拜者，雖然他們不是很想參加禮拜服事之後的咖啡早會。

[1] 注意，雖然水堇型人總是離那些他認為的泛泛之輩遠遠的，但他願意特意走出來跟人說話，或花時間與自己齊鼓相當的人在一起。他的交際圈一成不變，由那些同樣對藝術、宗教或美食有特定興趣的人所組成。和水堇型人談話的內容永遠僅止於興趣上的交集，然而這對喜歡意見交流的他們而言已是莫大的樂趣。若有人與水堇型人在音樂會之夜度過甚是愉快的時光之後，錯誤的撥了通電話給水堇型人，電話中提議除了單一共同話題之外，希望讓彼此關係更進一步，很快他們便會被水堇型人回絕，並列入無聊人士的黑名單中。

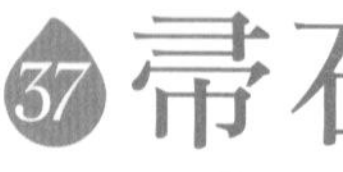

37 帚石楠

Heather

幫助渴求關注的人

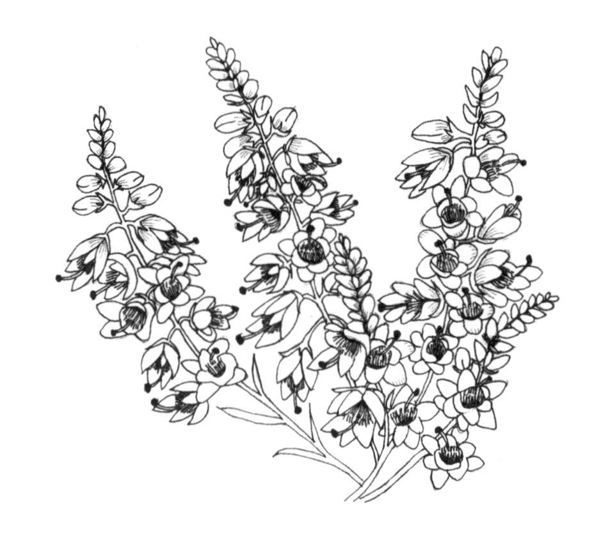

巴赫醫生眼中的帚石楠型人：

「一直在尋找任何有空陪伴他們的人，因為他們覺得大小事皆有找人討論的必要，不管問誰都好。如果他們得獨自一人待著，就會悶悶不樂，無關乎時間長短。」

☑ 情緒花精（短期速效花精）短暫服用 用於突發狀況／短期的情緒	☑ 人格花精（長期調整體質花精）長期服用 用於根深蒂固的情緒模式	□ 12 名療癒者（巴赫醫師最早發現的花精之一）	□急救花精成分之一	□基礎花精

帚石楠小檔案：

帚石楠這種特別的植物（學名：*Calluna Vulgaris*），為一種常綠的地被植物，原生於歐洲各地。其花朵甚為細小，叢聚成簇，花色從粉紅至淡藕紫，再過渡到正紫之間，盛大綻放在夏末和秋季時分。

帚石楠性喜生長在全日照之下，不喜歡有風的環境，雖然在荒蕪和貧瘠之地亦能生長。

注意，帚石楠有上千種特定的種類。許多種類經人工栽培成為園藝植物普及於全球各地。它常用來作為近景綠化植物，多半栽種於多年生植物花壇的前緣。

建議使用帚石楠的狀況：

老化、酗酒、過敏、藥癮或毒癮、花粉熱、失聰、免疫系統失調、皮膚問題、身心症。

帚石楠的心理側寫

帚石楠型的負面情緒狀態，跟他需要被所有人認同、接受與關注有關。帚石楠型人會擠到別人身邊，情感上及肢體上都是；而且對於沒有主動接近他的人，他會強行靠過去。當帚石楠型人不被理睬，便會要求對方。像這一型的當事人幾乎完全無法獨處。對他來說，任何人作陪都可以，不管他喜歡對方的程度有多少，都比自己落單來得強。同樣地，帚石楠型人會對那些被他強迫傾聽的人，說著他自己的事；然後，老樣子，他多半會開口向他們詢問建議和看法，無論是否真的珍視人家的建議（註2）。所有花精類型中，帚石楠型或許是最強人所難且內心最貧乏的人；若和菊苣型（非常適合與帚石楠合成複方的花精）的人比較誰最自我中心，這場比賽絕對是難分軒輊。

帚石楠型人的起心動念肯定是以自己的需求為出發點，而且只顧自己的需求。當他們特地厚臉皮又可憐兮兮煩擾別人的時候，往往忽略別人也有別人的心情。或許這是因為帚石楠型的狀態，意味著一種較孩子氣的情感觀點。儘管實際年齡漸增，帚石楠型人卻一直停滯在我們大多數人都已通過的幼稚狀態，我們似乎很快成長，超越這種：小時候需要媽媽無微不至母愛的狀態。在這個狀態中，凡是我們所想、所說和所做，都一定要有大人全然的贊同。在心底最深處，帚石楠型人覺得無法信任生命會賜給他們實際所需的愛與關心，所以他們不斷索討，然後一直想將愛的質量和來源掌握在手裡。

由於帚石楠型人欲掌握注意力的來源，他們會很黏人，把所有時間和精力都集中在費心誘使對方注意他。沿路上，當然，帚石楠型人會和任何或所有路過的人打交道，因為不管怎樣他們都不會選擇獨自一人。他可以花上好一段時間痴迷於一個人，除非突然斷定此人的關心一去不回（他通常會說這個人不值得他花時間），於是就會轉移目標到另一個人身上。由於他們需要關心大過一切，以及心底的深度寂寞感（別忘了此為孤獨者適用的花精），對帚石楠有長期需求的當事人幾乎都有不快樂的過去和不圓滿的關係。而由於愛的關係互動是帚石楠型人的第一欲求，許多這一型人會對他們生命中顯然無法維持滿足和穩定的關係而坐立難安、煩惱不已。（而「愛」在這裡可能呈現出多種深淺不同的含義。許多帚石楠型人實質渴望的是一份愛與穩定的親子關係，然而當他們捲入一段關係，卻把性的激情與親子關係混淆在一起。）正如同任一其他巴赫花精型人，似乎不明白自己有害的行為模式會令他們渴望的對象拒絕他們，帚石楠型人常常不懂他們強勢又愚蠢強求愛的行為，實際上會使他們離愛更遠。

在經歷小小的情緒挫折之後，處於孤獨和困惑中的帚石楠型人，通常會尋求一種手

> 在他們任性又自我中心渴求關注與認同之下，帚石楠型要的不僅是拍張合照而已，他還要在照片畫面的最中間。

2. 在此種行為表現上，帚石楠型可能與紫金蓮型人類似，紫金蓮型人也會就近向任何人詢問建議。帚石楠型人徵詢建議只不過是一種獲取關注的手段，並阿諛奉承假裝欽佩對方的高明或智慧，以謀他人「上勾」；而紫金蓮型的有求於人，是因為他對自己的能力沒有安全感，覺得不足以判斷遭遇到的狀況，甚至認為街上的陌生人都會看得比他更清楚。帚石楠型人情感上非常貧乏，需要別人一再保證喜歡和需要自己，但他並沒有紫金蓮型的缺乏直覺力和自我意識薄弱。事實上恰好相反，帚石楠型的特質為自我中心使然。

段來幫自己「壯膽」，然後繼續接近其他人。一如龍芽草型人，無論最後收到何種注意力，帚石楠型人會藉由喝酒來促使自己吸引他人關注，並讓自己解禁，以便默許自己擄獲完全的好處。

帚石楠型這種綜合貧乏和放低門檻的行為，常使他陷入徹底危險的關係，特別是性關係。對於幾乎從不識人的帚石楠型人，老樣子，往往會選擇陌生人陪伴過夜——尤其在酒吧打烊後，共度漫長黑夜。他們常有短暫的一夜情與加入性交實驗聚會。特別在青少年時期，帚石楠型人經常混淆「認可性吸引力」或「情感依戀」這兩件事，這將招致情緒的爆發（尤其是當帚石楠型人感覺自己被只想性交的同伴拋棄冷落時）(註3)，心情變得像雲霄飛車般大起大落，甚至行為變得狂躁沮喪。事情也可能招致其他災難性的結果，名列第一的就是染病與懷孕。

話說帚石楠型人通常很天真，而且甚至說話語調幼稚。他們也可能開始變得似乎有些極端，並且當年紀還很輕的時候，便以一種怪怪的方式表現得比實際年齡更老成。他們似乎是厭世的，彷彿早已在腦海裡為每段新的關係寫下不幸的結局，甚至那段關係才剛要展開。在早年，他們進入每段關係並且相信對方就是「今生唯一」，只要跟這個新對象結合，整個世界就會很美好。但是隨著時間流逝和失望一場，早年的幼稚情感狀態便由更憤世嫉俗的表情所取代。因此，一如所有其他巴赫花精型的狀況，帚石楠型的情緒狀態終是永無絕時。有些帚石楠型人或許抱持非常開放又樂觀的心情；其餘則似乎長年為傷所累，即使抱持一絲希望且求之若渴，仍然非常悲觀不作多想。

人格分析

瞭解帚石楠型人的關鍵，便是他們有很深、很深的寂寞。就像在脫口秀節目中見到一出生便分離兩地的雙胞胎，在多年的時間裡，只知道自己生命裡深深遺失了某種東西，但不知那是什麼，直到有一天得知關於另一雙胞胎手足存在的事，或是他們意外找到對方，然後一切就明白了——關於那份孤獨，那份無法解釋的失落感。帚石楠型的失落和孤獨與上述的感受一樣，他們覺得彷彿某些東西和他們切割開來。或許帚石楠型的狀態是由於早年失去關愛，情緒似凍結在過去某個時間點的確是我們會遭遇的狀況之一。也許它是由於缺乏深愛的父母認同，或是幼年缺乏哺育所致。儘管原因可能不明，但當事人感覺沒人愛和沒人欣賞，然後決定採取某些行動是很明顯的事實。

水堇型　水堇型與帚石楠型人共通之處在於很深的孤獨感，不過，水堇型採取的對策是獨立自主和在情感上保持孤獨。

帚石楠型　帚石楠型人則採完全相反的對策，在尋找遺失的另一部分和解決孤獨失落感之時，他變得極端具有侵略性。

帚石楠型人對關注的需求十分無法抑制，令你訝異嗎？當你正在和某人談正事，或和

3.帚石楠型人對於被冷落有很深的恐懼。這一點也不令人意外，因為他們起心動念都在想永遠不要單獨一人。一旦帚石楠型人和對方搭上關係，無論交情短暫或淺薄，都會企圖用魅惑、威脅，甚至自殘的方式以保不被冷落拋棄。

朋友享受一頓安靜晚餐之時，他們可能相當煩人。如果你被具有侵略性的帚石楠型人纏上了，他會做出任何引燃自己頭髮之類的事件以迅速引起你注意，你不得不想起他的行為還引起我們所有人普遍都有的另一種負面情緒狀態，那就是在某種程度上多少都有愧疚感。換句話說，當你面對（就是這個詞彙）帚石楠型人時，試著和善一些。

或許用帚石楠加菊苣這個複方來處理，效果會最好。確實，此兩種截然不同的情緒狀態，其分野一時可能不明顯。帚石楠型人的狀態常隨時間演進為菊苣型狀態。一旦這種注意力需索無度又永不想獨處的人有任何成家之類的構想，他往往會用鐵腕來管理家庭。這類帚石楠型的當事人，覺得自己是一個沒有被母親愛夠的孩子，而當她身為人母，可能會變成家人一定要對她愛戴又服從的菊苣型母親。而當帚石楠型人發現所愛的對象有意脫離，或猜疑眼看自己將被拋棄，此時他的自我中心特質就會採取與自我沉溺的菊苣型一致的情感掌控模式。

這三種類型加上矢車菊型、龍芽草型，幾乎就是「啟動狀態」而且願意高價競標買到關注。這五種花精的搭配很好，一如它們作為單方使用便能運作得很好一樣，不過我通常不會一次調配超過三種花精的複方，以免在同一主題上使用太多不同的花精，混淆個案的課題。

當遇到緊急突發狀況，我們都可定時服用一點帚石楠。任何時候，當你覺得自我受傷，覺得沒有獲得注意或認同，使用帚石楠花精。任何時候，你覺得自己的舉動像個大孩子，請用它。當你覺得自己是個局外人而硬是想加入別人的情況，請用帚石楠。當你發太多牢騷，請用帚石楠。以及當你感到孤獨寂寞，與他人不同步，特別是若你發現在一群人中顯得自己很突兀；或是在商務會議中處在一群陌生人中間，就禮貌地找藉口離開現場，去洗手間然後服用帚石楠花精，然後稍微等一下，直到你感覺自己不會做出或說出任何會後悔的事之後，再回到原地。當遇到緊急突發狀況，我們都可定時服用一點帚石楠。任何時候，當你覺得自我受傷，覺得沒有獲得注意或認同就使用帚石楠花精。

帚石楠型的複方花精

帚石楠 × 菊苣	這兩種花精製成的複方能發揮很好的作用，也常被需要；若非同時，就是需要先後使用（通常會先用帚石楠）以平衡當事人的情緒狀態。對於高度緊繃，以及自覺將被遺棄而情緒失控的個案，有時也必須加入甜栗花。
帚石楠 × 忍冬	在情緒上破壞力沒那麼強的當事人，若他令人生厭的程度並沒有隨之降低的話，通常都歸功於帚石楠型的虛榮與自負。如果當事人自視過高到讓人幾乎難以忍受，如果他的舉動就是極盡所能要吸引異性的目光，帚石楠加忍冬能夠有所幫助。這個複方能幫助那些情緒撩動又念舊的人，他們光收到一朵花或一盒巧克力就表現出超乎正常人。
帚石楠 × 白栗花	對於似乎沉溺在自我，用容貌和能力去魅惑他人（尤其是對異性），帚石楠加白栗花的複方能夠為當事人帶來機會，想到自己以外的事以達改變。
帚石楠 × 馬鞭草	如果當事人非常蠻橫無禮要求別人的青睞，或行為纏人到令你想讓他打一針鎮定劑安靜點的話，可考慮帚石楠加馬鞭草的複方。如果他讓你覺得打一針鎮定劑都不夠，那麼就在這複方裡再加入紫金蓮，應該可以讓他平息下來。這三種花精類型可能是極端外向的人。
帚石楠 × 龍芽草	帚石楠加龍芽草的複方常用於針對假藉酒或毒品助興，以製造友好善意與開放行為的個案。

帚石楠型的負面特質

帚石楠型無疑是自私的人。他活在一個受了傷的自我狀態裡，也因此持續不斷感到匱乏。因為他內心的受傷會用自大虛榮的感受來過度彌補這個缺陷，而且無論這麼做到底是贏還是輸。他們覺得被人當成拒絕往來戶很孤獨，所以用侵略和騷擾的行為造成過度代償。對帚石楠型人而言，所獲得的注意力不夠多，或來得不夠快，或持續不夠久，或並非從他想要的對象而來，他會繼續追討直到獲得完全的關注為止。他會擠進人群，使勁凌駕於人，因為他想得到別人的注意，他忍受不了孤獨一人。這類人是一群帶著受傷自我的人，一群需要被人持續不斷擁護以感覺被愛與被欣賞的人。

基於此，基於他生命的焦點在滿足被愛和被需要（特別是被需要）的個人需求，又基於他本身的作為不大可能實現這些事，帚石楠型人的生命被侷限在自己的起心動念與行為舉止裡，自造其孽。因為他們對生命是如此孤注一擲，他們往往不去完成任何其他方面能夠做得到的成就。就像我們其他人一樣，帚石楠型人一定也想在人生所有方面上既平衡又成功，但是平衡總是跟他無緣，因為他常敗在追尋情感交流的永不滿足。

深陷於破壞性思考與行為狀態的帚石楠型人，似乎是非常負面的一群。他們往往是其他人的拒絕往來戶，特別是曾經歷過他們情感勒索的人。因此，他們通常會輕蔑於人，例如對員工、學生以及談感情的對象。很不幸地，這是因為帚石楠型人經常無法向他人表示自己能付出多少。取而代之的是，他把自己投射為既匱乏又天真幼稚，而且要求很多的人。

帚石楠型的正面特質

已轉為正面情感狀態的帚石楠型個案，已經處理他多年以來的創傷、對關注的需索無度、他的空虛感或自卑感，以及嚴重的孤獨感。簡而言之，正面的帚石楠型人為十足成熟的成人。終於，處在情感平衡的狀態裡，他能覺知自己與他人的匱乏，並學會施與受的藝術。他能夠拿捏自如給予別人完整的關注、愛和能量，應是像這般才好。正面帚石楠型人朝氣勃勃、堅忍不拔，是很好的傾聽者，以及有著美妙的天賦牽引其他人從害羞中走出來，並且讓他們覺得自己很棒。

帚石楠型動物

若是家中的動物極度想要家人的關注，那麼帚石楠便派得上用場。這適用於任何種類的動物，例如強烈要飼主關注，或自動坐到房屋的中心位置，好讓每個人都絕對不會忽視牠，會持續留意到牠的需求。

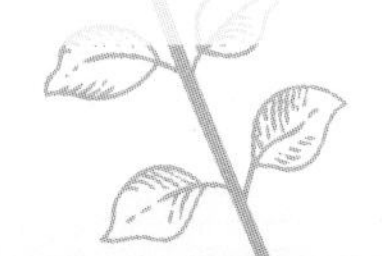

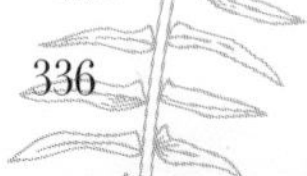
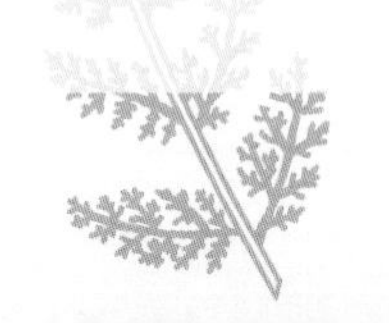

凕石楠型孩童

這也許是最常見到的兒童負面情緒狀態。事實上，它甚至被認為是一種小小孩的正常狀態，而非負面的情緒模式。對於生命中任何東西必仰賴於父母的幼童而言，當他需要或想要被關注的時候，自然會要大人注意他。不過當小孩長大過了這個幼兒期，他多半會成長超越這種早期對關愛需要緊抓不放的行為。

過了合宜年齡還持續著纏人行為的孩子，就是凕石楠型孩童。這是一種愛發牢騷的孩子，是一種隨時隨地緊扒著媽媽裙子不放，並且要父母完全關注的孩子。當媽媽想進商店逛逛，這時孩子就會要媽媽關注他。這型的孩子無法忍受媽媽跟人講電話，或爸爸忙著看電視足球賽。

當凕石楠型的孩子受傷或生病的時候，會變得不禁著迷於自己的身體健康和注意身體哪裡不對勁，他會花很多時間跟別人精確訴說自己的病情。一如凕石楠型成人，凕石楠型的孩子嘮叨不休，而且只說關於自己的事。一如凕石楠型成人，他們可能會非常自負，然後無疑想成為眾人關注的中心，不論那樣是否適當。

凕石楠型的孩子在學校裡可能會搞破壞。在這裡，他也想成為大家關注的焦點，而且會投入幾乎用不完的精力於索求安撫與寵愛。凕石楠型的孩子不久便決定，受到負面的關注至少比完全沒有被注意來得好，然後就會繼續打賭，再做一次先前的行為會不會又獲得關注，不論好壞。他常變成班上的丑角，希望一直是全班的焦點。

凕石楠型成人

無論哪個年紀，無人像凕石楠型一樣聒噪不休。他們天花亂墜講述自己的生活、自己的難題、心痛及疾病。他們從來沒想過別人可能也有類似的遭遇，或者別人可能也想發言。對凕石楠型人而言，眼看其他人至少都有受到關切，假如自己再靜靜坐著不出聲，便會覺得自己的存在幾乎要消失不見了。

凕石楠型人喜歡被關注，喜歡肢體接觸及備受寵愛。他們喜歡有人說他看來有多美、多棒，而他們一般不會唆使別人這樣說，除非教唆他人是讓人談論自己的唯一辦法。

如我以上註解，凕石楠型人的狀態自然而然為一種兒時的狀態，它有許多情緒上的起伏以及未經世事的愚蠢。當凕石楠型人進入成年和中年，他的狀態會逐漸變成某種孤注一擲和憤世嫉俗。成年的凕石楠型說話常常一語雙關，無論是說在心裡或是大聲說出口。久而久之，便覺得其他人的存在都是避不開的嫌惡。然而凕石楠型人很是知道這份人際關係將如何了結，以及對方如何作想。這一點，當然是凕石楠型多慮的關係。他對別人的實際瞭解可能是對的，也可能是不對的。不過，老樣子，不論他想的對或不對都無關緊要，因為他並不是真心在乎別人在想什麼，他怎麼想別人才重要。

如上述所說，凕石楠型是我認為會隨著時間演變成其他情緒狀態的類型，通常演變為以愛之名、行操控之實的菊苣型狀態，或是悲苦的楊柳型狀態。凕石楠型也可能逐漸移向野燕麥型的狀態，常常藉酒或毒品來火上加油，此型人視生命及其所有相關的事都毫無意義，並認為自己對愛抱持的希望是徒勞的，就像其他一切事情一樣。

有時在年長者身上會重現凕石楠型的狀態，一種幾乎無可救藥的空虛，又有一種抑制不住要打擾他人的堅持，以及隨時要求關注。比起其他年輕的凕石楠型人，這些年長的凕石楠型人更沒辦法駕馭自己的脾氣。他們覺得有人陪他比任何事都還要重要，而且為達目的幾乎不擇手段。

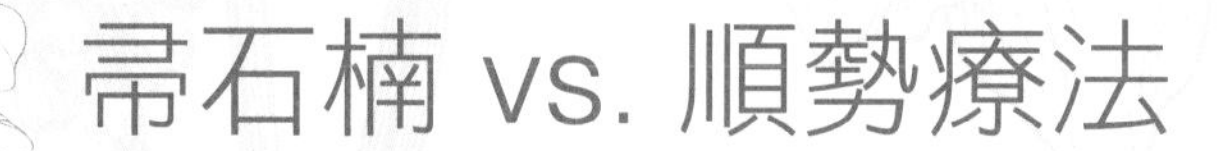

帚石楠 vs. 順勢療法

難道還有別的順勢藥物比白頭翁（Pulsatilla）更能反應出情感不滿足的狀態？或難道還有別種藥物對應的心情狀態比白頭翁更像跌宕起伏的雲霄飛車？白頭翁是一種取材自「迎風花」的順勢藥物，而白頭翁型人的特質便是因自己的心情受打擊，而變得像一朵禁不起風吹的小花。周遭的人常不知道自己究竟說了或做了什麼，使白頭翁型人哭了或笑了，或突然投懷送抱。一如帚石楠型，白頭翁型人會想要受人關注與喜歡肢體碰觸。

★結論

最後提醒一點：注意無論是何年齡，總是在接受治療的人，或是已變成任何心理學、靈修或治療之類的團體成員之一的人，那些教人面對自己與自身行為思想模式的團體，可能常常將參加者鎖在帚石楠型的行為模式裡。這種情況常見於戒毒中的人，或有成癮行為的人。

畢竟，最有療效的工具之一便是傾訴。如果我們鼓勵當事人談關於自己的想法和感受，以穿越舊模式並建立新的，而假若他們一開口便不知何時該停止，我們能怪他們嗎？

當我們第一次探索自我或者第一次發現自我瞭解與寬恕的寶貴新途徑時，通常會變得相當沉溺在自身的興奮感中。在這樣的狀態裡，我們經常會說太多關於自己的事以及落入空談。每個人、所有治療師、所有個案與家屬親友等，一定要有所覺察，願意並包容一陣子，如此個案才能穿越所有情緒及心靈方面的調整階段，而進入一個更為健康的生命狀態。

所有療癒的最終都是一個過程，在那段期間一個相當稀鬆平常的過程。帚石楠型的行為型態算是蠻普遍，而且對於得通過它才能邁向復原的人而言，或許是趟必經的歷程。

38 鳳仙花

Impatiens

幫助毫無耐性的人

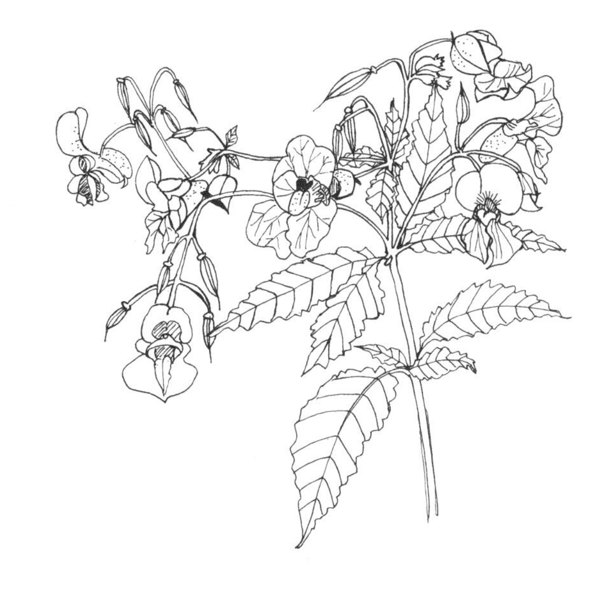

巴赫醫生眼中的鳳仙花型人：

「希望凡事毫無猶豫或準時達成。生病的時候，他們急著想要快點康復。跟動作慢的人在一起，他們會覺得非常難以保持耐心，因為他們認為那樣不對而且浪費時間，然後他們會不遺餘力用盡各種辦法讓慢郎中加快一點。他們寧願獨自做事和想事情，以便用自己的速度完成每件事。」

☑ 情緒花精（短期速效花精）短暫服用 用於突發狀況／短期的情緒	☑ 人格花精（長期調整體質花精）長期服用 用於根深蒂固的情緒模式	☑ 12名療癒者（巴赫醫師最早發現的花精之一）	☑ 急救花精成分之一	□基礎花精

鳳仙花小檔案：

鳳仙花（學名：*Impatiens Glandulifera*），即西方俗稱的「北美水金鳳」、「警盔花」，為一年生花卉，顏色種類很多，易於照顧。

它分布遍及大不列顛群島（它的花朵形狀和1950年代英國警盔很像，這就是它「警盔花」暱稱的由來），在愛爾蘭尤其珍貴，當地生長極為繁榮旺盛。鳳仙花真正的原生地在喜瑪拉雅山區，所以又名「喜瑪拉雅鳳仙花」。在大自然野外可以找到它的蹤跡，沿著溪邊生長乃至遍及歐陸。

今日，在世界各地的花園也可以發現它的蹤跡。它長得密密一叢，每株可迅速萌生出許多分枝。為維持花園景觀需要常檢查以便修剪，不然它可能會蔓延得到處都是。對世上某些地方而言，它已不需人工栽培，而是能自行散播的草本植物。因此，它經常栽種於園藝花器、走廊及人行道上。

鳳仙花性喜生長於全日照至半日照的環境，整個夏季都是它的花期。花朵色彩多樣化，從白色、粉紅色，再到紫色。

建議使用鳳仙花的狀況：

受虐、生氣、腹絞痛、飲食疾患、虛弱、腸躁症、頭痛、高血壓、感染、失眠、發癢、低血糖、偏頭痛、肌肉痠痛及疼痛、肌肉萎縮、皮疹（特別是會發癢的皮疹）及其他慢性皮膚病、抽筋及抽搐。

鳳仙花的心理側寫

任何一個有著如體質般根深蒂固的鳳仙花人格的人，要是知道鳳仙花的介紹被放在38種花精的最後這幾頁，那簡直如同殺了他，特別是如果他滿懷期待讀完37種花精之後，鳳仙花型人可會把整本書翻爛，查出「是誰幹的好事」。他們會一行行、一段段跳著看，而不是一個字、一個字閱讀，然後過程中常會錯失關鍵的訊息。他們大部分的時間都耗在等待上，至少內心是這樣的狀態。鳳仙花型人覺得彷彿外面的世界和時間運轉得太慢了，他們早已領先，而世界還在他身後匍匐前進。他們是天生的偵察兵，衝在廣大眾生之前去察看地平線外有什麼。由於鳳仙花型人有一種時間的扭曲感（註4），他們有停不下來的特質，經常感到無聊煩悶；還有，其他人對他最糟糕的印象，相當毛躁易怒。

鳳仙花型人有一種個人的時間感，它和現實世界的時間完全對不上。鳳仙花型人的生活步調永遠就是比其他人領先幾秒鐘。如果你參加《危險邊緣》（*Jeopardy*）這類的機智問答節目，那麼快速可能是極佳的優勢，然而其他方面顯然形同障礙。鳳仙花型人從一片景物中揪出要找的目標，比大多數人更快更精準。他們能迅速評估狀況，然後當機立斷。他們的思緒搶在當下前面。他們習於快速解決問題，快速結束任務。在這件事情上，他們經常一肚子氣，覺得其他人應該加快速度跟上他們的腳步。他們感覺自己時常被要求做比別人更多的事，只因他們有能力在不犧牲品質的情況下，做得比別人快。事實上，多數鳳仙花型人喜歡迅速行事，而且若他們被迫放慢速度，覺得有如活受罪。所以他們強烈認為別人才需要加快速度，而且不該勉強自己放慢速度，自己也不該做得比別人多。基於這個原因，鳳仙花型人最好是獨自工作。

鳳仙花型人有時會太挑剔，尤其當情況需要其他人快速學會又能運用之時。在這節骨眼，如果其他人無法趕上，他們會傾向於批評人家，認為對方懶散或不甘願做。他們也難以置信其他人無法做得比他們快。如果其他人沒抓到重點或是完成工作的速度配合不上他們，他們便會完全不客氣。

在急躁狀態中，鳳仙花型人說出來的話會很傷人，當面讓對方知道他覺得對方學東西不夠聰明敏捷。同理，鳳仙花型人對自己的想法總是解釋過多，而且為了讓聽得比較慢的人能夠跟得上，他多半會一再確認自己是否已把重點講過至少兩遍。鳳仙花型人時常不能理解這種作法有些小看了聽者，而且那種說話方式與一貫作風已經是有辱他人了。

因此，位於任何權威階級的鳳仙花型人，可能會是很難應付的人。他多半會指使每個人就是該做什麼以及怎麼做，最後落得自己一個人收拾的結果，這是經常發生的情況，也是為何他實在想從一開頭就自己做的原因。記住，瞭解鳳仙花型人的關鍵，即是他想獨自工作，還有說真的，他一人做事會比較好。他適合擔任能投入滿腔熱忱，而無人監督或

4.這裡有個小測試可證明鳳仙花型人的時間扭曲感：請他們坐下來，你拿著一隻手錶，請他們不要看自己的錶，然覺得3分鐘時間到就告訴你。多數鳳仙花型人，時間還不一半，就覺得確定3分鐘已經到了。在測試的當中，觀察鳳仙花型人的表情。他們剛開始肯定看起來全神貫注，很快地，臉上愈發痛苦的表情露出了馬腳。

無任何牽制的工作類型，因為事情最後完成的品質才是重點。由於骨子裡的本性，鳳仙花型人既不想被別人管，也不想管別人。不像葡萄藤型人對掌控有著濃厚的興趣，鳳仙花型人視個人自由至上，於工作方面及人際關係皆同。若他的這一點能夠被理解和被尊重，一切就會天下太平。若有哪位上司或同事不諳此道，那麼鳳仙花型人遲早會一走了之，而且場面通常不太好看。

通常，一如鳳仙花型人想獨自做事，他們同樣也會想一個人住。他們非常容易透不過氣，還有受不了任何拖累。因此，他們是晚婚一族，儘管他們十分滿意現有的交往關係。婚姻生活實際互動中所隱含的限制，可能超出他們能忍受的範圍。同理，無論他們的婚姻多麼幸福快樂，他們可能還是會要求一輩子分床睡。鳳仙花型人通常有慢性睡眠失調的問題（這點後面會再說明），以及對睡眠的敏感度特高，他們可能沒辦法和其他任何人同睡一間房。甚至在小時候，鳳仙花型人可能極難和別人一起合作、一起玩（在心得小卡裡，可能常見到他們寫著「和別人在一起不好玩」這樣一句話），以及甚至從來不跟別人分享自己的空間。

可以說，因此，鳳仙花型人多少會被別人誤會。常被認為比真正的自己更難相處，尤其當同事或頂頭上司不瞭解他，鳳仙花型人幾乎寧可自己被孤立。這並不是說他們永遠不想和人接觸──他們肯定能成為有魅力的主人和愛家的人──只不過在他們有意願時才會想要。在乎他們的人必須瞭解，鳳仙花型的與眾不同，他們傾向將自己視為第一順位，如社交圈裡「獨來獨往的生物」。

人格分析

其他人可能不理解，鳳仙花型與同組其他花精型一樣，被囚禁在自己的孤獨狀態裡。鳳仙花型和水堇型、帚石楠型人一樣，感覺與其他人有隔閡，而他天生的群體意識既矛盾又薄弱。水堇型也好，帚石楠型也罷，當事人均已有與他人脫離關係的經歷。

水堇型　通常水堇型人是由於愛人的過世或一場親密關係的破裂，經歷徹底的失落；以上經歷，當事人都很清楚自己比別人更孤獨，而用某種行動來適應──採取獨立超然，離群索居是水堇型人。

帚石楠型　帚石楠型人則通常是因為兒時欠缺哺育照料，而使情感凍結在感受不到養育之愛的生命階段。當事人都很清楚自己比別人更孤獨，採取主動出擊，要求關注的是帚石楠型人──他們藉由這些方式來因應自己的孤獨寂寞。換句話說，這些人的行為其實是孤獨寂寞所促使。

鳳仙花型　鳳仙花型人則與之有別；鳳仙花型人的孤獨和同屬孤獨組的另外兩型人，在性質上極為不同。鳳仙花型人的孤獨，是出於他本身的思維方式所導致，不是特定心靈創痛或任何早期發展階段造成的結果。

在巴赫醫生列出的所有花精型中，鳳仙

花狀態似乎可以說是最為慢性，像體質一樣的性格了。當然，在突發狀況上也會應用到鳳仙花花精，在生活中所有當我們對旁人或處境感到不耐煩時，當我們渴望的改變不如預期快，以及當事情變得棘手或純粹就是想生氣的時刻；然而，更普遍的情況為，若你需要鳳仙花，那將是長期性的需求，你需要服用一段時間，並且會是優先使用一段時間。

鳳仙花型的孤獨似乎與本身作風及頭腦思路有關。這是一個高速機智，以及停不下來的腦袋。他們迅速作評估、下判斷，並將對方的想法打回票，然後帶著「下一個？」的表情轉向其他人。

鳳仙花型的狀態一點也不是由內心創傷所致。真的，它和另外兩種孤獨型的狀況不同，完全不是任何悲觀消極情緒造成的結果。事實上，鳳仙花型不言自明的暴躁易怒和常見的跋扈，以及自以為比別人高明的態度，並非是負面情緒狀態導致，而完完全全是由他內心的想法造成。鳳仙花型當事人的思緒，無論出自什麼原因，奔馳得比別人快、有時候也比別人更機敏（鳳仙花型人仗著速度敏捷，倒是容易聰明反被聰明誤，使得身邊思考比他慢的人容易抓到他的小辮子），沒辦法也沒興趣慢下來的習慣，因此形成讓他懊惱挫敗的來源。鳳仙花型人在情緒上最常表現出強烈的挫折感，那就是他們煩躁易怒與玩世不恭的源頭。

鳳仙花型人永遠感到悵然若失。每當犯了任何一種錯誤或表現在水準之下，便對自己感到洩氣，並且會高度自我批判（因為他要求自己比要求別人更多）。他對每個人感到灰心，特別是覺得別人動作或思考太慢時，他還對不會動的東西看不順眼。當鳳仙花型人受挫時，往往會亂丟東西，或理所當然認為「都是它們在找碴」。由於他思緒搶在最前面，錯過細節、跳過步驟，他常把東西放錯地方，又怪別人動了或拿了他的東西，等到幾個月後找到東西時才恍然大悟；又由於他的精神注意力常配合不上頭腦的速度，所以記性可能非常差又散亂。

通常的情況是，鳳仙花型人在剛認識時看起來比實際聰明。其他人常會被眼前見到的犀利英明震懾，因為他的思考和回答是這麼快速；直到見他一而再、再而三地犯了（而且重複）愚蠢的錯誤，才發現不是這麼一回事。（栗樹芽苞花精常用以協助鳳仙花型人，使其更有注意力並能從錯誤中記取教訓。）鳳仙花型漫無目的想搶快，於此同時也影響到自己的身體。如同他的情緒平衡和才智成就會受到影響，他的身體健康也同樣被削弱。

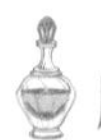

鳳仙花的複方花精

鳳仙花 × 白栗花	鳳仙花配白栗花是對失眠最好的複方。白栗花型的失眠是因為思緒在特定和翻攪不已的念頭上停不下來，儘管身體已經很累了；而鳳仙花型人失眠，則是因為思緒極其亢奮，情況就好比喝了好幾杯濃縮咖啡。

鳳仙花型人難以讓思緒和身體平靜下來以安然入眠。他常在夜裡起身踱步徘徊，或是乾脆去廚房找東西吃。通常，鳳仙花型人

> 鳳仙花型人思維敏捷，加上快言快語，這一點無疑展現在他的才智上，或是在挖苦人或批評別人的時候。他們一下子便看出計畫的缺失，然後一直批評那些缺點。

會養成一種行為模式，睡前一定要靠吃東西來調節血糖才行。或者，像不想去睡覺的孩子那樣，鳳仙花型人會把自己埋在書堆裡讀上一整夜，或沉浸在電腦網路，或看電視重播的舊影片。

另一個以失眠著稱的花精型——白栗花型的失眠痛苦多了，因為他陷入想法與懊惱的無限循環並備受折磨。鳳仙花型人是比較樂天接受自己的失眠，當作是另一個自己的與眾不同之處。他可能也就決定，以後晚上只睡四、五個小時，其餘時間可以用來工作。

一如鳳仙花型人容易失眠，他們往往也容易罹患高血壓，而且可能演變成嚴重的心臟病。和白栗花型、白楊型及馬鞭草型人一樣，鳳仙花型人似乎活得有些辛苦，他使得自己比大多數人更早罹患嚴重的病症。橡樹型是緩慢而一點一滴長期耗損自己，馬鞭草型、白楊型和鳳仙花型則是一下子就把自己消耗殆盡。他們似乎用快轉的節奏在過生活，彷彿振動得比任何人都快。不論根本起因為何，白楊型的焦慮、馬鞭草型的激烈，以及鳳仙花型的極速與煩躁，皆找不出因果關聯。

急救花精——鳳仙花

鳳仙花是對任何痛覺的狀況都可參考使用的花精，無論是急性疼痛，例如牙痛（對牙齒痛得厲害的當事人，可以給他鳳仙花加馬鞭草），或慢性疼痛。鳳仙花型人常患有各種肌肉痠痛的毛病，更嚴重的有慢性肌肉緊繃，他們多半對按摩和針灸的反應很好，兩者皆有助於他們放鬆。顯然，鳳仙花型人會尋求許多有益放鬆的療法途徑。瑜伽和舞蹈都很不錯，或是任何一種強調呼吸吐納進而放鬆的物理療法。單單聆聽平靜的音樂，對任何鳳仙花型人而言即有很深的效果。他們對色彩的敏感度也很高（這點又和馬鞭草型一樣），所以在他四周擺放的物品應盡量色調沉靜。

遇急性狀況時，第一優先想到鳳仙花，主要因為它是最好的鎮痛花精。針對任何一種突發性疼痛的狀況，例如外傷或牙痛。當你感到非常緊張而思路不清晰，例如上台演講前或參加重要的考試，也可以考慮使用它。面對任何即將來到的緊要關頭，考慮鳳仙花，它可以幫助減輕壓力或平靜迎接挑戰。特別是那些讓人肝火直冒，找不到車鑰匙的緊要關頭，或是當你非常挫敗，甚至想把愛車鑰匙亂扔出氣的時刻，鳳仙花將能拯救你。

鳳仙花的複方花精

鳳仙花 × 白栗花 × 馬鞭草	白栗花[註5]與馬鞭草也許是所有巴赫花精中，最常和鳳仙花搭配成複方使用的花精。
鳳仙花 × 線球草	鳳仙花加線球草也是優秀的複方，對於狀態極為緊張敏感與不穩定的個案，記得可用這個複方；也可用於行為不可預測、擺盪於極高昂又掉落至極低潮的當事人。

鳳仙花型人多半為各種慢性病症所苦。事實上，鳳仙花花精對疼痛的人很有幫助，這就是為何巴赫醫生將它納入「急救花精」的複方成分裡。

5.我個人認為，白栗花加鳳仙花的複方或許是巴赫花精系列中最好的複方。我很常並用這兩種花精，所以此一複方已銘刻在我的腦海裡，我將之視為我個人的「急救花精」。

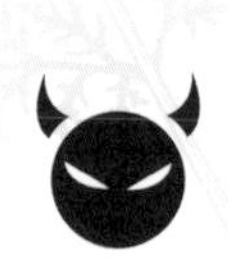

鳳仙花型的負面特質

負面鳳仙花型人是孤立的，當其他人皆活在當下，而他們卻更多是活在未來。他們因本身思考和言語速度與他人不同而被孤立。其他人或許會尊重他們或甚至被他們震懾，不過並不是特別喜歡他們，尤其當被迫與他們一起工作時。對其他做事不夠快或不夠有效率的人而言，負面的鳳仙花型人給人一種苛刻監工的刻板印象，他們會毫不留情批評。由於近乎對生活中的每件事都很挫敗，他們可能整天急躁不已。通常表面上看不出原因，導致周遭人百思不解：「他們現在到底在生什麼氣？」

負面鳳仙花型人也是那種一下子就沒體力和餓得快的人，因為在思考和工作上他們都用一樣的速度燃燒精力；同理，他們可能會在情緒或精神上突然崩潰，或是身體的毛病突然嚴重惡化。

鳳仙花型的正面特質

諷刺的是，負面的鳳仙花型人的情緒狀態，在於他們一心想達成目標，堅持只靠自己，而且對自己的頭腦敏捷非常自豪，他們不瞭解自己引以為傲的速度造成他們的不穩定，而且事實上更限制了他們的能力。由於鳳仙花型人在乎速度大於技巧，在肢體和心智方面不夠圓滑得體，以及往往表現出有破壞力的情緒。他可能看不見自己闖的禍，或是完全不懂那些曾經同意跟他一起工作的人為何拒絕再與他共事。

如果鳳仙花型人能夠從負面蛻變為正面，他勢必真的得學會速度放慢一些，就只是慢一些些。如此一來，他犀利的頭腦便有機會運轉得更小心謹慎，以看見過去容易錯失的細節。因此，找到正面情緒模式且學會稍微放慢速度，並平衡自身情緒能量的鳳仙花型人，有能力完成比以往更多、品質更好的成就。

正面鳳仙花型人多半保有堅定的獨立自主，同時也是有耐心的人。他們依舊頭腦敏捷，也終於瞭解自己擁有別人沒有的天賦。因此，他們能夠一邊以快樂的心情等候其他人跟上來，一邊享受讓自己的能力發揮極致。曾經急躁易怒又粗魯無禮的他們，變得溫柔和善起來。

或許最重要的是，正面的鳳仙花型人懂得「活在當下」，那麼如此一來，他們便能把自己與生活完全整合在一起。他們變得能夠覺察自己的身體狀況，知道何時該工作、何時該休息。他們變得能夠覺知周圍世界以及其他人的存在，使他們對所愛的人增進慈悲心。他們變得能夠充分與他人交流互動，並且總算能夠與其他人的眼睛直視交會，而保持完整的連結，不再把自己的思緒投射到其他空間、時間。因此，最後他們總算能真正過生活，而不是匆匆忙忙衝完一生。

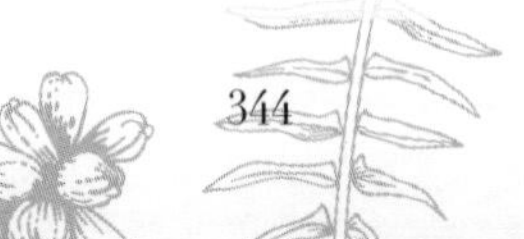
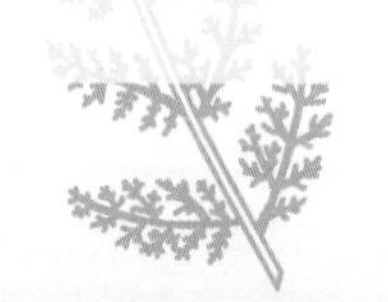

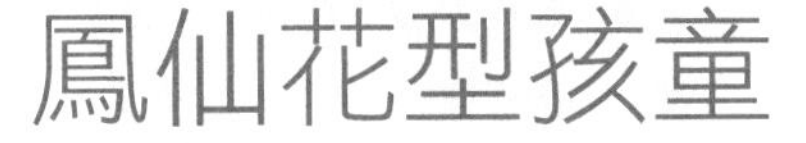

鳳仙花型孩童

我不確定在兒童期的什麼時候會初次顯現鳳仙花型的狀態，一如我不確定鳳仙花型的行為型態背後是否有情緒創傷或情感受傷、身體傷害的因素。但我確知有鳳仙花型這種孩子，以及他會展現出可預測的既定行為模式。

鳳仙花型的孩子對學校任何課程、玩具或影片，比其他孩子更快感到無聊和厭倦。如果推出新花樣也不能使他們無聊的心情好起來，他們還會生氣。與人在一起時也會變得厭煩，尤其是和朋友，他們換新朋友的速度很快。他們是一群容易亢奮又靜不下來的孩子，他們需要找到自己平靜的心，學習像一般人健康又踏實的規律生活。

千萬記住，即使是小朋友，鳳仙花型的個案傾於發洩自己的精力，特別是感到挫折或惱怒時。換句話說，他們不會花絲毫的力氣在迎接壓力、採取反應，反倒揮霍在無關緊要的事情上。他們會發洩自己的精力，而且直到耗盡都不停下來休息。意思是，家長們大概會發現孩子在各房間輪流跑來跑去，稍後突然發現好一會兒不見他的人影，去找他，才發現他在桌子下或沙發上睡著了，把自己累到完全沒力氣去床上睡的程度。未被教導學習平衡精力和適時休息的鳳仙花型孩童（及成人），經常耗損自己導致生病。

同理，也讓我在此提醒，鳳仙花型的孩童不想乖乖上床睡覺。他們視床舖與睡覺有如懲罰，他們想待在好玩、興高采烈的地方。他們抵死都不肯去睡，直到累得不行、再沒力氣抵抗。

對於亢奮和過度活躍的孩子，鳳仙花搭配馬鞭草的複方相當好。對於和其他小朋友在一起時變得激進的孩子，可以給他鳳仙花搭配葡萄藤的複方。對於高度緊張又高度敏感的孩子，鳳仙花搭配白楊的複方通常能成功作用。鳳仙花／白楊型的孩子會做惡夢，在焦慮的場合會啟動他們過動亢進的狀態，而且對家中任何負面的情緒和不安全感反應過度。

對於突發的狀況，像是在公共場合做出不適當舉動或發脾氣的孩子，可以使用鳳仙花，這能幫助孩子很快平靜下來，而讓他舉止比較合宜。

鳳仙花型成人

鳳仙花型的狀態並無好發於某一特定人生階段，不過比起中老年人，發生在年輕人或兒童身上居多。同樣地，雖然我無法斷言它是男性專屬的花精，我們發現男性比女性較常有鳳仙花型的狀態。瞭解此花精的重點是，一旦鳳仙花型的狀態已經定型，那便是既定的長期模式。因為它並無特定創傷或刺激作為可供辨識導致這種不耐煩或挫敗感模式，所以也就沒有一套既定的方法來消除這些模式。因此，在巴赫花精系列中，它是不折不扣的長期人格特質花精。

時間是鳳仙花型成人最大的敵人。鳳仙花型成人視時間為阻力，而且情況最壞的時候簡直勒得令人窒息。不僅為了趕著把事情做完，而天天掙扎在時間與自我之間的這場永無休止戰爭，在靈性方面和情感方面也是如此。鳳仙花型的成人需要停下腳步，需要傾聽自己的心跳，需要瞭解什麼是其他人想要的生活步調。同理，他需要學會更溫柔和善待他人。鳳仙花型人的挫敗感正是達到冷靜及和善的敵人。因此，鳳仙花型人如果曾想在人生中達成所有的願望，一定要學會平心靜氣。他必須面對的事實是，如果他要融入這個社會，他勢必得放慢速度。他需要領悟放慢速度實為一種新天賦、一種新能力，完全不會犧牲他原本的作法，也不會損害自身敏捷特質的天賦。

鳳仙花型動物

這是對就是不肯合作的動物很有用的花精，特別當牠也敏感易怒。對於情緒高漲且行為無法預測的動物，鳳仙花加馬鞭草的複方很有幫助。對於不易馴服、精力旺盛，又對其他動物及人有主導傾向的動物，即可考慮使用鳳仙花。

鳳仙花 vs. 順勢療法

石松型

雖然當我在想與鳳仙花相似的順勢藥物時，首先想到的是石松（Lycopodium），石松型人對於成功也是勢在必得；但南美蛇毒型人（Lachesis），或許是最聰明機智的順勢型人，他與鳳仙花型在思考、行動和言語上的絕對速度特質上，更為接近。一如鳳仙花型人，南美蛇毒型人可能顯得傲慢自大，並且由於他們天生速度快而人緣不佳。他們也像鳳仙花型人一樣，說話又快又冗長。

★結論

我還沒談到鳳仙花型人的肢體不協調。由於他們凡事匆忙、趕在前面，多半未經大腦思考（這一點讓鳳仙花成為針對衝動型的巴赫花精之一），鳳仙花型人常會走路被自己的腳絆倒，這又是因為他們多半沒有全然活在當下的關係。由於他們的思緒總是向前衝到幾秒後才發生的未來，由於他們躁進的程度已達無法安於當下的地步，他們常常錯過一些東西——比如眼前過程的細節。

因為這樣的緣故，鳳仙花型人容易把自己弄傷。他們因為沒有充分留意自己正在做的事，常傷到自己；或者對哪個東西感到非常挫敗不滿而亂丟、砸個粉碎，或一棒打下去，然後自己也掛了彩。

這種情況也延續到其他生活層面。鳳仙花型人手腳速度之快應無需感到訝異，這點體現在兩件事情上。

極少數鳳仙花型人事實上畏懼速度。由於他們內在的速度是那麼快，他們對肢體的速度是又敬又懼。所以，若開車速度太快時，他們會很害怕，而寧可開慢一點，並警告其他駕駛人減速。

這些鳳仙花型人常說當他們迅速移動的時候，覺得彷彿身體要飛起來或快要失控了。他們會說坐在高速行駛的車裡時，覺得車子好像要騰空並衝撞出去。

大部分的鳳仙花型人還是喜歡速度感和驚險刺激。他們愛開快車又天生專注力不足，很容易發生意外。因為他們的臨場反應快，所以坐在駕駛座前往往自覺無懈可擊，以為臨場反應快就可保障生命安全。然後他們會栽在不夠專注於當下正在進行的事，結果就出事了。

這類鳳仙花型人喜歡有騎乘快感的遊樂設施，喜歡任何高速的事物，以及可能沉迷於需要快速反應的電競遊戲。他們可能也有暴走族的傾向，而且還會把他的挫敗不滿發洩在任何不願意或不能用他認為夠快的速度前進的駕駛者身上。其他駕駛人會想要避開他，希望他在發飆或擦撞發生前快快通過。

其他人也可能覺得是自己擋到鳳仙花型人的路。事實則是鳳仙花型人不知如何收斂鋒芒與他人和平共處（不論行為上對待物品或小寵物的態度，或是情緒上對任何人的態度；除了對待其他鳳仙花型人。他對其他鳳仙花型人比較能分享他永無休止的想法）。那些知道他爆發式挫敗感之厲害的人——路上發飆或其他行徑——只想離他遠遠的。

孤獨就是鳳仙花型人對自己的生活作風付出的代價，關於這點我無法再著墨更多。雖然鳳仙花型人可能會樂於接受這一點、認為這是他急驚風式生命探索的權衡之計，然而造成鳳仙花型孤獨的主要原因，實則在於他不願意或沒有辦法讓身心全然處在當下。因為他並不與周遭世界往來，所以是他自己剝奪了自己的能力，使得他只知道自己，無法充分瞭解除了自己之外的人事物。因此，鳳仙花型人的孤獨狀態，比起另外兩種孤獨型來得更深層。

第三部

巴赫花精的運用

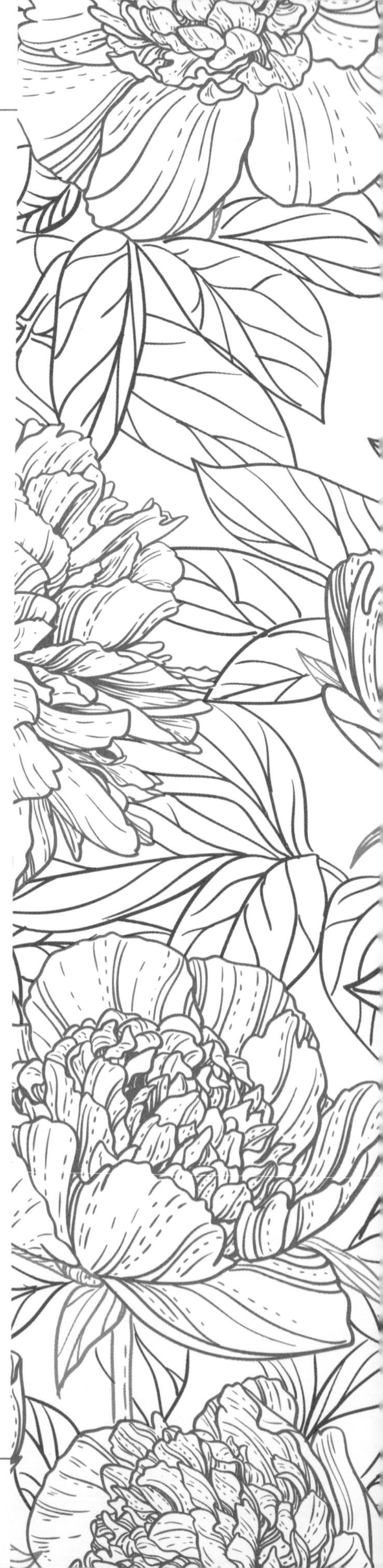

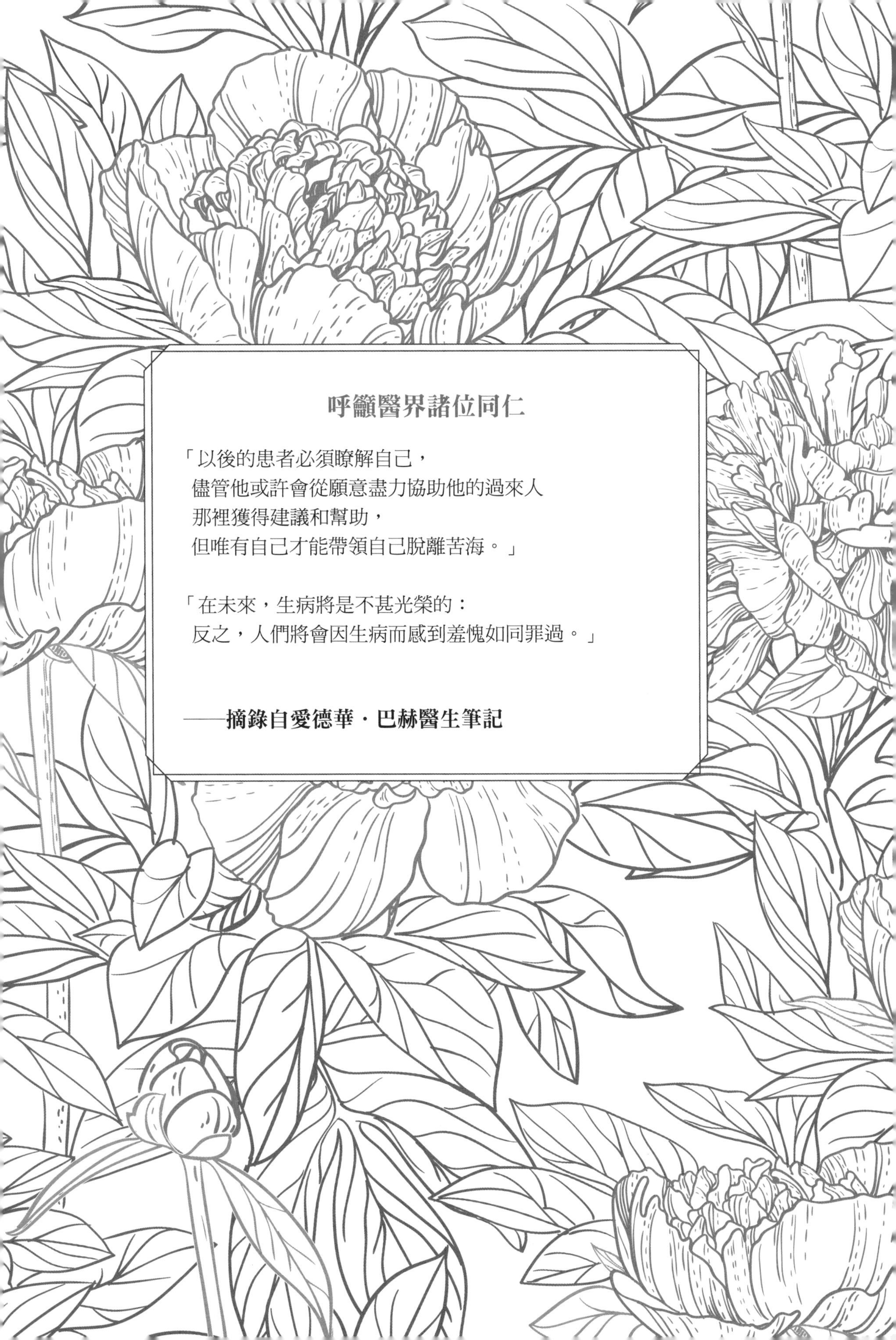

呼籲醫界諸位同仁

「以後的患者必須瞭解自己，
儘管他或許會從願意盡力協助他的過來人
那裡獲得建議和幫助，
但唯有自己才能帶領自己脫離苦海。」

「在未來，生病將是不甚光榮的：
反之，人們將會因生病而感到羞愧如同罪過。」

——摘錄自愛德華・巴赫醫生筆記

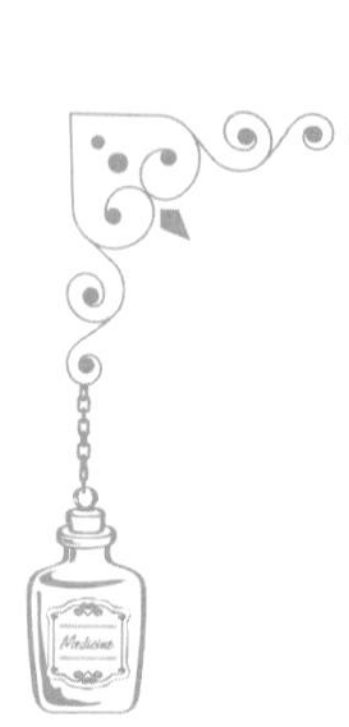

11 個案諮詢

個案諮詢——順勢醫學

如果真的要在這幾頁寫順勢醫學的東西，我就寫赫尼曼醫生發展的「治療三法則」，這樣一來，就能提供紮實的花精使用基礎。所有順勢療法的處方皆依照同樣的作法：**同類法則、單一藥方、有效藥力的最低劑量，以及最少劑數**。而順勢藥物的選用，則依照它們的實際效用來抉擇，從它們全部的效用範圍中，看哪一個藥物最能對應患者生病時的經驗，身體、情緒及精神心理症狀。

同樣地，順勢醫學原理教導我們治療目標應與患者的需求一致。也就是，一個簡單、急性突發的處方，目標便是讓患者的健康恢復到與發病前同一水平。因此，感冒產生諸多不適症狀的患者，在使用順勢藥物之後，在療程的尾聲，他應當恢復到感冒之前的健康狀態。若是當事人有其他較為慢性、長期存在的狀況，例如坐骨神經痛，在該次的療程裡並不會處理這個問題。

要深入協助患者、給予當事人長期治療的治療師，則是朝另一個目標努力。長期調整體質必定帶有一個目標，在或多或少較為長遠的基礎上，就是實質改善患者的身體，讓他更健康。長期的體質治療（以及長期體質方劑）會觸及患者生命與個性的每個層面，並影響體內的每個細胞。如同急性處方的選擇，以一連串的症狀、身體、心理及精神、客觀或主觀為基準；長期的調理體質同樣考量患者的所有症狀：正面的、負面的或良性的，不過，長期調理體質的考量範疇又更寬一些。面對急性的狀況，順勢治療師通常必須迅速處理，提供速效藥物，因此處理在公園跌傷膝蓋的患者並不需要先有一份完整的病歷；而考慮朝長期調理體質的治療師，必須要有一份完整的病歷評估，這是為了藉由療程帶給當事人最大潛力的真正轉變。而完整的個案評估——即蒐集患者的症狀資料，並選出適合他的藥物——將是一件複雜的事情。

許多順勢醫師會投入2小時或更多時間來完成完整的個案諮詢資料。有些順勢醫師要求患者做一些跟對抗式醫學相同的醫學檢驗，以鑑定患者的病症型態。除此之外，順勢醫師得額外花好幾個小時的時間，精細分析患者的症狀，以辨別消除病情的關鍵何在，並從五千個以上的順勢藥物中為他選出一種，作為給患者的唯一最佳之選。在順勢療法的工作裡，此一劑方即稱為「類症狀引發劑」（Simillimum）。這是每位順勢醫生為患者服務的流程中所要尋找的——正確藥力和正確

[1] 相較於長期調理體質，順勢療法或許運作得更深層。它的「病瘴治療」（Miasmic treatment）專門幫助患者克服好發特定病症或多種病症的傾向，而能真正帶來蛻變，並讓患者終生免於其慢性病症的折磨。「miasm」意指感染；「病瘴治療」的目標便是移除在患者整體身、心、靈層面致病的污點根源。所以，「病瘴治療」最為複雜，而且它需要技巧純熟的順勢醫師才能徹底解除個案的問題。

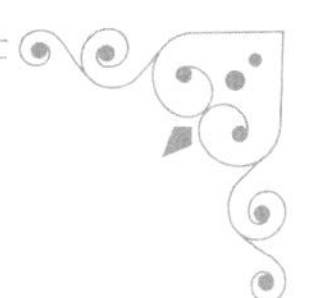

劑數的正確藥物[註1]。

巴赫醫生對順勢療法有某部分不認同，在於他看到順勢醫學的做法過於複雜，包括個案諮詢流程中的整個篩檢工作。因此，他將治療目標效率化與精簡化。對巴赫醫生而言，治療目的永遠如一：那就是患者的療癒。

這和赫尼曼醫生的治療目的──醫治患者，成了永不相交的兩道平行線。而我認為花一些時間去思考兩者的差異是很重要的。

順勢醫學個案諮詢流程

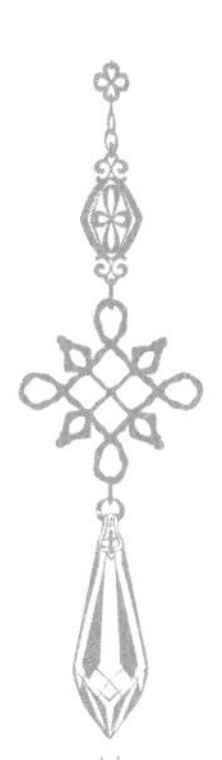

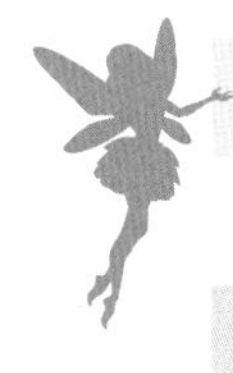

長期調整體質

↓

個案資料建立

↓

醫學檢驗

↓

精細分析患者症狀

↓

從5000種以上的順勢藥物選出單一藥物

依循原則

❶同類法則 ❷單一藥方
❸最低劑量、最少劑數

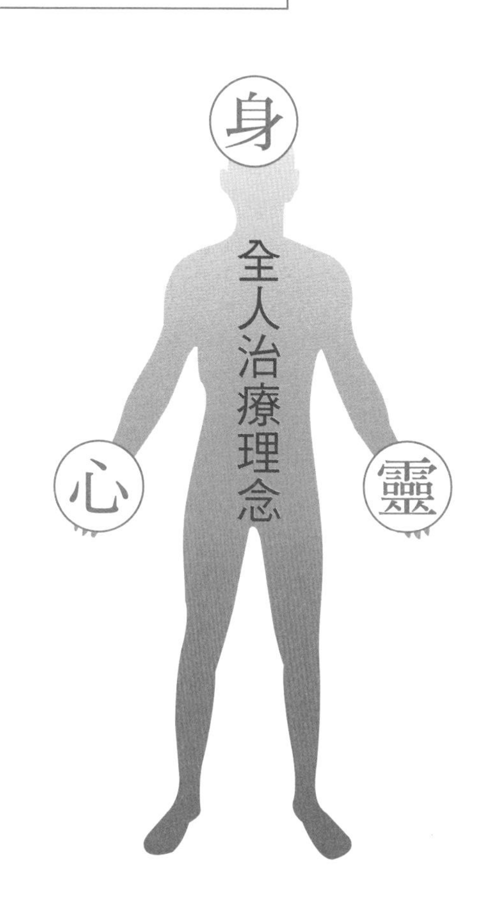

其他

長期調理
患者所有症狀：正面的、負面的或良性效果。

急性處方
症狀、身體、心理及精神、客觀或主觀為基準。

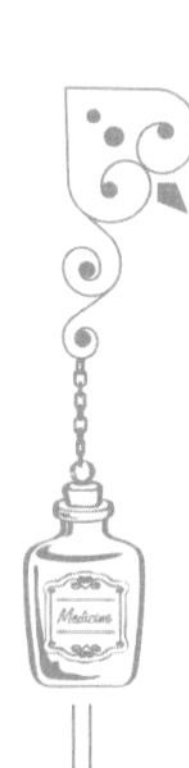

巴赫醫生vs.赫尼曼醫生

赫尼曼醫生在他的一本以醫學與順勢療法為主題的巨著《醫學推理》中開門見山寫道:「行醫者至高與唯一的天職就是使病情恢復、去醫治,一如其職稱。」在這句簡練的陳述中,他樹立了行醫的格調,它和巴赫醫生終生努力發展的甚是南轅北轍。

順勢療法與巴赫花精療法於目標上的差異即在於,兩位創始者對治療的觀點不同。在赫尼曼醫生的整個創新遠見及革命熱血之中,仍然留有對抗式醫學的概念,也就是醫者在某種程度上負責治療患者;然而巴赫醫生則主張退居於輔,並提供患者自我治療的機會。

兩者看待患者本身及其天性的觀點不同,使得差異性變得更大。再者,加上每位醫者界定症狀本身的方向也不盡相同。

談到治療的概念由來,便需一路回溯到我們已知可考的醫療源起,從西方文明的古老文化來談(註2)。

創造安全無害的藥方

醫學的概念,究竟非人類所固有。那是在史前時代的某個時間點,有些人得到一個結論,就是在受苦的病人和恢復希望兩者之間,主動介入所做的一些事,像是運用手上現有的一些藥草、茶汁混合物,或敷以一些糊膏之類的東西等。在這之前,生與死、疾苦與康復,皆掌握於命運之神的手中,差別只在於病人能不能看開一點罷了。從此,人類不僅必須擔當責任去探索與煉製我們稱為「藥」的產物——因為它們有影響病況過程的作用,還必須發展執行的制度,使這些藥品能發揮最大效益的運用,也必須讓藥品既安全又有效。關於這一點,在藥物處方上,我相信赫尼曼醫生與巴赫醫生都完全同意。兩位都認為藥物必須永遠是良性無害的。因此,兩位所創的藥方皆完全安全無虞,以提供患者恢復健康,不使病情複雜化或造成傷害(註3)。

醫學治療觀點大不同

然而巴赫醫生與赫尼曼醫生在行醫的其他方面恐怕有所不同——即患者本人被當作何種生命的看待方式。這麼說好了,對抗式

順勢療法與巴赫花精療法於目標上的差異即在於,兩位創始者對治療的觀點不同。赫尼曼醫生仍然留有對抗式醫學的概念,也就是醫者在某種程度上負責治療患者;而巴赫醫生則提供患者自我治療的機會。

2.請別將我這句話誤會成我認為只有西方文明承擔醫學的重責大任。我的這番話看似忽略其他人類文明發展出來關於醫治和療癒的概念,但我並無任何貶低的意思,只是單就這些概念是如何在西方世界發展成為西方醫學的觀點進行討論而已。全球其他文化當然也發展出很厲害的治癒方式,有些和我們的相似,而有些則不一樣,但這就要從別的書籍另外找時間研究了。

3.對抗式醫學就絕對不是這樣。對抗式療法的藥物常會引起危險的副作用和後遺症,對抗式療法的醫生們針對這些後遺症給了一個名稱作為歸類,以表示它們事實上是對抗式治療引起的疾病。這個因治療引起的新病類別是實際存在的;然而對抗式療法的醫生們似乎竟然還願意繼續用這些毒性藥物來治病,無視於上述的事實。對我來說,這是我認為對抗式醫學中一個很大的爭議點。

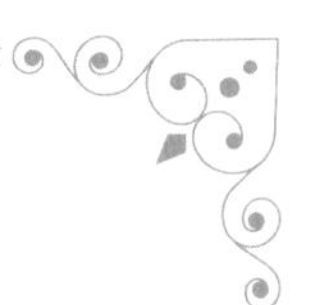

療法、順勢療法及巴赫花精，對病人本身的存在及病人在治療期間應被視為怎樣的存在，各有其定義。

(1) 對抗式醫學

在今日所謂對抗式醫學開始發展之前的古羅馬時代，在西元一、二世紀，病人被視為一個立體、不可分割的生命。對醫學之父希波克拉底和古希臘人而言，病人的身體內部相當未知、神秘不明，而且不是治療的重點。古希臘醫者的施治方式和現代自然醫學（Naturopathic）醫師所做有某些類似之處。他們多半從營養、運動健身，予以病人情緒安好來紮根。事實上，在科斯島（位於希臘海岸外）曾有位希波克拉底醫生親治的病人，好像還被指示去露天劇場看兩齣喜劇作為治療處方。

⚠ 叮嚀

請注意，當時將病人視為一整體生命的概念與今日的脈絡甚是不同。今日我們對身、心、靈整體合一的概念都相當有所覺察。若非我們醫療取向的關係，諸多宗教信仰都強調我們的生命整體性。

不過古希臘人認為的整體觀較為單純，那只是出自於人的信念，在沒有X光技術可供透視人體，或把各種器官取出來秤的情況下。所以，對古希臘人來說，病人生命的整體是一件奧妙又美好的事。自然而然，病人的身體為一個不可分割之整體的假設便成立了——它不僅僅是那些臟器拼裝組合的一具物體，更是蘊含體液循環或能量精氣，或立體組織的血肉之軀[註4]。這個假設給先輩古醫們一個觀點，就是視患者如同一個奧妙的人，如此一來，形成一種我們今日失去的美好治療自由度。由於患者是相當大的未知數，所以很難推測關於他以及他需要的治療方式為何。這倒是使每位新病人不得不被視為一份新的、有待解答的奧秘，一個有著未知功能運行的生命存在，以及他的病情需要探索、個別考察，並且還要本著完全個人化處理的方式來醫治。

所以說，古代的西方醫學和今日的對抗式醫學迥然相異。有一點總讓我百思不解，為何對抗式療法的現代對抗式醫學會選希波克拉底作為醫學之父？希氏對於患者的施治與思維以及醫學的根本定義，和他們如此大不相同。

舉例來說　若說世上有精通營養學和個人營養需求的內科醫師，我還未曾遇過。甚至有些認為自己嫻熟營養學的醫師，在我的經驗裡發現，他們的認知似乎還不及有機食品店的銷售員。

現代的對抗式醫學牢牢掌控著對病人與病症的認定，以及決定病人應該接受怎樣的治療方式。於對抗式醫學而言，病人是一件機械化、刻板的東西，一個由若干區塊組成的存在，這些區塊都有固定的位置，它們的功能至今已被探索了數世紀。事實上，那是

[4] 以我來說，當然是以醫學專業的角度來談，而不是唯物論。古希臘人見到整個屍體與活人在手術中被剖開的時候，當然，古醫士們不會從這是為了治療患者的心臟或肺臟的角度想。局部傷口的處理他們當然會，但他們一定會去調治患者的整個人，而不是只有肺臟或心臟。那是後來到了古羅馬時代，一位對抗式醫學創始者變得執迷於局部，以至於愈來愈忽略整體，就像我們今日的醫學不幸所做的那樣。

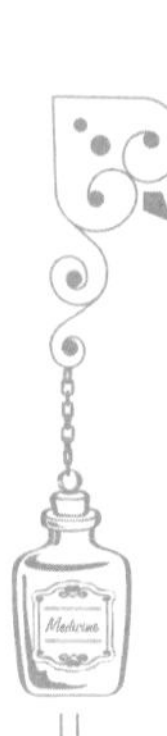

在古羅馬時期，由蓋倫醫生（Galen）帶來的影響，他才是真正對抗式醫學觀念的開山始祖[註5]，是古羅馬人首度將人的屍體切開，對人體內部的組成做有系統的探索，因此形成這樣的概念：各區塊的加總即等於病人的生命。今日，我們甚至視這些區塊為可替換的，意即隨著你誕生的腎臟和離世時的腎臟可以不必是同一個。

(2) 順勢醫學

在山姆・赫尼曼醫生為他的治療系統起名「順勢」編纂規章之際，他堅持回歸希波克拉底的行醫哲理、以及視患者為一脈整體的生命觀點。赫尼曼醫生在治療患者時，要求考量患者的全部面向，包括有形和無形。在揀選最適合患者的順勢藥物時，他在生命的所有層次——身體、心理、心靈上的症狀下功夫；同時，他也從客觀與主觀的症狀——那些醫生看得見、量得到，與那些只有患者感受到的狀況下手。因此，在所有合宜的順勢醫學做法中，即使施予的是最單純、最基本的急性處方，患者的所有面向，包括症狀本身皆應納入考量，直到他們獲得安全且成功的治癒。

(3) 巴赫花精

那麼巴赫醫生呢？我們別忘了他歷經對抗式醫學的修業與執業，而且對順勢醫學研究深厚到足以開發出許多至今仍在沿用的重要藥物，他這一路走來所開發的醫療方法真的是他自己親創。所以在他毅然決然拋下這一切所學、步入田野研究，重新追隨先人步履之前，他已全然瞭解希氏與蓋倫兩方的見解，並於赫尼曼門下經歷過完整的學理與執業訓練。

一邊採集植物並進行測試，一邊思考生長在他周圍植物的療癒屬性，巴赫醫生進行著和無名先輩一樣做過的事。這位先輩首先發現，身為知情理、有靈性的我們，能夠對生病、痛苦之人以行為居中介入來幫助他們復原。就像先輩尋尋覓覓只為認出何種植物、何種土壤和何種樹汁可能會為生病不適的人帶來舒緩並脫離病魔，巴赫醫生在生前最後幾年投入田野研究、行遍鄉野。他拋開在名校及醫療院所投入大半輩子研修累積的所有醫學認知，轉而信任自己的鑑識能力——在沒有科技工具的協助下——找出可供患者恢復健康的大自然物質。

毫無疑問地，巴赫醫生帶著他的畢生見識與歷練重返原點，回到辨識具有療癒特性各類植物的步驟，然後找出將毒性降到最低的製成方法及安全用法。因著他的見聞夠廣，所以讓他的邏輯產生一大步的跳躍。如果他不具備那些已施行數世紀的醫學見解，他也達不到這一切。此外，他毅然決然放下過往所學，而去摘採新鮮花朵，捧之於手、品嚐的同時——他繼往開來執行當初先人們對將來可能被稱為「藥方」的東西所做過的一切原始探尋。巴赫醫生運用他所有的能力——他的心智、性靈，以及他的天賦——研發他的新治療系統。於各家系統間，在瞭解與考察患者的病症上，成為一種新的方向。

5.蓋倫醫生對他身處時代的醫生帶來巨大的衝擊。真的，他才是不折不扣的「對抗式醫學之父」。據知他是歷史上第一位提出「反向對立治療」或「對抗式治療」理念的人。他不只對今日對抗式醫學所做的方式予以合理化，也使得醫生在看待患者本身的生命本質和醫療本質的觀點，蒙上一層對抗式醫學的色彩直到今日。

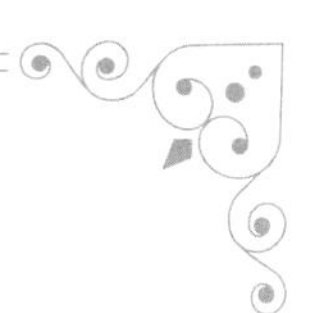

治療方式大不同

對許多方面如同巴赫醫生前輩的赫尼曼醫生而言，患者是一脈整體的生命。赫尼曼醫生一刻都不允許自己或任何順勢治療師把患者想成機器物件，就像他從不允許任何人拿順勢療法去治「病症」。需要接受治療的是患者本人的整體，而不單單是那個病症。如果一名順勢醫生只「治症」，如同對抗式醫學的做法，那麼這名順勢醫生即犯下一個根本的錯誤。他誤以為藉助某種神奇的東西，便可以把病症從得病者身上分離開來。

(1) 對抗式醫學

對赫尼曼、巴赫，以及許多順勢醫生們而言，病症來自整個人的失調，病症基本上只是患者整體的一部分。這一點讓順勢醫生免於一項最大的醫療錯誤，卻是對抗式醫學每天都在犯的錯誤。當你的信念是病症可以治得好，那麼以病理為主的診斷方式，往往使人按圖索驥般跟隨、處理病症。追著追著，癌症一期變成二期，之後變成癌症三期。每個案例都一樣，只有患者不一樣。患者的整體品質從來沒被充分顧及，而至於病症則讓我們認清，事實上一旦論及每位患者的嚴重程度、病程經過以及實際症狀，皆又十分因人而異。一次的診斷，可得花上醫者全部的心力。倘若我們只治症，那我們往往就會給那些患者一模一樣的診斷、一模一樣的藥物，而這是很可怕的錯誤。

(2) 順勢醫學

在順勢醫學裡，三位不同的患者雖然症狀相同，但可能給予三份不同的處方、不同的藥力，次數亦不相同。因為，當我們調理的是患者的整體而不是病症，我們一定要予以個別看待，而不能認為適用於某位病人的藥也適用於所有的人。

然而，當赫尼曼醫生進展到關注病症本質之時，他仍然留有對抗式醫學特質的傾向。雖然他體會到發生所有不適的症候，從最基礎的概念來看，出於他名之為「生命力」受阻引起的結果，他仍舊離不開除了關切精神心靈，也一定要處治肉體之軀的概念。比如，今日大多數的順勢醫師會要求病人去做與對抗式醫學一樣的檢驗，這是因為他們認為個案的身體情況依然重要，即使那不盡然是全部的一切。

(3) 巴赫花精

到了巴赫醫生，當他將整個醫師執業及往日所學放下之際，他一併將那個概念置之一旁。一如他為了探尋醫藥本質而動身出發，繼數千年前的探索之後又再度展開探索的新循環。他的用意在為了探究什麼是真正的病症本質與康復之道，還有患者本人的真實特質面貌為何。

在多年的看診中，巴赫醫生早已於第一前線親見那些病苦的人，以及他們對各種治療方式的反應。所以，他已明白什麼是不對的，才親自探尋新療法。

他知道患者不是機器般的物件，患者是比各部件加總起來多更多的生命個體。他知道患者生命的所有層面——身體、心理、靈

> 巴赫醫生又更進一步下結論，認為因為患者是一個具有靈性的人類，他的疾病與療癒路徑必定也都與心靈因素有關。

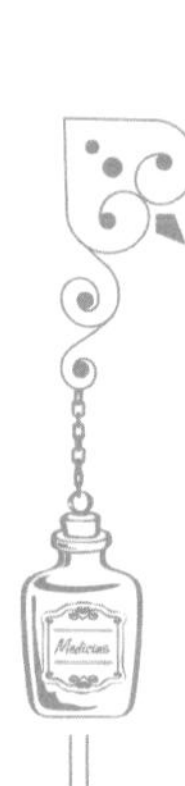

魂——真切的存在，假如醫者只關注患者的身軀卻忽視最根本的層面，也就是他的內心狀態，那麼真正的「治癒」並不會到來。

巴赫醫生不同於赫尼曼醫生之處就在，他對患者的「無形」本質賦予了關鍵性。當赫尼曼醫生主張患者的心靈可能有待探索時，巴赫醫生則直接指出無形本質比那有形的更為要緊，完完全全是無形的本質在主宰著有形的軀體。以他所見，所有生病的原因和終極的治癒，都在患者多層面的生命內在，而那是無形且主觀的（註6）。

在《讓自己自由》一書中，他寫道：「長久以來我們都怪細菌、怪天氣、怪我們吃的東西使人生病，可是我們大多數人都有對抗流行性感冒的免疫力。很多人對冷風的凜冽愛得不亦樂乎，也有許多人深夜吃起司、喝黑咖啡並無不適反應。當我們處於快樂和諧時，沒有自然界的東西能傷害我們；相反地，整個大自然在那等著我們去擷取和享用。只有當我們任由懷疑和沮喪、猶豫不決或恐懼悄悄襲來，才會使我們敏感於外界影響。」

「所以，它才是病症背後的真正肇因，它才是至要關鍵；關鍵就在患者本人的精神心智狀況，而非身體上的狀況。」

當他做出以下結論時，巴赫醫生甚至更進一步將我們的健康主導權從對抗式醫學手上移走，於《讓自己自由》一書中：「健康是我們的傳承，我們的天賦人權。它是靈魂、心智與身體三者之間完善充分統整的結果；而這並非遠在天邊、難以達成的理想，卻是一件我們大多數人都忽略卻既簡單又自然而然的事。」

因此，當巴赫醫生走進田野，他並不是在追尋新的東西；相反地，他找的是一些被忽視的東西，這些東西都被人踩在腳下或剪下來插在花瓶裡。而有鑑於他知悉醫藥、健康與療癒的本質，他便拾起我們所忽視的東西，採取新的方式來運用它。而他不像古代先醫那樣只把調養的方子施用在身體上，他將它們施用在心理與心靈層面上。他純粹只關注患者本人的無相層面，相信精神與情緒上的和諧也會使身體內部臻至相同的和諧。他相信，患者真的是一脈相承而不可分割的整體生命（換句話說，一個部位受到衝擊便等於整體受到衝擊——想像當車門一甩夾到你的手時，閣下的好心情會變怎樣，那你就懂我的意思了）。透過將患者生命存在的任一層面帶到平衡與自由無恙的境界，患者就能夠邁向健康。所以，當患者的心理與靈魂被帶到一個真正和諧的境界，他身體的運行也會達到平衡，因為，在巴赫醫生心目中，身體層級次於精神心靈層級。所以，健康精神心靈能夠為整個人帶來健康。

最後一點，卻是不能小看的一點，巴赫醫生亦謀求將我們認定的醫療方式單純化。巴赫醫生認為，健康並非只有藉著看名醫、財力雄厚才能達到，它是我們每個人皆可宣稱為與生俱來的權利，而且是可以實現在我們自己以及我們所關愛之人的生活裡。

[6]病症為完全主觀的概念是巴赫醫生的一個重大貢獻。如他推理，假使我們完全揚棄「二位患者經驗到類似的不舒服，只不過是碰巧」的想法，我們就會解除「任何人的能力都比個人的自我治療更強」的認知。整個專業醫事的概念，究竟是建立在或許如有勇無謀的「醫生會比我們更清楚某些我們不清楚的自己」的想法上。透過將生病的經驗與療癒歷程視為完全的主觀，巴赫醫生將康復療癒的責任純粹交由患者來掌握。

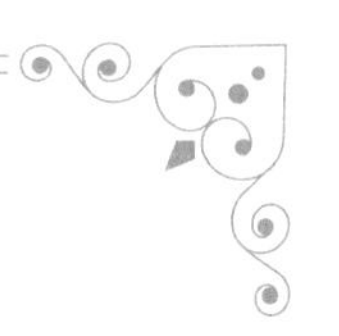

醫治與療癒

醫治是來自外部的力量

請思考一下，我們所謂的醫治和療癒，兩者之間的過程根本不同。

「醫治」是一件外在的事情。這個字眼意味某種外部力量作用在患者病弱之處，以恢復其體力和健康。今天在我們的文明裡，這個外部力量通常是由醫師扮演(註7)。醫治的過程大體來說就是一種反覆嘗試，無效了再試別種藥物的試誤做法。一種醫藥方式——在此我通指對抗式、順勢或草藥療法——乃是根據醫者效法的處治理論和過去已知的藥療史與成功用法為基礎而施行，然後醫者和患者就等著看結果如何。對抗式醫學的用藥常是作為掩蓋或抑制患者症狀之用；當醫病雙方都在等待病人靠自身生命力（免疫系統）去反攻和克服疾病的期間，順勢醫學通常絕不會壓抑患者的症狀，而是促使它們揮發出來，以便從患者身上釋放而獲得解除，醫者和患者皆仍須等待，而且有時候在滿意的結果來到之前，必須嘗試數劑和增加藥力，或使用一種以上的順勢藥物。

兩者的治療理論天差地別，但治病的流程仍舊一樣。患者找醫師看病，並為醫師的教育訓練和專門技術付費。至於患者，實質上，買到醫師的時間、學識和憐憫，懷著只有醫師才懂的希望，那就是醫師才知道對自己有幫助的藥是哪些，或怎麼改變生活習慣可減輕病況。患者去找醫師，帶著一份默認：因為醫師比他更懂醫療，醫師怎麼說他就怎麼做，按時服用醫師開的藥，並把自己全權交給醫師負責；他甚至恐怕連醫師的名字都不知道，卻一味將性命倚賴於醫師。

在醫治的過程中，某些外來物質介入，進到患者的生命和身體裡。如此一來，這些外來物質剝奪患者某方面的自主性與個人的力量。無論醫師的用意再怎麼良善，他在治病的競技場上戮力揮軍，以及扮演的權威角色，對患者的自主性形同剝奪。即使患者病情變好，他也形成了依賴。他依賴外來藥物的力量（尤其當愈來愈多西藥制定的用途為控管疾病，而非使疾病結束，這讓西藥變得更為有利可圖，因為有愈來愈多患者顯現出後半生每天得服用多種藥物的跡象），也依賴外界力量取得資訊。因為他獲得有關自身病情的些許消息（讓我再說一遍：「他自己的病情」）被編入醫學機密，然而這對患者和家屬瞭解病情性質及幕後治療計畫並沒多大用處。

無論是對抗式療法的醫師或順勢療法醫師，都是扮演一模一樣的父權主義角色，早已深植於整個治病的流程裡。當然順勢醫師有如在置身大地自然色系、綠意情調滿布的居家辦公室中看診，但之於嗷嗷待哺的患者，順勢醫師仍舊扮演高明專家的角色。只要我們朝治理病症的目的而為，所形成的醫病關係都是一樣，即便赫尼曼醫生在《醫學推理》一書的第一句格言立下美好的治療承諾；然而，我們的內在自我面對這些外部力量時得對它們讓步／退居其次的流程，還是沒變。

7.以往可不一定是這樣。例如，在世上許多文明裡，當家中有人生病時，請家族長老來為病者祈禱，比起請醫生的可能性要大得多。近年來這類事情已受勸阻不被鼓勵，因為我們已文明的決定從科技獲得的，比起從精神信念得到的更多。我不禁疑惑我們是否做了明智的選擇。

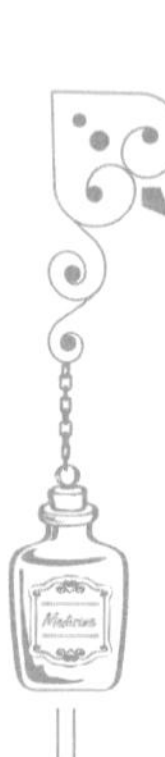

療癒是來自內在的歷程

接著要談的療癒，則是相當不同的概念。它肯定永遠是一趟內在的歷程。它是一趟邁向健康的行動，它的發生與正在進行的醫治過程可能有關，也可能無關。的確經驗告訴我們，可能沒有發生療癒，即便所有的醫生都認為患者的病已經治好而互道慰勞辛苦。至於患者，或許感到孤立、孱弱、擔心、害怕，說真的，在他人作主的情況下，可能連給一聲病已痊癒的知會都沒有。

再說一遍，療癒走的是內在的歷程，它也是主觀的，沒有人能度量我們療癒的程度，就像沒有人能夠斷定在我們每個人的生命裡，療癒的意義為何。

又一個人是絕不可能療癒另一個人。我們可以為療癒而祈禱，甚至做些什麼來啟發療癒，例如創造一個美麗寧靜的氛圍或烹煮滋養的料理，但我們無法製造和操控療癒這件事。

然而，當療癒發生，我相信各位自然都能感知得到。一如美國最高法院的一位大法官，對色情所下的一句極到位的闡釋：「吾見之則吾知之（I know it when I see it）。」我們也許無法真正給療癒一個確切的定義，尤其因為我們不知道療癒從何處來——是我們內在的神性所賜予的嗎？是免疫系統的作用？還是意志的作用？我們看到它發生在別人身上，因而知道它存在，不過，只有當它發生在自己身上時，才能感受得到它的存在。而我們知道愈試圖操控這個歷程——強迫它按照我們的時間表或我們制定的期限內發生——它似乎離我們愈遠。

一位希臘籍的順勢療法醫師喬治・維多克斯（George Vitholkas）曾以「自由」兩字為健康下定義，我想這是我聽過最好的定義。所以，對我來說，療癒歷程就是成為自由的歷程。免受阻礙而自由的活著，於是我們便能實踐所有的夢想；免受痛苦或侷限而自由活著；還有更重要的一點是，免於落入負面情緒的陷阱而自由自在活著，那樣的境地終究使人脆弱不堪。一個人活著而不帶有由長期恐懼、憤怒或苦楚所塑造之思想行為，才是真正活得健康。

案例 ❶

一位因失去愛而長期沮喪的女子，釋放她的傷感後就不大會在夜裡起身找冰淇淋吃。

療癒歷程

釋放她的傷感後，就不大會在夜裡起身找冰淇淋吃，因此體重自然下降，而且感覺好很多。

案例 ❷

一位長期積怨的男子，終於把他不滿的情緒釋放後。

療癒歷程

也較少再感覺到以前惹他上火、使他劍拔弩張的憤慨，於是乎，他的血壓就會像他的心情一樣風調雨順。

★結論

當然心靈的蛻變為療癒歷程的終極目標，但請勿低估隨著過程而發生的身體器質性改變。真的，這個器質性的改變，巴赫醫生告訴我們在療癒的世界裡它並非是最關鍵的改變，卻常常是患者最想要，也是讓他開始走向療癒歷程的原因。

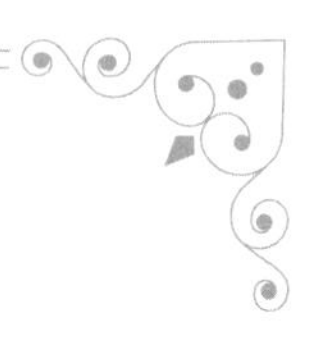

赫尼曼醫生與巴赫醫生最大的分野

醫治的概念與療癒的概念，使得赫尼曼醫生與巴赫醫生在理念上從此分道揚鑣。

醫治		兩者完全相反	療癒	
外在	客觀		內在	主觀
醫治過程			療癒歷程	
醫治過程的成敗必須用可見、實體的方式量測）。			療癒歷程非放在只關注自己如何替患者治病。以患者希望被治癒的方式和朝著他想要的結果為方向。	

療癒歷程是一件內在、主觀的事情，因此它和外在、客觀的醫治過程完全相反（意思也就是說，醫治過程的成敗必須用可見、實體的方式量測）。而據我所知巴赫醫生是將重點放在患者本身的療癒歷程，而非放在只關注自己，如何替患者治病的少數醫界專業人士。

歷經個人蛻變歷程而心情臻至平衡與自由無礙的人，同時也等於走完了一趟身體的療癒歷程。一如負面情緒使人虛弱與不健康，誠然只有正面情緒才能帶領我們走向健康。

醫治的概念

由於我們對抗式醫學的診治方式，猶棄患者任他們自己孤軍奮戰、竭力尋找療癒之路。由於我們的醫生已拋下以療癒為取向的責任，按照對抗式或順勢療法的策略去治病的時候，趨於忽視整體療癒歷程，施治已成為一件不過是空洞的事。醫治目標不過行之表淺罷了，因為他們通常甚至連療癒內部更深層創傷的企圖都未作想。就像我們的醫生幫我們把傷口表面貼上繃帶、然後為自己鼓掌；然後離開診間，留下患者獨自癒合，或經常得處理因治療衍生的後續狀況，又使我們變得更無力，彷彿這才面臨到真正且難度更深的挑戰。

療癒的概念

療癒概念的另一個重點就是，當你朝療癒的方向去做，結果如何責任依舊在患者身上而不是交托給醫師。若有醫師或專業人士在患者的療癒歷程上下功夫，他的作為不像是專門替患者作決定的專家，而像患者聘請的輔助者，以此身分回覆他的問題，並以患者希望被治癒的方式和朝著他想要的結果為方向，與他並肩努力。

這樣的處治典範確實存在，好比療癒歷程和醫治過程世上都有，然而那並不是一件隨處找得到的事。這或許要大大歸咎於對抗式與順勢療法醫師的訓練方式。兩邊的醫師皆被教導成如美國總統喬治・布希（George W. Bush）口中說「成敗決勝人」般的角色。

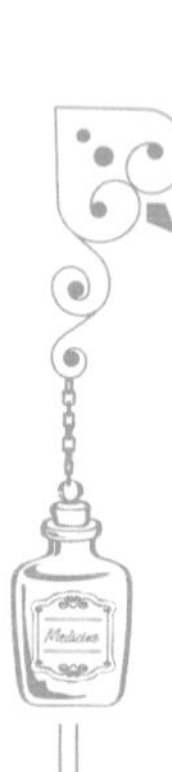

由於我們的醫生堅持只診治病症並身為下決定的權威，他們這樣形同喪失本身的真正使命，也就是把患者帶向圓滿平衡的健康境界使命，那是需要一段療癒歷程。療癒也許會伴隨醫治過程而來，也許不會，但不可以忽略它。

當巴赫醫生將療癒的責任交到患者手上，我覺得，他只是面對現實罷了。不論喜不喜歡，我們每個人必須對自己的健康負起全部的責任。當我們試圖付費將這份責任推給醫生，我們對醫生和對自己等於是幫了倒忙。這從各方面來看都是不智的做法——是一件雙方都不該參與的事。

巴赫醫生以療癒歷程為導向的做法是不同的。雖然他堅持我們一定要朝療癒歷程來著手，並將所有醫治過程一併捨棄，以及把康復的責任放在患者身上，他也從未離開過他的患者、遺棄他們使其獨自為療癒奮鬥（就像其他人做的那樣）；相反地，他運用手邊所有的工具包括他本身的知識、經驗，以及他創作的花藥來支持患者，甚至若有需要予以指導和建議。讓患者做主，實際上並非當患者產生療癒了，就不需要去見治療師或聽取治療師的話，事實大為相反。在療癒的醫病關係裡，醫者扮演著與患者互動甚至更多的角色，因為那是出於真心關懷而非基於父權主義。加入患者行列而能與患者並肩合作，解開療癒之路上遇到難題的醫者，一定比最多只發配藥劑的醫者更瞭解關於病症的性質、療癒的本質，甚至是人類的本性。他必定樂意和他的病人患難與共、願意瞭解他們，並真的將心比心。醫病關係絕不是一件能被切割的事。

這就是使用巴赫花精處理個案的過程。花精本身僅作為提供患者一條可行之道（倘若他們選擇走這條路的話）。它們提供一種新的思維方式和一條通往健康自由的路徑。

與人分享花精的人，必須要有陪伴患者穿越整個歷程的意願。就算不用像對抗式醫學的職業態度般對患者負責，他們也有責任陪伴在患者的療癒歷程中。無意承擔「扮演花精治療師角色」的人就不應執行個案諮詢，也永遠不該開立花精；他倒是可以分享花精書籍或建議對方多認識巴赫醫生，那麼此舉本身仍是一件善行。

說到這裡我們已釐清關於療癒與醫治、對抗式醫學與順勢醫學、赫尼曼醫生與巴赫醫生了，我們定要好好重視這些花精以及如何加以善用。

不過，在我們有資格碰它們之前，最好先想想個案需要的花精是如何揀選出來。

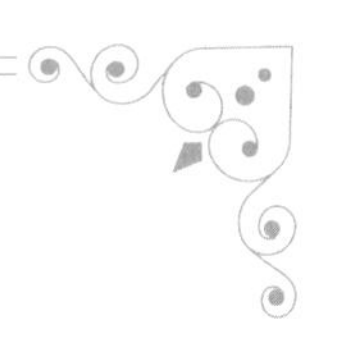

個案諮詢——巴赫花精療程

個案諮詢基本認知

個案諮詢的第一條規則，和電影《鬥陣俱樂部》（*Fight Club*）一樣，就是你絕不能談鬥陣俱樂部。正如你絕不該談個案諮詢，至少不能用嚴肅的赫尼曼式態度去談。依我所見，巴赫花精療法的個案諮詢前置作業，永遠不應該是診所看診的作法（註8）。

畢竟，當巴赫醫生把診治身體症狀的步驟從他的療癒方程式中剔除，他也把對診所、醫師白袍及傳統對抗式醫學父權主義的需要一併捨棄。這點使得以巴赫花精療法為導向的個案諮詢流程變得很不一樣。

個案諮詢原因

我想一再強調：給出任何花精之前，花精師的工作就是囑咐當事人，讓他清楚知道正在對他進行的是什麼，以及他接下來可能會有的體驗，而且要獲得當事人的同意才能繼續進行。我的看法是，沒有這份同意就給予花精根本不對。有了當事人的同意，然後進行的療程內容僅限於依循他的願望，如此才正確。

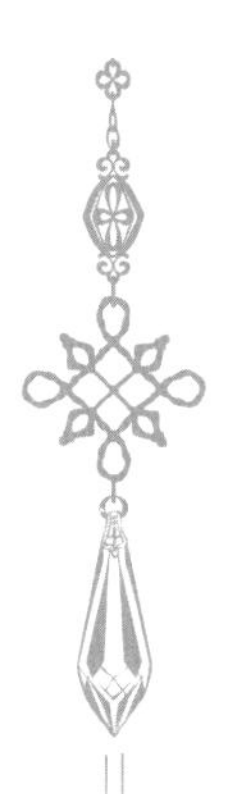

[8] 我知道最近幾年大家可以看到市面上出現所謂的「巴赫花精諮商顧問」之類的處所設立。這些是由醫科出身的業者設立的店面，以便指導患者挑選適合的單方或複方巴赫花精。通常店內還有一間美侖美奐的辦公室，可請患者入內諮詢。他們對患者採取一種官方般正式的個案諮詢，可媲美任何順勢療法或對抗式醫學的看診。這樣一來，他們做到了兩件事：一，他們向患者亮出自己的專業地位，表示是從某些巴赫花精相關課程結業；二，他們對巴赫醫生有志建立以自我療癒為主的療程系統上，打了一巴掌。我覺得，他們這樣做等於玷污了巴赫醫生樹立的一切，他們採取那樣的方式，對巴赫醫生而言，根本就是一趟心靈探索之旅又被拉回到辦公室裡（巴赫醫生當初就是為了花精的研究而從這裡跳脫），並藉此向患者收取比巴赫醫生更高的費用（他其實很少對任何患者收取任何東西），還覺得堂而皇之或理該如此。雖說師長及先進前輩們的指導，對我們所有的人極其珍貴，尤其是在我們還掙扎於學習新事物之時，儘管巴赫醫生會為任何願意分享他理念的人士鼓掌喝采，我們還是應當堅定不移持守巴赫醫生的真理，他身為一位創新革命者，卻從來不曾將任何人訓練成「巴赫花精醫師」。當年他確實培訓過一些人員，但他們的職責是在他自己健康狀況不行的時候，能夠協助他照顧患者，以及在自己過世之後這些人可以繼續傳承遺志。由他訓練為高薪「巴赫花精顧問」的一個也沒有。我此番話是說，如果你沒有意願自己學習認識這些為數並不龐大的花精，那麼或許它們並不適合你。

花精師的諮詢須知工作

(1) 了解個案需求

擔任提供或推薦特定巴赫花精給接受者的治療師角色時，首要之事便是清楚瞭解當事人的天性和他尋求協助的原因為何。盡快瞭解當事人想要的改變是什麼，以及他迴避不想改變的是什麼（如果有的話），這對花精治療師（以下簡稱花精師）而言非常重要（接下來我將會如此稱呼，然而我並非指只有特殊學歷或特定訓練身分的人才可擔任此職）。

(2) 不應隨便給予花精

換句話說，我堅決認為不應要求當事人改變他還沒準備好要克服、放下的任何模式、任何行為，甚至任何的傷痛與苦楚。

一直以來我都不贊成執行任何醫療形式的醫生不按患者的意願需求，而是只依自己的想法治療有自由意識的患者，或甚至沒有取得患者的同意就擅作主張。然而我一次又一次發現，通常出於好心的朋友或家人會自顧擔任起「花精師」的角色，而逾越合適治療該有的界線和分際。他們要不就是在當事人還沒準備好接受的情況下，就給予花精，或是並未有效傳達當事人本該知道的觀念，然後最後就是給出一瓶複方花精，但什麼名目都沒有交代，或者根本沒有說明為什麼開花精給當事人。

舉例來說　經驗告訴我，療癒只會按照我們本我療癒的速度，以及在我們身上行得通的方式進行；而療癒的速度與方式皆因人而異。所以，即使是最高等級醫學訓練出身的專家，也不可能知道多快或採用什麼方式會發生療癒，更別說預知過程的結果。

・花精沒有任何副作用

一如巴赫醫生告訴我們，如果我們因陷入情緒失衡及慢性的負面思想行為模式而變得不舒服，在紓解這團混亂的負面模式期間，我們一定要謹慎走過。我總是驚訝於巴赫醫生的門生對其疾病與健康的概念接納得非常快，而後到了實際分享花精時，才突然似乎領悟到，這些花精不可能引發任何類型的問題，因為它們是非管制處方用藥，以及它們只作用在患者的心智與情緒方面，不會對身體造成傷害。

・花精會影響心智和情緒

然而，它對身體方面的影響絕對為真。花精是良性的，由於它們的運作既精微又溫和，許多相關應用與複合用法為別類藥物所不及。

但是請多加慎思一會。既然巴赫醫生在他的著作與學說中一遍又一遍告訴我們，是心智和情緒——即我們精神心靈感受性的層面——主宰著軀體，身體的疾病層次低於精神的疾病層次（赫尼曼醫生肯定會同意這一點），那麼就應當依循這個道理：觸及心智和情緒的花精比起只觸及身體的藥劑更具影響力。如果我們遵循這個道理，那我們使用巴赫花精時一定要比使用阿斯匹靈及其他藥局櫃子裡的藥劑更小心謹慎。如果我們

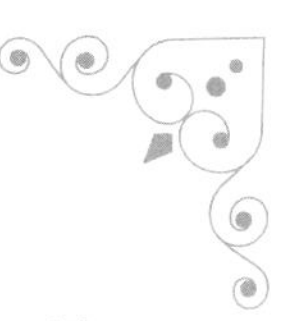

一開始就不對這些花精及它們的功用抱持敬重的心態，而把它們像糖果般一時興起交予他人，那麼我們很可能會造成很大的傷害。

我們每個人都有一些使自己受害的行為及思想模式而危害到健康。事實上，巴赫醫生指出，在我們人生中難免總有一些與他的38種花精型相對應的情緒模式。換句話說，我們內心都有各種程度不等的負面思想與破壞性行為模式。我們之間無一人在情緒上或精神上是純然無瑕的，正如事實所見，沒有人的身心靈健康是處於完美的境界。

我們的有些模式呈現出自己很熟悉的個性面；反之，有些模式可能隱藏得很深，而可能反映出我們自己還無法承受面對的部分。

(3)讓個案主導與界定自己的療癒歷程

把巴赫花精交給任何當事人之前，先瞭解當事人處在哪個生命階段是很重要的。身為花精師，立即看出眼前當事人的問題所在，對你來說可能非常輕而易舉，因為你透過雙眼就能看到這些負面行為模式在面前上演。

然而，你有能力看穿當事人的問題，跟當事人有能力由負面轉向正面狀態（即由內在產生療癒），這兩者之間存在著極大的差別。請記住，花精師無權強加任何結構或期限之類的設定到患者的療癒歷程上；否則，如此的一套規定可能會妨礙患者的療癒歷程，連帶使你努力的目標也毀於一旦。

所以，比什麼都更重要的是，花精師一定要尊重當事人以及他自己的決策能力。是當事人自己，必須決定哪些模式他已經準備好要來檢視、改變或摒棄，而非由花精師主導。同樣的道理，最終也只有當事人自己才能判斷這個處方是否奏效。

若是花精師放任自己干預當事人的療癒歷程，替當事人決定何時應該「療癒」他的憤怒或恐懼，這名花精師無疑是在給自己找麻煩。

舉例來說　在我的經驗中，沒有比打破自己的舊習慣更難的事了，即便我們明知那些習慣有害。沒有比正視自己的全貌並承認自己所做、所思、所言是錯誤的更難。還是需要時機才會看到改變的意願來到——有時是跌到谷底，有時是神的恩賜讓我們從內心得到啟發。

我們怎麼可能用巴赫花精造成傷害呢？

很簡單，就是或多或少以強迫的態度把花精給予當事人，要他面對還沒準備好去看見或甚至承認的問題。

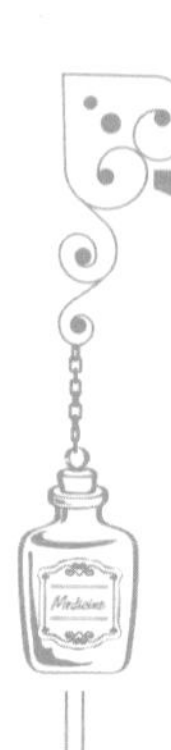

個案諮詢與自我治療

個案諮詢—花精師對個案

問 對方:「我可以幫你什麼嗎?」

解 當你協助他人選擇花精的時候,唯一真正要做的事情是傾聽。患者自會說出你需要聽取的資訊。而他們沒說出口的,可能會表現出來使你看見。

自我治療—你自己

問 自己:「為何要用花精?」

自己:「是什麼事讓我覺得需要改變?」

自己:「為何至今尚未改變?」

解 自我治療必備的技巧那就是誠實。

因此,凡是巴赫花精的個案諮詢(或,就這一點而言,順勢療法也是)皆應以同樣的方式作為開始。簡單詢問對方:「我可以幫你什麼嗎?」然後認真傾聽對方的回答。當事人開口道來時,不論他說的是怕狗或感覺害羞,便是你應開始著手的點。

我的信念是,當你協助他人選擇花精的時候,唯一真正要做的事情是傾聽。就只是傾聽,患者自會說出你需要聽取的資訊。而他們沒說出口的,可能會表現出來使你看見。你唯一的工作就是真真切切觀察他們說了什麼,用什麼方式說,以及協助當事人做花精療程。

另外,在自我治療的這件事情上,必備的技巧那就是誠實。儘管我們沒有人對自己完全誠實,儘管我們沒有一本日記寫出事實的全部,我們總有能力對自己坦承些許事實。這麼一來,我們便給自己一個開始的起點。

如果你坐下來思考該採用哪種花精,卻又不知自己哪裡不對勁,首先問自己為何要用花精。問自己,是什麼事讓你覺得需要改變?問自己為何至今尚未改變?

⚠ 叮嚀

請記得,假設療癒是一趟歷程,那麼當你使用第一支單方或複方花精之際,這個歷程便開始了。至於面對其他當事人,你只須辨識當事人欲改變的那一點即可。如果是你本人使用花精,你只須承認自己想改善的那一小點不足之處。有了這個嚴謹的同意,你便有能力透過把有益平衡的花精跟他人分享(或自用)來開始療癒歷程,幫助當事人有能力平衡或改變。

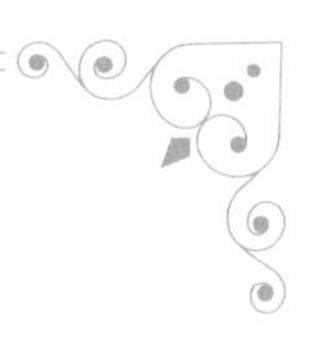

★結論

這樣的個案諮詢制度可能不會讓你藉著主張當事人需要哪種花精或應該服用哪一種，而產生戲劇化的結果，除非他對自己誠實無欺，是他想要用。這樣的方式不會在當事人尚未準備好的狀況下，強迫他不得不與自己的弱點面對面；相反地，這使得個案得以緩緩揭露展開，並且支持以他現有的能力自己在生活中做出改變和調整。

而且，這種處理制度讓當事人擁有正面積極的巴赫花精使用經驗，反觀要當事人採用花精師指定花精的發配方法，可能引起患者的排斥，使他以後完全不想再接受任何東西。

⚠ 叮囑

一如我重複叮嚀，若你真的願意放下自我主張，讓當事人自己來界定他欲處理的是什麼，他真的會很快進入狀況，而當他準備好，更深入療癒歷程時自會告訴你。

無論當事人是別人或是你自己，在個案諮詢時，你應當先釐清這個療程是什麼，並須取得患者的同意才能繼續；再來你須確認當事人想要的改變方式為何，並尊重他的決定，無論你認不認同；接著你務必傾聽當事人，觀照他的思想及言語，他的舉止作風、行為態度；通常是會談結束患者離開以後，留在筆記本上的線索讓你思考哪一種或哪幾種花精和當事人的情況似乎最相符。一如順勢藥物，巴赫花精的揀選亦根據同類法則——即依當事人的思想行為型態與花精效用特質兩者的相似性為基準。由於各個花精含有某種一貫的思想行為特性，從急性乃至長期體質般的人格屬性，以及從積極正面到良性無害，乃至負面的、極度破壞性，你只需分辨：第一，患者最主要的情緒；第二，哪種花精含有哪種情緒質地、其情緒變化怎麼樣——為患者生命狀態作出最佳的界定。

接下來，你已經準備好了。

花精師諮詢步驟

釐清 → 確認 → 傾聽 → 思考 → 揀選

釐清	確認	傾聽	思考	揀選
先釐清這個療程是什麼，並須取得患者的同意才能繼續。	再來你須確認當事人想要的改變方式為何，並尊重他的決定。	無論你認不認同；接著你務必傾聽當事人，觀照他的思想及言語，他的舉止作風、行為態度。	在會談結束患者離開後，留在筆記本上的線索讓你思考哪一種或哪幾種花精和當事人的情況似乎最相符。	巴赫花精的揀選亦根據同類法則——即依當事人的思想行為型態與花精效用特質兩者的相似性為基準。

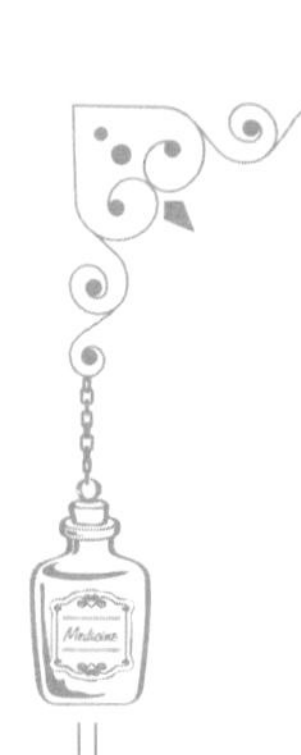

12
調配花精

當我們開始使用巴赫花精時須謹記在心，巴赫醫生認為每個人都需要這38支花精，有一些可能在個人的生活中常被使用，其他的也許會在某個特別的時刻需要，但我們總會需要所有的花精。如此一來，我們在花精的運用上才不至於出錯。

請記住，巴赫醫生指出他的花精是無害的。花精不會造成傷害，花精可以和其他形式的治療並用，從對抗式療法藥物到針灸，甚至是脊椎按摩（註1）。

與花精無法並用的情況

事實上，我發現唯一無法與花精同時並用的是赫尼曼的順勢療法。這是因為兩種治療的方式太過相似，也關乎藥力的問題。由於順勢療法的配方從廣泛的藥力製造出來，巴赫花精則被認為是「零」藥力或為母酊劑，於是順勢療法製劑的藥力將會壓過較弱的巴赫花精，而巴赫花精則會擾亂順勢療法的藥力。即使兩種方式各有療效，但兩者並用卻產生混亂。簡單來說，最好的狀況是兩方效果相互抵銷，最糟的狀況則是創造不必要的治療危機。

與花精並用的特例

值得注意的是，在某些情況下，假如順勢療法的劑量夠高而不會產生干擾，那麼與巴赫花精並用仍有效果。所以當事人若進行慢性病症的順勢療法，並接受1M（順勢療法千分之一）或更高的劑量，可以等待幾天讓藥力發揮後，再使用巴赫花精或混合療法。這樣非但不會產生干擾，反而能讓彼此發揮更好的成效。有鑑於藥力的考量以及治療的複雜度，這樣的混用必須在有經驗的專業人士監督下進行。

我想有些人必定不認同我的看法，指出兩種療法並用不論是否為藥力因素，並無不妥；也一定有其他人不同意，並堅持遵守單一法則，只給予順勢療法的配方。我們須各自探索這些情況，並做出最好的自我判斷。但我真的認為依照花精治療慢性症狀的方法，並無違反單一法則，甚至不超過我們採用某種療法進行脊椎治療那樣的程度。巴赫花精的複方與赫尼曼不同，用法也不同，我們必須遵循巴赫醫生的規則使用花精，如同遵循赫尼曼的方式。但同時使用兩者，貶低了巴赫花精成為附屬品，因事實上強化順勢療法的藥力比巴赫花精要更具侵略性。

▲ **Tips**：除非是長期累積所致人格模式的追蹤治療，否則我並不提倡將巴赫花精與赫尼曼的順勢治療混合並用。而在突發的緊急狀況下，我建議在兩者之中擇一，並遵循療法的原則。

1. 注意，這樣的方式必須開誠布公。倘若你計畫讓正在服對症藥的病人使用花精，必須告知開藥的醫生。我相信所有參與治療過程的成員，都應該掌握完整的用藥資訊。若不同的醫生在不知情的狀況下，同時進行各自的治療，那麼狀況可能會變得很糟。

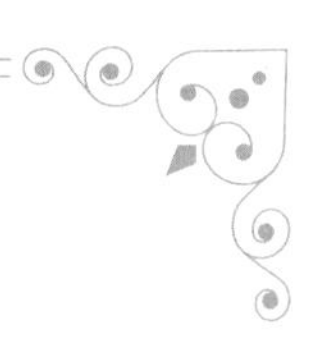

使用巴赫花精

巴赫花精比使用赫尼曼的療法容易多，只有 38 支花精而不是今日高達數千種的療方。

▲提醒說明，個案諮詢可能很簡單或極為複雜，因為巴赫醫生並未留下固定的模式，不像順勢療法有幾種固定的形式可遵循。另外，個案諮詢有很大一部分是直覺性的，並且建立於當事人主動參與的基礎上。

保持中立

你選擇並給予當事人花精的首要步驟，必須先試著讓「自己」保持中立。這聽起來容易，事實上卻不容易做，尤其當事人是你關愛的人，他正處於害怕或痛苦中。特別在這樣的情況下，你必須先緩和自己的呼吸，若有必要，暫時離開當事人。個案諮詢之前先控制自己，並以客觀的角度看待個案及其困境。假如還未開始個案諮詢，你甚至可能需要服用急救花精或其他花精複方，讓自己有清晰的態度。

問 對方：「有什麼困擾著你？」

⚠ 叮囑

如同赫尼曼個案諮詢的方式，傾聽他人比嘗試引導他人談話更為重要。請避免以誘導性的問題將當事人帶向你心中已經認定的花精，而是讓當事人帶領你前往他所需要的花精。

急救花精

不需要害怕第一支花精就選擇急救花精，特別是面臨緊急情況。依我個人的經驗，急救花精甚至常常在個案諮詢時就必須用到，甚至是處理當事人慢性的症狀。諮詢過程可能造成當事人極大的壓力，而需要急救花精的協助，使當事人放鬆，而能真正找出原因。若個案難度高或情緒脆弱，當你還在思考使用其他花精配方時，可以繼續給予急救花精。

⚠ 叮囑

注意，不要太早給予急救花精，個案諮詢結束之後再給予。因為當事人過於放鬆時，可能會遺漏重要的訊息。所以諮詢的過程先提供當事人衛生紙，等結束之後再給急救花精。

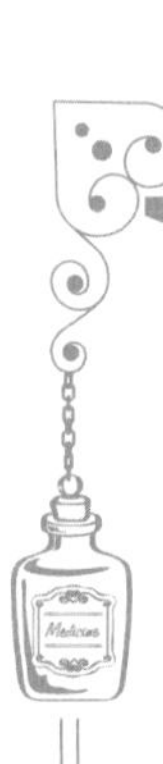

花點時間思考

當個案諮詢告一段落，花點時間省思。同樣，在突發狀況下，你也許需要短暫離開當事人。倘若情況允許，或許你想花更長的時間考慮花精與評估當事人。

問 自己：「什麼情緒導致當事人的行為？」

問 自己：「評估當事人，最先想到的花精是什麼？」

問 自己：「什麼情況使得當事人目前的生活影響了他的情緒？是面臨危機嗎？假如是，那這個危機是什麼？」(註2)

接著，思考當事人目前的情況：

問 自己：「他意識清楚嗎？」

問 自己：「他知道自己身上發生了什麼嗎？」

問 自己：「他現在如何對所處環境做出反應？」

問 自己：「他是否感到憤怒？」

先試著瞭解哪一種情緒支配著當事人，然後再確認是否還有其他的情緒摻雜其中。若有列出來。這樣的模式適用於突發性的情況，如此可以在真正的緊急狀況下幫助你親眼看見當事人受到的壓力，也藉由第一手的細節掌握，靠著感知去決定使用什麼花精。

2.這個問題很重要。假如是危機所致，那麼在挑選花精之前，最重要的是先確認是身體或是情緒的危機。若是屬於身體，是否為疾病？如果是，屬於突發或是慢性累積，是突來的狀況或是慢性病徵？或者是身體的創傷，例如車禍或是其他的傷害？這所有的資訊都能夠引導你選擇正確的花精。倘若這個危機屬於情緒，同樣你也需要確認根源是什麼。比方說，這個情緒危機是由戀人背叛引起，那麼所需要的花精與突如其來的生意失敗完全不同；情緒危機是因為擔心受傷的家人，跟自己受傷所使用的花精也不一樣。當你能夠回答這些問題時，你將能夠簡化選擇花精的程序。

最後一個重點：巴赫花精治療與順勢療法相同，選擇處方的重點不僅僅是找出產生危機的根源，瞭解這個危機對於當事人的影響為何也同等重要。例如失去愛人的痛苦，有些人也許感到被遺棄與寂寞，而有些人則是感到憤怒與想報復。如同我在順勢療法的課堂所強調，找到個案對於被公車撞的反應，比確認撞人的公車是哪一輛更加關鍵。所以，找到根源幫助我們歸納引發危機的屬性固然必要，但治療上更為重要的絕對是掌握個案當下的情緒狀態。即使無法掌握危機產生的每一個細節，但若能夠找到這些蛛絲馬跡，你絕對可以順利進行治療。

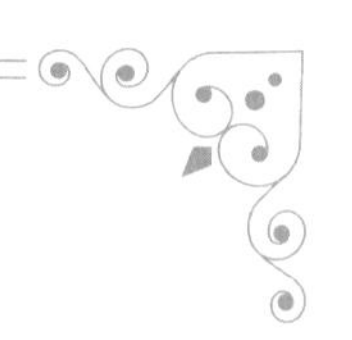

第一個處方

當你態度中立並確定你的思慮清楚客觀，把自己當作個案的見證者，以及治療過程的夥伴，並依照個案的需要及處境完成個案諮詢，那麼你已經準備好要給予第一個處方。

如同前述，通常在身體或情緒上的緊急情況下，第一個給予的就是急救花精。

但當你面對長期性的情緒模式，或個案認為是該改正的「壞習慣」時，急救花精就稱不上恰當的第一個處方。事實上，若情況真的不算緊急而直接使用急救花精，是草率的做法。或許急救花精能夠多少幫助當事人離開偏移回到中間的狀態，或是比複方的某一種花精更多了一些效果，然而此做法卻蓋過你原本對巴赫花精的知識。

事實上，你可能無法立刻確定當事人需要的核心花精是人格特質花精或長期調整體質花精。當治療進行到接下來的階段，可能核心花精就會出現；或是當你最後終於找到它，這都無法預測或控制。

唯一能被控制的只有你對於巴赫花精的知識。在給予花精之前好好研究它們。我總是告訴學生，假如你等到危機來臨或某人向你尋求花精的幫助，才開始查詢書籍，那麼你的動作真的太慢，對個案也起不了什麼幫助。使用巴赫花精或是順勢療法都應該真正達到使用它們的水平。假如你只研讀急救花精，那麼你能給予的安全花精就只有它了。所以，給予第一支花精之前，一定要確定你真的懂這支花精。

第一支花精是如此的重要。你一定要問自己想達到的目標是什麼。當然，在突發狀況下，這是個容易回答的問題。你要盡可能安撫當事人，幫助他復原。在極為嚴重的情況，你可能需要在醫務人員抵達現場之前，維持當事人的生命跡象。在較不緊急的情況，你可能只要協助作惡夢的孩童能夠再度安睡，或安撫晚上牙痛或是耳朵痛的孩子，好等待天亮時看醫生。

對人格模式長期以來已根深蒂固的案例，這個問題變得比較複雜。

你必須自問，你想要影響當事人目前的狀態到什麼程度。你問自己感覺當事人對於當下的狀態、自我恢復及自我確認可以承受的程度為何。

倘若答案引導你回到急救花精。若真是如此，而你仔細思考之後，這似乎是最好的方式，那麼就給予急救花精；接著就是等待並評估該如何進行下一步。當你等待並觀察，那麼當事人的反應自然會告訴你接下來該怎麼做。

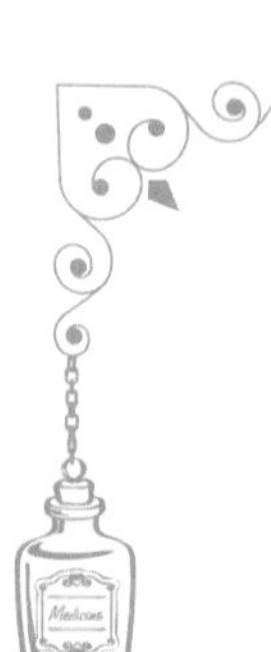

單方花精

在決定第一個處方時，較常發生的情況是，藉由詢問這些問題，通常你會想到單一花精。在你仔細考慮個案的狀況後，發現支配當事人的猜疑可能是某種限制其生活的恐懼，例如害怕過橋或搭乘電梯，如果是，就先給予溝酸漿；接著就是等待及觀察，見證轉變的發生。有時幾乎是立即性，有時要等幾天甚至是數週。

⚠ **叮囑**

再次強調，讓當事人以自己的方式、自己的時間，自然對花精作出回應。

我相信，對於慢性類型的個案，最好的方式還是由單方花精開始。（急症突發狀況需要處理就處理，假如當下需要多種花精，那麼就用這些處方；但別忘了同時治療當事人周圍的人，因這些人的恐懼及壓力可能會直接影響個案。）也許是順勢療法給予我的訓練阻礙了我，但個人的經驗一次次驗證只有使用單一花精才能夠真正看到它的效果。確實，將巴赫花精當作治療系統用於當事人身上，單一花精的效果才能夠發揮（註3）。

故我建議，盡可能先以單方花精開始。也同時附和這個說法，我將急救花精當作是單方花精，因該配方的效力在過去數十年間已獲得認同。其他的花精，根據需要再加入療程。但我深信以最單純的方式開始，而最常獲得迅速簡單的成效，往往是單一花精。

3. 我知道本書裡談到了複方（同時使用一種以上的花精）的概念，也同時在另一本著作《療癒之謎》（*The Healing Enigma*）當中提到。但容我說明，假如在個案身上同時使用太多種花精，特別開始處理慢性的狀態，將會很難判斷哪個花精產生了什麼功能，或哪一種情緒是受了哪支花精的影響，或這是當事人原本的情緒，故一開始放慢速度是最好的方式。畢竟，巴赫醫生雖說我們都需要這38支花精，但他並不是要我們同時使用所有的花精。

4. 讓我在這裡附註一點：當你開始對花精治療產生懷疑時，加上沒有一支明顯的花精可用的情況下，試試野燕麥。記住，野燕麥與冬青是巴赫花精中兩支「基礎」花精。但冬青可能產生分裂與惡化，而野燕麥較有包容性，可以協助釐清令人感到困惑的個案。因為野燕麥是用來幫助這些找不到人生道路，或是無法與周遭環境維持平衡的人，所以它對於大眾而言總是非常有助益。若對於開始療程的首支花精存有懷疑，而情況又不算緊急，使用野燕麥會比急救花精還有效果。

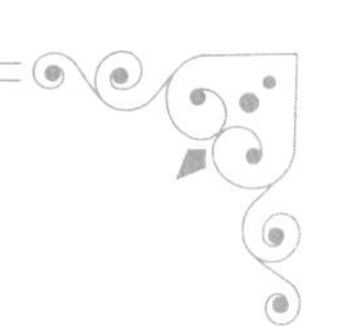

複方花精

巴赫醫生從對抗療法的背景出身，所以他很孰悉許多治療方式並非以單一方式進行。確實，現今採用的對抗式醫藥，利潤都是讓病患盡量長期服用各種藥品而來。

當然巴赫醫生對於這樣的做法很不認同，但他的訓練背景確實允許多種藥品混用。而事實上，他也曾深入研究順勢療法，證明他理解赫尼曼反對複方用藥的看法。

巴赫醫生發展自己的治療系統，如同他一直以來也希望達到的自由度。巴赫醫生這一回贊同對抗式醫學的觀點，他不僅認同在使用巴赫花精的時候可用上一種以上的花精，同時他自己也按著這模式實踐。

也許我有偏見，或許因我接受順勢療法訓練的關係，我並不認為巴赫醫生在同一時間使用超過一種以上的配方，不像當今許多認證花精師過度使用複雜的配方。巴赫花精的發展過程與順勢療法相近，所以我認為花精若能以順勢療法的概念進行，將能夠發揮到最大藥力。我的意思是，必須嚴謹使用，若需要和其他療法並用必須審慎考量，或是給予複方花精也必須謹慎。

舉例來說　以自己的例子，我發現同時使用兩種花精的力量相當強大。我必須承認，自己的經驗發現，有些花精，如白栗花及鳳仙花兩者合併的效果極佳複方產生協力作用讓當事人可以有很大的轉變，比單一的效果更好。當你運用巴赫花精時，我相信你也會發現複方的運用如同合音般的美妙，更勝過獨唱。我鼓勵你學習這些組合配方，讓它們成為你的「秘方」，就跟我的做法一樣。當你發現結合菊苣及甜栗花有一種特殊的力量，能幫助剛失去摯愛的悲傷時，你就會知道要重複這個處方。

所以儘管我可能以單方花精作為開始（註4），常常會很快再加入另一個處方。許多案例顯示，如此的花精二重奏可以長期使用;例如，過度鞭策及用腦過度的當事人，使用這個處方會發現，單就白栗花和鳳仙花這兩支花精就足夠長期使用；或者他需要再加入另一支花精，只有時間才能告訴我們真相。

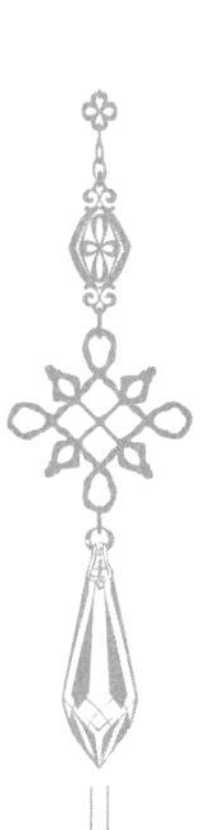

若情況允許，我強烈建議不論是哪種花精，每次都只先加入單方；之後仔細觀察一段時間，再增加新處方，記錄當事人行為上的轉變。倘若有花精沒有產生藥力，或甚至帶出新的東西讓當事人無法應付、給予過多壓力，移除那支花精並回到先前的處方，讓當事人有機會自己恢復到平衡狀態。當發現需要增加其他花精時，再視狀況加入。這是我運用巴赫花精的方式。

⚠ 叮嚀

當我認為對某個當事人或某種情況有益，有時我會同時使用兩支花精。在我的想法中，有些雙花精組合可以視為單方花精，因為我清楚知道它們混合在一起時的藥力。我可能在某些特殊狀況下以雙花精的方式加入處方，並等待及觀察之後的轉變。

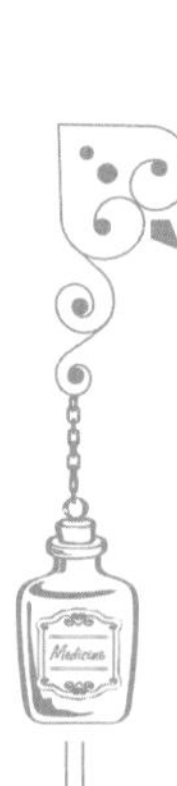

Q1：你應該等多久才能改變花精的處方，增加或是減少呢？

那真的取決於當下的情況，依當事人也依配方的不同而定。當然，緊急的狀況要的快速反應，與慢性症狀的情形不同；有些花精的效果又比較快速展現。列於本書的花精可以給你一些線索，關於每種花精的功用以及產生效應的速度。由於我是透過順勢療法才接觸巴赫花精，所以使用花精的態度是相對保守，意思是我不會很快改變花精的處方或混用。對於時常在幾天內就改變花精處方的方式，我的看法是這樣做會使得個案更加混亂，以至於無法看出花精的效果。像這樣的情況，當事人必須完全停止使用花精，讓身體徹底乾淨，使得自然的想法與行為再次出現。

Q2：巴赫花精到底一次可以使用多少種？

藥草療法　這些經由傳統藥草接觸巴赫花精的人，對於這類問題採自由的態度，他們認為只要有需要就隨時加入配方。

對抗式療法　這些對抗式療法背景的人，則傾向限制數量，並認為不論情況為何，都必須在這個限制內；有些人認為巴赫花精最好一次不要使用超過5種；有的人則認為因為分成7種情緒，所以可以最多使用7種花精。

順勢療法　因順勢療法的背景，我希望我可以提供一個簡單且精確的數字，但是我沒辦法。畢竟我本身的訓練是教我一次使用一種。所以光承認我有時候會使用混合花精，就令我感到如履薄冰。

不超過5種花精

我只能簡單說：除了需要的花精之外，絕對不要多給。畢竟這是位當事人，不是一隻實驗的白老鼠。你絕對沒有權利拿個案做實驗，純粹只為了看結果是什麼。

假如單靠一支花精就能夠幫助當事人的情緒回復平衡，那麼就只要給單支花精即可。假如需要使用雙花精，那麼也就給兩支花精就夠了。千萬別落入當今文化倡導的錯誤邏輯——假如二的結果是好的，那麼三的效果會更好。當談到醫藥，不論是哪一種，通常多絕對不會比較好，事實上可能會是更糟。

我不認為在任何情況下會給予超過5種花精。讓我解釋為什麼。我覺得每一種花精都是一個獨立的電台，直接向當事人的心智廣播。當事人可以清楚聽見並接收一則廣播，也可以被聽見及理解二則廣播，尤其當這兩則廣播的內容是互相加強彼此內容的。每一次你增加一種花精，就是加入一個廣播電台；若加入太多種的花精，便是將所有的訊息混雜成為噪音，當事人再也無法理解傳播的訊息內容，你製造的不是清晰而是混淆。

每位當事人能夠承受的花精種類數量因人而異。若每次只增加一種花精，能讓你知

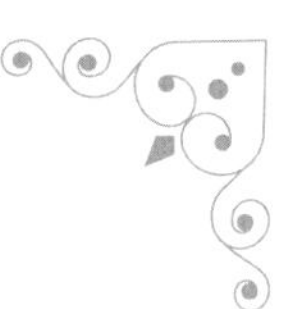

道當事人的極限在哪裡。倘若一次加入一群花精，那麼你將無法得知是用了太多種，還是過於頻繁使用。再次強調，這麼做只是更混亂而已。

我們的文化似乎教我們盡快看到成效。一個累積了二十年之久的慢性徵狀，想在兩週內看到轉變，否則我們便會覺得嘗試失敗，使我們不斷增加配方。然而當我們過度在配方上努力，只是讓當事人失望而已。

記住，我們並不需要將當事人展現行為模式特徵的所有花精一次用上。倘若個案諮詢後，你強烈認為該使用7種花精，那麼再精簡清單，選出最有動機的核心花精，就從這支花精開始療程。將7種花精的清單保存好，在需要的時候再加入一種或兩種，千萬不要一次給太多種類。每隔一段時間便輪替不同的花精，因為先前的配方可能已經完成了它們的工作。原始的清單不要丟，因為可能之後的階段還需要這些花精。

留意你的當事人。讓當事人自己告訴你或顯示他該如何治療，並讓你知道該更換花精配方的時刻。若你以這樣的方式混合使用花精，你會收到非常好的效果。

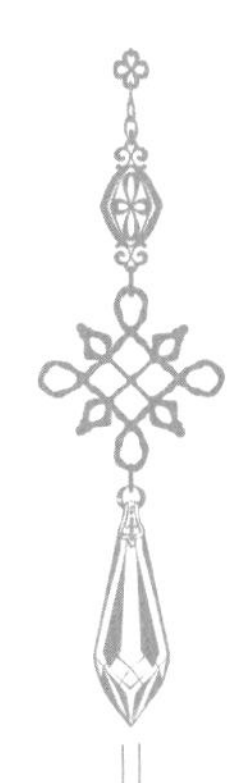

左腦型與右腦型的治療法

治療情感模式根深蒂固的當事人，由於傷害以及對應的情緒反應層層堆疊，這樣慢性累積的徵狀，治療方式通常分為兩種。我認為一種是「左腦型」或系統法；以及另一種「右腦型」或直覺法。瞭解這兩種方式，我認為能有所幫助。(我比較強調左腦型的方法。)

左腦型，系統法的治療方式

系統法起初看起來偏重於巴赫醫生的七種負面情緒模式，而非單一獨立的類型。當開始分析個案，花精師首先考量的是當事人一般呈現的狀態，什麼原因導致特別的行為模式。也許，他感到孤單？也許，他有恐懼感？他有控制慾嗎？諸如此類。這種方式比表面上看起要困難許多，因為有些情緒不易察覺，而有些較激進的情緒則較清楚呈現。千萬別犯了具侵略性行為就是支配性肇因的如此錯誤。有時較為沉默的不安全感或恐懼，才是真正衍生的行為結果。

尋找當事人的情緒、想法及行為，展示出七種情緒中的哪幾種。若可能，將七種情緒分別列在這三種類別下:情緒、想法、行為。某一種情緒若在三個類別上都呈現出來，那麼它就比只在其中一種類別要更常見。

舉例來說　當事人看起來充滿恐懼感，卻並沒有展現恐懼的行為，其實這是指引所需花精的提示。

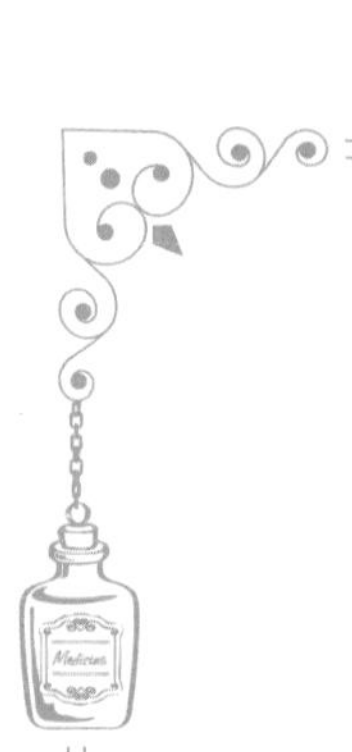

情緒　想法　行為

當你從當事人的模式上辨認出情緒的種類，並且整理出每一種情緒展現的方式之後，接下來便是更精進你的搜尋。即使你時常回顧瀏覽花精內容，你仍然需要將參考書籍拿出來，並依照列出的各種情緒，一個一個研讀關於該情緒的內容，確認哪種或哪些花精能夠定義當事人經歷的情緒特徵；之後，透過當事人的行為確定他是如何體現這些情緒。

這麼做可以讓你依照支配的強度列出一張清單，以及關於當事人當下每一種情緒的花精。若你有一些過去的情緒紀錄，包括被解決或被壓下的，以及使用過的花精清單，也一起列出來。

這將給予你一張該當事人目前可能需要的所有花精。在治療的過程中，根據問題的浮現或解決的問題，來增加或刪除清單內容。

這就是以系統法來思考巴赫花精，治療過程中將陸續發現令人驚喜的表現。

右腦型，直覺法的治療方式

以右腦思考的方式運用巴赫花精，較不具系統性，但假如可以跟當事人保持情緒連結的強度，效果不會比較差。

這種治療方式的要件是當事人與花精師必須保持相當強的信賴度以及關係，使當事人可以暢所欲言。（若當事人參與自我治療，那必須對自己相當程度的誠實，這就是為何我建議選擇花精的自我療程上，需要採用系統法。）

以直覺法進行巴赫花精治療的過程：花精師甚至不需要進行個案分析，沒有正式的問與答模式；取而代之是雙方天南地北閒聊，尤其是當事人特別感興趣的話題，特別像是宗教或政治議題。花精師必須觀察當事人如何面對生活，以及生活中某些當事人額外受到影響的觀點。當巴赫花精治療用於情緒狀態，直覺法的花精師應該理解當事人的心智狀況，他的情緒模式及反應，如此才能選出最有幫助的花精處方。

直覺法花精師並不會分析情緒的種類及歸類行為模式，他仍然需要研讀參考書籍，提醒記憶中每一種花精的細節，就如同順勢治療師不斷回頭參考《順勢醫學藥典》一樣，尋找那個類症狀引發劑。直覺法花精師同時也做清楚的筆記，記錄他對於當事人及這名個案最初的感覺，並隨著療程的進行，持續記錄任何的轉變。

每位花精師多少都會傾向其中一種類型，在治療上較屬於系統性或直覺性。當然，最出色的花精師在工作時一定會左右腦並用。他們會同時具備系統性以及直覺性，對於當事人的需要敞開胸懷接納。

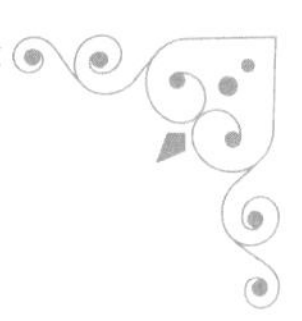

劑量與巴赫花精——頻率、數量及持續時間

前面已經談過如何開始療程，以及如何調合不同的花精，其他該探討的問題就剩下服用花精的頻率以及如何結束療程。

單一藥力的療方

關於判斷該使用幾種花精的正確方法，我通常習慣性退一步回到順勢療法的訓練。根據治療三法則，所有的治療配方一次只能給一種。使用巴赫花精時，我盡可能忠於這樣的原則，同時也遵循前面已經談論巴赫醫生的治療方式。

根據「治療三法則」，配方應給予有藥力的最低劑量。巴赫醫生已經為我們解決了這個問題。順勢療法必須針對特定的當事人與藥力最低劑量兩者之間搏鬥，但巴赫醫生讓他的療方只有一種藥力——零藥力的母酊劑，將藥溶於水且不會像順勢療法般超越藥力的標準（註5）。

因此，巴赫花精完全依照巴赫醫生想要的方式，成為單一藥力的療方；也正因這些花精的存在，成為順勢與對抗式療法藥物的平衡，令它們更顯得獨特，成為微妙的餽贈。

5.我發現市面上有一家公司將巴赫花精予以藥力化，使之可為順勢療法所用。很明顯的，這些令人感到厭惡的人認為巴赫醫生缺乏將藥物藥力化的知識與技術，即使他在早期曾經製作出七種具備藥力的腸菌病理製劑。當你使用這些療方時，記住，巴赫醫生完全掌握他做的如此簡單、低藥力的配方，為順勢與對抗式療法之間的平衡。這些配方被破壞成為另一種順勢療方，並失去平衡模式，則非巴赫醫生所樂見。

劑量與種類

最後一項治療法則卻是個問題。順勢療法總是依照需求，以有效果的最低劑量給藥，也盡可能用最少種類的配方。若某一種劑量發揮效果，則不會給予另一種藥。

現今，這對於美國人來說實行上有困難點。我們總認為多就是好，既使是美國順勢療法師，都傾向可以帶著上路的想法，而多給配方，卻也因此搞砸許多的個案。

根據「古典」順勢療法，許多個案的失敗肇因於過多的劑量。真正療癒的力量從不會在第一次給藥就看到，而是靜靜療癒且不會產生併發症，接續下來的劑量才會開始看到效果。為證實療方的效果而加重劑量，產生人為製造出的新病徵，使當事人產生不必要的不適。

巴赫花精的治療也是相同的道理。太多的花精師給予太多不同種類的花精，為個案製造更多的混亂，許多人給太多劑量或太長時間。就如同巴赫醫生從沒有想讓當事人的下半輩子每天持續使用花精。花精應該是需要時才使用，不需要時則應該停用。對抗式醫學的詭計則是讓每位當事人盡可能長時間使用多種藥品。對抗式醫學是聰明的生意人，計算出賺取最高利潤的方式是讓當事人的疾病得以維持並管理，而非治癒。順勢療法與花精師則沒那麼聰明：他們理應幫助他們的當事人獲得基礎性的健康，直到他們不再需要治療。

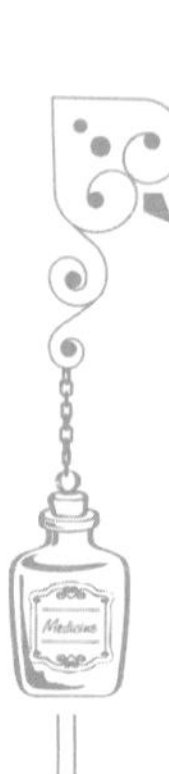

頻率與數量

因此，巴赫花精只在需要的時候才使用，任何人使用它都應該以順勢療法的方式看待。越少的花精種類，可以獲得最佳的效果。我不認同一天服用三次或四次花精的方式，除非當事人太年幼或年邁則另當別論；或你治療的對象是條狗，無法親口說明症狀。

絕大多數的個案，特別是長期性的案例，當事人必須學習什麼時候需要服用花精。充滿壓力的一天，他可能需要服用四次。而平靜的日子，也許他根本不需要花精。假如他不需要花精，那麼他就不應該服用。

長期性的個案需要更長遠的思考。使用花精盡可能乾淨簡單，避免製造混亂與破壞。假若仔細挑選花精，使用得當，這些花精能夠幫助當事人釐清他們的問題，解決並釋放他們。當事人不應該變成花精的奴隸，甚至感到不安而緊緊依賴它們。

當事人服用花精應該在有限制的基礎上，他在過程中學習並瞭解花精的作用。他可以從一天一次開始，逐漸學習什麼是引發不適的肇因，以及哪些情況會讓他想服用花精。

若使用複方花精，可以早上服用一種，晚上睡前服用另外一種或一起使用。這對於做惡夢或失眠的當事人尤其有用，或是其他狀況使得晚間特別難熬的人。

事實上，假如要準確運用花精，你必須為每一位新的當事人找到新的方式。每一位當事人都代表著一種新的花精使用方式。每位當事人諮詢的方式不見得都相同，根據個人做出最適當的調整。每一位也需要特別的花精配方，而且服用花精的次數也都根據個人的需求時間表。

持續時間

至於其他關於巴赫花精的療程需要多久時間，什麼時候該結束，答案則十分簡單：這不是由花精師決定。巴赫花精是個療癒的引擎，而非治癒的模式，只有當事人自己能夠決定治療是否有幫助或已經完成。存在當事人生活當中的關愛者，同事們可以告訴你，他們是否看見當事人正面的轉變，而你也可以自己觀察，但只有當事人本身才能夠回答自己的療癒狀況。所以，花精師應該向當事人尋求答案。

有些書可能會告訴你，大約四週之後可以看到改變；或是你應該，根據經驗法則，針對某些持續存在的問題，連續使用一支花精長達一個月。我認為這些標準實在可笑，根本是假裝知道無法知道的事。有些當事人對於花精的反應十分快速，年齡通常是一個指標：很年幼的當事人改變快速，而老年當事人可能頑固依照讓他們感到習慣的模式，但案例並非都是如此。同樣地，動物對於花精的反應極為快速，而且能夠以很快的速度有大轉變；但有些貓或狗卻非常頑固，一開始看起來簡單的情況，卻可能需要長期的治療。

所以答案仍然維持前面所說：當事人會親口告訴你，什麼時候可以停止療程；或當事人無法說話或是自身沒有察覺，你都能夠從行為舉止上看到答案——他生活上的改變。

尋找這些重要問題的答案，其實你只要注意觀察當事人，給予花精配方，然後等待，觀察並持續關注。拋棄你的自我及期待，你將會獲得驚喜並感到喜悅的結果。

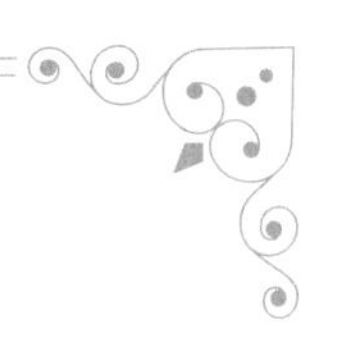

劑量：常見問題

初次使用花精常會有許多疑問，如何使用以及何時使用。劑量看起來似乎很複雜，可實際上只要你能掌握訣竅，那麼一點都不困難。記住重要的一點，巴赫醫生創造的是個規矩不多的系統，所以使用花精其實真的並非難事。

Q1：有人對於花精反應快，有人則較為緩慢，若給予花精後沒有反應，應該等多久？

這個問題並沒有簡單的答案。在突發狀況，可能只需等幾分鐘就可以嘗試另一種花精。屬於慢性症狀的案例，你可能需要等候幾天甚至長達數週之久，才能接著下一階段。每位當事人確實不同，每一種花精也是不同，所以無法幾句話籠統的回答這個問題。

基本的規則是，倘若你感覺需要服用花精，就服用它，即便你才剛服用不久。假如你感覺你不需要，就算跳過了一兩天，不需要強迫自己服用。巴赫醫生認為花精效果是累積的，所以當你使用另一種花精時，情緒的改善是從服用上一種花精之後開始進步；換句話說，前一種花精改善的效果具有永久性。因為我們藉由處理情緒以洞察我們的生活，所以花精並不像對抗式醫學的藥品。花精並不會逐漸失效。所以使用花精其實非常容易——想要而不僅僅是需要。

當你給予他人花精服用，方式有些許不同。突發狀況下，你必須隨時注意觀察花精對於歇斯底里或處在危急狀況的人是否有幫助，倘若他人還未消化創傷或無法處理受到的驚嚇，應當視情況一再重複給予花精。而順勢療法則是在突發狀況下給予較多的劑量，慢性的情況則減少劑量。給予劑量的頻率，對於突發狀況也較多於慢性。

假設你給予花精的對象屬於慢性累積的狀況，最重要須謹記，不可因為急著想改善現況，而強迫他服用超過想要頻率的花精。最常見的方式，慢性病徵的治療約一天兩次，早晚各一次；有些人一天一次，下班回到家後服用；有些人則在睡前使用複方花精。成效其實視當事人本身以及花精於何時使用而定。使得陽性能夠穩定和集中的花精，最好在下班後或就寢時間服用；而針對含糊或不集中情況的花精，最好起床時服；當然，若情況危急，即使是慢性病徵也可以隨時服用需要的花精。

學習調配巴赫花精的精髓，其實是學習關注自己或他人，取決於誰是受治療的一方。我這麼說其實在任何的狀況下都適用，急症或慢性，對於自身或是他人，這樣就足夠了。學習觀察花精調配所產生的徵候，或加減花精產生的結果；尋找情緒的壓迫，舊模式的回歸；發現新的模式，不論是正面或負面。我希望我還能給予更多明確的規則，但我向你保證，你對於花精的知識會隨著你使用花精而不斷累積增加。屆時你將知道何時該用下一劑花精。

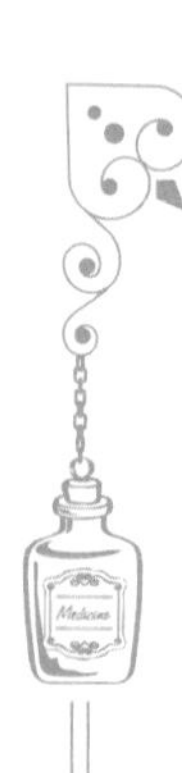

Q2：若療癒過程中花精使得當事人「加強」負面表徵（假設當事人感到更憤怒），那麼花精師該怎麼做？

不做任何事。治療的情緒有任何的影響都可被視為是好的。增加負面心情的「治癒危機」應該只會持續幾個小時或最多幾天。巴赫花精不會產生長期性的危機。若使用對的花精，當事人將會改善；假若是錯的或較不恰當的花精，則不會有任何的影響。所以即使是短暫的負面反應，也可視為是件好事。因為當選擇錯誤的花精，也不會發生任何事。所以，沒有任何的轉變反而被認為是最糟的結果，能有立即正面的改變則是最佳的結果，而短期的負面增強應該算是中等。

Q3：同時使用對抗式療法與巴赫花精時，是否應該分開使用，或沒有關係？

完全沒有關係。當事人服用對抗式療法的藥物時，亦可服用巴赫花精。花精可以加入食物、飲料或空腹時服用，都沒有關係。但重要的是，所有的醫生都應該知道患者服用的任何療方，包括巴赫花精。談到用藥，我從不相信應該有秘密。

調合、使用及存放巴赫花精？

所有的巴赫花精都是液態。花精摻入酒精存放，為的是保存花精即其效能。花精原液可購於各個健康食品店，並以滴管瓶包裝。

從健康食品店所購買的花精原液，可直接服用。倘若當事人服用單方花精，他可以直接將原液滴在舌頭上，這方式常用於急救花精；或也可以將花精加入開水，如下面討論的花精調合方式。將數滴原液加入清水，裝進新的滴管瓶，原本裝著原液的滴管瓶可用更久，並且省下花精的費用。

不同的花精可以調合在一起，以液態狀服下。當花精混合一起時，通常會裝在乾淨的褐色滴管瓶。

調理複方花精

加入花精	每一種原液都加入 2 至 3 滴到乾淨的 30ml 玻璃滴管瓶內。
注入飲用水	然後注入乾淨的清水至瓶身 2/3 或 3/4 左右的高度。（我習慣使用過濾水，因為我寧願使用流動的水而非瓶裝水，尤其是塑膠瓶裝水。）
注入白蘭地	然後加入酒至（滿瓶）玻璃滴管瓶，最常使用的是白蘭地。

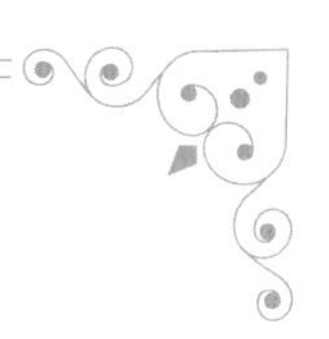

⚠ **叮嚀**

若當事人特別不想使用含酒精的花精，那就不要加酒精。唯一的不同是花精的藥力會隨時間消失。這情況下，複方花精必須每隔幾天重新調合一次，而不是長久有效，因為酒精的功用是防腐。若當事人對服用含量很低的酒精都頗為猶豫，那麼可局部塗抹代替口服。

花精與食物一起服用

巴赫花精也可與食物或飲料一起服用(註6)，這方式對於動物特別有用。只要直接將花精加入寵物的日常飲食即可收到最好的效果。

花精的局部塗抹方式

將原液滴幾滴在兩側手腕內側的脈搏處，並摩擦至皮膚吸收。

⚠ **叮嚀**

值得注意的重點是，只能由當事人自己塗抹並摩擦手腕，避免花精對花精師也起了作用。

花精的口服方式

事實上，搭配開水可能是服用花精最好的方式，如同服用順勢療法配方最好的媒介也是開水。許多當事人分享他們將花精滴入約1/4杯的開水中服用，能夠獲得最佳的效果；接著當事人安靜坐著緩緩喝下花精水。用這種方式，巴赫花精的效果甚至可說是即時的。

花精可局部塗抹和口服

所有的巴赫花精都能夠局部塗抹或口服使用。我個人的經驗建議口服，能夠產生較為明顯的藥力，但不論哪一種方式都能有反應。花精也可以同時口服與局部塗抹，或一種花精口服、另一種花精局部塗抹皮膚。

花精保存期限

花精不可放置會曝曬於日光下的位置，或任何可能過熱或過冷的地方，例如轎車上的手套箱，將會破壞花精的藥力。同樣地，花精也不可置於較強的電磁場位置，例如冰箱上方、電視機或微波爐。它們應該存放在黑暗、溫度適中的地方。

若使用的方式與存放的位置正確，巴赫花精原液的藥力可以維持很多很多年。

6.與順勢療法的傳統不同，巴赫醫生不認為當事人需要在飲食後約等1小時才可服用花精。事實上，巴赫認為花精與食物一同服用不會影響藥力。

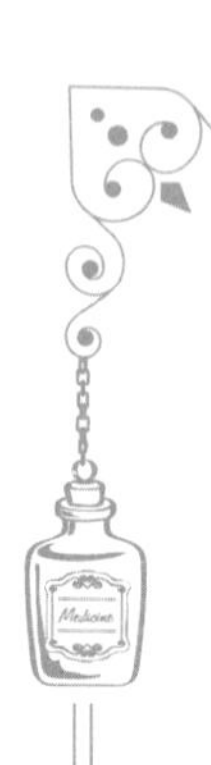

12
急救花精 & 其他複方

《愛德華・巴赫醫生的醫學發現》的作者諾拉・薇克——醫生生前得力助手兼傳人，在她撰寫的書中，澄清一些巴赫醫生研發花精過程中的神話故事。這些神話中，我最常聽到的就是發現急救花精的故事。

就我的瞭解，急救花精是由於巴赫醫生的鄰居帶回一名幾乎溺斃的水手，在這樣的緊急狀況下飛快調製而成。巴赫醫生隨手從花精當中選擇五種。他調合這五支花精，並以之沾濕水手的嘴唇。如故事描述，不多久，水手張開了雙眼，並恢復意識。幾天後，竟完全康復。

諾拉・薇克是與巴赫醫生一同共事的夥伴，她述說了不同版本的故事。根據她的說法，急救花精並非在緊急的需要下調製而成；反而，花精是平衡草本植物與順勢療法的產物，巴赫醫生在研製花精的早期即著手嘗試將不同的花精混合調製。幾年下來，巴赫醫生做出幾種不同的配方，也不斷驗證配方的功效。

早期這些不同的配方中，有一種即為急救花精的前身，由三種花精調配而成：

鐵線蓮
用於昏厥與失去意識。

鳳仙花
用於疼痛。

岩薔薇
用於恐慌。

他發現這個配方可以很廣泛用於處於危機的當事人。從持續的研究中，他再加入了兩種花精：

櫻桃李
用於歇斯底里及不理智。

伯利恆之星
用於情緒創傷。

這五支花精的調合，使得巴赫醫生認為他終於找到最終趨於完善的配方。

傳說在巴赫醫生的餘生，他的口袋總是有裝著急救花精的玻璃瓶，只要碰到需要的人，總是免費贈與他人使用。

而根據薇克的記載，這名水手確有其人。她的故事版本如下：「一個男人遭遇颶風被困在船的殘骸上長達五小時，最後被救生艇帶回岸上。他已陷入精神錯亂，嘴邊吐著白沫，無助且失溫，幾乎就要失去性命。」

「當他被帶上岸後安置於港口附近，巴赫醫生不斷反覆使用急救花精濕潤他的雙唇，當他還未脫下濕透的衣物並以溫暖的毛毯包裹時，他已經能夠起身並恢復心智，開口要了一支香菸。之後他被帶往醫院，休息幾天之後這個男人已經從瀕死的經歷中完全康復。」

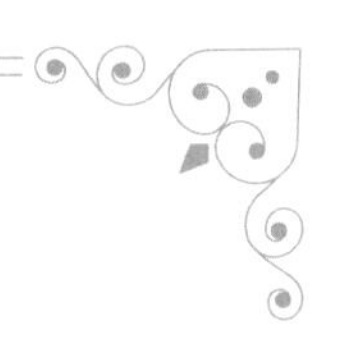

急救花精

巴赫醫生在研製花精的後期，將急救花精的配方作最完善的搭配，不久之後他便宣布他的工作已經完成，並且剩下的時間將以單方或複方花精治療他的當事人。巴赫醫生同時也將療癒的準則教導這些願意花時間、精力協助巴赫醫生的義工們。這些義工當中有個主要人物，即諾拉・薇克，以她崇尚巴赫醫生的主觀想法，對於巴赫醫師生活及工作的瞭解，成為我們尋找確定資訊的來源。

基本認知

急救花精真是古怪的東西，它之於巴赫花精，如同山金車或硫磺之於順勢藥物——當一個外行人第一次聽聞一種特殊治療方式，接觸的第一種藥方——而它與其他二者是再普遍不過了。如同順勢治療師若第一個選擇總是使用山金車處理突發狀況，硫磺用於所有的慢性症狀，如此這般的方式，只會發現當事人的症狀沒有改善，對於治療的效果不滿意而離開，卻在離開之後獲得痊癒；使用巴赫花精的治療師若總是給每一位遭遇緊急狀態的當事人急救花精，將會發現許多當事人沒有獲得真正的幫助。

事實如此，我總是很驚訝發現急救花精是如何慢慢被丟進包包及車上手套箱（這不是適合的存放處，夏天溫度過高而冬天又太冷，容易影響藥力）。有些人肯定它，它確實是很好的複方花精，但僅此而已。用於調製它的五種花精，與其他任何五種花精都一樣，並沒有特別相似，沒有多也沒有少。只能說，這樣的調合被取名為急救，對於某些當事人而言有極大的幫助，有些則是有所幫助，也有人完全無感。

這完全根據當事人本身，以及他面對緊急情況的反應而定。所以，不論如何使用急救花精。把它放在包包或口袋，但不要放在手套箱。當你使用它時，只要正確期待：它是無害的，它可能有幫助。也許可能發揮極大的效果，也或許只有一點點改善。

⚠ 叮囑

當使用急救花精時，你必須記住這是一件平常的事。它是在希望能夠對於大多數人有最大的幫助這樣的期待之下所調製出來，而不是單獨針對某個當事人的需求。記住，真正有效的巴赫花精，就如同有效的順勢療法一樣，必須針對當事人挑選適當的療方。對於某人的朋友或是母親有效果的療方，並不代表它對於其他當事人就會特別有效。

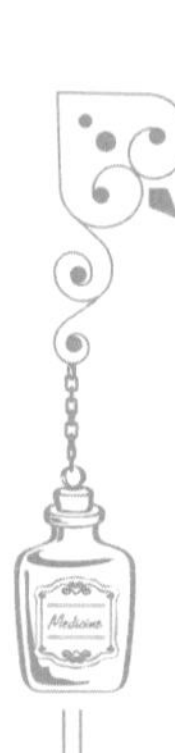

錯誤認知

要真正將巴赫花精運用自如，我們必須超越普遍性。這也是為什麼當看到大量複方花精在健康食品店販售時，令我感到不快。這些配方（我指名道姓說，非巴赫花精中心販售，而是些私人公司）常用聰明或甜美的名字包裝，例如「美夢」或「寧靜時光」，而且當然使用安全無虞。它們可能有效或無效，然而不論是用於人或是動物，它們都無法針對某個特定的對象。

建立個人化的複方

倘若深入學習每一支花精以及它的作用，瞭解如何個案諮詢，並謹慎處理花精的調合，那麼效果會更好。當然混合花精很容易，況且調合的花精可以長時間存放——即使不像那些「工廠調製」的效期那麼長，也絕對具備長時間的效力。更重要的是，調合的花精是針對特定的當事人，他的情緒狀態是清楚的，他對於花精的反應也會受到關注，比起這些普遍性的複方花精效果要好太多了。（你也可以為這些調合花精取可愛的名字，甚至可以製作粉色標籤。）

此刻，我明白這樣寫可能被視為偽君子。畢竟，每支單獨列於本書的花精，包含所有相關的資訊，根據我自身的經驗，能夠相互發揮最大的功效。但我仍小心行事，一方面，我想要避免鼓勵我稱之為「對價關係」的用藥方式（也就是我們絕對不可針對情況來調配花精——我們應該針對當事人特殊的需要來進行），同時我認為分享我使用這些花精的經驗有多麼重要。所以整本書的寫作過程，我盡量避免使用絕對性的語言。我試著不以這種花精或這些花精一定會有如此的效果；反而，我以我知道這樣的治療方式，對當事人經歷某類型的情緒反應是有效的，這樣的方式呈現。所以我試著開頭向讀者呈現調合花精，而不至於干擾花精師進行思考並調配花精。

我深信一位好的花精師，特別是當雙方已經諮詢一段時間，相互瞭解並信任彼此，能夠針對當事人調配特製的花精，而非一般性的「急救花精」。這是當事人能夠隨身放在口袋或包包，未來任何需要時即可派上用場的配方。

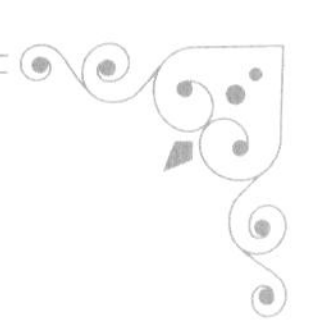

個人化的急救花精

非治療其人格

當你特別為了某位當事人調製專屬的急救花精，你必須先瞭解這並非針對人格性的治療，既使這配方是以當事人的需求所研製。

當你準備為當事人的人格特性調配巴赫花精，你可能使用的是某一支花精，或是兩支花精的混合；我很少碰到需要超過兩種以上複方花精的情況（註1）。多於兩種花精——充其量不超過三種——這樣調合的複方花精於本質上就不再屬於人格類型使用。它對於當事人的治療可能很有效果，但這不是對治人格類型的情況。

調配核心人格特質（體質）花精

所以我們從確認當事人所屬的人格類型花精或花精二重奏開始著手。我本身的複方，如前面所述，白栗花與鳳仙花。它們是我為我自己人格類型所調合的配方，也是我專用的急救花精。

舉例來說　用我自己當作範例。使用白栗花與鳳仙花複方，讓我們來探討如何調合兩種分屬人格特質的巴赫花精，以及調製個人的急救花精。

⚠ 叮嚀

記住：這僅僅是範例。不要將這兩種花精混合給予當事人，除非他們真正需要它。

(1) 先找出符合核心人格特質的花精

個人化的人格特質療方，起始於真正的人格特質花精。對我而言，它是白栗花與鳳仙花；對另一位個案來說，可能是菊苣與楊柳，或是楊柳與葡萄藤。我們以最能夠代表個案呈現的心理及情緒模式的單花精或雙花精作為開始。當你閱讀本書每支花精的闡述時，思考哪個或哪些花精，其正面及負面的特徵最符合個案，並想一想當個案處在壓力之下，他的行為模式為何，符合該花精的負

[1] 對於未能看完整本書，跳著閱讀的讀者，我要說明的是，巴赫花精與順勢療法一樣，通常落入兩種使用方式。以這兩種療法的本質來說，常見的治療通常是處理突發狀況或長期養成的人格特質的狀況。巴赫花精的列表上，有許多花精是用於突發狀況，鮮少用於長期治療。而當我提到人格特質，所指的是當事人以固定的想法與行為，經年累積而導致定根的情緒模式。長期性的治療，不論使用巴赫花精或是順勢療法，都需要在一段時間使用多種不同的配方。因此花精師必須確認及控制當事人行為，並驗證長期使用的配方（在巴赫花精中亦可以複方為之）。當事人處在壓力之下時，其負面行為更容易加重。所以，確診當事人行為上的「核心模式」與協助恢復平衡狀態所使用的配方，為巴赫花精是否能夠起作用的關鍵。

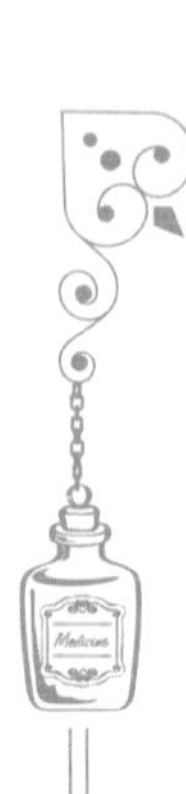

面程度有多少？

回答這些問題，可以幫助你找到我稱之為核心人格特質花精的答案。

很明顯地，要能夠找到答案，一開始你必須找到最能夠代表個案長期行為模式的花精型（註2）。

一旦你找出了模式，並確認最能夠相應對的花精或花精們，你便有了核心人格特質花精，並從這裡開始。

當你找到個案的核心人格特質配方，如我前面的提醒，就單獨使用這個配方，然後觀察及等待。在觀察到任何改變之前，千萬別做任何事。

倘若個案因此產生極大的療癒，這樣很好。停在這裡，別試著往前推進，讓個案順其自然。

(2) 加入符合突發情緒的花精

假如個案產生一些改變，但你們雙方願意再持續進行，那麼就採用核心人格特質花精，並將之作為你治療個案的經驗。除了你記錄個案使用核心花精產生的改變之外，你還觀察到什麼？當他處於壓力下他如何應對？他如何表達意見？他屬於內斂或是外放？當他說話時眼睛直視對方或往下看？記錄所有你能夠觀察到的細節，並開始挑選其他能夠應對他行為的花精。

將它們與核心花精混合，盡可能不要加入太多，總數別超過五種。給予個案這個調合花精，當然，繼續觀察並等候，看看發生什麼。

事實上，核心人格特質花精是無可取代的，核心人格特質花精很難從個案服用的花精當中移除它。經過一段時間，你所能夠改變的，其實是其他加入調合的花精。

因為它是針對人格特質的配方，它很少像突發狀況所調配的花精經常改變。突發的花精可能只有幾小時的功能，幫助個案在危急的情況下找回平衡；但人格特質花精用於治療個案的行為及情緒模式回到平衡，通常需要數週甚至數個月之久。根據經驗，當我觀察到長期人格轉向正面特質後，通常每個月還會再評估一次，確認正面的影響還在。假如我發現個案不再需要某支花精，我會將它移除，並持續其他的花精配方。倘若我發現需要加入新的花精，我就加入，但也不更換原本的配方。

所以，人格特質花精配方比急性突發的花精更少變動。我傾向看待這個配方是與個案一同改變，也與個案一同成長。

2.顯而易見，假如你不知道當事人長期的思考與行為模式，你無法判斷該如何配製療方。通常這需要時間的。倘若你對當事人不熟悉或是剛開始療程，那麼就從最簡單的臨時症狀治療開始，給予當事人當下最能夠對應的配方。有時候，當事人目前的行為可以成為長期模式的徵兆，那麼當下的花精配方將有很大的收穫。有時候，你發現這個配方無法治療更深入的層面，但它幫助當下的情況，並幫助你在日後能更深入的治療。所以當下採用簡單的短期配方是絕對可行的方式。但假如你持續不斷更改配方，你必會將個案搞得複雜混亂，而無法深入觀察當事人的反應，進而找到他典型的思考與行為線索。所以，最好的方式是不定期使用巴赫花精處理臨時的狀況；或是你想針對他的長期人格特質，就學著確認當事人的模式，給予核心花精，並視情況增加或減少一兩支花精的使用。

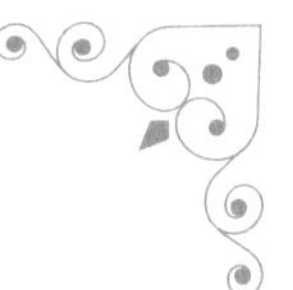

⚠ **叮嚀**

在我繼續往下之前，請注意：記住這個配方是針對一連串的行為。當事人或花精師若以為苦澀負面的楊柳型，經過治療之後，能夠不再有楊柳的特質，那麼將會對結果感到失望；楊柳型的特性不會消失，反而隨著時間與治療，負面苦澀與報復心理的特質將轉為正面開明以及清晰的頭腦，楊柳型的當事人將會為自己與他人尋找快樂。

我時常發現當初學者使用花精時，總想滅絕那個人格特質中不受喜愛的部分。他們瞄準具有侵略性的葡萄藤、苦澀的楊柳、魯莽的馬鞭草，並嘗試將這些人轉變成言聽計從，如安靜的鐵線蓮、紫金蓮，以及矢車菊的人，**這是一個極大極大的錯誤**。我們就是我們。楊柳型人可能會隨著時間逐漸形成另一種類型，但是隨著治療，他只會變成更加正面、情緒狀態平衡的楊柳型，學著使用他的才幹，抱持正面的特性。這才是巴赫花精治療的真正目的與成功的結果——而不是重新根據花精師的期望來塑造當事人的心理狀態。我們最不需要的是一群花精師行為跟嚴厲的母親一般，對你指著其他手足並大吼：「為什麼你不能夠更像他一些？」

調配個人急救花精流程

尋找核心人格

首要條件：單花精或雙花精

（38種花精之中，選擇1-2種巴赫花精作為人格花精）

參考特質：思考哪個花精的正負面的特徵最符合個案的心理、行為、情緒模式

參考範例：

Ⓐ	Ⓑ	Ⓒ
白栗花 ＋ 鳳仙花	菊苣 ＋ 楊柳	楊柳 ＋ 葡萄藤

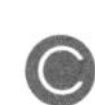

（3種類型中，找出跟當事人性格最相近的一種類型花精）

加入突發情緒的花精

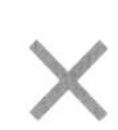

核心人格 × 突發狀況

1-2種花精 36-37種花精中不重覆挑選

總數不超過5種配方

↓

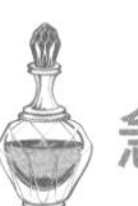

急救花精完成

⚠ **叮嚀**

急救花精不建議每天服用。

▲使用方式：一次飲用4滴（以上也可以）。

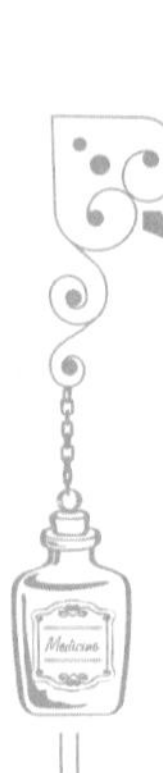

(3) 調配個人化的急救花精

談到個人急救花精的處方就困難多了，需要對於花精有更多的掌握，但它卻是極為有價值的。

它融合了突發以及慢性兩種的花精治療。我的意思是，你必須瞭解當事人平時面對壓力的反應模式，以及當真正危機來臨時，他會爆發出什麼樣的行為。假如是長期鐵線蓮型人，平日被動又愛作夢，當他面臨毫無退路的情況會爆發激進的行為嗎？或是他能夠更多的忍受退讓呢？

假如你可以根據過去成功治療突發症狀的基礎，而人格特質方面的治療也一再證明有效，那麼你就可以著手調配個人使用的急救花精。

很自然地，這配方將會包含巴赫花精中常用於突發狀況的花精：岩薔薇、櫻桃李、甜栗花及伯利恆之星等；而我發現其他的花精也經常使用，特別是：白楊、鐵線蓮、馬鞭草及冬青。一般來說，需要陽性花精的人，配方中多少需要一兩支這類的花精；對於內心容易受傷，需要陰性花精的人，也需要這些配方。將核心花精當基底，加入其他最能反映當事人在危急情況下表現行為的花精（總數不超過五種），這就是個人化的急救花精。

因為它同時包含突發與長期的配方，個人的急救花精不建議每天服用。人格特質花精用於規律化的治療，而個人急救花精只在面臨真正危急的狀況下使用。它是針對個人需要調製，而非普羅大眾，所以在危急時使用能夠產生極為正面的效果。

總結來說，每一次你給予他人花精，包括你自己，清楚知道為何給予花精並且有明確的治療目標，絕對至關重要。

我本身並不是一個崇尚定期服藥的人，不論它可能帶來多大的益處。它明確具有改變當事人狀態的力量，但它終究屬於醫藥。我並不認同在沒有原因或計畫下就隨意改變自己。

當然，巴赫花精在需要時用於突發狀況是可行的，但隨時謹記「需要時」。當在需要時使用花精，將事情帶回平衡狀態之後，就不應該一再重複使用。所有的醫藥都應該維持在最少的劑量。

「需要時」的意思是——某人、花精師、當事人或看護者，都必須監督用藥；而「需要時」也應該被視為使用花精之後，某人應該等待及觀察，是否符合花精的使用原則。只有當舊模式再次顯現，花精才需要重複使用或改用配方；但只要能維持平衡的狀態，應該尊重當事人自身的生命力，並讓他的生命在沒有醫藥的干擾下往前邁進。

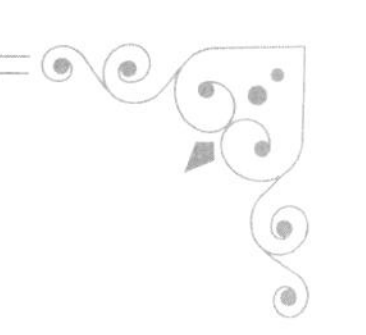

14 使用巴赫花精

想要將巴赫花精運用自如，必須從你的個案當中學習。這代表你必須從治療的個案學習他內在的因素，如此才能從花精當中以及他的情緒模式學習好與壞，它們如同一面鏡子。

個案管理

想要對於任何形式的醫藥運用得當，即便是巴赫花精如此有益處的治療方式，要求的並非僅僅瞭解所有花精的細節而已；你還需要對協助的當事人有所瞭解，並知曉疾病本身。巴赫與赫尼曼兩人皆鉅細靡遺講述疾病的本質、安全的治療方式，以及病人自然的療癒系統可以如何被激發而回到平衡的狀態，我們稱之為「健康」。

當你給予任何療方或醫藥，必須問自己你在做什麼，問自己這名當事人是否真的需要治療，而你是否具備足夠的技能治療他。你與當事人必須同意治療的性質，以及你與當事人對於治療的結果必須能夠達到共同的期望。

換句話說，治療就關乎於目標。倘若當事人處於危機的當下，那麼目標就是恢復平衡。在沒有回到平衡狀態以前，沒有理由做任何事，像是找出當事人生平的健康狀態或是否有睡眠障礙，並沒有意義；你必須做的是尋回真正的自我覺知。對於上述的情況而言，才是唯一的目標。

記住，在短期的治療上，我們——當事人與花精師共同稱為「我們」——要一起努力達到目標，恢復當事人在遭遇危急事故之前的情緒狀態。這個目標是假設當事人在遭遇危機之前的狀態是健康的，可能是事實，也有可能不是。

這是短期治療的問題，也之所以我們若認真使用巴赫花精，到某個程度必須要再更深入。更深入即是人格特質的治療（調整長期體質般的人格）；這樣的治療幫助當事人放掉過去舊的負面思考、行為模式，並以更健康的行為模式取而代之。

你無法單靠短時間的經驗就做得到，你必須更深入瞭解當事人（即使當事人也許是你自己），以及瞭解所有的花精與其效用。

花精有益處是事實，我們內在擁有對花精的理解力，才能夠使得這件事變得容易些，至少造成損害的機率非常小。但這並不代表給予任何人——甚至是自己——任何形式的醫藥可以不用負責任。

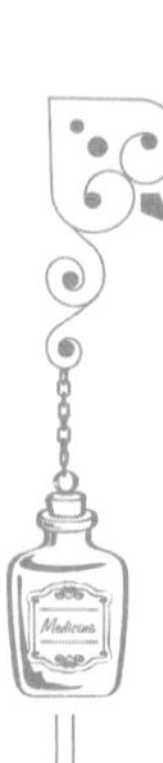

(1)為當事人負起責任

你必須熟悉個案諮詢，彷彿能夠看到這些花精活生生在你的眼前演出。超越書本的字句，看到真實的複雜且甚至是矛盾的行為模式頗為困難。有些人告訴你查詢巴赫花精的圖表而不需花心思或時間，即可有效使用，以及只讀了一兩個句子就過度簡化認為這是個容易使用的治療系統。只因為巴赫醫生花了七年的時間將順勢療法系統化、簡單化，並不代表他的出發點是讓這個治療方式變得不需要用腦或不需要追蹤、學習。

學習巴赫的38種花精，確實比學習順勢療法多達五千種常見藥方要容易得多，但仍需要時間與努力才能夠正確使用。事實上，你可能需要許多年的實踐，才能夠說你瞭解這些配方。一直到最近，在成為赫尼曼及巴赫的學生長達二十五年之久，我才能說對於順勢療法與其他相關療法的實踐與哲學，已經有相當的瞭解。

所以學習是必須，反覆實驗摸索也是必須。花精有益處是事實，我們內在擁有對花精的理解力，才能夠使得這件事變得容易些，至少造成損害的機率非常小。但這並不代表給予任何人——甚至是自己——任何形式的醫藥可以不用負責任。

我這樣說並非我太負面或難相處，而是強調不論你給予當事人什麼形式的醫藥，都會在當事人身上造成變化。除非你與當事人雙方都意識到此責任，並且願意面對變化的結果，否則最好一開始就不要給予療方，包含多種形式的藥方，從巴赫花精、草本、營養補給品（這在本質上屬於對抗式療法，若使用不當對當事人可能造成傷害），甚至是藥局領的藥。我的看法是，最安全的治療方式且不需要事前的學習就是禱告了。

所以，從學習開始吧。學習療癒的過程、花精以及它們的運用，還有個案諮詢。從你與每位個案的交流與給予他們的花精當中學習。

(2)個案管理

相較於對抗式療法或順勢療法，巴赫花精治療的個案管理算是簡單的事。不需特別持續記錄劑量或效價，但對個案本身的筆記卻很重要，任何考慮用於當事人的花精，以及確實使用的花精品項都需記錄。

> **個案筆記包括**　融合哪些花精、使用期間，以及大約每天使用的種類；然後記錄觀察個案使用花精後的改變，或是他周遭人觀察的發現（若可以獲得這樣的資訊），以及你自己身為花精師的發現。

(3)花精配方

巴赫花精的療效被認為具累積性，意思是任何的改變或進步都是永久的。當事人服用花精一段時間之後停止（不論任何原因），都可以持續感受到花精的益處。若一旦再次服用，他幾乎不太可能回到舊有的模式，而會從一個新的點開始恢復健康。所以，假如當事人在中斷一段時間之後，決定再次服用花精，則在開始給予花精配方之前應該重新審視，很可能不再需要相同的花精。

個案管理同時需要一份所有更改花精配方的紀錄，並且建議將任何在目前的治療過程當中，特別註明可能會使用而還未使用的花精。這張清單在治療的過程中十分有價值，因為它能協助你瞭解整個治療過程所經歷的

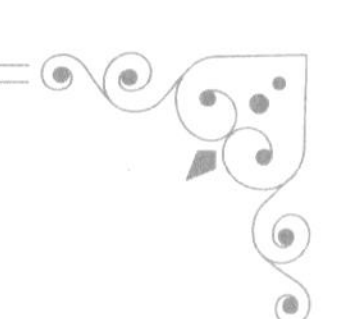

階段性思考。這些記錄下的花精時常會在日後被採用以及與其他花精配合使用。

(4) 治療記錄

一定要記錄關於當事人對自己進步的看法。畢竟，這是最基本的，在療癒過程中，當事人的意見比你的想法更為重要。盡可能保存好這些紀錄，以當事人說的話來記錄。若當事人說了某件特別重要或透露真性情的話，盡量以完全相同的詞句寫下來。

不論什麼原因停止治療，記錄結束的細節、狀況、日期，當下使用的是哪些花精等。突發性的案例，治療可能迅速結束。當事人在遭遇車禍之後再次穩定下來，治療結束。這樣的案例很容易記錄，因為花精師在短時間內給予有限的花精。當事人再度恢復到情緒的平衡，並繼續日常的生活，這樣的個案仍值得記錄。無論個案成功或失敗，都提供具有研習價值的資訊：你可以學習到哪些短期使用的花精，對某位當事人在某個情況下是否有效果；你可以學到什麼對他最有效果，而對於其他相同「類型」的當事人也可同樣受益。每一個簡單的突發案例，若好好記錄並學習，這些資訊能夠幫助花精師精進自身的能力。

在調整人格特質的個案，通常當事人感覺花精已經完工，那就是療程結束的時刻；當事人對於治療感到滿意或者花精並沒有帶來預期的效果，不論哪一種情況，藉由複雜的人格特質個案，可以從中學習你的成功與失敗。從花精你可以有所獲得，你可以瞭解你自己、你的技能等級、你的情緒模式。你可以瞭解你的當事人，並從他身上學習。

個案管理

個案諮詢流程 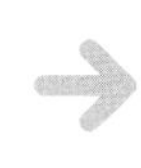 個案筆記  花精配方  治療記錄

個案諮詢流程

▲請看巴赫花精療程 p.361-365。

個案筆記

- 融合哪些花精。
- 使用期間。
- 每天使用的花精種類。
- 記錄觀察個案使用花精後的改變與他人周遭觀察的發現。
- 花精師的發現記錄。

花精配方

- 更改花精配方的紀錄。
- 記錄任何目前花精的治療過程。
- 特別註明：可能會使用和未使用的花精。

治療記錄

- **療癒歷程：**記錄當事人對自己進步與看法，在療癒過程中，當事人的意見與説過的話盡可能保存。若當事人説了某件特別重要或透露真性情的話語，盡量以完整相同的詞句寫下來。
- **記錄結束：**細節、狀況、日期，當下使用哪些花精等。
- **治療結束：**當事人再度恢復到情緒的平衡，並回到日常的生活，這樣個案仍值得記錄。無論個案成功或失敗，都提供具有研習價值的資訊。

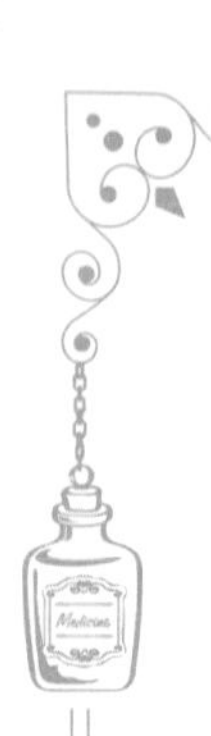

向當事人學習

在順勢療法中，我們相信每一位新的當事人自成宇宙。他完全是獨特的，也是完整的。我們每個人都是完全的存在，包含身體、心理、靈魂；而每個人的功能都按著一套獨特的「規矩」運行。我們是相似的生物，有著相似的需要，且我們生活在一系列我們稱之為「正常」的功能和信念之中，但因為有些不同的因素讓我們在這樣的正常中又展現獨特性。所以，當我們面對順勢療法的個案時，不帶著任何期望，僅抱持著意願去感受並理解，這位坐在我們身邊完全獨特的一個人。

巴赫花精治療也相同。儘管我們從思想中剝離了物質的一切，並著重於個人的心靈與精神，那看不見、摸不著的存在就跟全人般的複雜。當我們處理心靈、情緒、精神和想像，幾乎沒有什麼是不可能的。而這些無限的可能，於某種程度上必須共同考慮。

每一位當事人都是全新的個人，有著新的觀點以及新的行無模式，我們可以從面對的每一位個案而有所學習。

因每位當事人都生活在一定範圍的人類思想、人類想像力、人類生活，我們可以獲得大量的參考值——這些可以透過分享經驗所共同擁有。雖然每位當事人全然獨特，他卻也代表這些與他具有相同基本模式以及適應生活的壓力，並在他們如何生存或繁衍上獲得相似的結論；所以，從當事人的身上學習，同時也可以瞭解其他相同人格特質的人。而當我們學到哪些花精對於個人有用，我們同時也獲知這些花精針對其他相同類型人也有效果。

說實在的，我不相信若將每位當事人當成完全的一個個體，仍然有辦法針對「當下」作處理。根據許多個案的本質，特別是急性突發狀況，而必須在短時間完成諮詢並立即開立處方。倘若我們無法從模式學習，從過去的經驗學習，從他人的紀錄學習，那麼我們往往無法有效治療個案。假如我們無法從臨床經驗中學習，那麼當事人受苦時，對於該給予什麼花精則會令我們慌亂。

所以你必須從當事人身上學習。學習什麼對當下是有效的，將過去曾經發揮效用的先擺在一邊，才能學習未來該用的是什麼。你自身第一手的臨床經驗知識，以及他人記錄下來的經驗，將會是你使用花精時最有利的工具。

但這些只有在系統性的記錄下才能提供可靠、可用的資料，具組織性是關鍵的一環。面對巴赫花精有著認真態度的學生，都必須懂得將自己的發現記錄下來，並且彙整所有的紀錄，如此才能夠為自己及他人所用。對於只會在小孩膝蓋擦破皮時給予急救花精的人，詳細記錄花精筆記似乎是有點愚蠢的行為。讓我清楚指出一點，倘若你真的想讓花精發揮更多的功效，成為花精師的路徑需要學習研讀、彙整，再加上臨床經驗。

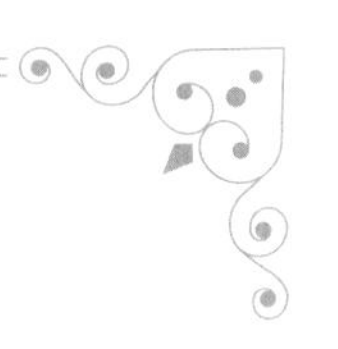

向花精學習

對我而言，整個學習過程中最好的老師其實是花精本身。你越是研究它們，越是使用它們，你就更能夠理解療癒的過程還有你自己。

巴赫醫生在植物上花了七年的時間，並利用它們製作花精。我相信起初他的計畫只是找出12支可以治療所有人類疾病的花精。在發現最原始的12支花精之後，他發現人類的本性尚有別的面向——其他一般人普遍擁有的負面想法及行為模式——而這些並沒有包含在原始的12支花精當中。依我的猜測，巴赫醫生應該不願意讓這套簡單、有系統的花精就此打住。他開始藉由認識某植物的療癒優點來增加花精的種類，或是某種花精能夠應付當下無法針對的破壞性模式，繼而增加項目。

他在下一個階段增加了7種花精，然而他並沒有將這些花精加上原本的12支，視為19支配方；反而將原本的12支當作主要配方，而另外7支則當作次要的補強配方。

但他想找到能夠療癒人類所有負面以及破壞性的思考模式與行為，而受這種需求所驅動。而這不是隨便就能濫竽充數的事，就如同我們一開始無法預知一名當事人到底需要幾支處方。

最後，巴赫醫生總共發現38支花精。他認為每一支都是針對一種思想模式以及行為模式，不論好壞，都足以令人類的生活增添色彩。更重要的是，他認為這些花精代表所有人類思考及行為模式的集群，每一種都廣泛涵蓋某特定模式的正面良性或負面的動機。

因此，巴赫醫生創造了一個系統，可以帶給所有人類相當程度的益處。花精給予每個人成長的潛力，並帶來發展。

當我們學習巴赫花精的同時，我們也認識自己，除了身為獨立個體，同時也是難以置信的複雜種族當中一員。每一種花精代表的思考模式及行動，其所包含的作為，都足以成為長時間研究的主題。研習所有的花精以及治療的意義——一種比喻或者真正作為——可能會超過巴赫醫生發現這些花精耗費的七年時間。（記住，在這七年之前他畢生的工作都在醫藥領域）

任何一本花精書籍能提供的都很有限，畢竟每位作者都從自己的觀點出發。所以即使書籍可以提供基礎學習，但真正的知識還是從花精本身。

學習花精、使用花精、服用花精。每一種花精代表的是一種人類行為的特徵，敞開你自己，接受每一種花精都代表你內心某些負面的模式——不論你是否喜歡。試著找出你內在最能夠與每一支花精相對應的行為模式。這就是你如何可以不服用花精，也能學習花精的方式。

對我而言，整個學習過程中最好的老師其實是花精本身。你越是研究它們，越是使用它們，你就更能夠理解療癒的過程還有你自己。

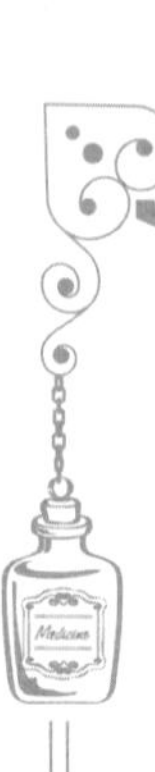

思考每一種花精的可能性

對所有可能性抱持開放態度。思考某種花精——例如楊柳，有著壞印象的花精——並深入思考，而不是立刻想到「喔，我應該用不到這支花精」，想想過去是否曾經需要它，以及現在是否可能需要它。思考行為的模式應該要考慮無論短期或長期，自己需要的可能性。

內在的38種面向

沒有人願意承認自己的負面行為，沒有人想要當楊柳型或是冬青型；每個人都想成為伯利恆之星型或是野燕麥型。但，事實上，我們真的需要全部的花精。我們的內在其實有各種的可能性、每一種花精的正負面，當我們面對現實，接受生活中時時刻刻都有天使與魔鬼分別坐在我們的雙肩上，我們可以從巴赫醫生的研究以及花精學到許多。

藉由花精認識自己

當你發現某種花精一開始可能完全不相關，但之後發現它對應了你的內在時，服用它。在你的舌尖上滴上一滴或兩滴之後，就不要特別理會。過些時候，寫下你的體驗，或是你觀察到在思考與行為上有任何的改變。即使你沒有將這支花精加在你的長期使用複方當中，藉由服用幾滴花精的方式，你可以多認識你自己，以及你被療癒的過程，還有巴赫醫生的療法。

★結論

學著信任你自己：當你使用花精療癒自己或他人時，相信自己的直覺力，就如同巴赫醫生像個瘋子似的在鄉野間徘徊尋找花精時一樣，他相信他的直覺。學習的道路上將有許多的資訊來源，有許多好的書籍，有些出色的網站，當然還有巴赫醫生的著作，都可以成為你學習道路上的明燈（註1）。

這些資料的來源都相當好，特別是剛開始學習的時候。當你快速翻閱書籍尋找該使用哪種花精時，差不多快要放棄轉而投向急救花精時，這些都是可以幫助你的資源。

如同前面所講，最好的資訊來源其實是你自身體驗花精的經驗。這些花精終將成為你忠實的朋友，它們的運用也將會清楚烙印在你的腦海中；最後，你將能夠自己決定每一次該使用多少種花精，複方花精如何搭配會比單方更有成效。我認為巴赫醫生非常有智慧，沒有像赫尼曼設定死板嚴苛的治療模式，反而創造一套能夠鼓勵自我療癒效用的系統，以及外行人都可以使用的花精。因此，也因為這個療癒系統簡單與真實——數個世紀以來，醫學天才、研究人員及從業人員的閃避，不願意重新審視已經被遺忘的治療根源為何——巴赫醫生給予我們的，也許是最有用、最具功能，也是當今最有能量的療癒來源。

嘲弄巴赫花精為一種騙術的人才真正可笑。對抗式醫學的藥物也許可以壓抑身體的疼痛一段時間，而順勢療法可以治療生病感冒，但只有巴赫花精能夠改變我們的內心。只有花精能像明鏡，讓我們映照自己，給予我們真正成長的可能性，進而真正的改變，真實的療癒。

1.本書末的〈資源統整〉可以查到許多巴赫花精的書籍列表，與其他參考資料的來源，這些都是我認為特別有幫助的。

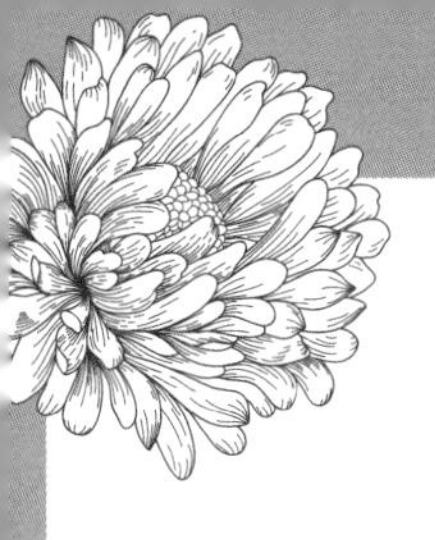

12名療癒者和7名協助者

巴赫醫生在「12名療癒者」寫道：「當我們治療情緒而非疾病時，治療的對象是真正的人，我們給予患者的是真正能夠恢復健康的療癒。」故巴赫醫生建議列於此處的12種花精用在治療；

生理層面的症狀：頭痛，消化不良。

治療情緒的症狀：沮喪、精疲力盡、憂鬱。

⚠ 叮囑

請注意，當討論12名療癒者和7名協助者，巴赫醫生認定患者處於疾病狀態，並考量患者如何明確對身體層面上的不適作反應。所以在大部分的案例中，巴赫醫生不理會身體層面疾病的整體概念，因此列在這裡的資訊可能特別有用。

巴赫醫生的「12名療癒者」

在「12支重要的花精」中，巴赫醫生以12名療癒者經歷了疼痛或身體層面的疾病，這樣的方式寫作。每一種花精的簡短說明如下。

12名
療癒者
龍芽草
Agrimonia Eupatoria
矢車菊
Erythraea Centaurium
紫金蓮
Ceratostigma Willmottiana
菊苣
Cichorium Intybus
鐵線蓮
Clmatis Vitalba
龍膽
Gentiana Amarella
鳳仙花
Impatiens Grandulifera
溝酸漿
Mimulus Luteus
岩薔薇
Helianthemum Nummularium
線球草
Scleranthus Annuus
馬鞭草
Verbena Oficinalis
水堇
Hottonia Palustris

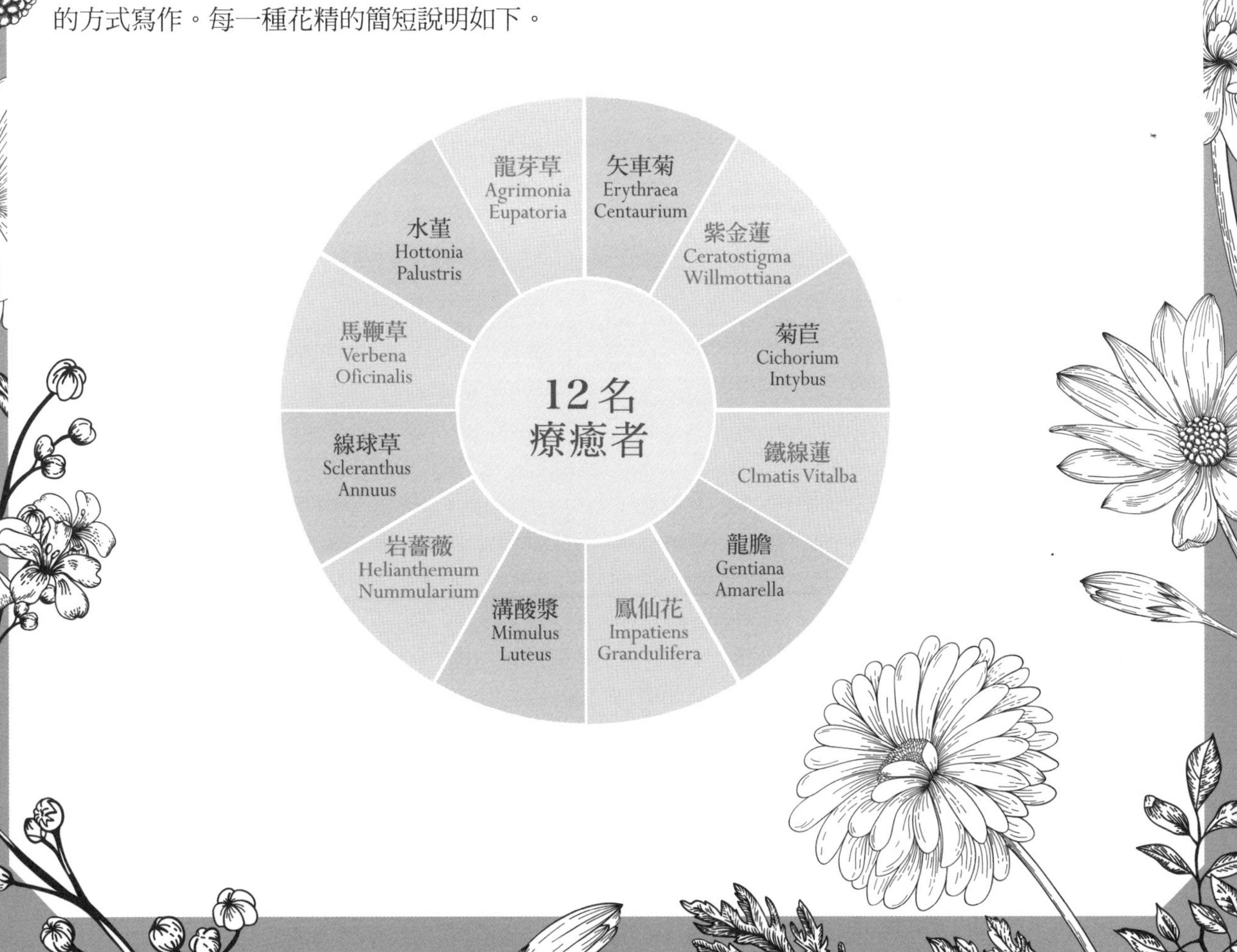

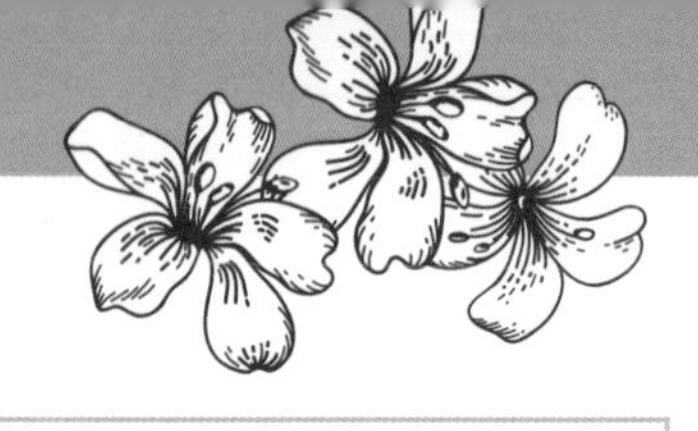

龍芽草 Agrimony

學名　Agrimonia Eupatoria

當其他花精類型想粉飾對於疾病的害怕或沮喪時，沒有哪一種類型的當事人像龍芽草型人如此努力想掩蓋自己生病的事實。不論他們的病痛是什麼，龍芽草型人總是費心盡力嘗試說服他人，他們很好。也由於他們會將實際的情況輕描淡寫，所以可能需要經過一連串客觀的推測，才能夠決定使用龍芽草花精治療。

菊苣 Chicory

學名　Cichorium Intybus

需要菊苣花精通常是極為難搞的當事人。再也沒有其他個案像菊苣型人如此挑剔床上的被褥或房間燈光的明亮度了。這些行為可能會蒙蔽你，以為他們的病情比實際狀況輕微。即使病情嚴重，他們難搞的程度也一樣吹毛求疵。他們同時要求獲得大量的關注，他們認為被忽略了會更變本加厲。

矢車菊 Centaury

學名　Erythraea Centaurium

矢車菊型人可能還沒有開口為病痛求助，就已經昏了過去。他絕對很虛弱，而且時常因病痛而感到頭昏眼花，卻絕不願意勞師動眾，或根本就過於怯懦而羞於開口。矢車菊型人，即使在最佳的時間點，有著些微的生命力，也會因疾病變得更加虛弱，使得不論是多小的任務都沒有精力承擔。

鐵線蓮 Clematis

學名　Clmatis Vitalba

鐵線蓮型的當事人與菊苣型完全相反。鐵線蓮型人即使身體健康時也容易作白日夢，生病時會變得更加昏沉想睡。鐵線蓮型人似乎在病痛中漂流，生病時看似心不在焉。跟他說話時，你必須將他從恍惚狀態中拉回來。鐵線蓮型當事人對自己的病痛顯得不感興趣，或對於康復也不太在意。

紫金蓮 Cerato

學名　Ceratostigma Willmottiana

紫金蓮型人生病時，你必須看緊他，因為他可能很會惹麻煩。他會向你尋求建議卻不會照著做（不論生病或健康，都是這樣的行為模式）。假如你給他的建議簡單如「上床歇著，休息並補充水分」，他不會接受，反而因為不照做使得病情加重。另外，當紫金蓮型人生病時，很容易做出傻事。他會吃錯誤的食物或服用過量的藥品，甚至是不吃藥。若不將他緊緊看牢，紫金蓮型人天生的誤導力，再加上身體的疾病，有可能導致極嚴重的鬧劇。

龍膽 Gentian

學名　Gentiana Amarella

即使在健康時，龍膽型人仍有輕易放棄的傾向，所以當他們面臨身體層面的疾病便很容易陷入低潮。龍膽型人感覺他們沒有什麼理由要對抗病魔，也不會嘗試讓自己重新振作起來；當身體的症狀加劇時，他們有著越來越深的沮喪感。

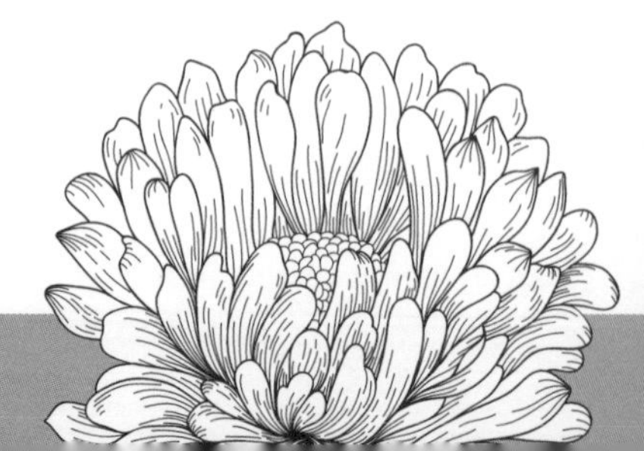

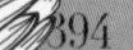

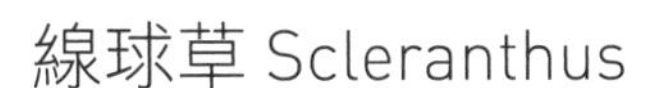

鳳仙花 Impatiens

學名　Impatiens Grandulifera

當處理刺痛或劇痛時，鳳仙花花精非常適合納入考慮，尤其是突發的疼痛，以及當事人遭受極大疼痛的時刻。鳳仙花型人在生病時的行為會比平日更加魯莽，這是很難應付的當事人。他很容易生氣或被激怒，幾乎無法安撫。最嚴重時，幾乎是「乖戾」。若鳳仙花型當事人面臨突來的牙痛，極易表現坐立不安的樣子。

線球草 Scleranthus

學名　Scleranthus Annuus

當線球草型人生病時，覺得什麼都不對勁。病患會從一種藥換到另一種藥，從一個醫生換到另一個，每次的轉變皆充滿信心，然而結果卻是一次次失望的經歷。線球草型當事人可能會出現無法預知的行為，也許現在是理性且穩定的，下一分鐘卻突然變得興奮而激進。當事人周遭的親友可能會因為他不穩定的乖戾行為以及隨時改變的要求而很難獲得平衡。

溝酸漿 Mimulus

學名　Mimulus Luteus

溝酸漿型當然會將他的恐懼與身體疾病連結在一起；然而很典型的，他會隱藏內心的恐懼，而表面裝作冷靜。他們不像龍芽草型那樣掩飾生病的事實，卻會掩蓋他們擔心疾病會如何影響他們的恐懼。他也許害怕醫療費用、治療過程、疼痛的程度，或甚至死亡，不過他盡最大的能力，讓自己看起來似乎應付得很好。

馬鞭草 Vervain

學名　Verbena Oficinalis

沒有人能夠像馬鞭草型人承受巨大的痛苦。他們一方面積極對抗病魔，另一方面即便遭遇極大的困難仍堅持完成生活中的任務。馬鞭草型的性格不得不令人感到佩服，但硬幣的另一面卻是患病的馬鞭草型是如此的難以相處，他們不要你的幫助或建議。他們抱持著一貫堅定的意志力，即使病情嚴重，面臨死亡的威脅，仍表現的非常非常頑固。時常他們會躺在病床對著醫生發號施令，指導該如何治療。

岩薔薇 Rock Rose

學名　Helianthemum Nummularium

它經常是很重要的花精，不但是當事人需要，當事人的家人也會需要它。岩薔薇通常用在突發或緊急的病症。當需要使用岩薔薇時，通常氣氛帶著恐懼，一般若不是重症疾病，至少也是被視為嚴重的病況。岩薔薇往往可用於幼兒突然發燒或因情況而感到恐懼。當一名個案需要岩薔薇花精時，最好讓當事人的家人朋友也一塊兒服用，如此可將恐懼從治療的過程中移除。

水堇 Water Violet

學名　Hottonia Palustris

當水堇型人生病時，他們會避開眾人。即便身體恢復健康了，他們也是選擇性的與世界進行表面的接觸，仔細挑選參與的社交活動或接觸的人。當身體違和時，水堇型人只希望能夠獨處。他可能選擇消失，如同一條病犬當知道死期將近時，會離開熟悉的地方等待死亡來臨。水堇型生病時總喜歡安靜不受打擾。他不要陪伴、光線、噪音或任何形式的活動。

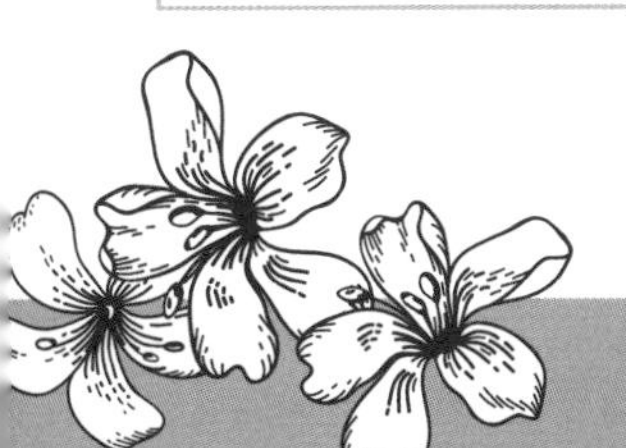

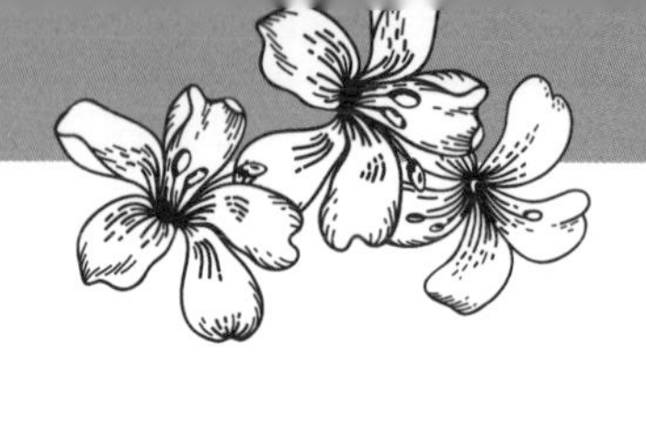

巴赫醫生的「7名協助者」

巴赫醫生於《12名療癒者和7名協助者》一書中寫道：「當病症持續較久，發展難以應付，而需要協助才能對療癒過程有反應，所以在這樣的情況下，這7支花精稱為『7名協助者』。」

巴赫醫生視12名療癒者為第二線的療方，當它們無法達到期望的療效時，這7支花精是用來對治慢性疾病的首要之選。巴赫醫生在選擇7名協助者花精時，將當事人的氣色考慮進去。

面容蒼白：當事人則屬於荊豆、橡樹及橄欖這一組。

臉色紅潤：當事人則屬於帚石楠、岩水、葡萄藤及野燕麥。

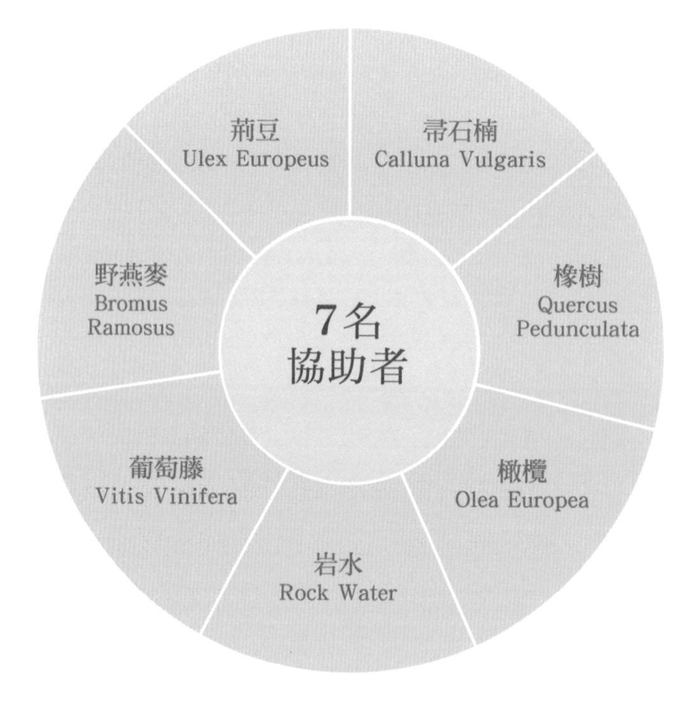

荊豆 Gorse

學名　Ulex Europeus

這支花精給予失去盼望的當事人。當他們認為已經嘗試所有的努力，卻仍然無法恢復健康時。當事人的膚色會帶著淡黃，眼睛下方有黑眼圈。

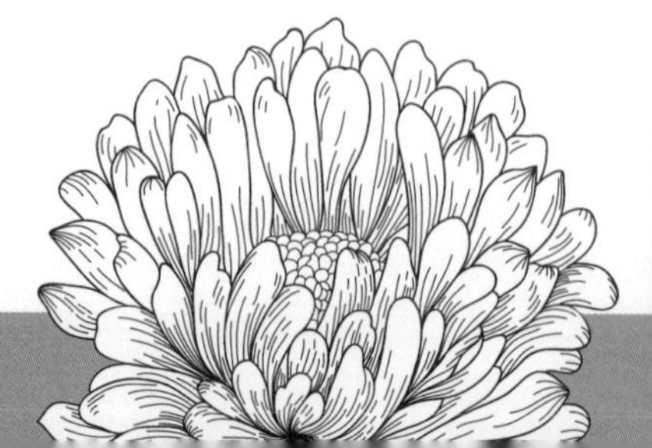

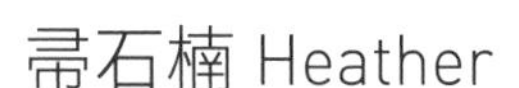

帚石楠 Heather
學名　Calluna Vulgaris

典型的帚石楠型當事人，對於疼痛的忍受度很低。當橡樹型或橄欖型正忍受著極大的痛苦時，帚石楠型堅稱他們實在無法再承受更多；事實上，他們的情況並不如他們形容的那樣嚴重。帚石楠型的當事人膚色應該是極為紅潤。他可能看起來十分健康，擁有充沛的活力，卻一再對你訴説他的病症。

橡樹 Oak
學名　Quercus Pedunculata

將橡樹與荊豆比較，以做出正確的花精選擇。橡樹型人，如同荊豆型，可能都長期與疾病對抗，而即使他自己感到成功治癒的機會不大，仍會抱持著一絲希望。即便他對你説他已經不抱痊癒的希望，但他仍繼續盡最大的努力與病魔對抗。這樣「艱困的奮鬥」就是橡樹型的基調。他們的膚色看起來是蒼白的。

岩水 Rock Water
學名　Rock Water

岩水型人非常嚴厲，這樣的嚴厲不是對待他人而是自己。當他們生病時，他們的行為會加劇。他會更嚴格篩選食物及生活方式，為的就是將所有可能引發疾病的因素完全排除。身為一名苦行僧及禁慾主義者，只要讓他相信有痊癒的機會，他會按部就班接受治療，並忍受一切。也許諷刺的説，岩水當事人的膚色看起來很健康。

葡萄藤 Vine
學名　Vitis Vinifera

葡萄藤當事人是監工型人物。即使對抗長期疾病，他們總深信自己的看法正確，在治療過程中會不斷下指導棋，他們就是人們説的那種進墳墓都還在下達命令的類型。他們的膚色偏向明亮，多數擁有非常紅潤的臉。

野燕麥 Wild Oat
學名　Bromus Ramosus

這是巴赫醫生拿來作為「全適用」的協助者。他建議若當事人對於其他花精沒有反應時，可以用野燕麥來碰碰運氣。巴赫醫生吩咐使用這支花精必須持續一週以上，才能再更換配方。野燕麥是用於不確定未來方向的人身上，故邏輯上來説，若當事人的病情陷入膠著，即便完成療程但狀況卻不明朗時，可使用野燕麥；倘若野燕麥對於病況本身無太大的幫助，至少它能夠揭露當事人真正抱怨的緣由。巴赫醫生將需要野燕麥花精的當事人列於「明亮膚色」的花精療方，而實際上他們的膚色可能從極度蒼白至極為紅潤都有。

橄欖 Olive
學名　Olea Europea

這是給精疲力竭的當事人。他們可能已經與疾病長期抗戰，或過去因為照顧他人而耗盡體力；也可能失去了摯愛或家人；或經歷極為艱困的環境，而令他們感到很大的壓力與憂慮。他們因此失去力量，也不再有繼續奮戰的能力。橄欖型的當事人可能有很多要求；多數膚色都偏蒼白；乾燥的皮膚而導致過早出現皺紋，也是橄欖型當事人的特徵。

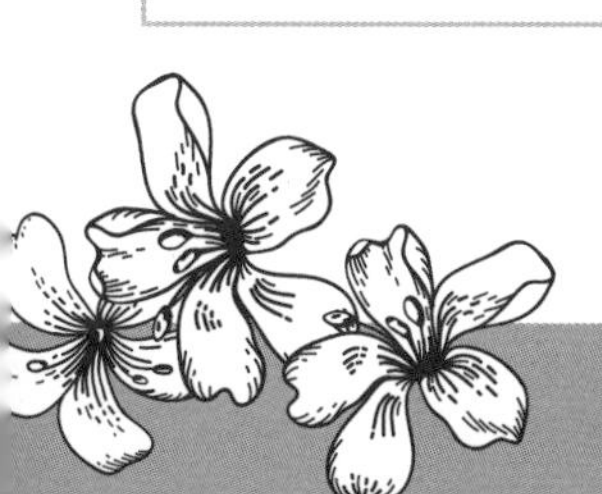

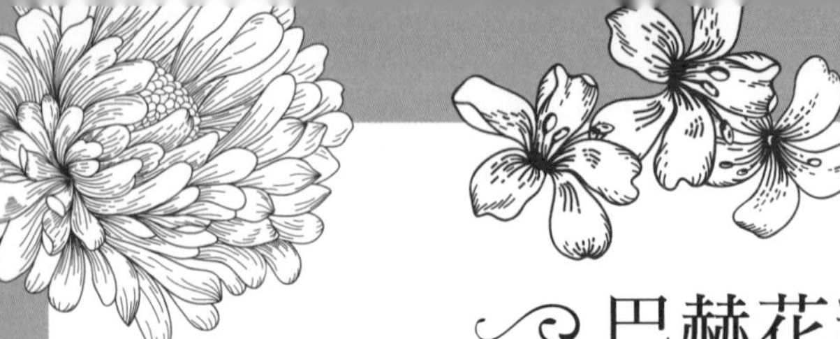

巴赫花精的陰與陽

考慮適合個人的花精時，應該將此人的生命能量也納入考量。有的人天生會散發能量，發送給周遭的人。這些人會運用自己的影響力於他人身上，或脅迫或嘗試控制其他人，這些花精型歸屬「陽」的類型（取自陰陽的觀念）：

陰代表女性，主掌生產。

陽代表男性，以侵略性為主。

當花精型展現出吸收他人的能量，而非將自身能量散發他人，就可以歸屬為「陰」的類型。

下列花精就是根據這樣的原則區分，並非包含全部的38種花精。因為有些花精並不屬於任何一方，它可能屬於平衡性的能量；或是能量不穩定，有時展現陽性，有時展現陰性特質。

慢性的「陽性花精」

列在這部分的花精（型）屬於慢性（長期體質／人格特質），意指擁有這些行為模式或想法的人，通常是因為長時間的累積形塑而成。

冬青 Holly

這類型是完全的激進。冬青型人會以憤怒與妒忌為動力而行動，不僅在肢體上、心理上及情緒上具破壞性，甚至濫用負面的行為。冬青是受到侵略性的負面情緒所驅動：怒氣、憎恨、妒忌、記恨、殘忍。冬青型的人多半性慾很強，性需求可能成為其動力。

馬鞭草 Vervain

這類型人過度熱心，時常幾乎成為一名狂熱者。他想讓別人的想法轉變成與他相同，也因此在情緒、心理上過於跋扈。通常他在行為上不會太過好鬥，然而在言語上極可能令人感到壓力與命令。

鳳仙花 Impatiens

激進但不跋扈。鳳仙花型人尋求獨立而非權力；但是，如果他握有權力，將成為嚴格的任務執行者。鳳仙花型人以其情緒化與易怒而廣為人知，他不會當個被人忽視的傻瓜，也絕對不會容忍浪費時間。當憤怒的時候，他能相當具有破壞性，而且事先毫無徵兆。值得一提的是，鳳仙花花精也常用於突發性，如牙痛這種刺激患者的疼痛感。

葡萄藤 Vine

這類型人不僅激進，甚至盛氣凌人。葡萄藤型人在群體中追求權力與地位，利用自身的權力來懲罰他人。當處於正面情緒狀態時，葡萄藤型是天生的領袖；可當面臨負面情緒時，他變成了暴君。葡萄藤型人生性多疑，常認為其他人心懷鬼胎，更常懷疑別人對他說謊。

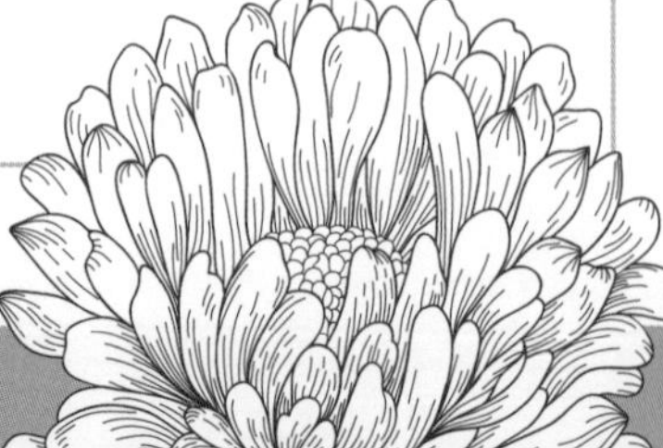

急性的「陽性花精」

下列的花精（型）用於急性突發的情況，若當事人面對的情況突然變得緊張，而導致行為開始較為激進，而非一般日常的行為模式。

岩薔薇 Rock Rose

突發的症狀包括懼怕、盜汗、心跳加速以及短促的呼吸等。需要岩薔薇花精的當事人會覺得生活似乎到了絕境，如同暗夜潛逃的逃犯。任何人感到似乎有一把槍指著他們時，都適合使用岩薔薇。當岩薔薇型人感到體力衰弱時，他們仍不停歇的將最後剩餘的能量爆發出來。需要岩薔薇花精的人可能無法解釋為什麼他們如此損耗自己的身體。

櫻桃李 Cherry Plum

櫻桃李型突發的負面情緒可能極度輕微。這類型人會突然出現激進或暴力性的想法，他們可能會也可能不會將這樣的想法付諸行動。他們處在害怕自己可能會爆炸或失控的狀態中，故櫻桃李型人可能在言語上、情緒上或肢體上爆發。他們可能發出威脅或真的自殺，或粗暴攻擊他人。有些事可能啃食了櫻桃李型當事人的內在，而使得他將生活能量以特定的方式宣洩，可能富有創意或具有破壞性。

甜栗花 Sweet Chestnut

這種狀態可能與櫻桃李十分類似，兩種類型都感到被逼到角落、沒有退路，而無法再承受。但這兩種類型人回應方式卻大有不同：櫻桃李型人直接爆發出來，而甜栗花型人可能會昏厥過去。對甜栗花型人而言，未來是空白的，是黑暗的空隙，對於信念的堅持正處於崩潰的邊緣。當感到靈魂處在黑暗當中，甜栗花型人可能會抨擊自己或是他人。櫻桃李型人很能夠與他人溝通自己的情緒狀態，而甜栗花型通常會將自我的情緒藏起來，並試著控制自己。

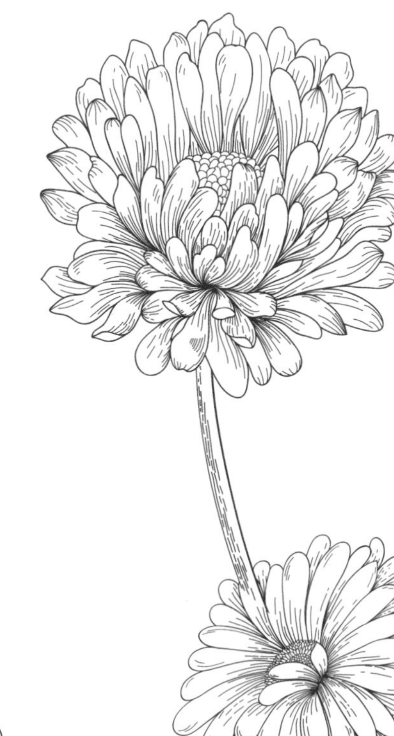

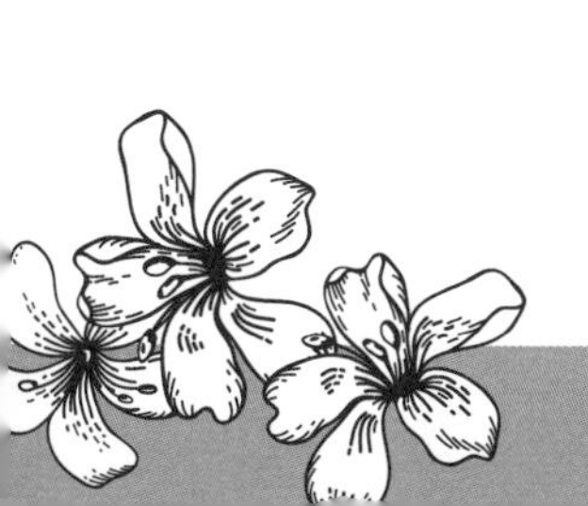

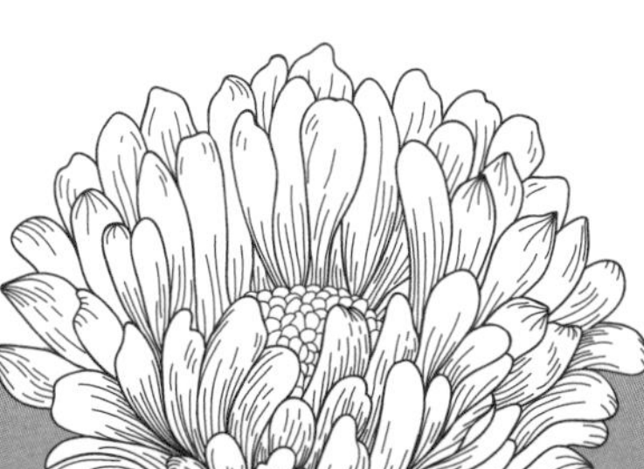

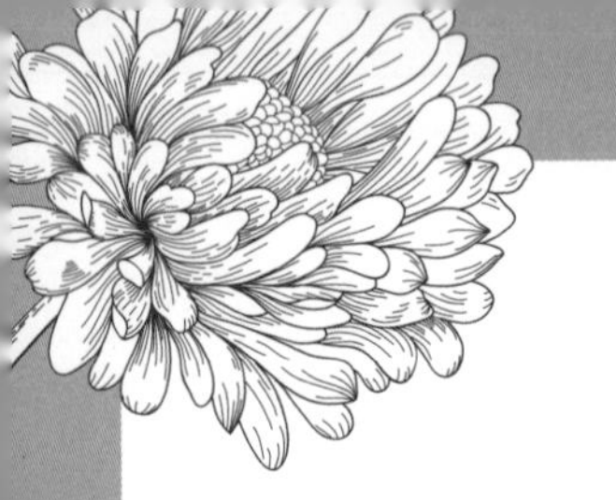
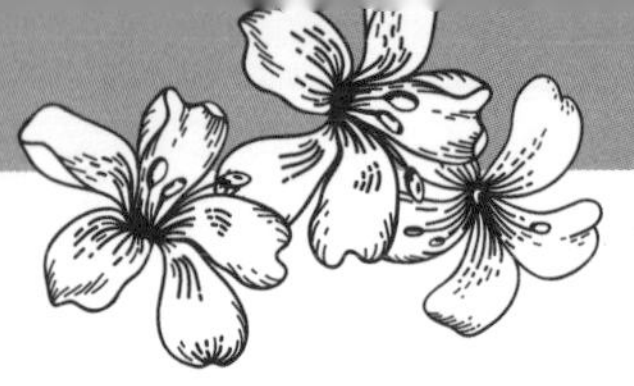
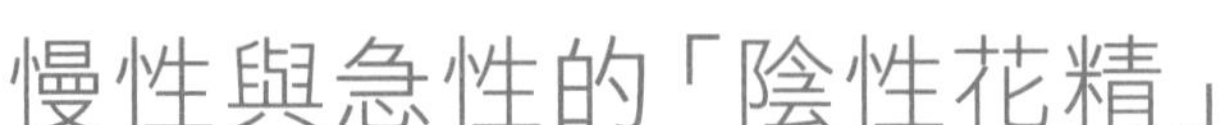

慢性與急性的「陰性花精」

在突發狀況下，比方說突然病重，很自然我們會展現陰性的行為，包括軟弱的意志、反應遲鈍，以及吸收他人能量的傾向。故列於陰性的花精可以是急性突發或是長期體質的療方，也針對該花精型個案的行為模式作調整。

鐵線蓮 Clematis

作夢的狀態對鐵線蓮型很常見，不論是突發或是長期的情況，使得他們從現實生活或眼前的壓力中飄蕩；並且使他們不知不覺中忍讓他人，或是屈服於當前的壓力。鐵線蓮型人屬於被動式攻擊。即使他不會主動挑戰權威或引發衝突，他其實也不完全退讓。他以一種平穩安靜的奇特方式吸入他人的能量，迫使對方屈服。

忍冬 Honeysuckle

如同鐵線蓮型，忍冬型人傾向將自己從現實中抽離，但鐵線蓮型人抽離之後進入幻想，而忍冬型則是進入過去某個輝煌的時期。沉溺於過去回憶雖穩定了忍冬型人，但並未帶來生活的期盼，取而代之的是壓力。忍冬型人對於當下或是周遭生活連結不感興趣，使他變得被動及忍讓。

紫金蓮 Cerato

這類型人願意主動讓出個人的決定權，且十分地黏人甚至令人窒息。他們讓自己看起來極度軟弱，即使內心非常清楚對方將他帶入歧途，仍然甘心樂意當個跟屁蟲。紫金蓮型人在很多部分具體的將「陰」的特性表現出來：他們總是展現出無助，需要他人的建議，藉此耗損他人的能量。

矢車菊 Centaury

這類型人根本就是馬鞭草型或冬青型專屬的被虐待狂。為了獲得他人的喜愛、愉悅，他們神智清醒的讓出個人的權利，只為了被認同。他們出於自願成為奴隸或接受他人霸凌，而無法對這些人說「不」；但矢車菊型人同時也吸收他人的能量，完全依賴在這些虐待他的人身上。

陰／陽花精

最後，有一支花精不能夠列入陰／陽類型，因為它同時具備陰／陽的特性：

線球草 Scleranthus

這個針對猶豫不決的花精，同時可應用於急性或慢性，它具備二元性。它包含陰與陽，或兩者兼備，即使無法明確歸類，但線球草絕對應該列於這個章節，並應被視為不穩定的。線球草型當事人不穩定時，可能展現無法預知的行為，可能具有攻擊性也可能忍讓，或兩者兼具。線球草型人可以從一個決定跳到另一個，從一個題目移到另一個，或從一種行為轉變成另一種。就如同歌手瓊妮·密契爾（Joni Mitchell）的歌詞：「哭或笑都是一種宣洩。」

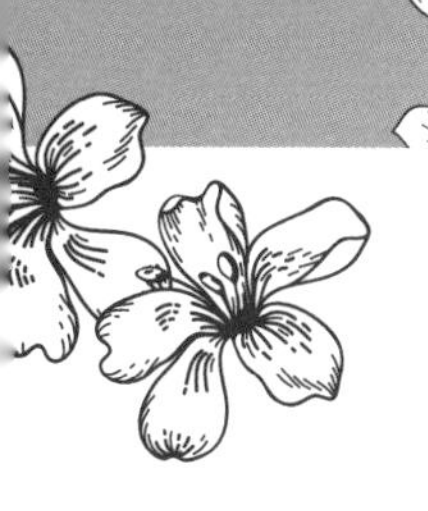
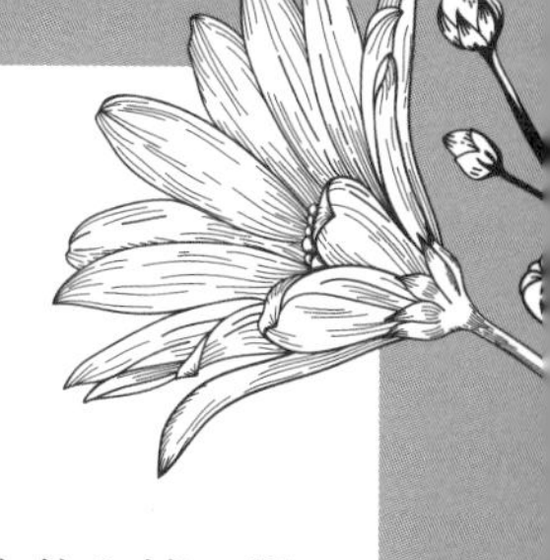

戴面具的花精

有人會說，所有負面行為的發生，都是為了保護每位當事人軟弱的感覺或是恐懼，巴赫花精系列裡大部分的花精是針對某一種行為或心情；然而，有些花精卻有雙重的模式，當事人的行為面具下藏著另一個問題。對花精師來說，有時很難在為個人挑選花精時，同時目擊與瞭解當事人不同面向的心情。舉例來說，當花精師看到溝酸漿型個案在勇氣方面的明顯進步時，可能會忽略暗藏的恐懼而沒有察覺。所以，學習巴赫花精的學生應該充分瞭解列在此處的花精（型）。

山毛櫸 Beech

隱藏了內在的不寬容，卻表現得公平以及關注正義。有些山毛櫸型人甚至會隱藏他們自我的批判感，並真誠地列舉（或甚至他們的夥伴會列舉）他們許多好的作為，來證明自己聖潔的本性。

矢車菊 Centaury

遮掩不安以及具有缺陷的自我感覺，有著外向且歡樂的行為舉止。這樣的喜樂常帶著狂躁，使得矢車菊型人常被視為「過度努力」。確實，矢車菊型有著透露軟弱的自我感覺，以及引導與理解的需求，是他們從他人身上想尋找的。矢車菊代表著這些想要被喜愛而包容錯誤，因而失去對他人說「不」的能力。他隱藏深深的不安全感，願意犧牲自己或為了他人而持續不斷的付出。

龍芽草 Agrimony

如同矢車菊型，龍芽草型人以表面的喜悅遮蓋內心的混亂。龍芽草型人與矢車菊型不同，他們擁有強烈的自我，但卻無法應付生活中的各種情況。龍芽草型人會以不在乎的行為來掩飾任何負面的情緒狀態（最首要的包括憤怒、恐懼及憂傷）。要注意的是，龍芽草型人常會藉由酒精或藥物來加強他歡樂的舉止。

紫金蓮 Cerato

以瀟灑快活來遮掩缺乏自信及自我判斷能力，幾乎是狂躁般尋求他人的建議。因為想受到他人喜歡，紫金蓮型人總像龍芽草與矢車菊一般戴著喜悅的面具。這三種花精型是三個哭泣的小丑，總以快樂的行為來掩飾不同樣貌的薄弱自我。紫金蓮的當事人欠缺信心，也因此不斷尋求他人建議；但事實上他們卻往往不會依照建議而行。

帚石楠 Heather

以聒噪行為來遮蓋深度的寂寞。帚石楠型人通常明顯想獲取他人的注意，往往藉此掩飾內心的寂寞；卻在大部分的狀況下，反倒使得原本能夠給予他們想要關注的人因此刻意遠離他們。

水堇 Water Violet

如同帚石楠型，水堇型人掩飾了內心的寂寞；然而他們外在的表現卻是幸福知足，或看起來令人感到傲慢及冷漠。水堇型因缺乏人際關係而留下的空白，將會轉向追求藝術或智能的活動。

菊苣 Chicory

也許這是一張戴得最緊的面具。菊苣型人以充滿愛以及自我犧牲來表達自己，面具下，菊苣的意圖卻一點也不高貴，反而是自私與貪心。菊苣型通常是具有權力的人，可能是隻手就能掌握整個家族，同時要求所有人的愛、忠心以及服從。

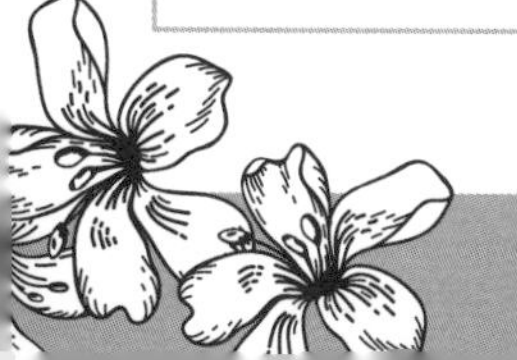

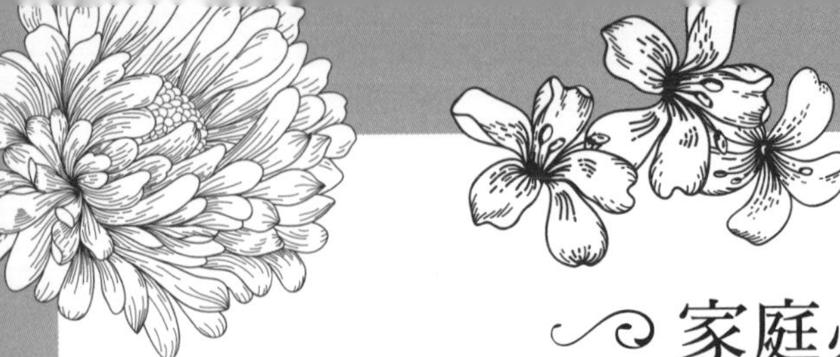

家庭必備花精

我當然同意巴赫醫師所說，每一個人在某些時間點或是生命當中都會需要所有38種花精，但有些花精就是特別的好用。有些花精明確針對某些不常見的個性與行為類型，因此，有些花精不如其他花精使用廣泛。所以，我依照自己的看法選擇下列花精，為適合每個家庭提供最適用於常見的情況。

基礎花精

冬青 Holly
針對侵略性

冬青能夠針對許多不同的行為模式，許多負面、激進的狀態都可以考慮使用冬青，不論是怒氣、憤恨、忌妒，煩躁或不信任，甚至是極度的偏執。冬青用於廣泛的負面狀態，包括大部分我們內心遭受各種情緒所受的衝擊。如果我們能坦然面對事實，有誰沒有過一天中總會遇上的煩躁；只有少數人用生氣來宣洩，但我們每個人都瞭解憤怒的感覺；我們總會有忌妒的時刻，伴隨著恐懼（錯綜複雜交織在一起）。憤怒是最普遍的負面情緒，所以冬青是巴赫花精當中最常需要的花精。值得注意的是，由於冬青受到重視，所以常用作長期體質般的人格治療的最初處方。當事人因任何原因顯現出各種憤怒時，冬青花精的效果很好；然而，要注意的是，有些當事人對於冬青會產生強烈的反應，在初期服用時身體的症狀反而更加重。因此我在治療初期使用冬青時，我不會單獨運用，而是與其他屬性比較「安靜」的花精調合一起使用。

野燕麥 Wild Oat
針對無意義感

野燕麥的核心其實也就是人類面對的核心問題：尋找生命的意義。野燕麥型當事人不僅尋求生命當中的意義，他們也尋找人生道路或工作上的挑戰，他們尋求的存在意義是能夠保證有天他們離開人世之後，可以留下的偉大成就，也就是說這支花精是幫助這些想完成生命中的志向，卻找不到真正目標的人們。這肯定千真萬確。畢竟，有誰不想在此生有所成就，想要因此而受到尊敬呢？卻有誰是帶著天命或是有指導手冊告訴他們該做哪些事，如何完成這些成就呢？野燕麥也是一支常用的花精，尤其當我們想要盡全力尋找路徑、質疑工作時，野燕麥協助我們專注在生活中的任務，幫助我們保持頭腦清醒。當然，我們的生命當中的某些時刻會對未來感到困惑，但野燕麥總是能夠幫助我們尋找並走在正確的道路上。因為經常運用野燕麥花精，所以它成為巴赫的「基礎花精」的成員之一。在剛接手個案時，核心問題或「慢性養成」並不明顯時，可以用來協助當事人重新定義；換句話說，當不確定時，就用野燕麥。

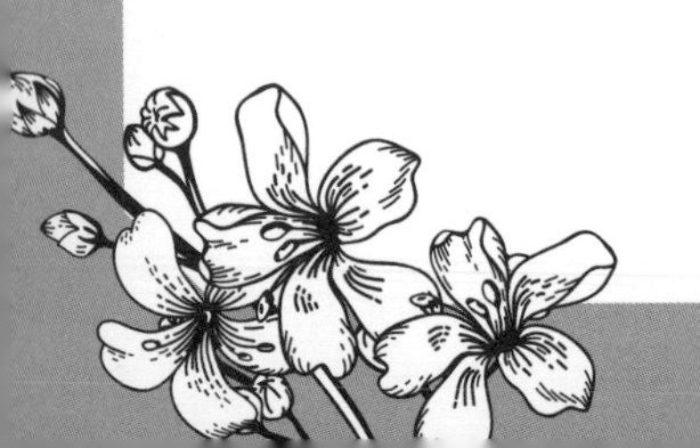

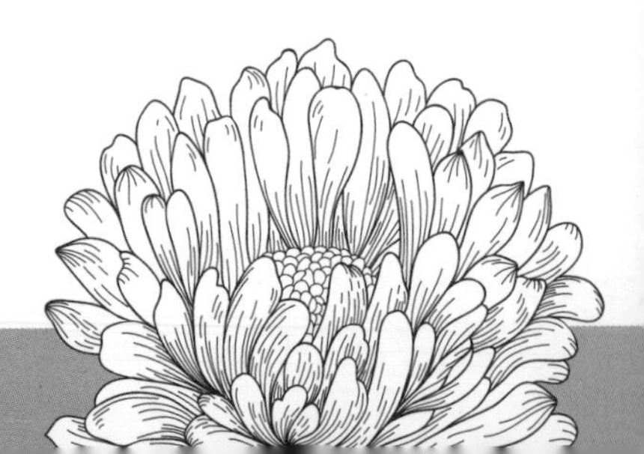

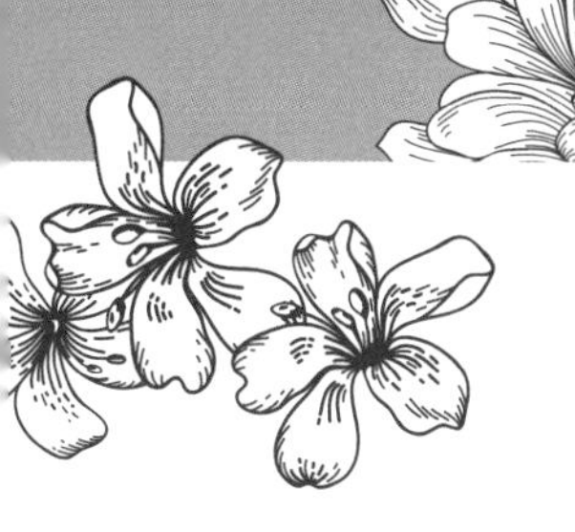

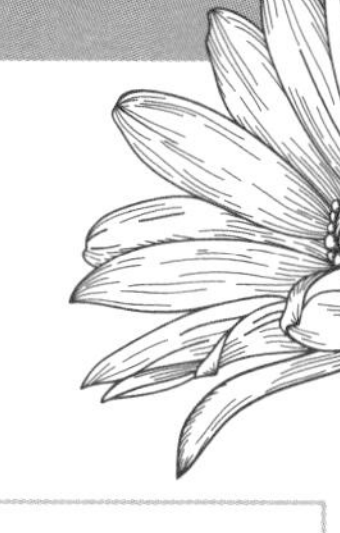

最常使用的花精

溝酸漿 Mimulus

針對已知的恐懼

我相信沒有比單純的恐懼更能夠控制我們的負面情緒了。我的意思是，大部分的人都有一些令自己感到恐懼的原因——不論是貧窮、懼高、害怕密閉空間、怕黑或是其他——都影響著生活，並在某些程度上限制我們的自由度。有的恐懼似乎令人感到煩躁或是愚蠢，當他人面對同樣情況能夠保持理性時，這些恐懼就像是癌症侵蝕著我們的靈魂。所以我認為溝酸漿花精對於這些想要克服恐懼，平安過日子的人，非常具有價值。這個配方能為百萬人帶來舒緩的效果，幫助人們以勇氣面對生活，並給予更多自由的行動力及想法。

栗樹芽苞 Chestnut Bud

針對自我中心與壞習慣

巴赫花精若有所謂最常用到，我會說是栗樹芽苞，它可用於任何時間以及所有人。若有人從未用過這支花精，至少在他五十歲生日的早上一定要送他栗樹芽苞花精。它用來療癒懊悔，生命中所有未做到或做過而後悔的事。栗樹芽苞可以調整我們總是將短暫歡樂放在長期性目標之前的傾向，更重要的是，這支花精能針對不斷重複的過錯：總愛上不對的人、無法及時完成工作、瘦了十磅卻又復胖，數百萬人諸如此類的生活模式都需要它。栗樹芽苞讓我們得以從控制生活的模式當中解脫，它幫助我們重新擬定能成功的策略，重新為新生活定調。我們每個人的心中一定有些生活模式是我們明明知道不好卻無法戒掉，栗樹芽苞就是來幫助我們戒除壞習慣。

白楊 Aspen

針對未知的恐懼

溝酸漿與白楊之間已包括所有各面向的恐懼。溝酸漿協助我們克服明確的恐懼，這些常是我們生活當中曾經歷過的事件；而白楊對於模糊的恐懼，尤其是推測性的恐懼則很有幫助。（例如，沒有人想貧窮或生重病，不論是否真的發生過。我們都能夠想像這類情況，而且無法令人感到愉悅。）白楊針對不安，纏繞心頭上的不安，這種無法明確指出那裏不對勁的感覺有效果。白楊用於未知、黑暗中的恐懼，它對於不安的孩童或極度情緒敏感的孩子也非常有幫助；相同地，白楊對過度緊張的動物也很有效果。

荊豆 Gorse

針對悲觀與懷疑

這支花精是針對我們每個人內心的悲觀態度，當中並帶著怒氣的糾結。它被定義為能夠深入處理內心的絕望，尤指戰爭的生活，或嚴重、慢性或甚至有生命危險的疾病這些極端的情況特別有效果（也可更廣泛的使用），它是因失去希望導致無法面對生活時的花精。荊豆用來治療我們內心的多疑。荊豆型的內心總能找到一個合乎邏輯與道理的原因，為什麼事情不會按計畫進行、為什麼總有疾病和貧困、美好時光永遠不會到來。種種的負面疑慮可以在新聞的頭條上獲得印證，使得當事人更認為自己有理（「我不是負面，我是面對現實」），而且更是離不開這樣的理由。這種對「健康」的譏笑態度經過時間的扭曲後，使得生活中缺少希望，如同恐懼而限制生命中許多的可能性。

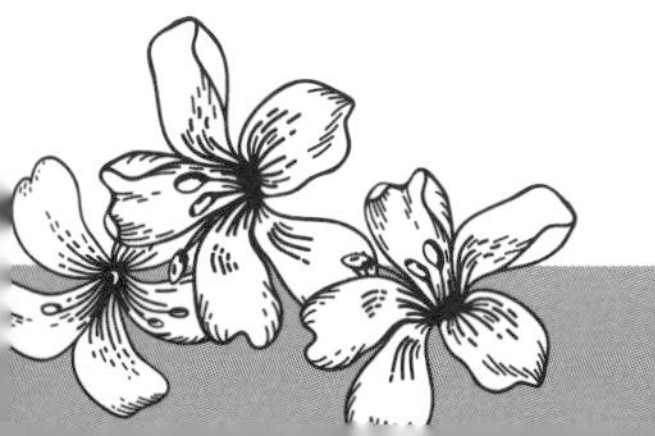

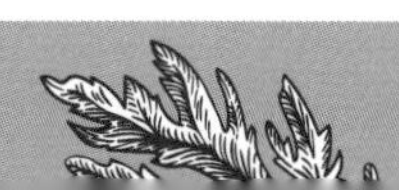

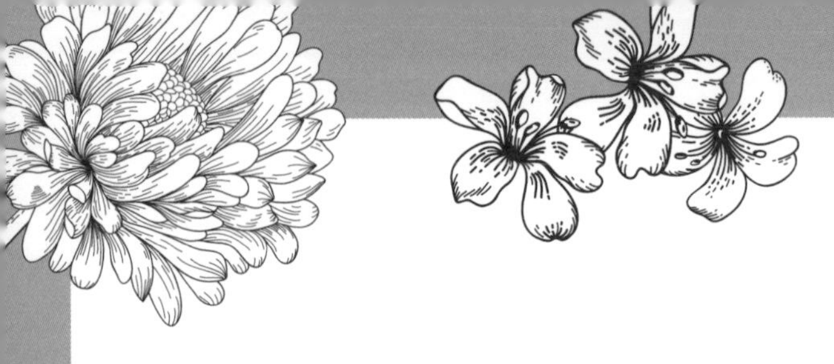

松樹 Pine

針對罪惡感

罪惡感是最基本也是最常見的一種負面狀態，所以我認為應該隨時備有松樹花精。許多人的動力來自於罪惡感，不論是否出於自願，只要感到罪惡總是被迫著去做任何的事。我們當中許多人對於罪惡感的情緒很敏感且強烈，可能因一句話或一個眼神就能迫使我們為了想讓自己「好過」一點，而做出許多努力。罪惡感帶給我們的訊息是不論我們多麼努力，我們永遠不夠好，我們永遠無法達成目標、付出得夠多，甚至無法感到滿足。當我們被罪惡感所控制時，會發現自己的需要與想要而感到抱歉，甚至時常為自身的存在而感到抱歉。

野生酸蘋果 Crab Apple

針對控制以及身體的疾病

野生酸蘋果與我們生活中追求完美的想法息息相關。它代表負面的心理與情緒上的模式，因為我們為了更出色而將創意撇下，並且以具有破壞性的慾望追求完美。野生酸蘋果也跟控制有關，尤其為了追求完美而嘗試，透過純粹的意志，以行動來令自身、環境或周遭的一切臻於完美。野生酸蘋果的狀態總是將整潔與秩序擺在第一位。需要野生酸蘋果花精的人常感到被弄髒、汙穢，總是懼怕細菌與疾病，一定要消除任何形式的混亂，他們對於想法與習慣都非常堅持。這支花精是天然的清潔劑，為情緒與身體帶來平衡以及秩序。它是少數巴赫花精可以同時針對情緒與生理使用的花精，所以家家戶戶一定要擁有它。

芥末 Mustard

針對沮喪

芥末是用來治療沮喪的，範圍可從「心情不好」到臨床憂鬱症。更完整的說，它是治療負面情緒的花精。當我們的想法灰暗而預期壞事將要發生，我們該使用芥末。當沒由來感到世界突然變得奇怪，或感覺我們是穿著衣服的外星人，我們更該使用芥末。芥末適用於憂鬱症，或沒有原因湧上心頭哀傷這類憂鬱的情緒，都可以使用。當我們的靈魂處於黑暗中，而生命似乎不具備意義，這時芥末可以派上用場。當感覺事情突然沒有進展時，要特別記得芥末花精很能發揮功能。當我們心理上、生理上或是情緒上感到懶散，能夠幫助我們的就是芥末花精。

葡萄藤 Vine

針對固執

當我們堅定心意，沒有考慮後果便設定目標時，我們需要葡萄藤花精。有不少的例子顯示，當處於葡萄藤狀態時，容易顯得幼稚，那是因為我們的自我擺得太高，超越其他事物。需要葡萄藤的人通常非常努力，使用威嚇的技倆，控制慾以及強硬的意志力就是想達到目標。需要葡萄藤花精的人，情緒上、心理上、生理上都顯得相當缺乏彈性，無法忍受不同的意見，要求周遭人絕對遵守教條式的服從。當危機來臨使得他人尋求他的洞察先機與領導時，他很容易進入屬於他的狀態；但是在平日他就成為獨裁的師長、伴侶或長官。一旦我們感到我們似乎很能夠掌握狀況，而且開始對他人下達命令希望獲得服從，該是使用葡萄藤花精的時候了。

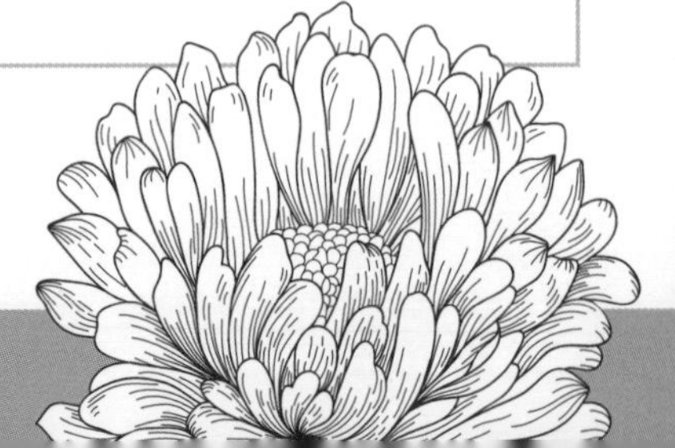

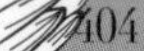

胡桃 Walnut

針對生命的里程碑

人生當中總是有幾個需要胡桃花精的時刻。從嬰幼兒的換牙、學步，青春期，職業轉換，中年危機至更年期，甚至搬家、結婚、離婚、出生、死亡，胡桃能夠在一個階段結束移到另一個階段開始時給予我們幫助。胡桃花精是用於過渡期與轉變期，甚至可以在新的階段給予我們適時的「當頭棒喝」。當你即將開始一個新工作或新的減重計畫，但缺乏開始的動力時，胡桃花精很有幫助。胡桃特別能夠在下列情況幫助我們：當你察覺感情或身處的狀況即將結束，特別是一個階段的結束而新階段即將開始時：不論是搬家或是離婚分手，胡桃花精通常給予當下參與的所有人，而非針對單一個人使用發揮最佳效用。同時，這支花精可以用於新加入的成員助其融入，無論人或動物均可使用。

角樹 Hornbeam

針對「現代化的萎靡不振」

我認為角樹的狀態令我們感到不知所措，對於生活覺得乏味，而使得情緒耗損，正是現代生活的寫照。我們人類也是動物，每天為了生活飲食及所需而掙扎，而生活模式在過去幾世紀以來逐漸變得公式化與概念化。我們每天的時間都花在小小的辦公空間，盯著閃爍的電腦螢幕。角樹適用於「週一症候群」，尤其當我們感到無法起床，一路塞車至辦公室，度過被緊盯的一週。角樹能幫助我們度過人生當中偶然發生的單調乏味，讓我們發現隱藏在厭煩無聊當中的意義與創造力。角樹能夠使我們的心智重新振作，刺激我們找到新的工作方式與克服沮喪的方法。

急救花精

櫻桃李、鐵線蓮、鳳仙花、岩薔薇、伯利恆之星

這當然是有點作弊的感覺，因為急救花精並非單方，而是5種巴赫花精的綜合：櫻桃李、鐵線蓮、鳳仙花、岩薔薇與伯利恆之星(註1)。使用急救花精可以減少家庭必備花精的數量至剛好一打12支。急救花精可用於這麼多不同的心理、情緒跟身體上的創傷——任何事，包括夢魘、意外或受傷，甚至是心臟病及中風——家家戶戶都應該準備，甚至外出旅行也該攜帶。它對於我們最深處的負面情緒，自我毀滅的行為，也許不是最有效的花精，但毫無疑問的，它是巴赫花精中最能夠處理緊急狀況的療方。即使在緊急的狀況下，需要送急診或是打電話叫救護車，使用一次或兩次急救花精不只對於當事人有幫助，對於參與協助當事人的其他人也都有很大的助益。

1. 這個複方花精讓我雙重性的作弊，因為我未將製作急救花精的5種配方列出來，而是以單方的方式將它列入家庭花精當中。這些之中，尤其是伯利恆之星，應該屬於家庭必備花精名單上的一員——其實我認為即使擁有急救花精，仍值得另外再加上伯利恆之星。由於急救花精包含了伯利恆之星，我就不再另列到名單上了。

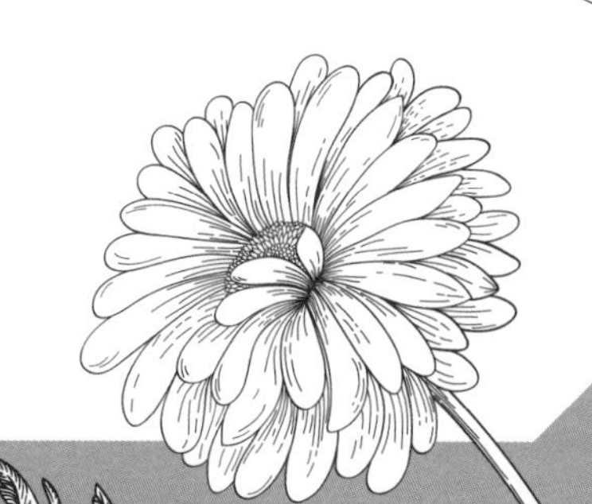

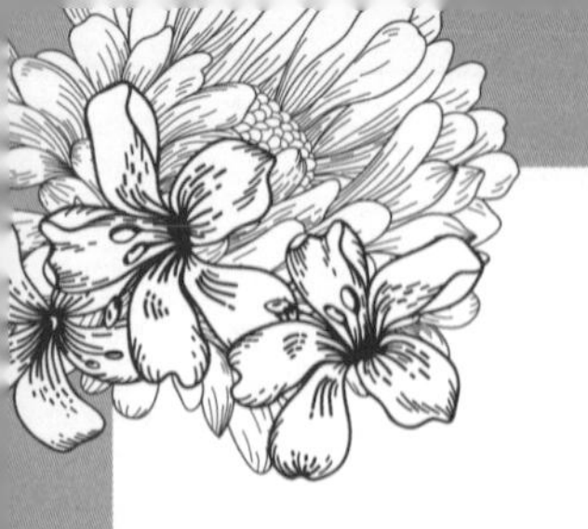
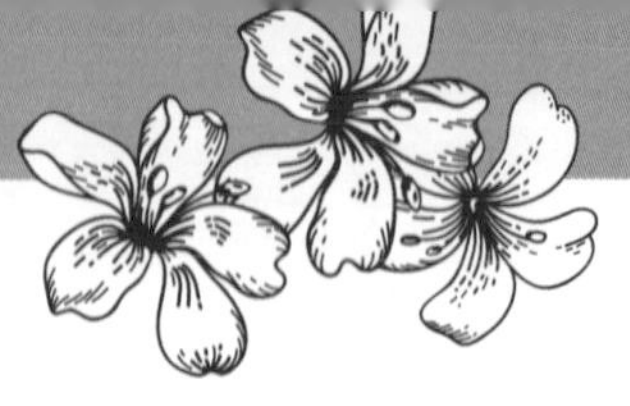

動物的花精治療

巴赫花精在我使用這麼多年下來，給予我很大的幫助，不僅僅是治療人類，我自己家裡的寵物也是使用花精。我推薦家裡有寵物的飼主，不論身體上的疾病或是展現負面情緒的動物，絕對要使用花精。假如仔細挑選，使用合宜，花精可以有奇蹟似的成效。

本書中的每一支花精章節，都有一個部分是針對動物方面的使用，因為我親自經歷過花精在各種動物身上展現的奇蹟；但我同時也發現，並非所有巴赫花精用在人類的效果能夠與用在動物身上的效果一樣好，可能是因為動物不見得擁有與人相同的情緒特質；或因為我們缺乏對於動物的深入瞭解，而無法確實找到造成其負面情緒的真正原因。所以我想要根據我多年的行醫經驗，特別為動物列出花精的運用。我相信這部分的內容應該好好放在手邊，假如需要治療動物的情緒時可以隨時查詢。

針對情緒的花精

以情緒來列舉最佳適用於動物的花精，就如同使用於人類一樣。

治療恐懼
Fear

溝酸漿：用這支花精治療已確知原因的恐懼，如噪音、暴風雨、其他動物或人類。

白　楊：動物展現不安焦躁的行為，尤其是特別容易受到驚嚇。

治療絕望
Despair

楊　柳：當動物有極端或是反抗行為，使用楊柳。這支花精對於年老而易怒的動物也有效，以及這些有身體疼痛症狀的動物。

伯利恆之星：若動物曾經歷情緒或是身體上的創傷，使用伯利恆之星。

治療懷疑
Doubt

角　樹：就我的看法，角樹對人類而言是重要的花精，我認為對動物而言也同等重要。若動物長時間單獨在家或很閒，使用角樹花精有莫大的幫助。

線球草：動物若突然有行為上的轉變，這是很好的療方。有的動物幾乎都是安靜平穩，卻突然變得具攻擊性；也可將線球草給予你無法信任的動物。

紫金蓮：這支花精對於精神受到打擊的動物很有幫助，尤其是缺乏動力應付過度訓練的情況。

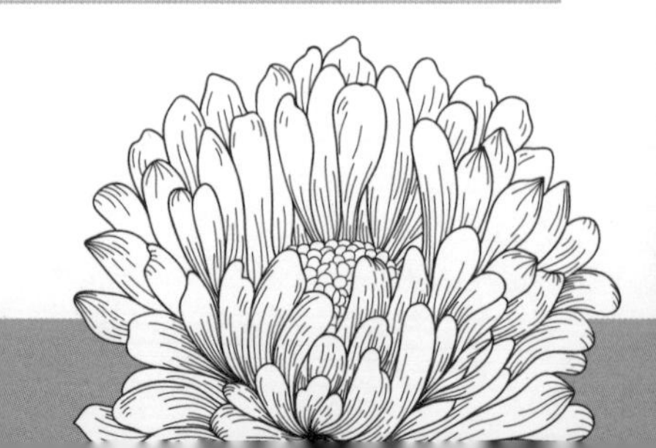

治療過度敏感
Sensitive

胡　桃：這支花精用在動物身上就跟用在人身上一樣好用。當生命有任何的里程碑事件，如：搬新家、家中新加入人或動物新成員。家中若有喪事也可使用胡桃花精幫助家裡的寵物。

冬　青：若動物因憤怒而展現攻擊性的行為，這是最適合的花精。若動物有霸凌行為時也該使用冬青。

治療冷漠
Indifferent

白栗花：當動物展現強迫式行為，尤其是過度撕咬或抓，使用白栗花花精。

栗樹芽苞：當你發現動物十分難訓練時，使用這支花精。幫助動物避免犯同樣錯。

治療孤單
Loneliness

鳳仙花：不合作且暴躁易怒的動物，使用這支花精。鳳仙花跟角樹一樣，對於長時間被留在家中，感到無聊且沒有足夠運動的動物十分有幫助。

治療控制慾
Control

菊　苣：與帚石楠調合可用於需要關注的動物身上。菊苣對於整天黏在飼主腳邊或是動不動就跳到主人腿上的狗很有用。

馬鞭草：對於高度興奮的動物，以及充滿緊張的動物，馬鞭草很有效果。動物若是頗具破壞力，但純粹因為笨拙而不是出於故意，考慮使用這支花精。總是吠叫不停的狗也可以使用。

葡萄藤：這是我認為針對有地域性問題動物最好的療方。給予家裡頭當老大的動物這支花精。若動物不守規矩、無視人，像是即使人盯著還是會尿在地毯上的狗，試試葡萄藤。

針對身體症狀的花精

野生酸蘋果：當動物患有慢性皮膚問題，例如溼疹或疥癬，或季節性的過敏，均可使用野生酸蘋果。

鐵線蓮：當動物因疾病陷入昏迷，使用這支花精。鐵線蓮同時可幫助久病厭世的動物。

橄　欖：這支花精對於動物的復原有很棒的效果。橄欖型的動物體力上完全透支，不論是因疾病或所處的環境，而需要支持才能有復原的機會。它也可以幫助冬眠的動物在甦醒之後快速恢復。

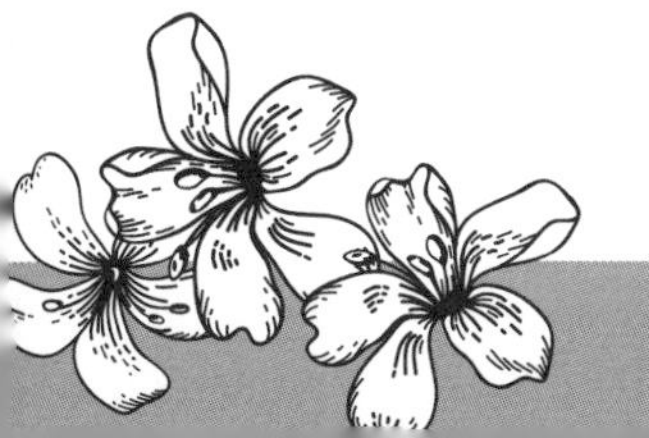

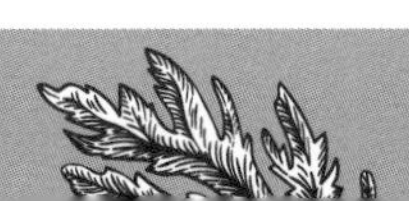

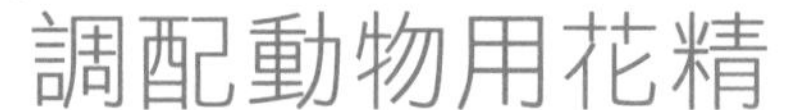

調配動物用花精

動物能夠使用混合的巴赫花精，就跟人類一樣。不論是突發性或是慢性的治療，每次的配方最多可達五種。動物與人類相同，也使用治療慢性情緒體質的花精（能夠如實反映個案行為模式的花精，且必須持續使用一段時間）。我經常發現花精的運用其實與動物每個生命階段息息相關，就如同人類。

然而，動物並不像人類有如此複雜的情緒狀態，故有些花精看起來用途不大（例如，我不認為動物有罪惡感，所以沒有使用松樹的必要性，而這卻是人類需要的花精）；我也認為動物很容易就因使用過多花精而負載過多，所以當我治療動物時，刻意將花精的數量降低，而且往往單方就能夠顯現出良好的效果。在大部分的治療案例，我不會一次使用超過三種花精，並且很精準的根據動物的性別、年齡，以及展現的負面行為模式來運用花精。

動物用的劑量

我嘗試盡量不一次給予動物太多種花精，同時也刻意不要一次給予太多劑數。通常治療動物需要幾週的時間（可以加入其他花精，一次一兩滴，直接滴入食物或飲水）。大部分的動物一天只吃一頓或兩頓，利用這時段加入花精並觀察一兩週，直到有明顯的改變。當治療開始有明顯的效果時，我通常會降低頻率，慢慢至「需要時才給」的基礎。換句話說，在添加其他種類的花精或是增加劑量前，先給予動物足夠的時間讓牠們有機會表現改變。運用花精治療動物需要耐性。

動物花精的書籍

最後，如果你想多瞭解如何使用巴赫花精治療動物，我推薦兩本書：

Bach Flower Remedies for Animals

作　者　Helen Graham、Gregory Vlamis，

1999年由FForres, Scotland:Findhorn Press出版。我非常喜愛這本書。這是我認為討論動物花精治療最有價值的兩本著作之一；再加上我使用順勢療法於動物身上的經驗比較有限，只應用在我自己飼養的動物身上，所以我需要更多的資料。我推薦這本書的原因是它內容俐落順暢，以及具相當有用的提點。

Bach Flower Remedies for Animals

作　者　Stefan Ball、Judy Howard

1999年由England: C.W. Daniel Company, Ltd.出版。和前一本相同的書名但比較小本，它是非常好的一本書，全方位探討如何運用花精治療動物。兩位作者在該領域相當知名的。（我自己的感覺是，作者跟出版社想在該領域上多一本這方面的著作，所以特別著作一本以動物為個案的書籍，以「占一席之地」。）

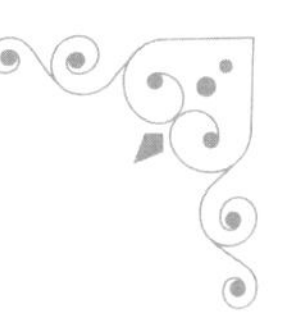

資源統整

列舉在這裡的書籍、組織及網站，都是我推薦研習巴赫花精的人可參考。我不會特別列出任何一個販售花精的藥局或花精的材料，因為這些均可於健康食品商店或網站購買。

書籍介紹

有些列在這裡的書籍是我撰寫本書時的參考來源，前文都有提到。其他書籍有些是我的順勢療法及花精藏書，這些書籍對於巴赫醫生的哲理以及巴赫花精的運用都具有獨特的見解。我將這些書籍分成兩部分，一是巴赫醫生的介紹與哲理，另一個部分則偏重花精的使用。排列的順序以我認為最有幫助的作為起頭。

關於巴赫醫生生平的書籍

The Collected Writings of Edward Bach

作　者　愛德華・巴赫

編　輯　Julian Barnard

1987年由England: Bach Educational Programme出版。假若你只能擁有一本關於巴赫花精的書，那麼這本就是你的選擇。這絕對是收集巴赫醫生生平著作最完整的一本書，包含所有的重要寫作、授課內容，甚至是書信。這本書不僅令讀者能夠全盤瞭解巴赫花精的發展歷程，同時也理解巴赫醫生本人。從這本書你可以認識巴赫是位獨樹一格的醫生，他是天生的溝通者，同時也是一位療癒師。

The Bach Flower Remedies

作　者　愛德華・巴赫、惠勒（F. J. Wheeler）

1979年由New Canaan, CT: Keats Publishing出版。這是一本於美國出版的奇怪小書。本書將巴赫醫生的著作簡潔呈現給美國的讀者，它包含兩本重要書籍：《自我療癒》（Heal Thyself）以及《12名療癒者》（The Twelve Healers），內有各種症狀的列表以及惠勒醫生以對應的巴赫花精治療的案例，如果內容分開印製，則可能很難融會。惠勒醫生的目錄在選用花精上是很有用的工具。（分成兩本印製，1988年由C.W.Daniel Company, Ltd. of Saffron Walden, Essex, England,出版。）

The Medical Discoveries of Edward Bach, Physician

作　者　諾拉・薇克

本書寫於1930年代；後來經多次的再版。這是我們能夠最貼近愛德華・巴赫醫生的傳記，儘管它算不上完整並且有些主觀（薇克是巴赫的好朋友亦為同事），但這本書卻讓我們更認識巴赫醫生，以及他從對抗式療法轉變至順勢療法，進而研發出一套他自己獨特醫療方式的完整歷史。若有意認真學習巴赫花精，那麼這本書即是以溫馨懷舊的眼光，看待傾注畢生之力創造出花精的巴赫醫生。

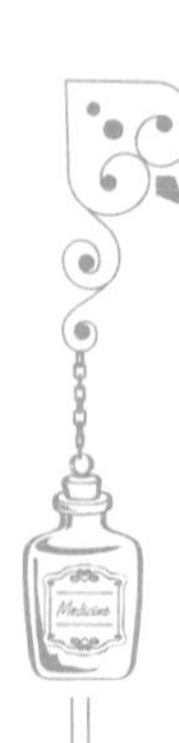

關於巴赫花精的書籍

Advanced Bach Flower Therapy
A Scientific Approach to Diagnosis and Treatment

作　者　Gotz Blome, M.D.

1992年由Rochester, VT: Healing Arts Press出版。在巴赫花精的主題上，本書十分出色。它不僅針對每支花精有紮實且深度的內容，還有作者根據經驗體會到的複方花精重點。這本書寫得既清楚又有條理，值得每個人收藏。

Mastering Bach
A Guide to Flower Therapies

作　者　Mechthild Scheffer

1996年由Rochester, VT: Healing Arts Press出版。這本書是Scheffer在出版Bach Flower Therapy之後的幾本著作之一。這本書是出色的輔助學習，其內容包括專門討論花精治療的個案，個案中提到花精用於動物、植物的治療又特別具有價值。適合進階的學習者。

Bach Flower Therapy
Theory and Practice

作　者　Mechthild Scheffer

1981年由Rochester, VT: Healing Arts Press出版。這本書在許多方面幾乎成了巴赫書籍的聖經。自25年前出版之後，就已經建立特殊的市場地位。Scheffer也許是頭一位真正探索巴赫花精在心理上的重要性，並且將之運用在她的自然療法上。也許這本書的內容（或翻譯的版本）有時較為誇張或拐彎抹角，但仍是重要的參考書籍，應該收藏。

Bach Flower Remedies Form & Function

作　者　Julian Barnard

2003年由MA: Lindistarne Books出版。身為巴赫醫生畢生著作的編輯者，Barnard或許是同儕間最具備花精知識的人，因此，他的每本著作均有其地位與重要性。簡單的說，這本書極為出色，內容包括罕見、獨特、豐富的資訊。我認為是花精相關主題最棒的一本書，值得每個人收藏。

The Encyclopedia of Bach Flower Therapy

作　者　Mechthild Scheffer

2001年由Rochester, VT: Healing Arts Press出版。如書名所述，這本書介紹花精及其運用極為詳盡，作者也許是花精界最具權威的專家。花精植物的彩版又是特別的有趣。我並沒有在這本書發現特別新穎的內容，也覺得作者早先的著作Bach Flower Therapy是本更值得推薦的書。本書對花精研究仍具有不錯的貢獻，可購買收藏。

The Bach Remedies
ASelf-Help Guide

作　者　Leslie J. Kaslof

1988年由New Canaan, CT: Keats Publishing出版。這是本好手冊，適合初學者學習所有關於巴赫醫生的紮實資訊。身為北美巴赫療癒協會（Dr. Edward Bach Healing Society of North America）的會長，Kaslof對花精擁有紮實的背景；然而對手冊當中的問卷別投注過多的信任。適合初學者。

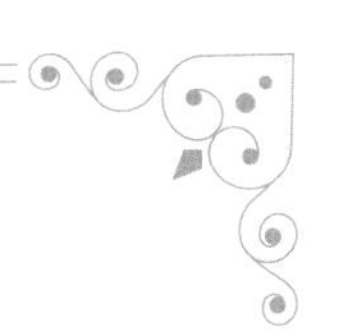

Introduction to the Benefits of the Bach Flower Remedies

作　者　Jane Evans

1989年由Essex, England: C.W. Daniel Company Ltd.出版。這是另一本對於初學者來說很好的小手冊，特別適用於緊急狀況的查詢。這並不是一本花精的簡略草圖，反而是對於治療哲理的概述，並摻雜少數個案範例。適合初學者。

Flowers to the Rescue, The Healing Vision of Dr. Edward Bach

作　者　Gregory Vlamis

1988年由Rochester, VT: Healing Arts Press出版。這本書較少著墨於花精的概論，反而提供較多花精運用在患者、動物、植物的部分案例。適合想將巴赫花精運用於動物的人。

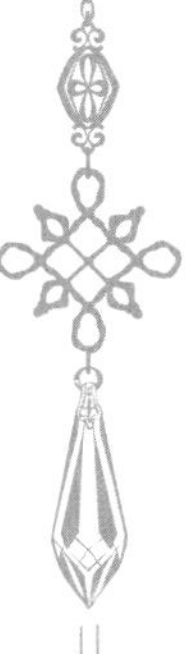

Bach Flower Essences for the Family

1993年由London, England: Wigmore Publication Ltd 出版。這是絕大部分的人所接觸的第一本花精書籍，它與當初在美國販售花精的公司Original Bach Flower Essences 共同出版。這本黃綠色薄薄的小冊，放在健康食品店販售花精的層架旁共同展售。雖內容文字受到限制，但它其實是本很好用的書。你可以從縮圖中找到每一種花精的功能，以及使用的花朵插畫。對初學者而言是本紮實的索引。

Bach Flower Remedies for Men

作　者　Stefan Ball

1996年由Essex, England: C.W. Daniel Company Ltd出版。也許我帶有偏見，但我感覺許多巴赫花精的書籍都是為女人而寫，以及女性個案的感覺跟表達出來的情緒。故而我覺得這本書很棒，因為它以獨特的角度來討論男人情緒上的問題，以及男人的感知與情緒上的抒發。（他的另一本與Judy Howard合著的Bach Remedies for Women就沒有這麼好。我個人認為不大會需要這本書，因大部分的書都已經是為女人而寫。這兩本書皆由相同的出版社出版。）

The Bach Flower Remedies

Step by Step

作　者　Judy Howard

1990年由Essex, England: C.W. Daniel Company Ltd.出版。這雖是一本薄薄的小書，但對於初學者而言卻頗為足夠。比起上面提到的小手冊，這本小書的內容更豐富，但缺乏像是Sheffer與Blome較為深度的研究。書名的「步驟」只不過是字面上的提示，內容僅簡短說明38支花精，強烈推崇急救花精的功效，案例也過於簡略。適合初學者。

The Illustrated Handbook of the Bach Flower Remedies《巴赫花精療法圖解手冊》

作　者　Philip M. Chancellor

1989年由Essex, England: C.W. Daniel Company Ltd.出版。這本書是花精於1970年代後期開始流行之後，出版的幾本書之一。內容提到的資訊算是完整，但我從未習慣這名作者寫作的風格，也不贊同他的花精運用；然而他強烈的個人觀點，也許對某些讀者而言具有吸引力。

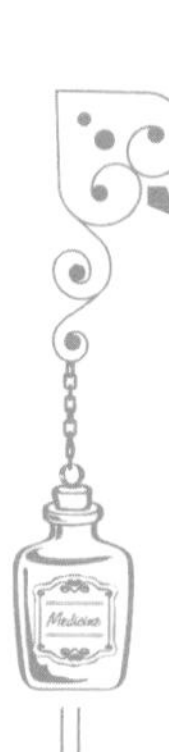

Growing Up with Bach Flower Remedies

A Guide to the Use of the Remedies During Childhood and Adolescence

作　者　Judy Howard，

1994年由Essex, England: C.W Daniel Company Ltd.出版。對於認真學習巴赫花精的人，我真心推薦這本書，每一支花精均詳盡說明我們在不同階段的行為改變應如何利用花精來調整。這本書特別介紹每一支花精如何用在年紀較輕的患者身上，以及身體與情緒上的各種症狀該如何治療。想認真鑽研巴赫花精的人應該收藏一本。

The Twelve Healers of the Zodiac

The Astrology Handbook of the Bach Flower Remedies

作　者　Peter Damian

1986年由York Beach, ME: Samuel Weiser出版。這是本瘋狂的小書冊。作者將巴赫最初的12種花精與黃道帶的12個星座連結起來。他將鐵線蓮與我的太陽星座——天秤座連結在一起的看法，著實惹惱了我。畢竟，天秤座絕非舉棋不定的星座。作者反而讓框架阻礙了他，誰都無法猜測若巴赫醫生知道了會是什麼反應。這不是一本一定要讀的書，但若你想買來看看就買吧。

Harmony is the Healer

The Combined Handbook of Healing Flowers, Colour Therapy, Schussler Tissue-Salts, Emergency Homeopathy and Other Forms of Vibrational Medicine

作　者　Ingrid S. von Rohr，

1992年由Rockport, MA: Element出版。如書名所示，這本書是所謂「振動」藥物的大雜燴。由於我寫的這本書將巴赫花精與順勢療法結合，所以我想在這個主題上推薦這本書。這本書並不完美（有些建議的花精與順勢療法的配方根本是十足可笑），但它包括廣泛的主題，也給予讀者許多連結巴赫花精與順勢療法的資訊。這並不是一本必備的書籍，但卻有點意思。

New Bach Flower Therapies《新巴赫花精療癒》

Healing the Emotional and Spiritual Causes of Illness

作　者　Dietmar Kramer

1995年由Rochester VT: Healing Arts Press出版。這本書，與列在下面的那一本是同系列，皆以獨特的方式展現如何選用花精。雖然這本書想要看起來很摩登，甚至在用語上有些過於隨意（例如：個案嚇瘋了），但其實頗為矯揉造作（當然，有可能是翻譯出了問題）。但因為作者的技巧有些特殊，而我又欣賞新的視角，我還是找到這本書的價值；然而，它並不適合初學者，反而可能造成困惑而非啟發。

New Bach Flower Maps《新巴赫花精身體地圖》

Treatment by Topical Application

作　者　Dietmar Kramer、Helmut Wild

1996年由Rochester, VT: Healing Arts Press出版。在這本隨後出版的書籍，Kramer以更精煉的技巧運用巴赫花精。這本書教導如何用占星術的診斷方式挑選花精，並提供「身體構圖」的資訊，讓花精可以用於特定的身體部位，進而引發並加強療癒的力量。如同Kramer的其他書籍，這本書也不適合初學者，但對於進階者而言確有些價值。

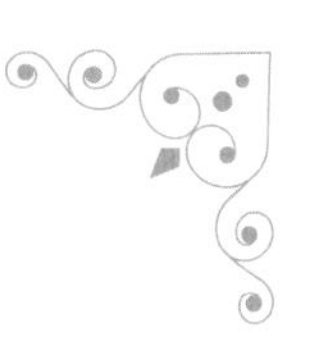

組織及網站

致力於推廣巴赫花精的組織，不像推廣順勢療法如此普遍。至少在我的認知，美國並沒有像「巴赫花精學習團體」這類組織，所以大部分的組織都有各自的網站。當然，網路同時也是購買書籍與花精的管道。任何人想找療癒或巴赫花精的人，只要上亞馬遜（Amazon.com）即可。我熟知的組織與其網站都列在這裡，我推薦這些網站是因為當中都能提供資訊。

www.edwardbach.org

這個出色的網站是由巴赫花精研究計畫贊助，由講師Glenn Storhaug編輯。這個組織贊助巴赫花精的國際會議，邀請業界知名作者參與一系列的教育課程。這個網站設計很好，並提供其他的資訊，例如巴赫中心自1950年來繼續巴赫醫生工作的大事紀。

www.healingherbs.co.uk

這是朱利安·巴納德的網站。巴納德是巴赫中心的成員，同時也是巴赫花精研究計畫所舉行會議中的邀請講員（對於奉獻於巴赫花精的各個單位能夠相互合作，且不會彼此競爭或產生政治角力的爭執，這令我個人感到十分欽佩），同時也是巴赫著作的編輯者，亦是在巴赫花精界的知名作者及教師。這個網站提供花精的資訊同時，也是購買花精、書籍的管道。

holisticmed.com

這網站是相當出色的資源。它有包羅萬象的連結、各種全人醫療的主題，包含順勢療法與巴赫花精。先到首頁，然後根據你的興趣再點入主題。在巴赫花精的主題部分，你會發現許多連結到討論群組、商業網站、非營利組織、教育網站，以及各種運用花精於人類、動物、植物的資訊。將此網頁設定為書籤（我的最愛），因為你將常常需要用到它。

nelsons.net

這是我唯一列舉的商業網站。Nelsons是位於倫敦的順勢療法藥局，若不是全球最好，也是名列前茅。所以幾年前當Nelsons取得製作並販售巴赫花精的權利時，我認為這是非常好的決定。過去幾年證明，Nelsons對於巴赫的花精的敬重，就如同看待赫尼曼的順勢療法一般。我邀請你拜訪這個網站，並認識這間優質的公司。

bachcentre.com

這是巴赫中心的官方網站，中心位於英格蘭的維儂山，也是花精的起源地。這個網站提供的資訊包括：巴赫本人、中心以及基金會。網站也提供出色的花精的資料，以及如何運用於人類與動物等資訊。

bachflowersusa.com

這個美國網站介紹巴赫花精以及花精協會的資訊（想認識這個組織請參考本書末的〈其他花精系統介紹〉）。這網站比起列在其他網站來說，並不見得完善。雖然這個網站的創立者是匿名，也未提及個人與花精的淵源歷史，但它仍具有價值，它與幾個非常重要的網站互有連結。

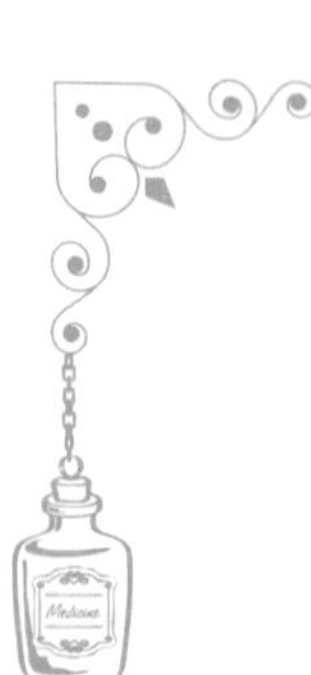

其他花精系統介紹

若你知道有其他人也走上了愛德華．巴赫的道路，並研究開發自己的花精體系，應該算不上什麼特別驚訝的事。如同巴赫醫生從植物當中發現被人類忽略及遺棄長達數個世紀的益處，有的人從原野及幽谷當中找到當地植物，並加以利用成為自己的花精藥局。所有的花精系統，在我的經驗裡，使用皆用複方或單方的方式，並且與巴赫花精的調製及儲存方式相同；有些甚至另外研究出專有的防腐方式讓花精保持其效力，見下方記載。

利用當地植物本身的條件，進而發展出特定區域性的花精藥局，這樣的邏輯是不容否定的。有些人可能會說，巴赫醫生在他僅剩的年歲中，已經找到完整的治療系統，並且不需要其他的附屬物或是調整；另一些人可能認為這樣的說法僅限於居住大不列顛或歐洲地區的人，而居住在世界各地的人們也有權利像巴赫那樣利用周遭環境的植物來治療疾病。可以確定的是，全世界所有的原住民都會利用能夠獲得的材料，尤其是使用生活環境周遭的原生植物來醫治病痛。

我個人與其他花精系統的接觸頗為有限，總共有三種並全部列在下面。每一種花精系統我發現都很有成效，其中一種，我甚至依賴它的程度跟依賴巴赫花精幾乎相同。

我將這些資訊歸類於〈其他花精系統介紹〉，讓讀者可以自己評估這些花精系統對當事人是否有幫助。當然，在網路發展之下，我們更加容易接觸到全球各地的花精。你只需要在搜尋引擎輸入關鍵字「花精（flower remedies）」或是「花的精華（floral essences）」，即可獲得我所說的這些資訊。

北美花精協會 The Flower Essence Society

帕特里夏．克明斯基（Patricia Kaminski）與查德．卡茨（Richard Katz）夫妻在 1979 年於加州成立北美花精協會（簡稱 FES）。他們兩位是將巴赫花精與自行開發的北美花精並用的治療師。他們於 1984 年出版 *The flower essence repertory* 這本書，列出巴赫以及他們自己的花精。這本書是非常好的參考，提供所有花精極為紮實的資訊，包括情緒上及身體上的各種應用。我本人已經使用北美花精許多年，很信賴它的功效。北美花精可以單獨使用，亦可與巴赫花精搭配使用。你可以在許多健康商店及全食物超市（whole food markets）發現以紫色標籤包裝的北美花精與巴赫花精並列販售。

北美花精協會有兩個出色的網站。想知道協會資訊與提供的訊息，請見網站：fesflowers.com；更好的網站：flowersociety.org 能夠找到也許是最好、最具有深度的花精列表，並同時包括北美花精與巴赫花精。順道一提，帕特里夏．克明斯基在網站：essencesonline.com 的 Healing Waters 頁面提供關於動物與人類花精使用的免費問卷。

北美花精協會　**地址**P.O. Box 1769, Nevada City, CA 95959　**電話**(800) 548-0075

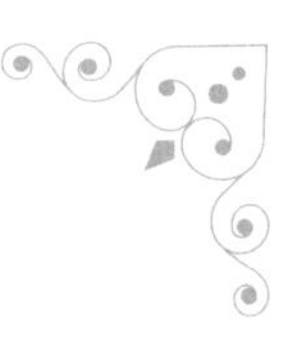

綠色希望農場 Green Hope Farm

第一次聽到綠色希望農場是有一次我在柏克郡（Berkshires）旅行的時候。我在威廉斯敦（Williamstown）一家很小的健康食品店，看到一整排掛著像是手寫標籤的花精，架上有一本小冊子說明這些花精的使用方式。我到那家商店是想找些可以緩解我身體不適而導致整個假期變調的病痛，所以我決定試試看這牌子的花精；隔天我馬上感覺好多了，即刻開車回到那家小店買下所有的花精。我已經使用綠色希望花精許多年，並受益良多。我總是能藉由這些花精達到設定的目標，也許是因為這些花精使用種在我居住的新英格蘭這兒的植物，或者可能因為這些花精是精心製作而成。

我要特別提出綠色希望農場並不像巴赫花精或者是北美花精協會使用白蘭地或任何酒精類的東西來防止花精腐敗。這牌子的花精創始人，莫莉 ・ 謝汗（Molly Sheehan）利用「紅紫蘇」（red shiso）取代酒精來達到防腐目的。雖然我已經習慣其他花精使用的白蘭地，但我發現紅紫蘇一樣有效。紅紫蘇與其他綠色希望花精都能夠在其官網 greenhopeessences.com 購買。

綠色希望農場有些很「新時代」的特色（有趣的是，往往有個「新」字反而很快就過時了），比方說，不收信用卡，因為他們的天使們告訴他們這樣做；不過這些在綠色希望農場工作的人員，尤其是創辦人莫莉，都十分體貼並勤奮工作。

綠色希望農場　**地址**POB 125, Meriden, NH.　**電話**(603) 469-3662

皮爾蘭德拉中心 Perelandra, Ltd.

皮爾蘭德拉花精是由投注於自然研究的皮爾蘭德拉中心所出品，該中心位於維吉尼亞州藍嶺山脈山腳下一塊占地 45 英畝的土地。該中心，儘管有這樣的名稱，卻是一項私人投資而非任何形式的社區，這是由麥卡艾兒 ・ 絲莫 ・ 萊德（Machaelle Small Wright）與她的丈夫克拉倫斯（Clarence）在 1973 年搬至維吉尼亞州的聯合投資。

皮爾蘭德拉花精特別令我感興趣的原因是它們的起源與巴赫花精完全不同。巴赫本身是名醫生，亦為順勢療法醫師；而麥卡艾兒的花精則源於她的生態研究以及對於園藝濃烈的興趣。故而這家公司的花精介紹並不討論精神失衡而引發的情緒狀態，反而認為「人體的內在與周遭的環境形成一個電網。當我們處於健康的狀態，這個電網是平衡且完全連結；當生命中或周遭環境中對這個平衡產生威脅，這個電網可能會斷電或是負荷過重。」故皮爾蘭德拉花精販售的重點並非在平衡情緒，反而是尋求「電網」與中心神經系統之間的平衡。

我明白，最終，這個所謂感知電力系統與生命力並無所謂的差異性，但皮爾蘭德拉的半科學系統讓我頗為困擾。

但我仍會使用這些花精，有些材料的來源是菜園裡面很有趣的蔬菜，如秋葵、花椰菜、玉米和美洲南瓜，並發現它們頗有功效。

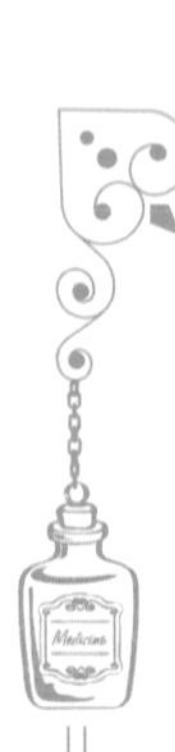

麥卡艾兒 · 絲莫 · 萊德出版兩本皮爾蘭德拉園藝書，一本名為 *Dancing in the Shadows of the Moon* 的自傳；另一本 *Flower Essences: Reordering Our Understandingnd Approah to Illnessand Health* 詳細説明她獨特的花精處方。

皮爾蘭德拉販售的花精範圍很多元，有成套同時也供應單瓶。它們也販售一些產品，例如針對園藝愛好者的土質平衡套組，還有其他作者的各種主題書籍。

它們的官網 www.perelandra-ltd.com 非常出色，包含非常豐富的資訊，涵蓋各種議題，甚至是流行性疾病。

皮爾蘭德拉公司 **地址**P.O. Box 3603, Warrenton, VA 20188 **電話**(800) 960-8806

全球各地的花精

雖然我無法為下列花精的品質做出如上述花精的擔保，但我個人過去幾年時常造訪這些網站，並深深著迷不同概念的花精。每個系統代表不同的地理區域，以及獨特的原生植物花精。

北美的網站

大衛的花園
www.davidsgarden.com

這些花精由傑克·布勞恩斯坦創立，他是北美花精協會認證的花精治療師，他以他的朋友，大衛·湯瑪斯，一位具有熱情的園藝家而命名。這些花精的原料都是從大衛的花園取材，大衛過世之後由傑克接手照顧花園。大衛的花園共開發出24支花精，命名如「放輕鬆」、「動起來」。

荒野煉金術
desert-alchemy.com

荒野煉金術對於花精態度更加嚴謹。它是由辛西婭·雅典娜·坎普·謝勒於1983年在亞利桑那州的土桑）創立。和這裡列的其他花精一樣，她用的是當地原生植物。花精包括「闊苞菊」(Camphorweed)、「油瓜」(Buffalo Gourd)、「榆橘」(Hoptree)。網站內容按照字母的排列順序，並且提供相當完整的資訊。

樹蛙農場
https://www.treefrogfarm.com

這牌子的花精在所有花精系統中，以其命名贏得了我的歡心。樹蛙農場位於華盛頓州的普吉特海灣北邊的聖胡安群島上，大約占地2、3英畝。農場於1976年被創辦人約翰·羅賓森購入，他與伴侶黛安娜·佩碧兒共同經營。樹蛙農場的花精取材自農場原生植物，與綠色希望農場頗有異曲同工之妙。這兩個牌子的花精，均使用紅紫蘇防腐。所有的花精均列於網站上並有販售。

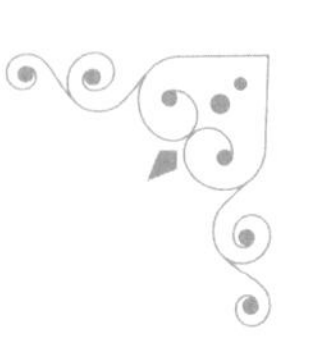

太平洋精素

essencesonline.com/Pacific.html

太平洋精素是一家小公司，位於樹蛙農場更北方的加拿大海岸邊。它很有趣，因為精素的原料並不是陸地上的植物，而是海裡的植物，如棕色海帶，以及海裡的生物，水母、淡菜，海星，我從沒聽過與它們類似的其他花精。網站的內容很有趣也很誠摯。[註1]

阿拉斯加花精計畫

alaskanessences.com

以阿拉斯加短暫的夏日，我絕對無法想像竟然能夠生產花精，但事實上卻真的存在。這家公司位於阿拉斯加的荷馬，供應72支花精套組，「使用生長於野外，並為阿拉斯加原生植物為來源。」關於它們的花精，網站特別說明「夏日時光在這兒很少超過65天，但由於持續的日照，使植物以驚人的速度成長」阿拉斯加的陽光，它們說使它們的花精比其他牌子擁有更強大的效力。

全球網站

芬活花精

www.findhornessences.com

這些來自蘇格蘭的花精，是除了巴赫花精以外，來自大不列顛群島最為人所熟知的品牌。使用的植物均為大眾所熟識，花精包括：蘋果、櫻桃、雛菊、接骨木。可以從網站上訂購單方或複方花精。這家公司位於蘇格蘭的摩瑞。

澳洲叢林花精

ausflowers.com.au

這些花精吸引人的地方是挑選的原料為澳洲土著使用的醫療植物。所有植物均為澳洲大陸原生種：綠蜘蛛蘭花（Green Spider Orchid）、袋鼠爪（Kangaroo Paw）、藍鐘花（Rough Bluebell）。這個花精藥局有許多的花精，網站均有販售並含詳細說明。這家公司位於澳洲的特里希爾斯。

紐西蘭新千年花精

nmessences.com

是綜合性的網站。該網站不但有各種花精的資訊，還提供植物的照片及介紹。花精分為幾種類型，包括「身體能量」、「性與性別問題」。創辦新千年花精的彼得・阿切爾著有自傳*Modern Day Alchemist—Following in the Footsteps of Dr. Edward Bach*本書可從網站上購得。公司位於紐西蘭基督城。

南非花精

http://www.essencesonline.com/SouthAfrican-main.html#Top或從essencesonline.com點入South African Essences的連結）

這是我所知道唯一一家販售南非原生植物的花精公司。該公司強調它們的花精可以平衡內在陽剛能量與柔性能量，並整合你的左右腦；對有學習障礙的人效果特別顯著。珍娜・優耐德・佩妮是南非花精的創辦人。該品牌甚至有無花果、蓮花、牛至的花精。所有原料均種植於南非的桌山。

1.療癒之水的網站（essencesonline.com）類似於交換中心的角色，方便許多小型的花精公司可以在這個系統販售各品牌的花精。進入此網站並點入連結，可前往全球各個不同品牌的花精網站。

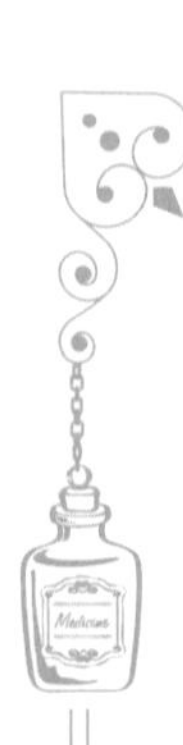

最後的註記

如果你想擁有一本列出當今所有花精的詳述，可購買這本由傑佛瑞·加森（Jeffrey Garson Shapiro, H.D., Ph.D.）所著的*The Flower Remedy Book: A Comprehensive Guide to Over 700 Flower Essences*。這本書由North Atlantic Books於1999年出版，這家專門出版順勢醫學書籍的出版社位於加州柏克萊。這本書一開始可能會讓你感到混亂（該書利用圖標來標示各種品牌的花精，你需要熟悉這些圖標才能省去查詢標示的麻煩），但這本書涵蓋超過700種花精的目錄。這是我所知道，唯一最完整、綜合性列出各種症狀的書籍。若你想使用巴赫以外的花精，這本書很值得收藏。

關於作者

維登·麥凱博（Vinton McCabe）是一位作家，著有許多與健康和治療相關的書，最有名的是由聖馬丁出版社（St. Martin's Press）出版的與順勢療法相關書籍，包括1998年出版的《順勢療法：療癒與你》（*Homeopathy, Healing & You*），2000年出版的《實踐順勢療法》（Practical Homeopathy）；較近期的著作是由基礎健康出版社（*Basic Health Publications*）於2005年1月出版的《家庭順勢療法》（*Household Homeopathy*）一書。此外，他還與馬克·格羅斯曼博士（Dr. Marc Grossman）合著《遠見》（*Greater Vision*），這是一本有關增進自然視野的書，由濟慈出版社（Keats Publishing）於2002年出版。

麥凱博研究順勢療法大約有二十五年，並投身順勢療法教育十五年，他還是康乃迪克州順勢療法協會（Connecticut Homeopathic Association）主席，該協會於1985年成立，直到2000年才遷入康乃廸克州，他是該組織的首席教育工作者，負責培訓成千上萬的醫療專業和非醫療專業人士，他主要負責教授有關順勢療法哲學的基礎，和正確使用順勢療法相關的知識與技能。

此外，麥凱博還曾擔任紐約曼哈頓成人學校（Open Center of Manhattan）和非營利組織「馬車之家」（Wainwright House）的順勢療法教師；他還在紐約「學習附件學校」（Learning Annex）、「歐米茄研究所」（Omega Institute）、「紐約植物園」（New York Botanical Garden）和「曼哈頓研討會中心」（Seminar Centerin Manhattan）教授順勢療法課程；並曾擔任哈德遜山脈古典順勢療法學院（Hudson Valley School for Classical

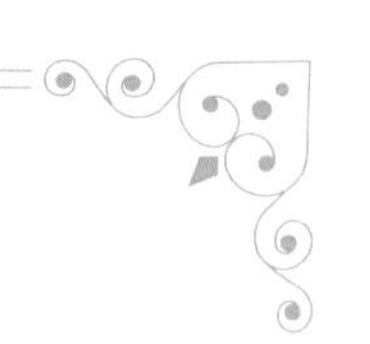

Homeopathy）董事會成員，並為該學院研發教材；另外，麥凱博還在美國各地教授有關順勢療法哲學以及順勢療法和巴赫花精療法的使用。

維登・麥凱博目前正在為基礎健康出版社編寫一系列與順勢療法、巴赫花精療法和細胞鹽相關的三本新書；此外，他正在撰寫一本關於透過自然療法調節高血壓的書。

麥凱博還與醫療專業人士合作，包括針灸師、自然療法師和脊骨神經醫師，並擔任順勢療法的顧問。

他也是一名訓練有素的視覺治療師，並在紐約「黑麥學習中心」（Rye Learning Centerin Rye）實作視覺的相關治療七年（1993～2000年）。

除了致力在視覺治療和順勢療法方面的工作，維登・麥凱博曾在新聞、詩歌和戲劇方面的創作贏得了一些獎項，他還是一位小說家。最近，他獲頒康乃廸克藝術委員會的個人藝術家獎，因他創作的第一部長劇「熱情」（Appassionata）而得獎。1990年，他榮獲杜瓦青年藝術家（Dewar's Young Artist）的詩歌獎。

維登・麥凱博也曾擔任製片人、作家以及電視和廣播的主持人，他是公共電視台（PBS）系列節目《藝術週刊》（*Artsweek*）的製片和主持人；他還在由康乃廸克州由公共電視台製作屢獲殊榮的衛生保健專業節目，擔任創作者和執行製作人；在廣播界，他曾擔任電影和戲劇評論家，主持一個日常談話性的節目。

在雜誌及出版界方面，維登・麥凱博曾為許多週刊、日報和月刊撰寫專欄，包括《新英格蘭月刊》（*New England Monthly*）《史丹佛大提倡者》（*Stamford Advocate*）和《紐約時報》（*New York Times*）。

生理／心理狀況——38種花精參考索引

頭肩頸

暈眩	昏迷	昏厥	失智
線球草	溝酸漿、野玫瑰	溝酸漿、紫金蓮	鐵線蓮
失憶	**健忘症**	**頸肩疼痛**	**上下背部疼痛**
忍冬	龍芽草	橡樹、馬鞭草、白栗花、橄欖	楊柳、橄欖
慢性背痛	**頭痛、偏頭痛**		
岩水	白楊、櫻桃李、野生酸蘋果、松樹、胡桃、葡萄藤、白栗花、栗樹芽苞、鳳仙花、水堇		

眼睛

失明	近視	遠視	弱視
野玫瑰	溝酸漿、白楊、矢車菊	紅栗花	線球草
眼睛痛	**結膜炎**	**眼皮跳及抽痛**	
角樹	冬青	馬鞭草	

耳鼻喉

耳鳴	眩暈	失聰	暈車、暈船、暈機
山毛櫸	溝酸漿	橡樹、野玫瑰、帚石楠	白楊、線球草
耳部疼痛	**內耳問題**	**打呼**	**流鼻血**
冬青、葡萄藤	線球草	松樹、栗樹芽苞	紫金蓮、矢車菊
鼻涕倒流	**喉炎**	**喉嚨痛**	**喉嚨腫塊**
紫金蓮、龍芽草	冬青、馬鞭草、白栗花	葡萄藤	野玫瑰
感冒	**扁桃腺炎**	**流行性感冒**	**甲狀腺問題**
紫金蓮、白栗花	溝酸漿	楊柳	角樹
單核白血球增多症		**腺體疾病**	
楊柳、龍膽		紫金蓮、野燕麥	

★此索引為中文版獨有，由出版社整理內文「建議使用花精的狀況」的段落，提供給讀者參考使用。

呼吸道系統

氣喘	換氣過度	肺炎	肺部問題
溝酸漿、野生酸蘋果、線球草、岩水、鐵線蓮、水堇	白楊、紫金蓮	橡樹	鐵線蓮、忍冬、水堇
呼吸道問題		**呼吸障礙**	
線球草、紫金蓮、栗樹芽苞、水堇		岩水	

牙齒口腔

牙痛	牙齒發育	牙關緊閉	牙齦出血
冬青、矢車菊	胡桃	冬青、葡萄藤	落葉松、龍芽草、橡樹
慢性顳顎關節痛	**口吃**	**口臭**	**口齒不清**
矢車菊	溝酸漿	冬青	鐵線蓮
下顎疼痛	**顳顎關節疼痛**	**口腔疼痛**	
楊柳、龍膽、白栗花、葡萄藤	馬鞭草	馬鞭草、橄欖、白栗花、葡萄藤	

心血管疾病

心悸	心絞痛	心臟病	心臟虛弱
溝酸漿、白楊	溝酸漿	橡樹、冬青、馬鞭草、橄欖	白楊
心臟病發	**心臟問題**	**中風**	**貧血**
岩薔薇、甜栗花	葡萄藤	岩薔薇	橡樹、橄欖
高血壓	**動脈硬化**	**血壓問題**	**靜脈曲張**
馬鞭草、橡樹、冬青、葡萄藤、白栗花、鳳仙花	冬青	楊柳	角樹

肝膽、胰臟、腎臟

膽結石	腎臟問題	肝臟問題	胰臟問題
水堇	橡樹、橄欖、水堇、菊苣	楊柳	鐵線蓮
低血糖		**腎上腺失調**	
橡樹、鳳仙花、矢車菊、鐵線蓮、忍冬、野玫瑰		龍芽草	

消化系統

便祕	腹瀉	胃灼熱	胃痛
橡樹、葡萄藤、線球草	溝酸漿、線球草、紫金蓮、菊苣	溝酸漿	白楊
打嗝	**脹氣痛**	**腸躁症**	**腹絞痛**
紅栗花	溝酸漿、栗樹芽苞、野燕麥	線球草、葡萄藤、鳳仙花	鳳仙花
迴腸炎	**闌尾炎**	**厭食症**	**消化性潰瘍**
岩水	楊柳	紅栗花	龍芽草、栗樹芽苞、溝酸漿
消化問題（腹部痙攣、噁心、胃食道逆流、消化不良）	**消化系統疾病**	**飲食疾患**	
落葉松、白楊、岩水、馬鞭草、葡萄藤	野燕麥、胡桃	紅栗花、櫻桃李、野生酸蘋果、龍芽草、胡桃、岩水、栗樹芽苞、鳳仙花、線球草	

內分泌系統、泌尿系統、婦科問題

囊腫	囊腫性纖維化	乳房腫塊及囊腫	陽萎
紫金蓮	栗樹芽苞	紅栗花	松樹
性功能障礙	**性功能障礙及性罪惡感、性病**	**不孕**	**懷孕**
野生酸蘋果、水堇	落葉松、松樹、野燕麥、水堇	紅栗花	紅栗花、荊豆、野燕麥、胡桃
懷孕害喜	**更年期**	**念珠菌病**	**荷爾蒙失調**
線球草	野生酸蘋果、楊柳、忍冬、野燕麥、胡桃、山毛櫸	栗樹芽苞	白楊、胡桃
經前症候群	**生殖問題疱疹**	**膀胱炎及其他泌尿問題**	
野燕麥	松樹	楊柳	

疲勞、睡眠問題

疲倦	嗜睡	失眠	虛弱
落葉松	鐵線蓮	溝酸漿、白楊、紅栗花、角樹、線球草、岩水、馬鞭草、忍冬、橄欖、白栗花、鳳仙花	橡樹、鳳仙花、菊苣
虛弱（尤其是骨骼方面）	**睡眠不足**	**精疲力盡**	**睡眠問題**
龍膽	橄欖	橄欖、角樹、線球草、白栗花、榆樹	龍芽草
慢性疲勞症候群		**壓力以及壓力相關疾病**	
松樹、角樹、矢車菊、橄欖、荊豆、榆樹		榆樹、伯利恆之星、馬鞭草、鐵線蓮	

皮膚問題

癤	疣	痲疹	癬症
冬青	山毛櫸	紫金蓮	山毛櫸
乾癬（牛皮癬）	**皮疹（特別是會發癢的皮疹）及其他慢性皮膚病**	**發癢**	**青春痘**
野玫瑰、鐵線蓮	鳳仙花	鳳仙花、水堇	落葉松、野生酸蘋果
皮膚病（尤其是溼疹）	**皮膚問題**	**橘皮組織**	**紅疹及其他皮膚問題**
水堇	胡桃、栗樹芽苞、帚石楠	栗樹芽苞	山毛櫸
燒燙傷		**瘀傷及外傷（特別是長期受傷）**	
冬青		野玫瑰	

手腳、關節、脊椎

骨折	抽搐	抽筋		腫脹（尤其位於足部）
馬鞭草	鳳仙花	龍芽草、鳳仙花		角樹
腿痛	**腳痛**	**腳趾痛**	**脊椎側彎**	**滑囊炎**
紫金蓮、楊柳	野燕麥、野玫瑰	野燕麥	鐵線蓮	楊柳
香港腳	**足部問題**	**不寧腿症候群**		**腕隧道症候群**
落葉松	紅栗花	龍芽草		白栗花、馬鞭草
痛風	**風濕**	**關節炎**		**關節疼痛**
橡樹、龍膽	馬鞭草、菊苣、山毛櫸	落葉松、橡樹、矢車菊		橡樹、楊柳、胡桃、冬青
風溼性疼痛（尤其是天氣變化引起）	**關節僵硬及疼痛**	**類風濕性關節炎**		**脊柱畸形與疼痛**
白栗花	水堇	橡樹、龍膽、矢車菊、馬鞭草		落葉松

免疫淋巴

狼瘡	愛滋病	淋巴問題	腫瘤、癌症
荊豆	荊豆	荊豆、矢車菊	野生酸蘋果、荊豆、忍冬
霍奇金淋巴瘤		**免疫系統失調**	
橡樹		野生酸蘋果、山毛櫸、馬鞭草、栗樹芽苞、帚石楠、松樹、龍膽、胡桃	

神經系統、疼痛

疼痛	神經痛		神經緊張	身體疼痛
松樹、龍膽	馬鞭草		白楊、櫻桃李	橄欖
慢性疼痛	髖部疼痛	受傷導致的慢性疼痛	各種扭傷	坐骨神經痛
橡樹	野玫瑰	橄欖	冬青	野燕麥、矢車菊、冬青、山毛櫸、馬鞭草
肌肉萎縮疾病	肌肉痠痛及疼痛		多發性硬化症	慢性背痛或頸部疼痛
線球草、鳳仙花	鳳仙花、胡桃		龍膽、荊豆	龍膽

過敏

過敏	花粉過敏	食物過敏	花粉熱
櫻桃李、落葉松、野生酸蘋果、角樹、紫金蓮、冬青、山毛櫸、白栗花、栗樹芽苞、帚石楠	野生酸蘋果	野生酸蘋果、冬青	角樹、野燕麥、水堇、帚石楠

其他身體狀況

出血	昏厥	感染	中毒（尤其是食物中毒）
楊柳	紫金蓮	白栗花、鳳仙花、冬青、馬鞭草、葡萄藤	野生酸蘋果
舊疾復發	失去意識	老化	
龍膽	鐵線蓮	溝酸漿、楊柳、荊豆、矢車菊、菊苣、山毛櫸、鐵線蓮、忍冬、芥末、白栗花、帚石楠、野玫瑰、忍冬	
體重過輕（大多見於孩童）	醫學治療（麻醉前後）	體重過重	
白楊	胡桃	溝酸漿、白楊（大多見於成人）、角樹、紫金蓮、忍冬、栗樹芽苞、水堇	
長期住院期間及出院後	各種慢性病	致命疾病或久病	各種功能性失調
胡桃	荊豆	芥末	栗樹芽苞
任何形式的慢性疾病		任何突發的急性病症	
野玫瑰		榆樹、甜栗花、龍膽	

不良生活習慣

嗑藥	酗酒	咬指甲	藥物濫用
白栗花	帚石楠、橄欖、野燕麥	菊苣、山毛櫸	野燕麥
不良習慣	**不良的飲食習慣**	**上癮及戒癮治療**	**藥癮或毒癮**
胡桃	橄欖	白楊、胡桃、栗樹芽苞、紅栗花、龍芽草	帚石楠

情緒

冷漠	否認	心碎	歇斯底里	
楊柳	楊柳	甜栗花	白楊、岩薔薇	
不安全感	**精神崩潰**	**偏執**	**強迫式行為**	**生氣**
白楊	榆樹、橄欖、馬鞭草	白楊	紅栗花、櫻桃李	鳳仙花
焦慮發作	**恐慌發作**	**受到驚嚇**	**震驚**	**罪惡感**
岩薔薇、榆樹、紫金蓮	岩薔薇	岩薔薇	伯利恆之星	水堇
拖延	**拒絕**	**害羞**	**憂鬱**	
落葉松	落葉松	落葉松	榆樹、松樹、角樹、荊豆、芥末、橄欖	
哀傷	**淡漠**	**完美主義**	**麻木**	
伯利恆之星、忍冬	荊豆	矢車菊	冬青、菊苣	
尷尬難堪	**思鄉**	**狂躁型鬱症**	**情緒擺盪**	
鐵線蓮	忍冬	芥末	芥末	

人格、創傷

遺棄	出生	野心	母親問題
菊苣	胡桃	葡萄藤	山毛櫸、菊苣、矢車菊
父親問題	**來自父親的創傷**	**身體創傷**	**車禍、瀕死、臨終及死亡**
葡萄藤、岩水	落葉松	岩薔薇、冬青、馬鞭草、鐵線蓮	岩薔薇、楊柳、甜栗花、伯利恆之星、荊豆、胡桃、芥末
共依附行為	**破壞性行為**	**共同依賴症**	**身體、情緒或性方面遭受虐待**
榆樹	櫻桃李	胡桃、菊苣	白楊、葡萄藤、胡桃、鳳仙花、櫻桃李、松樹、甜栗花、伯利恆之星、矢車菊
身心疾病		**夢魘**	
線球草、帚石楠		岩薔薇、角樹、馬鞭草、白栗花	

生涯、緊急問題

職涯問題	職涯轉換	離婚及婚姻問題	中年危機	搬家
落葉松	胡桃	楊柳	甜栗花、野燕麥、龍芽草、胡桃、橄欖、榆樹	胡桃
緊急狀況	**失敗**	**緊急狀態**	**意外事件**	**問題迴圈**
野生酸蘋果	甜栗花	甜栗花、伯利恆之星	甜栗花、伯利恆之星、龍膽、龍芽草、岩水	葡萄藤
失業	**人生里程碑**	**畢業與求職**	**轉變期**	**離婚**
野燕麥、胡桃	胡桃	胡桃	胡桃	忍冬

小孩

尿床	過動	夢遊	青春期
櫻桃李	白楊、櫻桃李	鐵線蓮	野生酸蘋果、野燕麥、胡桃、芥末
發燒(特別是突發性高燒)	**不明原因發燒**	**小兒麻痺(脊髓灰質炎)**	**發展遲緩**
冬青	線球草	冬青	胡桃
學習障礙		**童年遭受虐待**	
鐵線蓮		櫻桃李	

動物

動物照護	狂犬病
伯利恆之星、菊苣	冬青

國家圖書館出版品預行編目 (CIP) 資料

巴赫花精情緒療癒聖經 / 維登 . 麥凱博 (Vinton McCabe) 著 ; 張婉柔等翻譯 . -- 初版 . -- 新北市 : 大樹林 , 2019.05
面 ; 公分 . -- (自然生活 ; 33)
譯 自 : The healing bouquet : exploring Bach flower remedies
ISBN 978-986-6005-87-9(平裝)
1. 自然療法 2. 順勢療法
418.995 108005323

Natural Life 自然生活 33

巴赫花精情緒療癒聖經

解讀你的潛意識，選對花精，釋放情緒與痛苦

作　　者 / 維登・麥凱博（Vinton McCabe）
譯　　者 / 張婉柔、歐秀文、劉宜萱、劉妍芬
總 編 輯 / 彭文富
執行編輯 / 黃懿慧
封面設計 / 葉馥儀
美　　編 / April
插　　畫 / 歐秀文
校　　對 / 陳榆沁、邱月亭

發 行 人 / 彭文富
出　　版 / 大樹林出版社
營業地址 / 23557 新北市中和區中山路 2 段 530 號 6 樓之 1
通訊地址 / 23586 新北市中和區中正路 872 號 6 樓之 2
電話：02-2222-7270　傳真：02-2222-1270
E-mail：notime.chung@msa.hinet.net
官　　網 / www.guidebook.com.tw
臉　　書 / www.facebook.com/bigtreebook
劃撥帳號：18746459　戶名：大樹林出版社

總 經 銷 / 知遠文化事業有限公司
地　　址 / 新北市深坑區北深路 3 段 155 巷 25 號 5 樓
電　　話 / 02-2664-8800
傳　　真 / 02-2664-8801
本版印刷 / 2021 年 10 月

The Healing Bouquet: Exploring Bach Flower Remedies
Copyright © 2007 by Vinton McCabe
First published in United States by Basic Health Publications, Inc.
All Rights Reserved.
This translation published under license with Turner Publishing Company, LLC
through LEE's Literary Agency, Taiwan

定價：560 元　ISBN / 978-986-6005-87-9
版權所有，翻印必究
◎本書如有缺頁、破損、裝訂錯誤，請寄回本公司更換
Printed in Taiwan

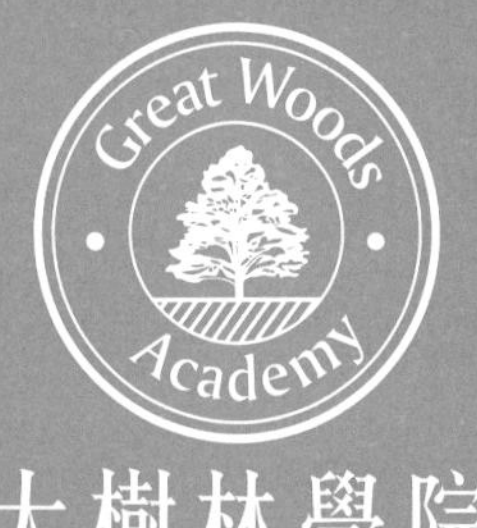

大樹林學院
www.gwclass.com
即將開課！
2019 年 6 月公布於以下平台

相關課程商品訊息請掃描
馬來西亞 | 服務窗口

中国 | 服务窗口
大树林学苑—微信

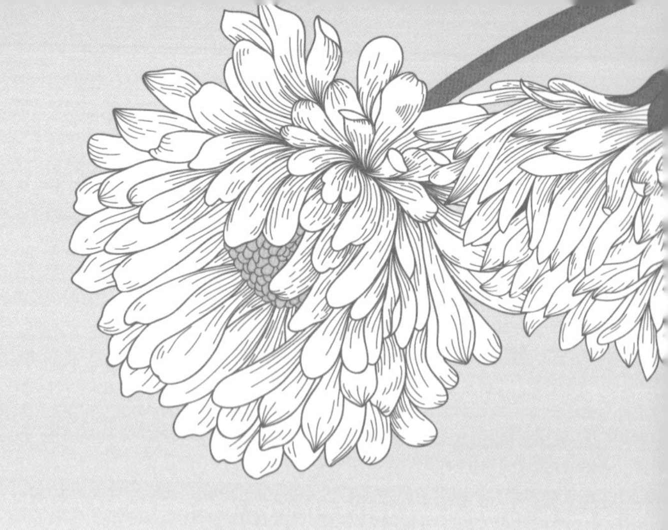

「健康是我們的傳承，我們的正當權利。
它是身、心、靈之間充分完善合而為一的結果；
而這並不是遠在天邊、難以達成的理想，
反而是如此簡單又自然而然
以致於被我們許多人輕忽了。」
——**愛德華・巴赫醫生《讓自己自由》**（*Free Thyself*）